实用 心血管内科

护理手册

SHIYONG XINXUEGUAN NEIKE HULI SHOUCE

王水伶　白晓瑜　主编

化学工业出版社
·北京·

本书详细介绍了心血管内科的组织与管理、心血管内科护理技术、心血管内科疾病护理，并介绍了心血管内科常用药物及操作。本书内容丰富，理论与实践相结合，注重临床实用性和可操作性。可供临床护理人员、护理专业学生及临床医师参考阅读，也可作为护理管理、护理教学和护士继续教育用书。

图书在版编目（CIP）数据

实用心血管内科护理手册/王水伶，白晓瑜主编．
北京：化学工业出版社，2019.4（2022.3重印）
ISBN 978-7-122-33883-9

Ⅰ.①实… Ⅱ.①王…②白… Ⅲ.①心脏血管疾病-
护理-手册 Ⅳ.①R473.5-62

中国版本图书馆 CIP 数据核字（2019）第 027958 号

责任编辑：赵兰江　　　　　　　　　　文字编辑：何　芳
责任校对：王　静　　　　　　　　　　装帧设计：张　辉

出版发行：化学工业出版社
　　　　　（北京市东城区青年湖南街 13 号　邮政编码 100011）
印　　装：北京七彩京通数码快印有限公司
710mm×1000mm　1/32　印张 20½　字数 539 千字
2022 年 3 月北京第 1 版第 2 次印刷

购书咨询：010-64518888　　　售后服务：010-64518899
网　　址：http://www.cip.com.cn
凡购买本书，如有缺损质量问题，本社销售中心负责调换。

定　　价：88.00 元　　　　　　　　　　版权所有　违者必究

编写人员名单

主　编	王水伶　　白晓瑜
副主编	杨雅钗　　姜　云　　杨　莎　　田冰儒
编　者	戴祎迪　　付杏亚　　彭珊珊　　闫冬杰
	张凤娟　　朱路路　　靳亚芹　　刘彩然
	石玉琪　　高立伟　　刘巧曼　　房海仙
	石月珍　　崔　晨　　吴立红　　邢亚利
	尹东丽　　肖　怡　　马　茜　　张　琪

　　中国已进入老龄化社会。在老年人群中，心血管疾病的发病率一直居高不下。心血管内科的发展一直受到医学界及社会的广泛关注。近年来，随着对心血管疾病基础研究的不断深入，高新技术的引入和应用，心血管内科疾病的诊治手段得以不断丰富和发展，这对心血管内科护理人员的理论知识和护理技能提出了更高的要求。为了促进广大心血管内科医务人员在临床工作中更好地认识、了解心血管内科疾病，普及和更新心血管内科的临床及护理知识，从而满足心血管内科专业人员以及广大基层医务工作者的需要，结合临床经验，我们编写了此书。

　　本书系统介绍了心血管内科的组织与管理、心血管内科护理技术、心血管内科疾病护理以及心血管内科常用药物及操作。力求做到内容翔实、结构合理，理论与实践相结合，为临床护理工作者提供一本了解心血管内科、熟悉心血管内科各种疾病的护理及操作的简明手册。

　　本书在编写过程中，得到了多位同道的支持和关怀，他们在繁忙的医疗、教学和科研工作之余参与撰写，在此表示衷心的感谢。

　　由于编写时间较紧迫，编者水平有限，书中疏漏之处在所难免，恳请广大同道不吝赐教。

编者

2018 年 11 月

第一篇　心血管内科的组织与管理

第二篇　心血管内科护理技术

第三篇　心血管内科疾病护理

第四篇　心血管内科常用药物

第五篇　操作

第一篇
心血管内科的组织与管理

第一章　心血管内科各级护理岗位职责

第一节　各层级护理人员岗位职责

一、科室护士长

（一）岗位职责

1. 在护理部主任的领导和科主任的业务指导下，根据护理部工作计划，结合本科实际情况，制定护理工作计划并组织实施，做到季有分析、年有总结。

2. 深入各病区参加晨会交接班，检查、指导危重患者护理，对急危重症及疑难患者的护理或新技术、新业务的开展，亲自指导并参加实践。

3. 开展以患者为中心的职业道德教育，加强护理人员工作责任心，组织实施人性化服务，提高服务质量，认真履行职责，执行规章制度、技术操作规程，预防差错事故。

4. 了解各病区危重患者的病情、心理及生活需求。督促检查各病区的护理工作质量，并提出持续改进措施。把握护理工作重点及薄弱环节，加强医护联系与沟通。

5. 负责各病区护士继续教育管理，定期组织护理查房和业务学习。

6. 负责组织安排护生、进修生的临床教学和实习工作；指导护士及时总结经验，撰写护理论文。

7. 负责患、医护、科室及上下级之间的协调工作。

8. 督促各病区护士长认真落实各项工作计划和各种规章制度，定期主持本科护士长分析会议，分析护理质量，研究并解决存在的问题。

9. 了解各病区护士长工作能力和工作动态，为护理部主任当好参谋，做好分管工作和完成临时性任务。

（二）质量标准

1. 有年、月工作计划和每周重点工作，工作记录内容完整，熟悉业务和管理制度及各项质量标准。

2. 考核病区护士长工作，审阅《护士长手册》等管理记录，发现问题及时指导。

3. 每月检查科室危重患者护理、护理文书、护理技术操作、消毒隔离、药品管理、病区管理等各项工作，并记录。

4. 主动解决护理工作中出现的问题并及时反馈给护理部。

5. 深入病房，了解临床护理工作，督促、检查危重和抢救患者的护理质量。

6. 征求患者对护理的满意度，存在问题要有改进措施和处理意见。

二、病区护士长

（一）岗位职责

1. 在护理部主任（科护士长）的领导和科主任的业务指导下，根据护理部及本科工作计划，制定病区工作计划并组织实施。做到月有重点、季有分析、年有总结。

2. 负责实施病区的科学管理，合理分工、科学排班；检查落实各项规章制度；保持病区环境的整洁、安静、安全；加强患者、陪护、探视人员的管理；做好各类仪器、设备、药品的管理。

3. 负责检查病区护理工作质量，参加并指导危重、大手术及抢救患者的护理。与新入院患者及时见面沟通，督促护理人员严格履行职责，执行各项规章制度和技术操作常规，在提供护理服务前向患者明确告知。预防差错事故和医院感染的发生。

4. 参加科主任查房、科内会诊及术前、疑难病例、死亡病例讨论；组织本科护理查房和护理会诊；审修护理文书；指导护士应用护理程序为患者提供身心护理。

5. 组织本科护士业务学习与技术训练考核，安排进修、实习护士的带教培训。

6. 积极开展准入的护理新业务、新技术，开展科研工作，总结经验，撰写学术论文。

7. 定期召开公休座谈会，听取对医疗、护理及饮食等方面的意见；研究改进病区管理工作；开展心理护理和健康教育。

8. 督促检查卫生员、配餐员做好清洁卫生、消毒隔离、饮食管理等工作。

9. 定期召开护士会，分析讲评护理质量、规章制度、工作程序，若有更改、变动应告知所有人员执行。

10. 了解本科护理人员的思想动态、业务能力和工作表现，提出考核、晋升、奖惩和培养使用意见。

（二）质量标准

1. 对病区护理人员思想素质、业务能力心中有数；对重点患者病情心中有数；对病区护理设备性能及使用状况心中有数；对各项规章执行安全管理心中有数；对病区贵重仪器、物品数量、质量心中有数。

2. 根据护理部要求，结合病区业务特点，制定年度护理工作计划，做到日有重点、周有安排，工作有布置、有措施、有检查、有落实，排班科学合理。

3. 按分级护理要求指导护士对患者实施身心护理。

4. 组织护理人员开展优质服务，建立并落实具体的告知制度、保护性医疗制度等。做到"三无"，即无护理事故，无严重差错，无护理投诉。

5. 每月组织行政查房不少于4次，每月组织1次护理业务查房和业务学习，护理人员对查房效果满意率达到80%以上。

6. 认真落实护士培训和护理科研计划，护理人员理论操作考核成绩达标。

7. 病区管理工作安全有序，清洁整齐，药品器械、被服装备管理做到分工明确，陈设规范，无积压、无丢失，账目相符。

8. 每月召开护士会和工休座谈会 1 次，患者对护理工作的满意率达标。

三、护理组长

(一) 岗位职责

1. 负责本组患者的护理工作，协助护士长做好病区管理，各项质量达标。

2. 严格执行各项护理规章制度和操作规程，遵守职业道德规范。

3. 树立以患者为中心的服务理念，应用护理程序对患者实施整体护理，指导和检查本组患者晨间、晚间护理落实情况，护士执行医嘱、实施护理措施、效果评价完成情况。

4. 组织护理小组护理查房、护理病例讨论，发现问题及时解决，把好质量关，主动协助医师进行各种诊疗工作。

5. 严格按分级护理要求巡视患者，密切观察病情变化，掌握所管患者的"十知道"。做好危、急、重症患者的抢救工作。

6. 参与病房管理，做好患者各阶段健康教育工作，协调好医、护、患之间的关系。

7. 正确执行医嘱，做好各项护理记录，及时完成分管患者各项治疗、护理任务，严格执行核心制度，防止护理不良事件发生。

8. 保持病房整洁、安静、舒适、安全，物品放置合理。

9. 认真完成临床带教任务，做到放手不放眼。

(二) 考核标准

1. 掌握所管患者的"十知道"，严格执行专科疾病护理常规及各项操作规程。

2. 指导组员按护理程序实施整体护理，密切观察病情变化，护理措施到位，护理记录及时、准确、完整；落实交接班制度。

3. 按分级护理要求，做好基础护理、晨晚间护理、皮肤护理和危重患者的护理，规范病房管理（整洁、安静、舒适、安全）。

4. 严格执行查对制度，准确及时执行医嘱。

5. 严格执行无菌技术，做好消毒隔离工作。

6. 落实告知程序，分阶段做好健康教育和康复指导。

7. 患者对护理技术、护理质量、服务态度满意，无护理不良事件发生。

8. 认真完成临床带教任务，做到放手不放眼。

四、主任（副主任）护师

（一）岗位职责

1. 在护理部主任、科主任领导下负责本科临床护理质量检查、护理教学和护理科研工作。

2. 负责检查、指导本科危重患者的护理及护理程序的运用，组织并参加对危重患者的抢救和疑难病例的护理会诊，提出解决护理问题的建议或意见。

3. 了解国内外护理学科的发展动态，努力引进先进的护理技术，提高护理专业水平。

4. 主持全员或本科护理大查房。

5. 负责指导下级护理人员进行"三基"训练；积极开展准入的新业务、新技术；编写教材，负责授课，承担全院学术讲座。

6. 负责协助制定护理差错、缺陷事故的防范措施，并对护士的差错事故提出鉴定意见和持续改进措施。

7. 参加护理部组织的对主管护师（护士）的服务态度、业务技术、护理质量、教学能力等的考核工作。

8. 协助制定或实施本科的护理科研、技术革新计划，研究护理管理理论，总结经验，写出具有较高水平的科研论文、文献综述或专著。参加评审护理论文和科研成果。

9. 总结管理经验，协助护理部加强护理队伍的建设。

（二）工作标准

1. 掌握本专业基础理论，具有系统的护理专业知识。

2. 护理工作经验丰富，能指导和独立解决本科疑难重症患者的护理问题。

3. 组织指导全院或本科护理查房、护理会诊、护理病例讨论和业务学习，并有记录。

4. 能胜任高级、中级护理专业的临床教学工作，带教质量高，效果好。

5. 了解国内外护理发展动向，引进先进护理技术，发展护理学科。

6. 组织院内学术活动，指导完成护理科研项目，撰写较高水平的护理论文。

7. 对护理差错事故提出技术鉴定意见。

五、主管护师

（一）岗位职责

1. 在本科主任、护士长的领导和正（副）主任护师的指导下工作。

2. 参加临床护理，完成护士长安排的各班次、各项护理工作。解决本科护理业务上的疑难问题，承担难度较大的护理技术操作。

3. 指导护师（护士）对危重、疑难患者实施护理程序。

4. 协助护士长组织和指导本科护理查房、会诊。

5. 协助护士长对本科发生的护理差错、事故进行分析，提出防范措施。

6. 配合护士长组织护士进行护理业务培训，负责讲课。

7. 协助护士长制定科研计划并实施，撰写护理论文，开展护理科研。

8. 协助护士长做好行政管理。

（二）工作标准

1. 掌握基础护理、专科护理理论及技术操作，具有较系统的护理专业知识。

2. 护理工作经验丰富，能熟练运用护理程序对患者进行护理，指导和完成本科疑难、危重患者的护理计划，能解决危重患者护理中较为疑难的护理问题。

3. 能组织指导本科的护理查房、护理病例讨论和业务学习，并有记录。

4. 能负责临床教学和大中专护生的临床实习带教，效果好。

5. 了解国内外护理发展动态，能指导开展新业务、新技术。

6. 能总结护理经验，并撰写一定水平的护理论文。

7. 能分析护理差错事故的原因，提出鉴定意见和防范措施。

六、护师

（一）岗位职责

1. 在本科室护士长的领导和上级职称护理人员的指导下进行工作。

2. 认真做好临床护理实践，指导护士进行护理业务技术操作，正确执行医嘱及各项护理操作规程。

3. 完成病房危重、疑难患者的护理程序的实施，以及难度较大的护理技术操作。积极完成新业务、新技术的临床实践。

4. 参加护理查房和病例讨论，协助护士长组织护士的业务培训，担任讲课，考核操作。

5. 协助护士长参与病房管理工作，协助对护理差错、事故进行分析，提出规范措施。

（二）工作标准

1. 掌握基础护理理论及技术操作，熟悉护理专业知识。

2. 能熟练运用护理程序对患者进行护理，独立完成危重患者的护理和制定护理计划，能熟练配合医师抢救危重患者，及时、准确地书写护理记录。

3. 主持并参加本科的护理查房和业务学习。

4. 对患者进行健康教育和康复指导。

5. 能胜任护生的临床教学工作。

6. 学习护理新业务、新技术并用于临床。

7. 能总结护理经验和撰写护理论文。

8. 能对护理差错事故进行分析，提出防范措施。

七、护士

(一) 岗位职责

1. 在护士长的领导和上级职称护理人员的指导下进行工作。

2. 认真执行各项护理制度、技术操作规范，正确执行医嘱，准确及时地完成各项护理工作，预防差错和事故。

3. 按护理程序做好基础护理和心理护理，按时巡视病房，密切观察病情变化，发现异常及时报告，认真做好危重患者的抢救及护理。

4. 协助医师进行各种诊疗工作，正确采集各种检验标本。

5. 参与护理科研，积极撰写论文或译文，做好健康教育，经常征求患者意见，改进护理工作。

6. 在护士长领导下做好病房管理工作。

(二) 工作标准

1. 掌握"三基"和本专科护理操作技术。

2. 能独立完成晨间、晚间护理，在护师指导下完成危重患者的护理，落实护理计划。

3. 能独立完成岗位护理工作，准确及时执行医嘱，无严重差错及事故发生。

4. 及时观察和记录危重患者的病情变化，配合医师完成抢救工作。

5. 对患者进行健康教育和康复指导。

6. 熟悉各种检验标本的采集方法和临床意义。

第二节 各班岗位职责

一、主班护士岗位职责

1. 协助完成晨间护理，整理床单元。

2. 清点物品，检查抢救设备。

3. 铺无菌盘，开启一次性物品。

4. 参加床旁交接班。

5. 核对长期补液，挂补液，严格执行"三查八对"、无菌技术操作。

6. 整理和转抄医嘱，处理各种检查单。

7. 按护理级别巡视病房，观察病情。

8. 督促午休，保持病房安静，及时处理输液故障。

9. 核对医嘱，负责 11:30～15:30 各项治疗、护理，做好办公室清洁卫生。

二、治疗班护士岗位职责

1. 做好治疗室清洁工作，保持车、盘、桌、水池、冰箱内的清洁。

2. 按规定更换消毒液。检查、更换无菌物品，确保无过期物品。紫外线消毒治疗室。

3. 整理药盘，负责接收、清点、领取各种药品并发放出院带药。

4. 发放各种检查单，交代注意事项。

5. 核对长期补液，严格执行"三查八对"、无菌技术操作。

6. 负责出院或转出患者结算工作及费用清单的打印、签字，负责当日医嘱查对。

7. 做好各项登记（点物，静脉、肌内注射，总消毒等登记）。

8. 检查抢救药品并及时补充，负责每日针剂清点核对，核对长期口服药。

三、夜班护士岗位职责

1. 清点物品，床旁交接班。

2. 按时巡视病房，观察患者病情，做好护理记录，完成本班内治疗及护理。

3. 整理办公室、治疗室，保持清洁整齐。

4. 完成晨间一切治疗及标本采集。

5. 检查交班前工作，协助完成晨间护理，写交班报告，交班。

四、责任护士岗位职责

1. 完成晨间护理及基础护理，发 8:00 口服药，督促服药到口。

2. 参加床旁交接班，检查皮肤情况及各种管道是否通畅。

3. 跟随医生查房，了解病情及治疗情况。

4. 按时完成各项治疗、巡视，观察患者病情及输液情况，做好护理记录。

5. 执行长期及临时医嘱，接送手术患者。

6. 接收新入患者，完成护理评估，转送转出患者；加强与患者的交流沟通，做好健康宣教工作，掌握"十知道"。

7. 发 12:00 口服药，督促服药到口。

8. 巡视整理病房，完成午间护理。

9. 观察病情变化，做好护理记录。

10. 登记工作量，发 16:00 口服药，督促服药到口。

第二章　心血管内科护理安全管理

第一节　安全管理制度

一、心内科护理安全管理制度

1. 科主任、护士长为科室医疗护理质量安全负责人，负责全科室医疗护理活动质量与安全。

2. 督促科内人员及时发现处理医疗护理缺陷及违规违章行为，并及时上报主管职能部门。

3. 每月进行一次质量与安全分析，对每月工作中存在的安全隐患提出整改与防范措施并及时落实。

4. 严格执行交接班制度、查对制度，认真履行岗位职责，严密实施床旁监护，观察病情变化，发现异常情况及时汇报、及时处理。

5. 贯彻预防为主的管理职责，定期对各级护理人员进行相关法律、法规、规范、常规的知识培训，强化安全意识，规范职业行为。

6. 严格执行《护理不良事件报告制度》，发生差错、缺陷，积极采取补救措施，及时汇报，组织讨论、分析，制定有效的防范措施。

7. 及时发现护理安全隐患，规范使用护理安全警示标识，提示适时、醒目，做到防患于未然。

8. 加强对危重、手术、老年、小儿及意识不清患者的安全防护，严防坠床、跌倒、烫伤、压疮等各种意外事件的发生。

9. 按照《病历书写规范》要求，客观、真实、准确、及时、完整、规范书写各项护理记录。

10. 落实护理人员职业安全与职业暴露的防护措施。

二、护理不良事件报告制度

1. 护理不良事件包括护理差错、护理事故、在院跌倒、护理并发症、护理投诉及其他意外或突发事件。

2. 科室具备防范、处理不良事件的预案，并不断修改完善。

3. 发生不良事件后，当班护士要立即向护士长和当班医生汇报，本着患者安全第一的原则，迅速采取补救措施，尽量避免或减轻对患者健康的损害，或将损害降到最低程度。

4. 护士长要逐级上报不良事件的经过、原因、后果，并按规定填写对应的登记表。情节严重的差错、投诉或患者自杀等突发事件2小时内上报护理部，其他不良事件48小时内上报护理部。

5. 发生护理不良事件的各种有关记录、检查报告、药品、器械等均应妥善保管，不得擅自涂改、销毁，必要时封存，以备鉴定。

6. 科室对于护理投诉和纠纷应热情接待、认真调查、尊重事实、耐心沟通、端正处理态度，5个工作日内给予答复。重大护理投诉应上报医院备案、讨论。

7. 护理不良事件发生后，病区和科室要组织护士进行讨论，分析原因，提高认识，吸取教训，改进工作。

8. 执行非惩罚性护理不良事件报告制度，并鼓励积极上报未造成不良后果但存在安全隐患的事件以及有效杜绝差错的事例。如不按规定报告，有意隐瞒已发生的护理不良事件，一经查实，视情节轻重给予处理。

9. 科室如实登记各类不良护理事件。

10. 科室质控小组对不良事件每月汇总进行讨论，从制度合理性、制度执行、环节管理、工作流程、执业道德、主观态度等方面综合分析，根据事件的情节及对患者的影响，确定性质，提出奖惩意见和改进措施，在全科护士会上传达，共享经验教训，不断提高护理工作质量。

三、查对制度

（一）医嘱查对制度

1. 医嘱处理后应做到每班核对，整理者、核对者签全名。

2. 临时医嘱记录执行时间，签全名。

3. 对医嘱有疑问时必须问清楚后方可执行。

4. 抢救患者时，医师下达口头医嘱必须复诵一遍，待医生确认无误后方可执行。保留用过的安瓿，经两人核对无误后再丢弃。

5. 整理医嘱后需经第二人核对。

6. 护士每日总查对医嘱一次，护士长每周总查对一次。

（二）服药、注射、处置查对制度

1. 执行医嘱，严格"三查八对一注意"。

三查：服药、注射及各种治疗执行前、中、后各查对一次。

八对：对床号、姓名、药名、剂量、浓度、时间、用法、药品有效期。

一注意：用药后的反应。

2. 清点药品时和使用药品前，应检查药品质量、标签、失效期和批号，如不符合要求，不得使用。

3. 给药前注意询问有无过敏史，使用毒麻精神药品要经过反复核对。

4. 摆药注意"四不用"　①不用无标签或标签不清的药物；②不用变色、混浊或有沉淀的药物；③不用可疑的药物；④不用内服、外用、剧毒药物的标签与药瓶混淆的药物。

5. 静脉滴注应查对的项目　①液体名称及有效期；②玻璃瓶有无裂痕，瓶盖有无松动；③检查液体有无变色、混浊、沉淀；④一次性医用输液器有无过期，是否清洁，有无异物，包装袋有无破损、漏气；⑤使用多种药物时注意配伍禁忌及用药后

反应。

（三）输血查对制度

1. 输血前必须经两人共同执行"三查八对"并签名（"三查"即血制品有效期、血制品质量、输血装置是否完整；"八对"即床号、姓名、住院号、血袋号、血型、交叉试验结果、血制品种类、剂量），查对供血者姓名、血型、血袋号、血量、采血日期，血液有无凝块、溶血，血袋有无破损等。

2. 取血后在 30 分钟内输入。输血开始应观察患者 5～10 分钟，待患者无异常方可离开。患者输血过程中必须严密观察输血反应，发现异常及时报告医师处理。

3. 输血完毕，血袋保留 24 小时。

4. 输血时出现输血反应的血袋及输血器应给予保留，及时通知有关部门鉴定。

四、医嘱执行制度

1. 凡用于患者的各类药品、各类检查和操作项目，医生均应下达医嘱。护士转抄和整理医嘱必须准确、及时，不得涂改。

2. 护士转抄各项治疗护理执行单（卡）时，对可疑医嘱应与医生核对后再转抄执行。护士除抢救患者外不得执行口头医嘱。抢救患者执行口头医嘱时，护士应复诵无误后方可执行，并保留所有安瓿，经双人核对后方可弃去。抢救结束后督促医生及时、据实补记医嘱，护士签名。

3. 护士长每周组织总查对医嘱一次，护士每班查对医嘱。护士交接班时应检查医嘱是否处理完毕，值班期间随时查看有无新开医嘱。医嘱转抄后，必须经另一护士查对，每次查对后应签名。执行输血医嘱时必须由两名护士认真核对并签名。

4. 接到医嘱指令按时执行，临时医嘱必须在规定时间 15 分钟内执行，要求先执行，后签名、签时间。长期医嘱对急危重患者的处置时间不超过 30 分钟，平诊患者处置时间不超过 1 小时。

5. 凡需下一班护士执行的临时医嘱应交代清楚，并做好记录。

6. 患者手术、分娩、转科、出院或死亡后，当班护士应停止所有医嘱。

五、安全输血制度

1. 临床医师根据患者病情需要，认真填写输血申请单，与患者或近亲属讲清利害关系后，签署"输血治疗同意书"，由护士核对患者资料、原始血型、Rh 血型后采集防凝血样送输血科备血。血样要保证准确无误并符合配血要求。如患者为第一次输血，备血时应检查血型鉴定、抗体筛检和输血前检查；原来输过血的患者，血型鉴定可以不检查，但上次输血已过 7 天者，应检查抗体筛检，如为第二次入院，应检查全部项目。

2. 护士到输血科取血时，应与输血科人员认真核对输血资料。

① 患者姓名、科室、病房、床号、血型。

② 献血者姓名、血液编号、血型。

③ 血液容量、采集日期、有效期。

④ 血液外观检查：标签完整性、供血单位、条形码、血袋完整性、有无明显凝块、血液颜色有无异常、有无溶血等。

⑤ 交叉配血试验结果。

以上核对完成后，配血人员及取血人员共同签字后取血。

3. 血液自输血科取出后，运输过程中勿剧烈振动，以免红细胞破坏引起溶血。库存血不得加温，以免血浆蛋白凝固变性，根据情况可在室温下放置 15～20 分钟，放置时间不能过长，以免引起污染。

4. 输血前由两名护士对以上第二条核对内容再次核对无误后备输。

5. 至患者床边输血时，再次核对前述内容，呼唤患者姓名以确认受血者。假如患者处于昏迷、意识模糊或语言障碍，输血报告单不能确认患者时，应与其近亲属共同进行确认，或确认患者手腕带上的标识。

6. 核对及检测无误后，两名护士签字，遵医嘱，将血液轻轻混匀后，严格按照无菌操作技术将血液或血液成分用标准输血器输给患者。

7. 输血通道应为独立通道，不得同时加入任何药物一同输注。如输注不同供血者的血，应用生理盐水冲净输血器后再输注另一袋血液。

8. 输血时应遵循先慢后快的原则，输血的前 15 分钟要慢，每分钟约 20 滴，并严密观察病情变化，若无不良反应，再根据需要调整速度。一旦出现异常情况应立即减慢输血速度或停止输血，及时报告临床医师，用生理盐水维持通道。若无不良反应，输血完毕后将血袋保留 24 小时，由输血科统一回收处理。

9. 若疑为溶血性输血反应，应立即停止输血，通知临床医师和输血科，在积极抢救治疗的同时，进行必要的核对、检查，保留输血器及血袋，封存送检。血液取回后，不能在科室储存或退回血库，必须立即输注。

10. 输血结束后，认真检查静脉穿刺部位有无血肿或渗血现象并做相应处理。若有输血不良反应，应在处理不良反应的同时填写反应卡反馈给输血科；若无不良反应，有关输血记录、输血报告单、输血治疗同意书存入病历永久保存。

六、交接班制度

1. 值班人员必须坚守岗位，履行职责，保证诊疗、护理工作准确、及时、安全、不间断地进行。

2. 值班人员要做好病区管理工作，加强安全管理，遇有重大问题，及时向上级请示报告。

3. 值班人员要掌握患者的病情变化，按时完成各项治疗、护理工作；要严密观察危重患者病情变化；负责接收新入院患者，检查指导护理员的工作。

4. 按时书写交接班报告，报告要求真实、清晰、简明扼要、有连贯性。

5. 值班者必须在交班前完成本班的各项护理工作和记录，整理好物品，特殊情况应做详细交班。白班应为夜班做好充分的工作准备，如准备抢救药品、用物及常规用物等。

6. 按时交接班，清点交班物品、药品，阅读交班报告、护理记录等。在接班者未接清楚前，交班者不得离开岗位；接班中发现患者病情、治疗、器械、毒麻精神贵重药品、物品等问题应当面提出，由交班者负责；接班后因交接不清而引发的问题应由接班者负责。

7. 每日早晨集体交接班，由科主任或护士长主持，全体在班人员参加，值班护士报告患者流动情况和新入院、危重、手术前后、特殊检查等患者的病情，科领导讲评并布置当天工作。

8. 严格执行交接班检查制度，做到"一巡视、四看、五清楚、五查"。

一巡视：交接班人员应共同巡视危重、大手术及病情有特殊变化的患者，进行床旁交接班。接班者应了解病区患者的床位和去向。

四看：看医嘱本、看交班报告、看重点患者体温单、看各项护理记录是否完整。

五清楚：①对毒麻精神药品的数量当面交接清楚，并登记签名，做到钥匙随身带；②对新入、手术、危重患者的病情交接清楚；③待执行的医嘱及各种临时治疗等交接清楚；④对大手术、危重患者、正在静脉输血、输液或特殊检查的患者必须做到床旁交接清楚；⑤急救器材、药品及有关物品交接清楚。

五查：①查看新入患者的初步处理情况；②查手术患者准备是否完善；③查危、重、瘫痪患者皮肤；④查患者排泄物处理是否妥当；⑤查患者各种导管是否通畅。

第二节 护理风险评估与管理

一、压疮风险评估、报告与管理

(一) 压疮风险评估

积极评估患者情况是预防压疮的关键一步,对患者发生压疮的危险因素做定性、定量分析,预测压疮风险。

1. 评估时间 患者入院后立即按照《压疮评估表》进行评估,如患者存在压疮风险,每 24 小时评估一次;当患者病情变化时随时评估。

2. 评估内容

① 患者一般情况:年龄、体重、皮肤、饮食、营养状况、大小便。

② 患者的感觉与体位。

③ 患者意识、自理能力、活动能力。

④ 患者疾病情况,如脏器衰竭、糖尿病等。

(二) 防范措施

1. 借助评分量表对高危患者进行评估,有发生压疮高度危险者,应尽早采取积极的预防措施。

2. 要求护士在工作中做到"六勤"即勤观察、勤翻身、勤按摩、勤擦洗、勤整理、勤更换。至少每班检查皮肤一次,翻身频率应根据皮肤受压情况确定。

3. 定时更换床单,保持患者皮肤清洁干燥,防止环境因素导致的皮肤干燥。

4. 避免骨突部位长时间受压,使用气垫床、海绵垫等适当加以保护。

5. 正确搬动和翻动患者。

6. 改善全身营养。

7. 密切观察患者病情变化,准确记录皮肤情况,并及时与患者家属沟通。

8. 患者转科时，应详细进行皮肤的交接，做好书写记录。

9. 患者出院时有压疮者应与家属交接皮肤，交代注意事项，并请家属在护理记录单上签字。

（三）压疮报告程序

1. 发生皮肤压疮，无论是院内发生还是院外带来，必须 24 小时内上报护理部备案。

2. 护士及时填写《患者皮肤压疮报表》，护士长评估，给予护理措施指导，报科护士长。科护士长到所在病区评估患者的具体情况，在报告表上写明确认意见后报护理部。

3. 积极采取措施密切观察患者病情变化，及时、详细、准确填写《患者皮肤压疮观察记录表》。护士长核查患者皮肤压疮情况与压疮记录单上填写的内容是否符合，并在记录单上签名。

4. 当患者转科时，将患者皮肤压疮的详细情况交代给所转科室，做好交接记录。

5. 如隐瞒不报，一经发现与月质控成绩挂钩。

6. 科室定期组织有关人员进行分析，制定防范措施，不断完善护理管理制度。

二、跌倒与坠床的预防、报告及伤情认定制度

（一）预防措施

1. 评估患者坠床与跌倒风险，严格履行告知义务，交代家属及陪护需要注意的事项，采取必要的安全防范措施。

（1）对易发生坠床的患者，如年老体弱、婴幼儿、儿童、意识不清、烦躁患者，应加用护栏，并由家属陪伴；对于极度躁动者，可应用约束带实施保护性约束，但要注意动作轻柔，按时检查局部皮肤，避免对患者造成伤害。

（2）对易发生跌倒的患者，应评估患者是否存在潜在跌倒危险及步态平衡能力、肢体行动能力，为患者介绍病室环境，强调易引起跌倒的危险场所，如厕所、走廊、楼梯等；对行为不便易跌倒的老年人建议家属陪护，对家属无法陪护者，应详细说明病

情，以免发生医疗纠纷。

（3）对可能发生病情变化的患者，要认真做好健康教育，告知患者不做体位忽然变化的动作，以免引起血压快速变化，造成一过性脑供血不足，引起晕厥等症状，从而发生危险。

2. 按照护理级别及患者需要，加强巡视，密切观察病情，对易发生坠床与跌倒的高危患者重点交班。

3. 病房的设施完备，定期检查、维修，不断完善；走廊内照明光线应充足，设有扶手，卫生间厕所有手扶栏，各病室内有防滑标志，做好安全防范，杜绝不安全事件发生。

4. 严格履行告知义务，向患者及家属讲解坠床与跌倒的不良后果，并提供健康教育，告知患者一旦出现不适症状，应立即通知医护人员，给予必要的处理措施。

（二）报告程序

1. 患者发生坠床或跌倒时，当班护士应立即评估伤情，报告值班医生、护士长，针对当时的情况进行抢救或紧急处理，防止出现严重后果。

2. 详细、准确填写《住院患者跌倒报表》《意外情况报表》，经护士长核查并签名后报护理部。

3. 科护士长到所在病区评估患者的具体情况，对所采取的护理措施进行指导。

4. 护士长组织科室工作人员认真讨论，提高认识，不断改进工作。

5. 当班护士如隐瞒不报，一经发现与月质控成绩挂钩。

6. 科室定期组织有关人员进行分析，制定防范措施，不断完善护理管理制度。

（三）伤情认定程序

1. 一旦患者不慎坠床或跌倒，当班护士应立刻到患者身边，通知医生迅速查看全身状况和局部受伤情况，初步判定有无危及生命的症状、骨折或肌肉、韧带损伤等情况。

2. 配合医生对患者进行检查，根据伤情采取必要的急救措施。

3. 加强巡视至患者病情稳定，巡视中严密观察病情变化，发现病情变化及时向医生汇报。

4. 及时、准确记录病情变化，认真做好交接班。

三、防管路滑脱报告及防范措施

（一）置管要求

1. 护理人员应对患者置入的各种引流管妥善固定，防止脱落；确定置管深度，做好记录及交接班。

2. 本着预防为主的原则，认真评估患者是否存在管路滑脱危险因素，如存在滑脱危险，应及时制定防范计划与措施，并做好交接班。

（二）防范措施

1. 告知患者及家属保持管道的功能位置，保持管道的走向正确，引流袋不着地，避免导管受压和扭曲，翻身时注意勿牵拉，保证导管接口处固定良好。

2. 患者躁动时，应由专人看护或进行肢体约束，以免患者自行拔出导管。

3. 一次性引流装置按质控要求更换，更换时对接口处先彻底消毒、再进行连接，预防逆行感染。

4. 对外出检查或下床活动的患者，应认真检查导管接口处是否衔接牢固，并告知引流袋要低于接口处。

5. 按照分级护理要求及时巡视病房，认真观察引流情况，注意引流液的颜色、性质及量，并保持通畅，仔细观察导管接口处是否固定良好。

（三）导管脱出护理措施

1. 一旦发生导管接口处脱管或脱出，应立即将导管反折，对导管接口处两端彻底消毒后再进行连接，并做妥善固定。如胃管不慎脱出，应及时评估患者有无因胃管内容物流出造成呛咳或窒息。

2. 认真观察患者病情，监测生命体征；出现异常情况及时通知医生，并协助处理。

3. 当事人要立即向护士长汇报，按规定填写《患者管路滑脱报表》，48小时内报护理部。如有意隐瞒不报，一经查实，视情节轻重扣除当事人当月质控分、聘后考核分、病区护士长考核分、科护士长考核分。

4. 护士长组织科室工作人员认真讨论，提高认识，不断改进工作。

5. 科室定期组织有关人员进行分析，制定防范措施，不断完善护理管理制度。

第三节　重点环节质量控制

一、护理重点环节应急管理制度

（一）重点环节包括内容

1. 重点环节　患者用药、输血、治疗、标本采集、围术期管理、安全管理及患者转运等环节。

2. 重点患者　疑难危重患者、新入院患者、手术患者、老年患者、接受特殊检查和治疗的患者、有自杀倾向的患者及有安全隐患的患者。

3. 重点员工　实习护生、见习护士、近期遭遇生活事件的护士。

4. 薄弱时段　交接班时段、午间、夜间、工作繁忙时、人力不足时及节假日。

（二）重点环节管理

1. 科室设立突发事件应急处理领导小组，科主任和护士长担任总指挥，负责对科室在治疗用药、输血核对、执行治疗操作、标本采集、围术期、护理安全等重点环节的应急情况进行管理。

2. 护理人员在执行重点环节操作时，应严格执行各项规章制度、规范流程，确保护理安全。

3. 护理人员对重点患者加强巡视及病情观察，发现异常及时报告医生并协助处理；护士长应每天巡视病房，了解病区患者动态。

4. 科室对重点员工加强管理，及时了解思想动向和心理状态。对于实习护生、见习护士做好带教安排，选择责任心较强、临床经验丰富的人员进行带教；对近期遭受生活事件的护士，护士长或科主任应主动了解当事人的心理状态，必要时安排休息，调整好状况后再安排工作。

5. 护士长在排班时应注意重点时段人力资源安排，并安排二线、三线值班人员，确保薄弱时段人力资源调配。

6. 对于护理工作中重点环节的应急管理应当遵守预防为主、常备不懈的方针。

7. 科室制定重点环节的应急预案及应急流程，加强护士应急能力的训练、安全意识的教育，并进行模拟演练。

8. 护理部定期检查各科室护理人员重点环节执行情况、护士长对重点环节管理情况，并将检查结果纳入个人绩效考核。

二、重点环节的质量控制

（一）患者身份识别制度

1. 患者收治住院时，统一佩戴腕带，腕带信息标识清晰，身份识别准确。

2. 按照本院《急危重症患者急诊绿色通道管理规定》，对进入急诊绿色通道的急、危、重症患者使用粉红色腕带，一级护理患者使用深红色腕带，其余患者使用蓝色腕带。

3. 腕带识别根据患者情况选择肢体佩戴。

4. 患者转科时必须及时更换新腕带及床头卡、住院患者一览表等信息，并做到两人核对，确保患者身份识别信息一致性。

5. 患者住院治疗期间，严禁医务人员、患者及家属随意将患者标识腕带取下或涂改腕带信息。

6. 责任护士应经常检查患者腕带标识，确保患者佩戴腕带，标识准确无误，信息清晰可辨，佩戴部位皮肤完整、无擦伤，手部血运良好。

7. 护理人员在各种治疗操作前、转运患者等情况下必须核对患者姓名、住院号或患者就诊 ID 条形码，以确定患者身份，禁止以房间号或床号作为识别依据。患者身份确认无误后方可进行操作。

8. 患者出院时，护理人员将患者腕带标识取下。

（二）患者转出、转入管理要求

1. 由病房主管医生确定转入或转出，责任护士遵医嘱通知患者及家属。

2. 转出前，责任护士评估患者的一般情况、生命体征，危重患者由医护人员送出。

3. 责任护士将转出患者的病情按要求书写护理记录，并与转入病区责任护士交接清楚。

4. 交接病历、患者皮肤、病情、生命体征、输液、引流等，患者的客观情况记录在护理单上，特殊问题做好交接班。

5. 由责任护士向转入患者介绍新病区的有关规定、环境、医生及责任护士等情况，取得患者配合。

6. 及时完善相关护理文书记录。

（三）病房与介入导管室的交接

1. 病房护士接到送患者通知，核对病历、患者及患者腕带（姓名、年龄、性别、诊断、手术名称）、术前准备情况（备皮、过敏试验、体重、更换手术衣裤及排便情况）等。

2. 送患者至介入导管室，注意观察患者病情，确保安全。

3. 与介入导管室护士、手术医生共同核对患者腕带（姓名、年龄、性别、诊断、过敏史）、术前准备情况（备皮、过敏试验、体重)、病历资料。

（四）介入导管室与病房的交接

1. 接到介入导管室通知接患者，立即做好床单元的准备，并备好急救药品、物品等。

2. 介入导管室护士与病房护士核对病历、腕带，交接手术名称、血管穿刺入径、伤口情况、术中特殊情况及用药。

3. 病区护士在接返途中加强病情观察；遇有危急重症者由医护人员共同护送回病房。

（五）病房与急诊科的交接

1. 接到急诊科收住患者的通知，备好床单元，危重患者应备有抢救物品、药品、心电监护仪、吸氧装置等。

2. 患者送至病房，积极与急诊护士共同将患者安全转运至病床。

3. 与急诊护士交接病情、治疗措施、皮肤、管路及各类医疗文书。

4. 记录入科时间，评估患者生命体征，通知医生查看患者。

5. 做好入院宣教，完成护理记录。

（六）CCU 与病房的交接

1. 病房护士接到 CCU 转患者的通知，应备好床单元、吸氧装置、心电监护仪等设备。

2. 将患者移至病床。

3. CCU 护士与病房护士共同查看患者腕带，核对身份信息，查看患者皮肤、管路等，交接病情、治疗措施及各类医疗文书。

4. 病房护士做好生命体征的监测，评估患者，进行入科宣教，通知医生查看患者。

5. 及时完善护理记录。

第三章　心血管内科护理工作制度

第一节　护理人员管理制度

1. 全院护理人员实行护理部—科护士长—护士长三级管理，逐层负责相应人员的调配、培训、使用、考核等。

2. 所有人员必须持证上岗，按规定注册有效，并妥善保管以备检查。未取得《护士执业证书》或未注册的护理人员必须在带教老师（注册护士）指导下工作，不得单独值班。新招录人员，未通过护士执业资格考试，实行一票否决。

3. 护理人员调配　根据医院护理人员的总体情况、科室工作量、技术要求、岗位性质及人员结构等方面来考虑。对安排的人员不得拒绝，但可试用2~3个月，如不合格需书面提出并说明理由。对不上晚夜班的岗位原则上以45岁以上、身体健康状况不能胜任三班工作的人员优先。科室安排直系亲属回避制，如安排后有亲属关系，则需本人主动提出，护士长主动汇报护理部。

4. 护理人员必须服从护理管理人员的直接调配，夜间护理人员服从值班护士长的安排，不得以任何理由推托。院重大急救、突发事件、新开展项目以及院组织的特护小组，各护士长应积极支持，所抽调人员应服从安排。

5. 各级要充分合理使用护理人力资源，实行弹性排班制、满负荷工作制。在人力不足、科内无法调整及人力多余时，必须及时汇报护理部。

6. 各级对护理人员必须建立月、年考核评价制并将考核结果与奖金、评优、职称晋升等挂钩。对不同岗位的人员应该有不同的明确的考核评价标准，考核标准应与工作量、岗位性质、风险等密切相关，引进和加大与患者评价挂钩的力度。必须公平公正地评价每一位人员，年综合评价时同时提出是否继续聘用的意见。

7. 对下列人员应及时完成考核工作：年终考核、续签合同、职称晋升、规范化培训、独立工作前、科室轮转结束前、转正定级前等。科室必须组成考核小组，按相关要求严格进行考核。

8. 根据人事处聘用和解聘人员的标准和程序，对不再聘用人员必须在科室有 3 次谈话（有记录），给予限期改正的机会，如仍不能改正，在大科内可再安排 1～2 个科室，如同时有 3 个科室认定不能适应工作，则进入解聘程序，病区要写出书面理由逐级汇报。对续签合同时不再续聘人员，必须在合同书上明确表示。

9. 护士长要加强人员的现场管理，及时发现护理人员的思想动态，做好思想工作，特殊情况及时汇报。要执行与护士的沟通制度。

10. 辞职人员必须提前 1 个月提出辞职申请，逐层审批，满 1 个月并办理了辞职手续后方可离开医院，并交回一切与工作、科室等相关的物件，如工作服、钥匙等。

第二节　护理人员工作制度

1. 严格遵守医院的规章制度，按时上下班，不迟到早退，各班提前 10 分钟到岗，迟到早退者按有关规定执行。

2. 上岗必须衣帽整洁，符合护士的着装规范，佩戴胸卡，微笑服务。不准戴耳环、戒指；不留长指甲，不涂指甲油；不准穿工作服进餐厅、外出、回宿舍等。上班时间不允许带手机，外线电话不能超过 1 分钟；不准带情绪上班，应情绪饱满、精神振奋、微笑上岗。

3. 在护理站不准扎堆聊天、喧哗，不准干私活、看闲书、带孩子、吃零食。

4. 护理人员的服务态度要好，与患者及家属交谈时，不允许做有违规的动作，如双臂胸前交叉、叉腰等。不准与患者及家属发生争吵，解决不了的问题及时向护士长汇报。

5. 及时接听电话，铃响不过三。

6. 事假必须提前请假，病假要有病条，并办理请假手续，不可打电话请假或他人代替请假，调班或换班者必须通知护士长。

7. 护士要热爱集体、团结友爱，工作中互相帮助，如有特殊情况能主动应付，工作人员之间不许争吵，不准搬弄是非、诽谤他人，以免影响科内团结。要有敬业精神，积极参加科室组织的各项活动，如业务学习、护理查房等。

8. 来访者到科室应站立迎接、主动询问，严格执行"首问负责制"制度，认真做好出入院指导及各项宣教工作。

9. 患者及家属需要帮助、提出要求时，应主动热情地给予解决。

10. 各班严格服从护士长安排，履行各班职责，坚守工作岗位，认真执行各项规章制度及操作规程，定时巡视病房，及时准确地完成各项护理工作，认真书写护理文书。

11. 要自尊、自爱、自强，严格执行护士法，加强自我保护意识，刻苦钻研，业务技术上勤学苦练，严格执行操作规范。

第三节　查 对 制 度

一、医嘱查对制度

1. 医生开写医嘱后，护士正确转抄在治疗单上。

2. 医嘱做到"五不执行"：口头医嘱不执行（抢救除外）、医嘱不全不执行、医嘱不清不执行、用药时间或剂量不准不执行、自备药不执行。

3. 抢救患者执行口头医嘱时，护士应复述一遍，与医生核对无误后方可执行，安瓿保留至抢救结束以备记录。抢救 6 小时内督促医生据实补齐医嘱并签字。

4. 护士执行医嘱时，要及时填写执行时间并签字，做到医嘱班班核对，包括电脑医嘱核对，每周总查对不少于 2 次，并签字。发现问题及时补救。

二、输血查对制度

1. 护士采集交叉配血标本时必须仔细核对患者姓名、性别、年龄、床号、住院号。

2. 取血时与血库工作人员共同核对患者姓名、性别、年龄、住院号、床号、血型、凝集反应、血液有效期。

3. 输血前认真检查采血日期，血液有无凝血块或溶血，血袋有无破裂，输血单与血袋标签上供血者的姓名、血型及血量是否相符、交叉配血报告有无凝集。

4. 输血时需两人核对床号、姓名、性别、住院号及血型等，无误后方可输入。并在输血单书写开始输血时间，核对者两人签名、签时间。

5. 输血完毕填写结束时间，做好护理记录。血袋送血库回收后统一处理。

三、操作查对制度

1. 严格执行"三查七对"（操作前查、操作中查、操作后查；对床号、对姓名、对药名、对剂量、对用法、对时间、对浓度）。

2. 操作前严格查对药品质量、名称、标签是否清楚，有无变质、过期。

3. 严格执行操作规程。

4. 药品备好后，必须两人核对后使用，必须双签名。

5. 使用易致敏药物前，详细询问患者过敏史。多种药物同时应用时，注意配伍禁忌。

6. 使用毒麻药品应两人核对，用后保留安瓿以备查对，并做好记录。

7. 使用溶剂时，瓶签上要注明开瓶日期和时间。抽出的药液、开启的静脉输入用无菌液体超过 2 小时不得使用，启封抽吸的瓶装溶剂超过 24 小时不得使用。

8. 严格按医嘱时间给药。

9. 药品备好后，必须由两人核对后方可使用。

第四节　交接班制度

1. 值班人员必须坚守工作岗位，保证治疗护理工作准确及时地进行。

2. 每班必须按时交接班。接班者提前 15 分钟到岗，阅读交接班报告和医嘱。接班者未到之前，交班者不得离开岗位。

3. 值班者必须在交班前完成本班的各项工作，遇到特殊情况，必须详细交代，与接班者共同完成方可离去。必须写好交班报告及各项文字记录单，处理好用过的物品。日班为夜班做好用物准备，如消毒敷料、试管、标本瓶、注射器、常备器械、被服等，以便夜班工作。

4. 交接班中如发现病情、治疗、器械物品交代不清，应立即查问。接班时如发现问题，应由交班者负责，接班后如因交班不清，发生差错事故或物品遗失等，应由接班者负责。

5. 交班报告应由主班护士书写，要求字迹整齐、清晰、简明扼要，有连贯性，运用医学术语。

6. 交班的办法和要求

① 早晨集体交接班应严肃认真地听取夜班交接班报告。要求做到交班本上要写清、患者床头要看清，如交代不清不得下班。

② 中午班、小夜班及大夜班前均应互相进行床头、口头及书面交班。

③ 危重患者、新入院患者、特殊治疗患者应重点交接。

7. 交班内容

（1）患者总数，出入院、转科、转院、分娩、手术，死亡人数。新入院，危重患者、抢救患者、大手术前后或有特殊检查处理、病情变化及思想情绪波动的患者均应详细交班。

（2）医嘱执行情况，重症护理记录，各种检查标本采集及各种处置完成情况。对未完成的工作，应向接班者交代清楚。

（3）查看昏迷、瘫痪等危重患者有无压疮，基础护理完成情况，各种导管固定和通畅情况。

（4）常备、贵重、毒麻、限剧药品及抢救药品、器械仪器等的效能，交接班者均应签名。

（5）交接班者共同巡视检查，病房是否达到清洁、整齐、安静的要求及各项制度落实情况。

第五节 医嘱执行制度

1. 护士对可疑医嘱，必须查清后方可执行。除抢救或手术中，不得下达口头医嘱；下达口头医嘱，护士需复诵一遍，医师认为无误后方可执行，医师要及时补医嘱。

2. 护士每班查对医嘱，每周由护士长组织总查对2次。医生整理医嘱后，护士需仔细查对，并经另一护士查对后，方可执行。

3. 手术后和分娩后要停止术前和产前医嘱，重开医嘱，护士停止术前或产前各项治疗单，按术后或产后医嘱书写各项治疗单并执行。

4. 凡需下一班执行的临时医嘱，要交代清楚，做好交接。

5. 医师无医嘱时，护士一般不得给患者做对症处理，但在抢救危重患者的紧急情况下，医师不在，护士可先行实施必要的紧急救护及时通知医生。

6. 护士发现医嘱违反法律、法规、规章或诊疗技术规范的，应及时向开具医嘱的医生提出，必要时向科主任或医务处报告。

第六节　分级护理制度

1. 分级护理是指患者在住院期间，医护人员根据患者病情和生活自理能力确定并实施不同级别的护理。分为四个级别：特级护理、一级护理、二级护理、三级护理。

2. 患者入院后由医师参照卫计委《综合医院分级护理指导原则》，下医嘱确定患者的护理级别，并根据患者的病情变化进行动态调整。

3. 护士根据医嘱做好患者一览表和床头卡的分级护理标识：特级护理为黄色、一级护理为红色、二级护理为蓝色、三级护理无标识。

4. 护士根据患者的护理级别和医师制定的诊疗计划，严格遵守卫计委《综合医院分级护理指导原则》和医院《分级护理工作标准》对患者实施护理，为患者提供基础护理服务和专业技术服务。

5. 各级护理人员，认真履行岗位职责，严密观察病情、掌握病情动态，认真做好各项基础护理，严防护理并发症，做好各项记录，确保患者安全。

6. 实行质量评价，由医院护理三级质控网络成员负责检查考核分级护理工作质量。

第七节　护理过失及护理不良事件报告制度

护理过失是指护理过程中的任何错误，无论是否造成伤害。护理不良事件是指与护理相关的损伤，分为两类，即不可预防的不良事件（正确的护理造成的不可预防的伤害）和可预防的不良事件（护理中由于未被阻止的差错或设备故障造成的伤害），因此，护理过失与护理不良事件是不同的两个概念，但有交叉部分（即可预防的不良事件）。

1. 报告制度分强制报告与鼓励上报两类。对有护理过失的，不论对患者是否造成伤害（影响患者的诊疗结果、增加患者痛苦或负担等），均属于强制报告范围。对不可预防的不良事件（正确的护理造成的不可预防的伤害），属鼓励报告的内容。而在工作中，常常无法确定伤害是否与护理不当有关，因此鼓励上报所有对患者有伤害的事件。

2. 不良事件发生后，当班护士应与护士长（组长或高年资护士）和当班医生一起，对患者采取必要的抢救措施，减少和降低对患者造成的不良后果。

3. 在现场处理告一段落时，当班护士要立即汇报护士长。护士长在 24 小时内口头或电话向上级汇报，重大过失应立即汇报科主任、科护士长和护理部；当班护士在 72 小时内填写《护理不良事件报告单》（属强制报告范围的，科室 1 个月内组织讨论，讨论后交护理部；属鼓励报告范围的，科室不必讨论，直接送护理部）。《护理不良事件报告单》经护理部处理后，复印一份返还科室。

4. 与不良事件有关的记录、检验报告、造成过失的药品和器械等均要妥善保管，不得擅自涂改、销毁，并保留患者的标本，以备鉴定之用。

5. 科室每月对发生的护理过失与不良事件进行讨论，分析原因，吸取教训，做好质量改进。

6. 护理部每月对全院发生的护理过失、不良事件、护理纠纷及投诉组织护理质量与安全管理委员会成员进行讨论，对科室提出的纠正预防措施进行指导，并分析系统原因，做好持续改进。

第八节 消毒隔离制度

消毒隔离是医院贯彻预防为主的主要措施，根据消毒隔离的原则，运用科学管理方法达到控制传染源、切断传播途径的目的。防止院内外交叉感染，保证患者与工作人员的健康。

1. 医务人员上班时要衣帽整洁，并根据诊疗工作的需要选择并正确使用相应的防护用品（如口罩、手套、护目镜、隔离衣等）。

2. 医院内所有区域应当采取标准预防。无菌操作时，要严格遵守无菌操作规程。

3. 严格执行消毒灭菌原则，进入人体组织或无菌器官的医疗用品必须灭菌；接触皮肤黏膜的器具和用品必须消毒；各种用于注射、穿刺、采血等有创操作的医疗器具必须一用一灭菌。临床中可重复使用的医疗用品处置方法及频次参见《医疗用品消毒、灭菌方法》。

4. 医务人员要严格执行手卫生规范。进行洗手与卫生手消毒时应遵循如下原则：当手部有血液或其他体液等肉眼可见的污染时，应用皂液和流动水洗手；手部没有肉眼可见污染时，使用速干手消毒剂消毒双手代替洗手。

5. 临床使用化学消毒剂必须注意其配制方法及有效浓度，并定期更换、定期监测。更换灭菌剂时，必须对用于浸泡灭菌物品的容器进行灭菌处理。

6. 治疗室、换药室　①设专人管理，保持清洁整齐，每天通风换气、擦拭物品和拖地，每周彻底大扫除一次。②进入治疗室、换药室应衣帽整洁，并戴口罩，私人物品不准带入室内。③治疗车上的物品应摆放有序，上层为清洁区，下层为污染区。治疗车、换药车应配有速干手消毒剂。④抽出的药液、开启的静脉输入用无菌液体必须注明时间，抽出或开启超过2小时后不得使用；启封的各种溶剂超过24小时不得使用。⑤每日检查无菌物品是否过期，无菌物品容器一经开启使用，不得超过24小时，用过的物品与未用过的物品要严格分开。

7. 病室、诊室　①每日通风换气，必要时进行空气消毒。②地面及物品每日湿式清洁，有体液污染时及时用含氯消毒剂拖擦。③做到一床一巾、一桌一布，抹布应专用，用后清洗消毒。④患者的被服要定期更换，污染时要随时更换。⑤餐具、便器应固定使用，保持清洁，定期消毒和终末消毒。⑥出院、转科及死亡患者的床单元必须做好终末处理。

8. 特殊感染或传染病患者按病情分区隔离，并限制人员出入。隔离的实施必须在"标准预防"的基础上遵循"基于疾病传播途径的预防"的原则。设醒目的隔离标志：黄色为空气传播的隔离，粉色为飞沫传播的隔离，蓝色为接触传播的隔离。

9. 各科室部门严格执行垃圾分类收集：医疗废物入黄色垃圾袋，生活垃圾入黑色垃圾袋。行政处派专人每日定时、定路线下收医疗废物。认真做好医疗废物的交接登记工作。

10. 特殊部门（手术室、供应室、血液净化室、内镜室、导管室、ICU、产房、母婴同室、感染性疾病科室）需制定本部门的《消毒隔离制度》。

第九节　危重患者抢救制度

1. 发现患者病情变化时，护理人员立即实施必要的救治（如心肺复苏、建立静脉通路），同时通知医生，并配合抢救。

2. 参加抢救的护理人员分工协作，迅速、正确执行抢救医嘱和操作规程。

3. 执行口头医嘱时应复诵一遍，确认无误后方可执行；执行后及时记录执行时间、药品剂量、给药方法；抢救结束后由医生及时补写医嘱于医嘱单及病历上；抢救时所用药品的空药瓶经两人核对后方可弃去。

4. 严密观察病情变化，及时报告医生并准确记录。

5. 全面评估患者，根据患者存在的护理问题，落实各项护理措施，并及时做好记录。

6. 严格执行交接班制度，每班之间详细交接病情、抢救经过、各种用药及护理问题与措施。

7. 各种抢救物品、药品、器械用后及时清理、补充、消毒，物归原位，处于备用状态。

第十节　危重患者转交接制度

1. 凡大手术、危重患者转运，必须有护理人员全程陪护。

2. 根据转科医嘱，评估患者，填写危重症患者院内转科交接本，电话通知转入科室。

3. 保证转运工具功能完好，确保患者在转运过程中的安全，酌情准备应急物品及药品。

4. 转入科室在接到患者转科通知后，护士立即准备备用床及必需物品。

5. 患者入科时，护士主动迎接并妥善安置患者。

6. 认真评估患者，转出、转入双方必须做到"五交清"：患者生命体征要交清；患者身上各种管道要交清；患者使用各种仪器要交清；患者皮肤情况要交清；患者病情要交清。据实填写急危重症患者院内转科交接本及护理记录单，并通知医生诊治患者。

第十一节　陪伴制度

1. 危重患者或6岁以下患儿需亲属陪伴者，经科主任、护士长同意，由护士长发给陪伴证。陪伴证应随身携带，不得转借他人使用。

2. 陪护人员必须遵守院规，服从工作人员管理，每次只许1人留院，协助护士保持病室床单位的清洁整齐，与护士共同做好患者的思想疏导，鼓励患者树立战胜疾病的信心。

3. 注意保护性医疗制度，禁止在患者面前谈论有碍身心健康的事情，不得在病区大声喧哗。

4. 必须严格遵守住院规则中的有关规定，陪伴时不准与患者同床睡觉和挪用患者的被服。可在躺椅上适当休息，每早6:00前务必将躺椅及被服收起放在规定的位置。

5. 服从治疗。凡未经医师允许的药品不得私自给患者服用。不得参与患者的治疗，如调节滴速、拔出静脉滴注、吸痰、吸氧、灌热水袋、鼻饲等，以防发生意外。

6. 及时向经治医师和责任护士反映或了解患者的病情，但不得随意进入医护办公室、治疗室，不得私自翻阅病历或有关护理记录。

7. 保持病室卫生，不乱扔果皮，不随地吐痰，不在室内抽烟，不乱坐患者床铺，不乱动病室内物品及仪器，自觉维护公共场所的卫生，爱护公物，注意节约水电。

8. 陪伴人员不得随便离开危重或不能自理的患者，如有事经值班护士同意后方可离开病房。不得将非患者衣物带到病区洗涤。

第十二节　探　视　制　度

1. 探视时间为每天 15:00～19:00。周六日、节假日为8:00～19:00。

2. 每位患者每次同时探视不超过 2 人。

3. 为预防院内感染，学龄前儿童不得进入病区探视。

4. 传染科、监护室、隔离病房等应在采取措施的前提下探视。

5. 探视者应遵守医院规定，服从医务人员的劝导，不谈论妨碍患者健康和休养的事情，未经允许不要私自将患者带出院外。

6. 自觉保持病室内清洁、安静，不在病床上坐、卧，不在室内大声谈笑、娱乐，不在室内抽烟，不吃患者的饭菜。

7. 凡非探视时间探视影响病区管理，经反复劝阻无效者，将视情况给予处理及经济处罚。

第四章　心血管内科住院流程

一、新入院患者入院流程

1. 医生根据病房床位及患者病情安排并通知新患者入院。

2. 患者接到入院通知后，持有效身份证、医保证、押金及生活必需品到住院处办理入院手续。

3. 患者到接诊室领取病员服，由接诊人员送到病房。

4. 患者及家属要保管好交费收据，以备出院时使用。

二、病房接诊新患者流程

1. 患者持住院病历首页及门诊病历到护士站时，责任护士起立，主动热情迎接患者，根据病情安排床位并办理相关手续。

2. 请患者及家属详细阅读入院须知，填写相关条款并签字，此须知签字后由护士放病历夹上妥善保管。

3. 通知责任护士将患者带至床前，将备用床改为暂空床，核对患者姓名，将床头卡插至床尾袋内；嘱病情轻的患者休息，将随身携带物品妥善放置；协助病重者安排卧位，初步检查病情；交接皮肤、输液及特殊用药，呼吸困难者给氧气吸入；通知医生，遵医嘱及时进行治疗。

4. 新患者如暂时不能安排床位时，应耐心向患者讲明原因并给予妥善安置。

5. 责任护士为患者测体重、血压、脉搏、呼吸、体温并记录在体温单上，并为患者做心电图。

6. 责任护士带患者（重症者为其直系亲属）熟悉病区环境及讲解病房规章制度，如住院期间患者不能擅自外出，病区内不准吸烟、饮酒，听收音机要戴耳机，住院期间要穿病员服等；做好入院宣传教育，包括病房环境、作息时间、陪住制度、饮食制度、医生查房时间、呼叫器使用、物品保管、防火、防盗、责任护士及主管医生姓名，以及与疾病治疗护理相关的知识等，责任护士应耐心回答患者及家属提出的问题。

7. 协助家属或患者整理用品，请家属协助将患者暂时不用或多余的物品带回，以保持病房内清洁整齐。

8. 为新患者进行入院评估，进行卫生处置，做好护理记录。

9. 责任护士通知主管医生患者已到院。

10. 遵医嘱进行各种治疗。

三、患者转入流程

1. 病房接到通知后，由责任护士根据患者情况准备床位。

2. 患者转入后，责任护士接病历，检查病历是否完整，了解患者当日治疗及用药情况。

3. 通知本病房主管医生。

4. 责任护士接患者到床旁，协助患者安排好卧位。

5. 观察病情、生命体征、输液、引流等；检查皮肤情况并详细记录；特殊问题做好交班。

6. 协助患者整理物品。

7. 向患者介绍本病房的相关规定、环境，以减轻患者紧张情绪，使患者更好地配合治疗和护理。

四、患者转出流程

1. 病房主管医生根据患者病情变化确定转出患者。

2. 医生开出转出医嘱后，通知责任护士。

3. 责任护士协助医生通知患者及家属，并协助整理物品。

4. 责任护士将转出患者所有病历按转出要求书写、登记、整理。

5. 转出前，责任护士评估患者的一般情况、生命体征，危重患者需由医生和护士同时护送。

6. 将病历及所用药物等交新病房责任护士。

7. 转至新病房后，由医生交代病情，护士交代患者皮肤、输液、引流、用药及护理记录等。

五、手术前准备流程

1. 协助医生准确、及时地做好患者的全面检查　如血常规、尿常规、粪常规、出凝血时间、血型及肝、肾、心、肺功能等检查。

2. 心理护理　评估患者身心状况，减轻患者术前紧张、焦虑、恐惧等心理问题，增强患者参与治疗和护理的意识，建立面对事实、稳定乐观的心理状态，利于机体的康复。

3. 做好术前准备　如皮肤准备、胃肠道准备及药物过敏试验。

4. 保证休息　术前保证良好的睡眠。

5. 术前宣传教育　责任护士详细交代术前注意事项，训练患者床上大小便，并班班交代。

6. 病情观察　监测生命体征，注意观察病情变化，如患者出现发热、月经来潮等需及时通知医生。

7. 术日晨准备　按要求嘱患者服口服药、禁饮食，患者取下活动义齿、眼镜、发卡、手表及耳环、项链等饰物，嘱患者勿化妆、排空大小便、保持情绪稳定，按医嘱术前半小时给予麻醉前用药。

8. 手术后用物准备　备好麻醉床、术后用物，如全麻护理盘、氧气、沙袋及监护仪等。

六、送手术患者流程

1. 责任护士做好术前准备，指导患者更换病员服，摘掉发卡、义齿、眼镜、手表、耳环、项链等，戴好腕带，嘱患者勿化妆。

2. 术前半小时给予麻醉前用药。

3. 准备好带入手术室用物，如药品、病历等。

4. 责任护士与接送患者人员一起核对床号、姓名后签字，协助患者上车，送至病房门口。

5. 准备好麻醉床、全麻护理盘、氧气、监护仪及沙袋等。

七、接手术患者流程

1. 责任护士迅速迎接手术患者，与其他人员一起将患者安置在床上，根据麻醉方式安排体位，认真与麻醉师、手术室护士交接班，了解手术名称、麻醉方式及术中情况。

2. 测量血压、脉搏、呼吸及体温，做心电图，观察患者意识状态、切口、输液及皮肤情况，并认真记录在护理单上。

3. 根据医嘱为患者吸氧、输血、输液等。

4. 每15～30分钟检测血压、脉搏、呼吸各1次，持续监测生命体征2小时，患者稳定后改为每4小时1次，并记录在护理记录单上。

5. 根据医嘱为家属讲解术后注意事项。

6. 注意皮肤护理，防止压疮发生。

7. 局部麻醉者，介入手术后多喝水，以加速对比剂排泄，术侧下肢伸直制动6～8小时，局部用盐袋压迫以防穿刺处出血。

八、患者办理出院流程

1. 由主管医生根据患者病情决定其出院时间。

2. 出院前一日由主管医生告知患者，并向患者交代病情及出院后应注意的问题，开出院医嘱及出院带药。

3. 病房责任护士见医嘱后办理相应出院手续。

4. 患者出院当日，责任护士再次核对医嘱，将患者一览表改为出院状态，通知患者家属到住院处办理出院手续。

5. 责任护士为患者做好出院指导。

6. 家属先到药房领取出院带药，再到住院处办理出院手续。

7. 家属持住院结算单回病房，责任护士将门诊病历及医保卡交给家属，责任护士帮助患者整理用品，并送患者离开病房。

九、调床工作流程

1. 医生开出调床医嘱并写于黑板上。

2. 责任护士见医嘱后执行调床医嘱。

3. 责任护士准备床单位。

4. 责任护士进行调床前查对患者床号、姓名，将床头卡、护理及饮食标记换至所需床位，向患者及家属做好解释工作，征得患者同意。

5. 责任护士遵医嘱将患者调至所需床位后，将患者所有治疗单、服药单及护理单上床号更正。

6. 责任护士在电脑系统中调床，更换病历夹号，并核对无误。

第五章 心血管内科应急预案及防范措施

第一节 抢救及特殊事件报告处理制度

1. 科室进行重大的抢救活动及特殊病例的抢救治疗应及时向医院有关部门汇报，以便使医院掌握情况，协调工作，更好地组织力量进行抢救治疗。

2. 需报告的重大的抢救及特殊病例包括以下几个。

① 涉及灾害事故、突发事件所致死亡 3 人及以上或同时伤亡 6 人及以上的抢救。

② 知名人士、保健对象、外籍人士、境外人士的抢救。

③ 本院职工的抢救。

④ 涉及有医疗纠纷、严重并发症的患者的医疗及抢救。

⑤ 特殊及危重病例的医疗及抢救。

⑥ 大型活动及其他特殊情况中出现的患者。

⑦ 突发甲类及乙类传染病患者。

3. 应报告的内容包括以下几个。

① 灾难事故、突发事件的发生时间、地点、伤亡人数及分类，伤亡人员的姓名、性别、年龄、致伤病亡的原因、伤病员的病情、预后、采取的抢救措施等。

② 大型活动及其他特殊情况中出现的患者姓名、性别、年龄、诊断、病情、预后、采取的抢救措施。

③ 特殊病例的患者姓名、性别、年龄、诊断、病情、预后、采取的措施。

4. 报告程序及时限

（1）参加抢救人员立即向科室领导及医院有关部门汇报。院前、急诊、门诊、住院患者的抢救向医务科、护理部报告；节假日、夜间向总值班报告。科室、病房应在 24 小时内书面报告至医务科。

（2）医务科、护理部、总值班接到报告后 10 分钟内向院领导报告。

第二节　护理防范措施及应急预案

一、药物引起过敏性休克的护理防范措施及应急预案

1. 防范措施

（1）护理人员给患者用药前应询问患者是否有该药物过敏史，按要求做过敏试验，凡有过敏史者禁忌做该药物的过敏试验。

（2）过敏试验药液的配制、皮内注射剂量及试验结果的判断都应按要求正确操作，过敏试验阳性者禁用，并在该患者医嘱单、病历夹上注明过敏药物名称，床尾挂过敏试验阳性标志，告知患者及其家属。

（3）药物过敏试验阴性，第一次注射后观察 20～30 分钟，注意患者有无过敏反应，防止发生迟发型过敏反应。

（4）严格执行查对制度，做药物过敏试验前注射盘内备肾上腺素、地塞米松各一支，警惕过敏反应的发生。

（5）经药物过敏试验后凡接受该药物治疗的患者，停用此药3 天以上即应重做过敏试验，阴性后方可再次用药。

（6）抗生素类药物应现用现配，特别是青霉素类，其水溶液在室温下极易分解产生过敏物质，引起过敏反应，还可使药物效价降低，影响治疗效果。

2. 应急预案

（1）患者一旦发生过敏性休克，立即停止使用引起过敏的药物，就地抢救，并迅速报告医生。

（2）立即平卧，遵医嘱皮下注射肾上腺素 1mg，小儿酌减。

如症状不缓解，每隔 30 分钟再皮下注射或静脉注射肾上腺素 0.5mg，直至脱离危险期，同时注意保暖。

（3）改善缺氧症状，给予氧气吸入，呼吸抑制时应遵医嘱给予人工呼吸。喉头水肿影响呼吸时，应立即准备气管插管，必要时配合施行气管切开。

（4）迅速建立静脉通路，补充血容量，必要时建立两条静脉通路。遵医嘱应用晶体液、升压药维持血压，应用氨茶碱解除支气管痉挛，给予呼吸兴奋药，此外还可给予抗组胺类及皮质激素类药物。

（5）发生心搏骤停时，立即进行胸外心脏按压、人工呼吸等心肺复苏的抢救措施。

（6）密切观察患者的意识、体温、脉搏、呼吸、血压、尿量及其他临床变化，患者未脱离危险前不宜搬动。

（7）按《医疗事故处理条例》规定 6 小时内及时、准确记录抢救过程。

3. 程序

立即停用此药→平卧→皮下注射肾上腺素→改善缺氧症状→补充血容量→解除支气管痉挛→发生心搏骤停时行心肺复苏→密切观察病情变化→告知家属→记录抢救过程。

二、患者发生输液反应时的护理防范措施及应急预案

1. 防范措施

（1）严格查对输液器具，要求质量过关、材质好、无漏气、无过期。

（2）输液中应尽量避免多种药物联用。

（3）避免反复多次穿刺，胶塞会使药液中微粒增加。

（4）加药后的药液应做澄明度检查，发现异常现象，应立即弃去。

（5）应在洁净的环境中操作，操作时应避免空气流通和人员走动。

（6）严格执行输液操作规程，首先轻轻提起液体瓶，对着光线充足的地方检查液体中是否有异物，瓶身是否有裂纹，再将液体瓶轻轻翻转竖立，自上而下观察是否有玻璃屑、沉淀或其他异物存在，同时注意瓶口及瓶身是否漏气，瓶盖是否松动等。检查时切记不可振摇。检查无误后，严格按无菌操作规程执行，注意每一个细小的环节，在添加其他药物前应用少量的液体冲洗输液器，以减少输液器中可能存在的微粒和内毒素的输入。

（7）输液速度要适中。

2. 应急预案

（1）患者发生输液反应时，应立即撤除所输液体，重新更换生理盐水和输液器。

（2）同时报告医生并遵医嘱给药。

（3）情况严重者应就地抢救，必要时进行心肺复苏。

（4）建立护理记录，记录患者的生命体征、一般情况和抢救过程。

（5）发生输液反应时，应及时报告医院感染管理科、消毒物品供应中心、护理部和药剂科。

（6）保留输液器和药液分别送消毒供应中心和药剂科，同时取相同批号的液体、输液器和注射器分别送检。

3. 程序

立即撤除所输液体→更换液体和输液器→报告医生→遵医嘱给药→情况严重时就地抢救→及时准确做好记录→报告上级→将标本送检。

三、发生输血反应时的护理防范措施及应急预案

1. 防范措施

（1）发热反应　是输血中最常见的反应。

① 原因：a. 可由致热源污染引起，如保养液或输血用具被致热源污染。

b. 受血者在输血后产生白细胞抗体和血小板抗体所致的免

疫反应。

c. 违反操作原则，造成污染。

② 症状：可在输血中或输血后1~2小时内发生，有畏寒寒战、发热，体温可达40℃，伴有皮肤潮红、头痛、恶心、呕吐等，症状持续1~2小时后缓解。

③ 预防：严格管理血库保养液和输血用具，有效预防致热源，严格执行无菌操作。

（2）过敏反应

① 原因：a. 患者是过敏体质，输入血中的异体蛋白同过敏机体的蛋白质结合，形成完全抗原而致敏。

b. 献血员在献血前用过可致敏的药物或食物，使输入的血液中含致敏物质。

c. 多次输血者体内产生过敏性抗体。

② 症状：大多数患者发生在输血后期或将结束时。表现轻重不一，轻者出现皮肤瘙痒、荨麻疹、中度血管性水肿（表现为眼睑、口唇水肿）。重者因喉头水肿出现呼吸困难，双肺闻及哮鸣音，甚至发生过敏性休克。

③ 预防：a. 勿选用有过敏史的献血员。

b. 献血员在采血前4小时内不吃高蛋白和高脂肪食物，宜用少量清淡饮食或糖水。

2. 应急预案

（1）患者发生输血反应时，应立即停止输血，换输血器并输生理盐水，遵医嘱给予抗过敏药物。

（2）报告医生及病房护士长，并保留未输完的血袋，以备检验。

（3）病情紧急的患者准备好抢救药品及物品，配合医师进行紧急救治，并给予氧气吸入。

（4）若是一般过敏反应，应密切观察患者病情变化并做好记录，安慰患者，减少患者的焦虑。

（5）按要求填写输血反应报告卡，上报输血科。

（6）怀疑溶血等严重反应时，将保留血袋及抽取患者血样一起送输血科。

（7）加强巡视及病情观察，做好抢救记录。

3. 程序

立即停止输血→换输生理盐水→报告医师及护士长→遵医嘱给予抗过敏药→保留血袋→病情紧急时，做好抢救准备→进行抢救→一般反应，观察病情做好记录→填写输血反应卡→上报输血科→反应严重时，将保留血袋及患者血样一起送输血科→密切观察病情，做好记录。

四、给药差错的护理防范措施及应急预案

1. 防范措施

（1）给药差错的原因　发错药、打错针、漏发药、漏注射居护理差错的前几位。

① 各种护理工作制度和措施如"三查八对"执行不到位，患者用药张冠李戴或看错药名、剂量等。

② 交接班不清，特殊药物治疗没仔细交班，接班后没及时检查是否还有其他治疗。

③ 处理医嘱错误居护理差错的第二位，常见有药名相混，时间或剂量错误，早停或晚停，漏抄或错抄医嘱。主要是执行护士工作责任心不强、查对不严所致。

④ 配药不规范，粉针溶解不完全，抽吸残余药量较多，多次穿刺输液瓶塞增加微粒污染。

⑤ 多数护士只注意本组药物间的配伍而忽略相邻两组药物的配伍禁忌。

（2）给药差错防范　护士是住院患者用药的直接操作者，又是用药的最后把关人。护士在减少用药差错中起重要作用。

① 认真核查用药医嘱和配伍禁忌及药物相互作用等，加强与医师或药师的沟通，确保用药安全有效。

② 药品使用前要认真核对该医嘱剂量是否正确，并核实患

者的身份是否属实。

③ 加强交流，耐心听取和解答患者的问题，告知注意事项，了解用药后的不良反应及病情变化等。

④ 护士不能满足于"执行医嘱"，要熟悉药品名称、作用、用法、配伍、不良反应的防范等。

⑤ 强化护士的法律意识，增强风险意识，加强责任教育，定期进行"三基三严"考核。

2. 应急预案

（1）严格按照操作流程进行操作，认真执行查对制度。

（2）发生误用药物后，本着"患者安全第一"的原则，立即停止用药，迅速采取补救措施，避免或减轻对患者身体健康的损害，或将损害降至最低程度。

（3）当事人要立即向医师、护士长汇报，不得隐瞒。护士长要逐级上报事件发生的原因、经过及后果，按规定填写《护理给药差错登记表》，处理意见 24～48 小时内上报护理部。

（4）发生差错后，尽量不惊动患者，避免冲突，妥善处理后应适当告诉患者以解除其顾虑。

（5）科室要及时讨论、分析差错原因，提高认识，吸取教训，改进工作。根据差错的情节和对患者的影响确定差错性质，提出处理意见。

3. 程序

给药错误→停止用药→报告医生、护士长→积极采取措施→遵医嘱给药→严密观察并记录→填写《护理给药差错登记表》→上报护理部→保留药物→科室讨论，提出整改意见。

五、医务人员发生针刺伤时的护理防范措施及应急预案

1. 防范措施

（1）加强职业防护培训，纠正护士不安全行为，定期进行经血液传播疾病职业防护培训。特别强调防护用品如手套的应用、医疗锐器的处理、锐器刺伤后的措施等，提高护士的自我防护。

（2）改善医疗操作环境，安全的医疗环境能有效减少护士被锐器刺伤的次数，如采用安全针头、注射器、无针输液、一次性采血器采血、负压标本试管采血、锐器盒等。

（3）护士在进行各项穿刺操作时应集中注意力。

（4）尽量避免针头的分离与重套，美国 CDC 早在 1987 年就在全面性防护措施中提出禁止用双手回套针帽。

（5）锐器处理　废弃的针头直接放置在专门的利器盒中，不要随意丢弃，防止意外刺伤。

（6）手套　戴手套是护士在护理操作过程中减少血液接触的最主要措施之一，能减少皮肤接触血液次数并且不增加皮肤的损伤，可有效控制血源性疾病的传播。

2. 应急预案

（1）医务人员进行医疗操作时应特别注意防止被污染的锐器划伤刺破。如不慎被乙肝、丙肝、HIV 污染的尖锐物体划伤刺破时，应立即挤出伤口血液，然后用肥皂水和清水冲洗，再用碘酒和酒精消毒，必要时进行伤口包扎处理并进行血源性传播疾病的检查和随访。

（2）被乙肝、丙肝阳性患者的血液或体液污染的锐器刺伤后，应在 24 小时内抽血查乙肝、丙肝抗体，必要时同时抽患者血对比。同时注射乙肝免疫高价球蛋白，按 1 个月、3 个月、6 个月接种乙肝疫苗。

（3）被 HIV 阳性患者的血液或体液污染的锐器刺伤后，应在 24 小时内抽血查 HIV 抗体，必要时同时抽患者血对比，按 1 个月、3 个月、6 个月复查，同时服用相关药物，并报告院内感染科进行登记、上报、随访等。

3. 程序

立即挤出伤口血液→反复冲洗→消毒→伤口处理→抽血化验检查→注射乙肝免疫高价球蛋白→通知院内感染科进行登记、上报、随访。

六、引流管滑脱时的护理防范措施及应急预案

1. 防范措施

(1) 手术后患者接班时认真核对各引流管的名称，固定是否牢固，并用胶布加以固定。

(2) 向手术医生了解有无特殊注意事项（包括引流袋放置高度等）。

(3) 严格按照各引流管护理要点进行护理，有异常情况及时通知医师。

(4) 患者翻身时防止各管道脱出。

(5) 严格交接班，明确责任。

(6) 更换引流袋时严格无菌操作。

(7) 向清醒患者做好宣教，说明各种导管的重要性，嘱患者不要自行拔出管道。

(8) 躁动、情绪不稳定患者用约束带约束上肢，防止其自行拔管。

(9) 适当使用镇静药。

2. 应急预案

(1) 如果发现引流管滑脱，立即协助患者保持合适体位，安慰患者采取必要的紧急措施，敷盖引流口处并通知值班医生。

(2) 观察患者生命体征，协助医师根据病情采取相应的应对措施。

① 立即更新置入引流管。

② 停止引流，处理局部伤口。

(3) 继续观察患者生命体征，观察引流局部情况，做好护理记录。

3. 脑室引流管滑脱的应急预案

(1) 妥善固定脑室引流管，每班交接引流管的情况。密切观察脑室引流管液的情况，并告知患者及家属注意事项。

(2) 一旦发生引流管滑脱，应协助患者保持平卧位，避免大

幅度活动,不可自行将滑脱的导管送回。

（3）安慰家属,报告主治医师或值班医师。

（4）观察生命体征、专科症状,协助医师采取相应措施,即重新置入引流管或终止引流管引流。做好护理记录。

4. 胸腔闭式引流管滑脱的应急预案

（1）妥善固定胸腔闭式引流管,每班交接引流的通畅情况并做好记录。

（2）密切观察胸腔闭式引流装置各处的衔接情况及患者呼吸、呼吸音、生命体征和引流液的性状及水柱的波动。一旦闭式引流管滑脱,立即捏闭伤口,协助患者保持半卧位,不可活动。

（3）安慰患者及家属,报告主治医师或值班医师。

（4）观察生命体征及专科症状。协助医师采取相应的措施,如终止引流或重新置入引流管。做好护理记录。

5. 腹腔引流管滑脱应急预案

（1）妥善固定腹腔引流管,每班交接引流的通畅情况并做好记录。

（2）密切观察腹腔引流部位纱布的清洁情况及患者的全身状况、生命体征、引流液的性状及量。一旦发生引流管滑脱,立即按压伤口,协助患者保持半卧位,不可活动。

（3）安慰患者及家属,报告主治医师或值班医师。

（4）观察患者的生命体征及专科症状。协助医师根据病情采取应对措施,如立即重新置入引流管或停止引流,处理局部引流口。做好护理记录。

6. 输液导管（中心静脉导管、PICC 导管、动脉导管等）脱出的应急预案

（1）观察导管是否完全脱出,如脱出应观察出血量,判断脱出时间及有无液体渗入组织中。

（2）立即报告医师协助给予处置。

（3）导管未完全脱出、仍在血管中者,报告医师,用无菌纱布压住穿刺点拔出导管,加压止血。

（4）完全脱出者立即给予穿刺点加压止血，密切观察生命体征。

（5）为医生备齐中心静脉置管物品，重新开辟静脉通路。

（6）清醒患者给予心理支持及安抚，使患者缓解紧张情绪。不清醒患者进行床头密切观察生命体征。

（7）脱管期间如患者正持续泵入血管活性药物者，备齐抢救药品，立即先开辟浅静脉。

（8）如脱管后有部分液体漏入组织中，医师给予相应的封闭治疗。

（9）完全处理后患者平稳时给予床单位整理及更换。

第三节　紧急意外事故的护理应急预案及防范措施

一、停电或突然停电时的应急预案及程序

1. 应急预案

（1）接到停电通知后，立即做好停电准备，备好应急灯、手电灯等。如有抢救患者使用电动吸痰器时，需准备替代的方法（如备好脚踏吸引器）。

（2）突然停电后，立即使用抢救患者机器运转的动力方法，维持抢救工作，开启应急灯照明。

（3）使用呼吸机的患者，观察呼吸机备用电是否正常工作，平时应在机旁备用简易呼吸囊，以备突然停电。若呼吸机备用电已耗尽，立即将呼吸机脱开，使用简易呼吸器维持呼吸。

（4）突然停电时，立即电话通知电工班查询停电原因，并电话通知院总值班室或医务处。

（5）加强巡视病房，检查所有使用中的微量泵或输液泵是否正常运转，安抚患者及家属，同时注意防火、防盗。

2. 程序

接到停电通知→备好应急灯→准备动力电器的应急方案。

突然停电后→采取措施保证抢救仪器的运转→开启应急灯→

与电工班联系→查询停电原因→加强巡视病房→安抚患者→防火、防盗。

二、火灾的防范措施及应急预案

1. 防范措施

（1）加强消防知识的学习与培训。

（2）保卫部门定期检查全院消防设施性能，保证消防设施随时处于功能完好状态。

（3）保证消防通道畅通。

（4）消除隐患，注意用氧、用电安全及易燃易爆物品的管理。

2. 应急预案

（1）发现小的火情 立即用灭火器扑灭火焰，防止火情扩散，事后报告科室领导及医院保卫科，以查明起火原因，防止类似的事情再次发生。

（2）发现较大的火情

① 立即切断电源。

② 立即拨打火警"119"，报告医院保卫科组织灭火。

③ 立即组织患者及陪护人员有秩序地疏散、撤离。

④ 报告"120"，帮助危重患者安全撤离。

⑤ 安抚患者及陪护人员情绪，叫大家不要慌乱。

⑥ 保护现场。

3. 程序

做好病房安全管理→消除隐患→紧急疏散患者→立即通知总控室、保卫处或总值班→积极扑救→尽快撤出易燃易爆物品→积极抢救贵重物品、仪器设备和重要科技资料。

三、发生地震后的护理应急预案

1. 保持镇定，维持秩序，防止患者因恐慌而逃窜。

2. 护理组长组织分工

（1）分管护士转运患者到相对安全的地方避震。

（2）关闭电源总闸或切断各种仪器的电源，防止触电。

（3）选择桌子下或床底、卫生间、储藏室、内墙角等开间小、跨度小而又不易倒塌的地方，避开悬挂物、放置东西的架子。脸朝下，头靠墙，两只胳膊在胸前相交，右手正握左臂，左手反握右臂，鼻梁上两眼之间的凹部枕在臂上，闭上眼、嘴，用鼻子呼吸。

（4）严禁使用蜡烛、打火机等，防止引起火灾或易燃物品爆炸。

（5）利用地震间歇带领患者有秩序地经安全通道转移至安全地带。

（6）安置患者，对重伤患者进行紧急救治，并指导轻伤患者一些基本的伤口处理方法。

四、患者跌倒、坠床的防范措施及应急预案

1. 防范措施

（1）医院建立跌倒、坠床报告与伤情认定制度和程序。

（2）病区厕所、洗手间内使用防滑地板砖，走廊放置防滑标识。

（3）病床、平车均有床档。意识不清、烦躁的患者在征得患者家属同意后，适当使用约束带。

（4）护理人员加强安全知识宣传教育，加强病房巡视。

（5）定期检查平车、轮椅及病床的功能，发现损坏应及时报修。

2. 应急预案

（1）呼唤、安慰患者。

（2）了解发生意外的原因（通过询问当事人或周围目击者并观察周围环境）。

（3）呼叫医生（无人陪护时及时与家属联系）。

（4）及时观察生命体征、意识状态、损伤部位，视病情将患

者安置于正确位置及体位。

（5）几种情况的处理

① 无明显受伤者：协助上床、平卧→测血压、脉搏，酌情测血糖→吸氧→密切观察。

② 一般外伤：包扎。

③ 骨折：局部疼痛、红肿、功能障碍（如肋骨骨折还会出现呼吸受限）→扶、抬上床→平卧、制动→骨科处理。

④ 颅脑损伤：意识障碍、恶心呕吐、一侧肢体功能障碍→抬上床→吸氧→建立静脉通道→脱水降低颅压。

⑤ 颈椎、脊髓损伤：颈部疼痛、截瘫→多人将患者呈一轴线抬上床或平车（注意头、颈制动）→吸氧→外科治疗。

⑥ 心跳骤停：就地抢救→通知麻醉科插管→建立静脉通道→心肺复苏。

（6）详细记录坠床/摔倒及处理经过并交班。

（7）向护士长、护理部及科室领导汇报。

五、患者误吸的护理应急预案

1. 应急预案

（1）临床上如遇住院患者因进食或服药发生误吸时，护士应保持镇静，并采取措施快速有效地解除患者呼吸道梗阻。

（2）首先立即鼓励患者咳嗽，并注意吸气时缓慢、咳出时用力，以免异物向深部移动。同时让患者取头低背高位，患儿可取头低脚高位，因为根据重力原理，此两种体位有利于异物排出。

（3）护士用手掌根部多次用力叩击患者背部，利用震动的原理将异物排出。

（4）如果患者不能采取以上两种体位，可取头低足高仰卧位或侧卧位，护士用双手叠放在患者脐稍上方快速向上冲击腹部。利用腹压挤压胸腔使气道内形成冲击气流，以利于将异物排出。挤压过程中，仔细观察患者口内异物并设法取出。

（5）其他护士同时准备吸引器，必要时使用负压吸引器，采取此措施时要注意将导管插入咽喉部吸引，以免吸引无效。

（6）给予吸氧，如病情需要可建立静脉通道，备齐抢救车，在必要的情况下可在纤维支气管镜（纤支镜）下取出异物或者行气管切开。

（7）整个过程中注意观察患者神志、呼吸、面色的变化，并做好观察记录。

2. 程序

清醒者→保持镇静→鼓励用力咳嗽。

昏迷者→立即给予刺激咳嗽→吸出呼吸道分泌物→无论清醒还是昏迷都立即取头低足高位，叩击背部，同时通知医生→用力多次叩击患者背部（同时用负压吸引器吸出）→吸氧→必要时建立静脉通道（备齐抢救车）→如病情需要可在纤支镜下取出异物或者气管切开→及时准确做好护理记录。

第六章 心血管内科介入导管室管理

第一节 心血管内科介入导管室工作制度

一、介入导管室基本制度

1. 进入导管室限制区人员,必须更换导管室专用鞋(套)。介入操作者必须更换专用衣、裤、戴口罩、帽子及X线防护用品。操作完毕,衣物及X线防护用品放回指定位置。

2. 为保障无菌技术操作,应严格控制进入导管室限制区的人数。除参加介入操作的医务人员、接受介入诊疗的患者和经过许可的有关工作人员外,其他人员一律不准进入导管室限制区。一台手术操作未完成时,下一台手术操作者应在导管室非限制区的办公室内等候。参观者应提前与导管室联系,征得同意后,统一安排。每台操作原则上只安排一位参观人员进入。

3. 介入操作必须由经过专门训练的医师严格按照医疗常规操作。各操作科室应按专科诊疗范围对患者进行检查治疗,不得随意进行医院指定培训范围之外的操作。疑有其他专科病变时,应及时请相关专科会诊,拟定检查和治疗方案。

4. X线设备由导管室工作人员按使用规程操作。为保障设备正常运转,保护患者及检查资料安全,非导管室工作人员未经批准不得擅自使用各操作系统。

5. 各室人员不要擅自离开岗位到其他操作间参观。

6. 导管室内保持肃静,不可大声喧哗,严禁吸烟。

二、人员管理制度

1. 为严格执行无菌技术操作,除参加手术的医护人员和有关工作人员外，其他人员一律不准进入手术室。

2. 凡进入手术室的医护人员必须按规定使用手术室专用洗手衣、裤、口罩、帽子、鞋等，穿戴时头发、衣袖不得外露，口罩应遮住鼻孔，外出时更换洗手衣、裤及外出鞋。

3. 手术室工作人员应坚守工作岗位，不得擅自离开。

4. 参观者进入手术室必须经科主任、护士长、导管室负责人同意后，方可进入。

5. 学习、见习必须由负责教师事先和科主任、护士长联系。

6. 参观者进入手术室前，先到清洁区更换参观衣、裤、鞋、帽、口罩，接受医护人员的指导，不得任意走动和出入。

7. 患者家属了解病情，必须在清洁区更换参观衣、裤、鞋、帽、口罩，方可进入（每次进入不可超过2人）。

三、安全管理制度

1. 护理人员工作中，要严格遵守无菌规则，防止交叉感染，认真执行相应的护理查对制度及操作规程，确保患者安全。

2. 接送手术患者，应扶起担架车保护挡架，防止患者碰伤或坠车。推车速度不可过快。

3. 手术前注意保护患者，老人及小儿有专人守护，防止坠床。

4. 严格遵守操作规程。

5. 严格遵守物品清点制度，防止物品遗落患者体内。

6. 严格执行消毒隔离制度，落实各项消毒措施，以防发生院内感染。

7. 抢救车物品做到定量、定位、定人管理，护士长每周检查一次并记录，以保证各种抢救物品处于功能位。

8. 导管室内各种大型仪器、设备由专人保管，经培训后使用。使用时严格遵守操作规程，防止因使用不当对患者造成伤害或仪器损坏。

9. 没有取得职业资格证的新毕业护理人员，必须在高年资护士指导下进行工作，不得单独值班。

10. 注意用电安全，各种电器设备使用后及时断电。

11. 无关人员不得进入导管室，加强安全保卫工作，发现形迹可疑的人员，应通知保卫科，及时处理。

12. 护士长每月进行一次检查，监督各项安全措施的落实，发现问题及时处理。

13. 定期学习消防安全知识，消防器材专人负责，定期更换、定期检查。

14. 易燃物品应放置在通风阴凉处，远离火源，由专人管理。

15. 导管室内严禁吸烟。

四、患者接诊制度

1. 核对患者的姓名、住院号、年龄、性别、病区、手术名称、床号等。

2. 了解病情，检查术侧股动脉、足背动脉及踝动脉的搏动情况。

3. 了解该患者将进行的检查项目，核实家属签字同意单，核查患者术前医嘱落实，如检查信息、皮肤准备情况、碘过敏试验结果等。

4. 查看实验室检验结果，如肝功能、肾功能、凝血四项、感染筛查。

5. 核实病房术前用药情况，如术前地西泮等。

6. 与患者沟通，做好心理准备。

7. 检查患者是否去除义齿、饰物及其他影响检查治疗的物品。

8. 注意安全和保暖，防止坠床。

五、查对制度

1. 接手术患者"三查对"：巡回护士一查，洗手护士二查，麻醉、手术医生三查；查对项目包括病区、床号、姓名、性别、年龄、住院号、诊断、手术部位、手术名称、配血报告单、麻醉方式、手术同意书、输血同意书、病情知情同意书、X 线片、CT 片、术前用药、药物过敏试验结果、皮肤准备、全身皮肤及肢体有无异常，病历与患者及患者手腕带内容必须相符。

2. 执行各项医疗护理操作要做到"三查八对"，防止差错、事故发生。

3. 接手术患者时，应认真查对患者的病室、床号、姓名、性别、年龄、住院号、手术名称、手术时间及术前用药等，逐项核实，认真填写手术患者及物品交接核查表，防止接错。

4. 抢救患者执行口头医嘱时，在执行前需要复述一遍，并详细记录；麻醉药品、精神药品、毒性药品需要经两人查对无误后方可使用。

5. 术中所用药物和抢救用药及时记录在"术中临时医嘱单"上。术中用药医生开具"术中临时医嘱单"。

六、参观制度

1. 凡经批准入室参观人员应遵守导管室所有规章制度。

2. 服从导管室护士长及老师的管理。

3. 不得大声喧哗及谈论与学习无关的话题。

4. 更换参观衣，穿鞋套，戴口罩、帽子。

5. 学习时做到认真看、仔细听。

6. 不得靠近无菌手术区域。

7. 遇有紧急抢救及时退出。

8. 未经批准不得使用导管室各种机器。

9. 有疑似或证实患有呼吸道感染症状时，避免进入导管室，以免引起交叉感染。

七、入室须知

1. 入室工作人员及相关人员要严格执行各项规章制度。

2. 入室人员一律更换本室准备的专用拖鞋及鞋套。

3. 进入手术间者必须戴口罩、帽子、穿铅衣。

4. 非本室工作人员不得随意进入。如确属工作需要，经许可后方可进入。

5. 外来参观者必须与医务处联系并经许可后按规定进入参观学习。

6. 进入导管室要保持洁净、安静，不得大声喧哗，不得谈论与工作无关的话题。

7. 进入导管室一律关闭手机，以免干扰各种仪器设备的正常使用。

8. 如遇抢救患者及紧急情况，无关人员一律退出。

9. 时时保持良好的工作环境，保证最佳工作状态，服从管理。

八、放射防护制度

1. 导管室内外各种放射警示标志应齐全、醒目。

2. 当导管室工作间警示灯亮起时，非工作人员或未进行放射防护的工作人员禁止进入辐射区。

3. 在工作间操作时，注意紧闭射线防护门窗，防止意外照射。

4. 导管室要有铅屏、铅衣、铅裙、铅围脖（铅帽、铅眼镜）和放射线剂量计等防护用品，同时也应备有患者防护用品，如铅衣、铅围脖等，对 20 岁以下患者应加强防护。

5. 进入工作间操作和学习，要穿戴铅衣、铅裙、铅围脖（铅帽、铅眼镜）和使用放射线剂量计等防护用品。

6. 在工作间操作、学习或参观人员应尽量远离 X 线球管，减少散射线照射。

7. 定期向相关部门申请测量介入手术间内外散射线剂量，向相关部门报告。

8. 心导管室工作人员应当按照有关规定佩戴个人剂量计，

并配合相关部门检测，建立剂量档案。

9. 放射剂量计在非使用时不得存放在操作间，避免错误记录。佩戴时将个人剂量计佩戴在铅衣外侧（锁骨处），防止监测失效。

10. 心导管室工作人员上岗前、在岗期间和离岗时应定期进行健康检查，并建立个人健康档案。

11. 心导管室工作人员定期进行放射防护知识培训，学习相关法规、文件。上岗前要获得放射卫生防护知识培训证书。

12. 在不影响诊疗效果的同时，注意对患者进行放射防护。一次性照射达到或超过放射防护标准时，要告知工作人员。

13. 在医院放射防护管理委员会的领导下，成立科室内部放射防护小组，建立放射管理实施细节、相关工作流程和放射防护管理委员会职责。

九、设备定期保养与维修制度

1. 保持环境恒温、防潮。

2. 各类仪器设备严格按照说明书操作使用。

3. 每周清洁机身，去除表面灰尘。

4. 由专业工程人员每日检测各种数据，调整工作所需状态。

5. 设备的性能检测　每年进行一次，主要由相关质检管理部门专业人员进行，医院设备科及介入科派员随行，并做好相关记录。检测报告应由设备科备案保存。

6. 遇有不正常提示应及时停机，并请专业工程师检测。

7. 用后及时关机，关闭总电源。

十、贵重设备保养制度

1. 贵重设备应由专人负责保管。

2. 负责保持设备清洁且正常运转。

3. 负责填写《导管室设备动态登记本》。

4. 负责清洁、补充、保管药箱及相关耗材。

5. 负责导管室氧气管理、补充和连接。

6. 负责保管、保养、清洁、收存各种抢救器材（配有面罩和接头的呼吸气囊、气管插管及喉镜、临时起搏器及延长线、吸痰器及连接管和吸痰管、氧饱和度仪、电子血压表、除颤仪、心电监护仪、电筒、开口器、导尿包等）。

7. 每次手术开始前，确保本次手术所需设备和抢救器材到位，接通电源，配件齐全。

8. 每天手术结束后，确保所有设备、器材、配件、药品、插线板均完好齐全、归位、收存，登记当日使用情况。

9. 发现设备、器材故障或损坏，必须联系维修和替换，有困难时及时报告科室解决，切忌在手术开台才告知设备、器材故障或不到位。

10. 将导管室设备、器材拿出导管室使用必须征得科主任同意并登记。

十一、高值耗材管理制度

1. 高值卫生材料和医疗用品必须由专人领用、验收、保管。要做好痕迹管理，使用后使用人员签字记录，管理人员有审核签字记录。

2. 对于每月所使用和收费的高值卫生材料及医疗用品必须建立高值卫生材料使用登记明细表，注明使用高值耗材的品名、规格型号、数量、价格、实际收费金额，以及患者姓名、住院号、使用日期、有效期，使用人员登记记录等，高值卫生材料及医疗用品使用登记必须做到日清月结。

3. 对于医疗上常规备用、应急备用、急救备用、手术备用等高值卫生材料及医疗耗材，做好高值医用耗材库存登记管理，在每月核销支付材料费用时认真审核，并按要求每月将高值卫生材料和医疗耗材的库存或备用材料记录表提供给医院物资采购和财务部门供支付时审核。库存或备用材料记录必须注明高值耗材的品名、规格型号、器材编码（或序列号）、数量、价格、购入日期、有效期、生产厂家、存放地点、保管人员等。

4. 认真核对相应材料是否已经正常入库、出库、领用和使用收费，严格审核，做到账物相符。

十二、一次性医疗用品使用管理制度

1. 手术室所用一次性用品必须严格保管，放于无菌敷料间，应与非无菌物品分开放置。

2. 不得将包装破损、超过"灭菌有效期"及包装上未注明出厂日期和有效期的一次性用品应用于手术操作。

3. 使用时若发生热原反应、感染或有关医疗事件，必须按规定登记发生时间、种类，受害者临床表现、结局，所涉及一次性医疗用品的生产单位、生产日期、批号及供货单位、供货日期等，并及时上报。

4. 一次性手术用品使用后，必须无害化处理，严禁重复使用和回流市场。一次性输血器、输液器、注射器及手术中所用导管、导丝毁损后放于黄色塑料垃圾袋送指定的处置中心处置。

5. 超过灭菌有效期的一次性医疗用品不得再用，更不得重复使用或私自倒入生活垃圾箱、自行出售、赠送他人或做其他用处。

第二节　心血管内科介入导管室护士职责

一、导管室护士长职责

1. 在科主任领导下负责本室各项管理和护理技术常规实施工作。

2. 认真执行各项规章制度，督促、检查岗位职责。

3. 统筹安排好本室的各项日常护理工作，配合各种导管手术顺利进行。

4. 定期检查各种消毒物品有效期和无菌物品的分类。

5. 定期检查各种仪器的使用、保养，及时建立仪器的使用登记。

6. 检查各类药品的摆放、分类、请领情况及各种药品的生产批号、有效期。

7. 负责本室医疗器械、敷料、一次性物品、导管材料的请领及保管工作。

8. 掌握本室护理人员的业务能力，经常组织学习，定期考核，解决护理工作中的疑难问题。

9. 检查、核对患者各种材料的使用数量，核对收费。

10. 做好月总收入、月总支出统计，上报审核签字。

二、导管室监护护士职责

1. 每日将常规使用工作仪器接通电源，放置于使用位置。

2. 做好手术药品的使用准备及患者各项登记工作。

3. 接患者入室后将心电图接通，排除干扰，接通监护。

4. 开放静脉通路，常规输注生理盐水，静脉通路连接三通，配好术中使用的肝素盐水。

5. 将动脉监测无菌换能器接通，备用。

6. 负责术中心电图、动脉压力监测，随时向术者报告变化情况以便及时处理，防止意外发生。

7. 遇到抢救患者时及时正确使用除颤仪及临时起搏器。

8. 准确执行导管检查、治疗及抢救中的各项医嘱，严格做到"三查八对"。

9. 术毕协助手术医生包扎伤口，撤除心电监护，整理患者衣裤，送患者出导管室，与病房护士做好交接。

三、导管室巡回护士职责

1. 做好每台手术药品的使用准备及患者各项登记工作。

2. 做好当日各台手术的无菌敷料及导管材料的准备工作。

3. 核对手术包的灭菌日期，严格遵守无菌操作规程，负责铺设无菌台，整理台面，手术用品摆放整齐合理。

4. 与本台手术医生核对本次手术用导管材料的规格、数量、生产日期、灭菌日期，并依次递于台上。

5. 及时补充手术台上的无菌纱布、注射器及冲洗盐水。

6. 做好各项使用登记，并将材料条形码贴于原始记录单上，封存备案。

7. 填写收费单、医嘱单，录入费用，做到准确无误，不漏费，不乱收费。

8. 负责整理术中所用一切物品的归位，做到定点放置。准备次台手术所用物品。

9. 及时提供抢救及急诊所用的特殊导管材料。

10. 准确执行导管检查、治疗及抢救中的各项医嘱，严格做到"三查八对"。

第三节　心血管内科介入导管室感染控制与管理

一、消毒隔离制度

1. 进入手术室必须按规定更换手术衣裤、帽子、口罩、拖鞋后才能进入无菌区。

2. 有化脓性感染及患皮肤病者不得进入手术室，上呼吸道感染者必须戴双层口罩。

3. 进手术间参观者，按规定更换手术衣、裤，并在固定的手术间参观手术，不得随意更换手术间。特殊感染手术谢绝参观。

4. 严格执行无菌操作规程及手术进行中的无菌原则。

5. 各种无菌物品定点、定位放置。定期检查无菌包的灭菌日期及灭菌效果，双层包布的灭菌包在 25℃ 条件下保存 7～14 天。

6. 使用中干法保存的持物钳有效期为 4 小时；打开包装的干棉球、棉签、纱布以及开包的无菌敷料等，有效期为 24 小时。

7. 一次性耗材使用前，严格检查合格证、有效期、包装等，建立入库记录，更换批号或生产厂家时必须进行细菌培养，合格后方能使用。

8. 24 小时启动空气消毒机进行空气消毒。

9. 每月对手术室空气、物体表面、医务人员的手、灭菌物品等进行生物监测，结果要符合要求，并记录存档。

10. 特殊感染手术，应严格按特殊感染手术消毒常规进行处理。

11. 医疗废物按要求存放，针头、缝针、刀片等锐利物品放在锐器盒内统一焚烧。医疗废物的运送、焚烧要有严格的交接手续。

12. 造影床等使用的被褥（单）及时更换，每人一单。

二、感染管理措施

1. 医院手术室环境基本要求

（1）手术室的墙壁、地面光滑，无裂隙，排水系统良好。

（2）手术室用房的墙体表面、地面和各种设施、仪器设备的表面，应当在每日开始手术前和手术结束后进行湿式擦拭方法的清洁、消毒，墙体表面的擦拭高度为 2～2.5m。未经清洁、消毒的手术间不得连续使用。

（3）不同区域及不同手术用房的清洁、消毒物品应当分开使用。用于清洁、消毒的拖布、抹布应当是不易掉纤维的织物材料。

（4）手术室应当选用环保型中高效化学消毒剂，周期性更换消毒剂，避免长期使用一种消毒剂导致微生物的耐药性。

2. 医务人员在手术操作过程中的基本要求

（1）在手术室的工作人员和实施手术的医务人员应当严格遵守无菌技术操作规程。

（2）进入手术室的人员应当严格按照规定更换手术室专用的工作衣、帽、鞋、口罩。

（3）在无菌区内只允许使用无菌物品，若对物品的无菌性有怀疑，应当视其为污染。

（4）医务人员不能在手术者背后传递器械、用物，坠落在手术床边缘以下或者手术器械台平面以下的器械、物品应当视为污染。

（5）实施手术刷手的人员，刷手后只能触及无菌物品和无菌区域。

（6）穿好无菌手术衣的医务人员限制在无菌区域活动。

（7）手术室的门在手术过程中应当关闭，尽量减少人员的出入。

（8）患有上呼吸道感染或者其他传染病的工作人员应当限制进入手术室工作。

（9）手术结束后，医务人员脱下的手术衣、手套、口罩等物品应当放入指定位置后，方可离开手术室。

3. 手术使用的无菌医疗器械、器具的基本要求

（1）手术使用的医疗器械、器具以及各种敷料必须达到灭菌要求。

（2）一次性使用的医疗器械、器具、导管、导丝不得重复使用。

（3）接触患者的麻醉物品应当一人一用一消毒。

（4）医务人员使用无菌物品和器械时，应当检查外包装的完整性和灭菌有效日期，包装不合格或者超过灭菌有效期限的物品不得使用。

三、刷手规则

1. 刷手前戴好帽子、口罩，剪短指甲，袖子卷到肘上10cm，摘去手、腕各种饰物。

2. 用洗手液及流动水搓洗双手、前臂至肘上5cm，清除脏物和暂住菌。

3. 取第一把无菌毛刷，接取适量的碘伏溶液，先刷一侧手指甲、指缝、手掌、手背及腕关节以上5cm范围以内，再接取

药液同法刷另一侧手刷到前臂及肘关节以上 5cm 部位，共刷 3 分钟，再取另一灭菌毛刷接取碘伏溶液，按上述步骤重复刷 2 分钟。

4. 抬起双手保持高过肘部并远离身体，开门进入手术室，避免污染。

5. 取无菌擦手巾擦干双手，然后将其斜对角折叠，先由一手从腕向上慢慢擦至肘上，不得回擦。

6. 取另一手巾以相同的方法擦干另一只手臂。

四、手术间清洁消毒制度

1. 24 小时开启空气消毒机进行消毒。

2. 每天对手术间物体表面进行清洁处理。

3. 每台手术结束后，对手术间进行清洁处理，对手术间地面、手术床及配件、输液架等进行擦拭，清洗、消毒污物桶等，特殊感染手术按有关规定进行处理。每日手术结束后全面清洁、整理手术间。

4. 每日早、中、晚清洁走廊三次。

5. 每周全面清洁手术间地面、走廊地面以及吊臂、手术间墙面等。

6. 每月对手术室空气、物体表面进行生物监测。

五、特殊感染手术管理制度

1. 手术通知单上必须注明隔离种类和感染诊断。

2. 应有隔离标志，手术时挂于门口。

3. 参加手术人员要明确分工，术中需要室外物品时，由室外专人传递，室内人员不得外出。

4. 术毕，医务人员的手套、衣裤、口帽、鞋套应留在手术间内，消毒后送洗；术后器械及物品的消毒、标本按隔离要求处理。手术间严格终末消毒。手术废弃物品置有明显标记的塑料袋内，封闭运送，无害化处理。

六、用后导管毁形制度

1. 将当日使用的一次性医疗材料分别毁形。

2. 将毁形物品放入医疗垃圾袋。

3. 针头及锐器放入固定的容器内。

4. 当日下班前将垃圾封好，贴标签。

5. 相关部门收取、登记、签名并注明日期。

七、无菌技术操作规程

1. 环境要清洁，手术过程中室内人员不宜过多走动，防止灰尘飞扬。咳嗽或打喷嚏时，头部应转向离手术台一侧。无菌敷料间每日用紫外线照射，手术间 24 小时空气消毒机进行消毒。

2. 无菌物品与非无菌物品分别放置，并定期检查。

3. 手术进行中任何有关人员必须避免一切污染的可能，参加手术者注意不要碰到非参加手术者及非手术者及非消毒物品，非参加手术者注意不要碰到手术台上的任何人员或消毒物品，如无菌台等。

4. 参加手术者的双手应保持在双肩水平以下、腰部以上，洗手护士传递物品时，不得高于头部，也不可从背后传递，必须保持在手术台上最低水平，物品一经污染即弃之不用。

5. 进行任何操作均应尽量避免由于身体位置的改变而造成的污染。在更换手术位置时，其中一人必须向后转，与另一人背对背调换。

6. 手术操作过程中保持无菌台的干燥、整洁。如无菌单已湿透，应加盖干的无菌单。手术台上一切消毒物品不能垂下手术台边缘。

7. 手套破损时应更换无菌手套，手术衣污染时应更换手术衣，需同时更换时，则先脱手术衣再脱手套。

8. 无菌手术下来需要参加第二台手术可不必刷手，只需用消毒液涂抹双手，更换手术衣、手套即可，但手套有破损则需要重新刷手。

八、无菌物品管理制度

1. 灭菌后的无菌物品应放在无菌敷料间。有菌物品和无菌物品应分开放置。

2. 灭菌后的无菌物品应保持干燥，存放的无菌物品要离地面 20cm，离房顶 50cm，离墙壁 5cm。

3. 灭菌后的无菌物品应注明灭菌日期、到期日，签全名，并按日期先后顺序放置，以便检查和有计划地使用。布类包装无菌物品有效期为 7 天，皱纹纸质包装无菌物品有效期为半年。

4. 已打开的无菌包，如手术衣包，应按无菌操作包好，并注明打开日期及时间，签全名，可保留 24 小时。

5. 已铺置未用的无菌车、无菌盘保留时间为 4 小时，4 小时后重新灭菌。

第七章 心血管内科监护室(CCU)管理

第一节 CCU 管理制度

一、病区管理制度

1. 病区管理宗旨以患者为中心，解决、满足患者的实际需求，对待患者态度和蔼、体贴、热情。

2. 病区由科主任和护士长负责管理，医师和护士负责实施。

3. 病区拥有完整的规章制度、操作规程。医护人员严格遵守各项规章制度，遵守工作职责。工作态度严肃、认真，防止差错，杜绝事故的发生。

4. 每月召开患者座谈会进行沟通交流，听取意见，改进工作。

5. 保持病室整洁、安全、舒适、安静，为患者提供良好的休养环境。医护人员做到"四轻"，即走路轻、开关门轻、说话轻、操作轻。

6. 医护人员进入病房必须按要求着装，戴胸牌，着装整洁，仪表庄重，举止大方，态度和蔼，文明礼貌。

7. 医护人员上班时间不脱岗、不会客、不带家属、不聊天、不喧哗。

8. 病区陈设规范，物品和床位摆放整齐，位置固定，未经护士长同意不得随意搬动。

9. CCU 病房实行封闭管理，每日 16:00~17:30 为探视时间，做好探视管理，控制探视人数在规定范围之内。

10. 加强病区安全管理，患者入院时护士介绍《住院患者须知》，现金及贵重物品交由家属带回。患者未经许可不得进入医护办公室及治疗室等工作场所。

11. 实施责任制整体护理，对患者进行入院宣教、术前术后指导、出院指导等一系列健康教育。

12. 护士长全面负责病区财产、设备管理，建立账目，定期清点，有记录；精密仪器建册、建账，有使用程序和使用要求，有保管保养须知，指定专人管理。

二、探视制度

1. 为保证危重患者的休息，防止院内感染的发生，监护室谢绝患者家属陪住，探视时间为每日下午 16:00～17:30，除探视时间外，谢绝探访。

2. 每次每床只能进入一名家属探视，所以家属应轮流进入。家属入病区前需穿好鞋套、参观衣。

3. 家属疑似或证实有呼吸道感染及婴幼儿应避免进入病区探视。

4. 探视期间应避免触摸患者的伤口、各种管道及仪器。

5. 探视期间保持病房清洁及安静，室内禁止吸烟，不得使用手机，以免影响监护仪的正常使用，爱护公物，节约水电，避免大声喧哗。

6. 危重患者在抢救期间，未经医生允许不得探视，以免影响抢救。

7. 勿携带贵重物品及危险物品进入病区。

8. 如需送餐，请在早 7:50～8:00，午 11:50～12:00，将食物交给病区门口工作人员，谢绝家属进入。

三、护理安全管理制度

1. 科主任、护士长为科室医疗护理质量安全负责人，负责全科室医疗护理活动质量与安全，督促科内人员及时发现、处理医疗护理缺陷及违规违章行为，并及时上报主管职能部门。

2. 每月进行一次质量与安全分析，对每月工作中存在的安全隐患提出整改与防范措施并及时落实。

3. 严格执行交接班制度、查对制度，认真履行岗位职责，严格实施床旁监护，观察病情变化，发现异常情况及时汇报、及时处理。

4. 贯彻预防为主的管理职责，定期对各级护理人员进行相关法律、法规、规范、常规的知识培训，强化安全意识，规范职业行为。

5. 严格执行《护理不良事件报告制度》，发生差错、缺陷及时汇报，积极采取补救措施，组织讨论、分析，制定有效的防范措施。

6. 及时发现护理安全隐患，规范使用护理安全警示标识，提示适时、醒目，做到防患于未然。

7. 加强对危重、手术、老年及意识不清患者的安全防护，严防坠床、跌倒、烫伤、压疮等各种意外事件的发生。

8. 按照《病历书写规范》要求，客观、真实、准确、及时、完整、规范书写各项护理记录。

9. 落实护理人员职业安全与职业暴露的防护措施。

四、护理人员的资格准入及授权管理制度

（一）准入资格

1. 热爱护理专业，具备高尚的医德和良好的工作作风，按照"优质护理服务"工作要求，坚持"以患者为中心""全心全意为患者服务"的理念。

2. 护士必须取得《中华人民共和国护士执业证书》后才能进入 CCU 从事护理工作。

3. 经过严格护理专业理论和技术培训并考核合格，且具有 2 年以上临床护理工作经验。

4. 勤学好问，积极主动参加学术活动，不断更新知识，提高护理质量。

5. 具有奉献精神和高度负责任的工作态度，严格遵守各项规章制度和操作规程。

（二）准入及授权管理

1. 实行一对一的带教，在 CCU 指定带教老师的指导下，通过 3 个月以上的在职培训，经考核合格后可以从事 CCU 的临床工作。

2. 熟练掌握 CCU 的专业技术：心、肺、脑复苏，血流动力学监测，给氧治疗，水、电解质、酸碱平衡监测，常用的监护仪器的使用，如除颤仪、呼吸机、IABP 泵、心电监护、微量泵等的使用。

3. 熟练掌握 CCU 专科疾病的护理常规，熟练掌握护理程序及工作方法，具备较强的思维能力，能独立处理 CCU 常见病、多发病的护理及抢救配合。

4. 除掌握护理专业技术外，应具备以下能力：心血管内科系统重症患者的护理、医院感染预防与控制、患者的心理护理。

5. 按《专科护理领域护士培训大纲》接受理论教育、临床实践学习，获得相应的专科护士培训合格证书。

第二节　CCU 感染控制与管理

一、医务人员手卫生规范

1. **基本要求**　手指甲长度不应超过指尖；不应戴戒指等装饰物；不涂抹指甲油。

2. **遵循原则**　当手部有血液或其他体液等肉眼可见的污染时，应洗手；手部没有肉眼可见的污染时，宜使用速干手消毒剂消毒双手代替洗手；戴手套不能取代手卫生。

3. **5 个重要的手卫生指征**　接触患者前；进行清洁（无菌）操作前；接触体液后；接触患者后；接触患者周围环境后。

二、多重耐药预防措施

1. 必须实施隔离措施，在床尾和病历夹上贴接触隔离标识。

2. 首选单间隔离，可同种病原同室隔离，不可与气管插管、深静脉留置导管、有开放伤口或者免疫功能抑制患者安置同一房间，隔离病房确实不足时考虑床旁隔离，当感染较多时，应保护性隔离未感染者。

3. 尽量限制、减少人员出入，如 VRE 应严格限制，医护人员相对固定，专人诊疗护理，所有诊疗尽可能由他们完成，包括标本的采集。

4. 实施诊疗操作中，有可能接触多重耐药菌感染患者或者定植患者的伤口、溃烂面、黏膜、血液和体液、引流液、分泌物、痰液、粪便时，应戴手套，可能污染工作服时穿隔离衣，当可能产生气溶胶的操作（如吸痰或雾化治疗等）时，应戴标准外科口罩和防护镜。

5. 完成诊疗护理操作，离开房间前必须及时脱手套和隔离衣至黄色垃圾袋中。

6. 严格执行手卫生规范，医疗护理前后、脱去手套后及接触患者前后必须洗手或手消毒。

7. 对非急诊用仪器如血压计、听诊器等不能共用。其他不能专用的物品如轮椅、担架等，在每次使用后必须经过清洗和消毒处理（1000mg/L 含氯消毒剂）。

8. 进行床旁检查如拍 X 线片、心电图的仪器必须在检查完成后用 1000mg/L 含氯消毒剂进行擦拭。

9. 离开隔离室进行诊疗时，应先通知该诊疗科室，以便及时做好感染控制措施。转科时必须由工作人员陪同，向接收方说明该患者使用接触传播预防措施。

10. 临床症状好转或治愈，连续两次培养阴性（每次间隔＞24 小时），方可解除隔离。

11. 医疗废物管理　锐器置入锐器盒，其余医疗废物均放置在黄色垃圾袋中，置入转运箱中，集中收集后统一送往医疗废物处置中心无害化处理。

三、导管相关血流感染防控措施

(一) 置管时

1. 严格执行无菌技术操作规程。置管时应当遵守最大限度的无菌屏障要求。置管部位应当铺大无菌单 (巾);置管人员应当戴无菌帽子、口罩、手套,穿无菌手术衣。

2. 严格按照《医务人员手卫生规范》,认真洗手并戴无菌手套,尽量避免接触穿刺点皮肤。置管过程中手套污染或破损应立即更换。

3. 置管使用的医疗器械、器具等医疗用品和各种敷料必须达到灭菌水平。

4. 选择合适的静脉置管穿刺点,成人中心静脉置管时,应当首选锁骨下静脉,尽量避免使用颈静脉和股静脉。

5. 宜采用2%氯己定乙醇制剂消毒穿刺点皮肤,皮肤消毒待干后,再进行置管操作。

6. 患疖肿、湿疹等皮肤病或患感冒、流感等呼吸道疾病,以及携带或感染多重耐药菌的医务人员,在未治愈前不应当进行置管操作。

(二) 置管后

1. 应用无菌透明专用贴膜或无菌纱布覆盖穿刺点,对于高热、出汗、穿刺点出血、渗出明显患者宜选无菌纱布。

2. 应定期更换置管穿刺点覆盖的敷料。更换间隔时间为:无菌纱布为2天一次,专用贴膜为每周1~2次,如果纱布或敷料出现潮湿、松动、可见污染时应当立即更换。

3. 医务人员接触导管接口 (置管穿刺点) 或更换敷料时,应当严格执行手卫生规范。

4. 保持导管连接端口的清洁。注射药物前,应当用75%酒精或含碘消毒剂进行消毒,待干后方可注射药物。如有血迹等污染时,应当立即更换。

5. 告知置管患者在沐浴或擦身时应注意保护导管,不要把导管淋湿或浸入水中。

6. 在输血、血制品、脂肪乳剂后的 24 小时内或者停止输液后，应当及时更换输液管路。外周及中心静脉置管后，应当用生理盐水或肝素盐水进行常规冲管，预防导管内血栓形成。

7. 紧急情况下的置管，若不能保证有效的无菌原则，应在 48 小时内尽快拔除导管，更换穿刺部位后重新进行置管，并作相应处理。

8. 怀疑患者发生导管相关感染，或者患者出现静脉炎、导管故障时，应当及时拔除导管。必要时应当进行导管尖端的微生物培养。

9. 医务人员应每天评估留置导管的必要性，尽早拔除导管。

10. 导管不宜常规更换，特别是不应当为预防感染而定期更换中心静脉导管和动脉导管。

四、导尿管相关尿路感染防控措施

（一）置管时

1. 严格掌握留置导尿管的适应证，应避免不必要的留置导尿管。

2. 仔细检查无菌导尿包，如过期、外包装破损、潮湿，不应使用。

3. 根据年龄、性别、尿道情况选择合适的导尿管口径和类型。成年男性宜选 16F，成年女性宜选 14F。

4. 规范手卫生和戴手套的程序。

5. 常规消毒方法是用皮肤消毒剂消毒尿道口及其周围皮肤黏膜。

6. 置管过程应严格执行无菌技术操作，动作轻柔，避免尿道黏膜损伤。

7. 对留置导尿管患者，应采用密闭式引流系统。

（二）置管后

1. 妥善固定尿管，避免打折、弯曲，悬垂集尿袋，不应高于膀胱水平，避免接触地面并及时清空袋中尿液。

2. 保持尿液引流系统密闭、通畅和完整，不应轻易打开导尿管与集尿袋的接口。活动或搬运时夹闭引流管，防止尿液逆流。

3. 标本采集 采取小量新鲜尿标本时，在导尿管远端接口处用无菌空针抽取尿液，接口消毒；大量尿液则从集尿袋获取，避免污染。

4. 不应常规使用含消毒剂或抗菌药物的生理盐水进行膀胱冲洗或灌注来预防尿路感染。

5. 疑似导尿管阻塞应更换导尿管，不得冲洗。

6. 保持尿道口清洁，日常用肥皂水和水保持清洁即可，但大便失禁的患者清洁以后应消毒。

7. 患者洗澡或擦身时应注意对导管的保护，不要把导管浸入水中。

8. 长期留置导尿管的患者，不宜频繁更换导尿管。建议更换频率为：导尿管 2 周一次，普通集尿袋每周 2 次，精密集尿袋每周 1 次。导尿管不慎脱落或导尿管密闭系统被破坏，应立即更换导尿管。

9. 疑似出现尿路感染而需要抗菌药物治疗前，应先更换导尿管。

10. 每天评估留置导尿管的必要性，尽早拔除导尿管。

11. 对长期留置导尿管的患者，拔除导尿管时，应当训练膀胱功能。

12. 医护人员在维护导尿管时，要严格执行手卫生。

五、呼吸机相关性肺炎（VAP）防控措施

1. 严格掌握气管插管或切开适应证，使用呼吸机辅助呼吸的患者应优先考虑无创通气。

2. 如无禁忌证，应将床头抬高 30°～45°。

3. 对存在 VAP 高危因素的患者，建议使用含 0.2%氯己定

漱口或口腔冲洗，每2～6小时一次。

4. 鼓励手术（尤其是胸部及上腹部手术）后患者早期下床活动。

5. 指导患者正确咳嗽，必要时予以翻身、拍背，以利于痰液引流。

6. 对气管插管或切开的患者，吸痰时应严格执行无菌操作；吸痰前后，医务人员必须遵循手卫生规范。

7. 呼吸机螺纹管每周更换一次，有明显分泌物污染时应及时更换。湿化器添加水必须使用灭菌水，每日更换。螺纹管冷凝水应及时倾倒，不可直接倾倒在室内地面，不可使冷凝水流向患者气道。

8. 对于气管插管/机械通气患者，每天评估是否可以撤机和拔管，减少插管天数。

9. 正确进行呼吸机及相关配件的消毒　①呼吸机外壳、按钮、面板，使用75％酒精擦拭消毒，每天一次；②耐高温的器具消毒或灭菌干燥后封闭保存，也可选择环氧乙烷灭菌。

10. 不应常规采用选择性消化道脱污染来预防VAP。

11. 尽量减少使用或尽早停用预防应激性溃疡的药物。

12. 对医务人员包括护工，定期进行有关预防措施的教育培训。

六、心血管内科一次性医用品管理和使用规范

1. 科室所用一次性医用品由物资供应科统一采购，不得私自购用。

2. 一次性医用品储存环境应保持整洁、干燥，严格防止污染。物品应存放于阴凉干燥、通风良好的地方，距地面20cm，距墙5cm，拆去外包装盒。

3. 科室领取的一次性医用品，应按用途专柜合理放置，妥善保管。使用前认真做好查对，凡包装破损、过期或对产品质量有怀疑时，应停止使用，并及时与采购部门、感染管理科联系，

监测其消毒灭菌效果，不得私自退货、换货。

4. 使用一次性医用品者发生热源反应、感染或其他异常情况，必须保留用品，送相关部门检验，做好记录，监测结果未出来前暂缓使用此生产批号产品，确保安全。

5. 使用后的一次性医用品由医院统一回收，集中消毒、毁形，再由卫生行政部门指定机构回收，做无害化处理，避免重复使用和流回市场。

6. 在收集、暂存使用后的一次性医用品过程中，应防止污染周围环境，及时清理工作场地，物品不得露天存放，回收人员应做到自我保护。

7. 严格执行登记制度，发放数、使用数、回收数应基本一致，并做好签名，感染管理科定期抽查。

8. 一次性医用品必须具有三证，采购部门必须严格审查，并做好质量验收。

9. 感染管理科对一次性医用品的采购、存放、发放、使用、回收、销毁等各环节实施监督管理，保证产品质量合格、使用安全、废弃规范。

第三节　CCU危重患者管理

一、危重患者风险评估制度

1. 评估范围　新入院的危急重症患者、下"病危通知书"的患者；住院期间突发病情变化、有意外发生的患者。

2. 责任护士对危重患者进行护理风险评估，及时填写《危重患者护理风险评估表》，危重患者发生病情变化时需再次评估。

3. 危重患者发生特殊情况、主管护士难以评估及处理时，应及时向护士长请示，必要时可申请护理会诊，集体评估。

4. 所有评估结果应告知患者或其病情委托人，患者不能知晓或无法知晓的，必须告知患者委托的家属或其直系亲属。

5. 对症状危急、有生命危险的患者延时评估，实行先抢救、后评估，评估时以保证患者安全为原则。

6. 护士长定期检查、考核、评价和监管危重患者护理风险评估工作，对考核结果定期分析，及时反馈，落实整改，保证护理安全。

二、危重患者管理制度

1. 对危重患者必须给予严密、全面的观察，及时分析，评估病情变化和治疗护理的效果。

2. 危重患者病情变化时，如医生未到场，护士应做初步抢救处理，如吸氧、开通静脉通路等，待医师赶到后密切配合抢救。

3. 落实分级护理制度。危重患者护理记录应真实、准确、及时，时间记录至分钟。

4. 认真做好基础护理，防止并发症的发生。

5. 做好各种导管护理，各导管标识醒目，衔接正确、牢固，避免误用，保持通畅。及时正确采集各种血、尿、粪、痰、引流液等标本，及时送检。

6. 严密观察和记录患者病情及生命体征的变化，掌握患者主要治疗、护理及潜在并发症的风险，做好预防性护理。

7. 对意识丧失、谵妄、躁动的患者要注意保护其安全，酌情使用保护器具，防止意外发生。

8. 严格执行核心制度和护理操作规程，注意安全措施的落实，严防误伤、烫伤、咬伤、抓伤、撞伤、坠床等发生。

9. 加强与患者家属的沟通交流，增强了解、取得支持。对创伤性检查和护理操作必须取得患者或家属的知情同意，尊重患者人格，维护患者隐私和自主权。

10. 护理中遇到疑难问题，护士长应及时组织讨论，酌情申请护理会诊，解决护理难题。

11. 因病情需要转院、转科、手术时，严格按照"患者转入、转出流程"执行。

三、心血管内科危重患者处理应急预案

1. 对危重患者，应做到准确掌握病史、体征，密切观察病情变化，及时进行抢救。

2. 抢救工作应由科主任、护士长负责组织和指挥，并将病情及时报告医务科、护理部。对重大抢救或特殊情况必须立即报告医务科、护理部及分管院长。

3. 每个护理人员应以高度的责任心对待危重患者，配合临床医师详细检查，迅速判断病情，争分夺秒、严谨敏捷地进行救治。护理人员必须现场守护患者，严密监护，及时处理，做好记录，护理记录必须在抢救结束后 6 小时内补记。

4. 护理人员必须随时做好抢救工作准备，各类抢救物品、药品、器械由专人管理，定位放置，定时检查，及时补充、更换、维修、消毒，保证抢救工作顺利进行。

5. 参加抢救人员必须熟练掌握各种抢救技术的操作流程，熟悉突发事件的应急预案。

6. 抢救时，非抢救人员及患者家属一律不得进入抢救室或抢救现场，以保持环境安静、忙而不乱。抢救完毕应整理抢救现场，清洗抢救器械，按常规分别消毒以备用，清点抢救药品，及时补充，急救物品完好率要达到 100%。

7. 抢救时，护理人员要及时到位，按照各种疾病的抢救程序进行工作。护士在医生未到以前，应根据病情及时做好各种抢救措施的准备，如吸氧、吸痰、人工呼吸、建立静脉通道等。危重患者就地抢救，病情稳定后方可移动。

8. 及时与患者家属联系，告知患者病情及特殊检查注意事项与操作，以配合抢救工作。

9. 认真书写危重患者护理记录单，字迹清晰、项目齐全、内容真实全面，能体现疾病发生、发展变化的过程，确保护理记录的连续性、真实性和完整性。

10. 严格报告制度，凡遇急危重患者，配合当班医生在积极

施行救治的同时，必要时报告护士长、科主任。

四、危重患者转运要求

1. 转运下列患者时要按危重患者的转运要求进行转运：生命体征不稳定；意识改变；抽搐；气管内插管；使用镇静药后；带有有创压力监测管；静脉使用调节血压、心律及呼吸等的药物。

2. 在下列情况时禁止转运：心跳、呼吸停止；有紧急气管插管指征，但未插管；血流动力学极其不稳定。

3. 转运患者前按需要做好以下准备：准备氧气；开通留置的静脉通路，对于大出血患者，应保留两路以上的静脉通路；准备心电、血压、氧饱和度监护仪器；使用血管活性药物者，应用充电微量注射泵，以保证连续给药；准备型号合适的简易人工呼吸器。

4. 转运方在转运患者前应通知接收部门，以确保接收部门获知病情，做好准备工作。

5. 转运护士应估计至前往科室的路程和所需的时间，联系好运送电梯，并熟知运送路程中能提供抢救设备的科室，以便患者转运途中就地抢救的需要。

6. 做好患者的辨识，准时运送患者，确认患者及家属了解即将接受的检查项目及治疗，备妥正确的资料、设备与药物，监测患者的生命体征并记录，必须由护士或医生一起转运。

7. 对于使用中的重要药物、特殊管路和装置，应特别交班，以确保安全。

8. 患者发生危急状况时，需维持其呼吸道通畅，并将患者运送至最近楼层的病房寻求协助处理，同时通知主管医生。

9. 转运过程及患者做检查时，医护人员应严格观察和记录生命体征及病情变化，给予持续评估及照护（随时观察患者意识状况、所有管路是否通畅、氧气量是否足够等），并完成相应的治疗和护理工作。

第四节　CCU 的抢救配合

一、心源性休克

心源性休克是指各种原因所致心脏泵功能衰竭而致的持续低血压和组织低灌注状态的休克综合征。心源性休克是急性冠状动脉综合征的严重并发症。由于心脏排血功能衰竭，不能维持其最低限度的心排血量，导致血压下降，重要脏器和组织供血严重不足，引起全身性微循环功能障碍，从而出现一系列以缺血、缺氧、代谢障碍及重要脏器损害为特征的病理生理过程。

（一）病情评估

1. 休克早期　烦躁不安、恐惧、皮肤苍白、肢端湿冷、呼吸浅快、脉细，尿量正常或减少，血压正常或稍高、脉压小。

2. 休克中期　表情淡漠、意识模糊、肢端发绀、心音弱、少尿或无尿、血压下降、皮肤湿冷。

3. 休克晚期　出现 DIC 和器官衰竭症状，如皮肤、黏膜广泛出血，急性肾、肺、脑等重要器官衰竭的相应症状。

4. 临床症状

（1）意识及精神　精神萎靡、表情淡漠、反应迟钝、意识模糊甚至昏迷。

（2）皮肤温度　面色苍白、肢端湿冷、口唇发绀。

（3）血压　既往无高血压者，收缩压降至 80mmHg 以下，脉压 $<$ 30mmHg；有高血压者，收缩压较前下降 80mmHg 以上，脉压 $<$ 30mmHg。

（4）脉搏　脉细数无力，脉率 $\geq$ 100 次/分。

（5）尿量　尿量少于 20mL/h，甚至无尿。

（二）急救措施

1. 氧疗　鼻导管、面罩或无创呼吸机辅助呼吸，必要时行气管内插管，有创呼吸机辅助呼吸，纠正低氧血症，维持血氧饱和度（SpO_2）$\geq$ 95%。

2. 镇静止痛　吗啡 3～5mg 静脉注射。

3. 扩容　补充血容量，按医嘱给予右旋糖酐 40、羟乙基淀粉纠正酸碱平衡失调，改善微循环。

4. 药物治疗　遵医嘱给予升压药及血管扩张药以提高血压及改变循环状况，维持血流动力学稳定。

（三）救护要点

1. 机械辅助　主动脉内球囊反搏（IABP 泵）。

2. 急诊经皮冠状动脉介入治疗。

3. 体位　平卧或休克卧位。

4. 立即建立至少两条静脉通路。

5. 病情观察　心率、心律、呼吸、血压、SpO_2、意识、瞳孔、皮肤色泽、肢体温度、尿量、出入量、心排血量测定。

6. 注意保暖，落实护理安全措施，预防压疮、坠床等事件的发生。

二、急性心脏压塞

急性心脏压塞是由于各种原因引起的心包腔内液体或血液积聚引起心包内压力增加，限制心脏舒张造成的，是心包疾病的危重并发症，以心包腔内压力升高、进行性心室舒张期充盈受限、心排血量降低为特征。若不及时诊断和救治，可危及患者生命。

（一）病情评估

1. 症状　心慌、胸闷、胸痛、呼吸困难、咳嗽，严重者可伴有意识障碍、休克。

2. 体征　端坐呼吸、心动过速、血压下降、心前区搏动减弱或消失、浊音界增大、心音遥远或听不到。

（二）急救措施

1. 解除心脏压塞　心包穿刺引流术、心包切开引流术。

2. 遵医嘱使用血管活性药物，维持血压稳定。

3. 监测血压、心率、中心静脉压等；定时检查血细胞比容、尿量、动脉血气分析等。

（三）救护要点

1. 立即配合医生行心包穿刺引流术，严格执行无菌操作。

2. 术中、术后严密观察患者心率、呼吸、血压、脉搏、意识、血氧饱和度变化及心包引流液的量、色和性质。

3. 解除心脏压塞成功指标　血压回升、血管活性药物减量，心脏彩超提示积液减少、奇脉消失。

三、呼吸心跳骤停

心肺复苏（CPR）又称基础生命支持（BLS），是指用人工的办法尽快帮助呼吸、心跳骤停的患者建立呼吸与循环，从而保证心、脑等重要脏器的血氧供应，为进一步挽救患者生命打下基础。《2015 年心肺复苏和心血管急救国际指南》中心肺复苏最主要的步骤为"C-A-B"，即恢复循环、开放气道、人工呼吸。心肺复苏是急诊心脏救护的重要组成部分，是复苏成功的关键步骤。

（一）病情评估

1. 症状与体征　患者突然出现意识丧失或伴有全身抽搐，呼吸停止或呈叹息样，大动脉（颈动脉、股动脉）搏动消失。

2. 辅助检查　心电图检查示心室颤动、心室停搏、慢而无效的室性自主节律，或呈一直线。

（二）急救措施

1. 心肺复苏原则　立即就地抢救，人工呼吸和胸外按压同步进行。

2. 心肺复苏术　恢复循环 C（circulation）、开放气道 A（airway）、人工呼吸 B（breath）。

（三）救护要点

1. 按压前要检查患者的呼吸、脉搏或对刺激的反应。

2. 按压部位要准确，按压深度为 5～6cm；按压速率为 100～120 次/分。

3. 尽可能减少按压中断的次数和持续的时间，保证每次按压后胸廓充分回弹。

4. 按压-通气比为 30∶2，人工呼吸时避免过度通气。

5. 若出现室颤，应配合医生快速除颤。

四、急性左心衰竭

急性心力衰竭的病因是原发性心肌损害和心肌负荷过度，心脏收缩力突然严重减弱，心排血量急剧减少，左心室舒张压迅速升高，肺静脉回流不畅，导致肺静脉压迅速升高，肺毛细血管压随之升高，使血管内液体渗入肺间质和肺泡内，形成急性肺水肿。严重者可导致心源性休克或心跳骤停，是心血管内科常见的危急重症，起病急、发展迅速、病死率高。

（一）症状与体征

1. 症状　突发严重呼吸困难伴咳嗽、咳粉红色泡沫痰，呼吸频率可达 30～40 次/分，端坐呼吸，烦躁不安伴大汗淋漓，严重者意识不清，甚至休克。

2. 体征　面色青灰，口唇发绀，呈强迫端坐呼吸，四肢厥冷，听诊可闻及心率明显加快，双肺布满干湿啰音，心尖部可闻及舒张期奔马律。

3. 辅助检查　超声心动图示左心房、左心室肥大，搏动减弱，基础心脏病形态学改变，左心室射血分数<50%；心电图示窦性心动过速或各种心律失常、心肌损害；动脉血气分析示低氧血症、低碳酸血症、代谢性酸中毒。

（二）急救措施

1. 体位　端坐位、双腿下垂。

2. 氧疗　高流量（6～8L/min）氧气吸入，湿化瓶内加入 20%～30% 的乙醇湿化，病情严重时采用面罩或双水平气道给氧。

3. 遵医嘱给镇静、利尿、扩血管、强心等药物。

4. 病因和诱因治疗　降压，感染者给予抗生素，严重心律失常者抗心律失常治疗。

（三）救护要点

1. 一般护理　发作时绝对卧床休息；限制钠盐的摄入，如轻度心衰者限制在 5g/d 左右，中度心衰者限制在不超过 2.5g/d，重度心衰者限制在 1g/d；保持大便通畅，必要时使用开塞露。

2. 用药护理　使用利尿药、血管扩张药、洋地黄制剂等药物时，严密观察药物疗效及不良反应。

3. 病情观察　心率、心律、呼吸、血压、SpO_2、尿量。

4. 加强心理护理。

五、急性心肌梗死

急性心肌梗死是指在冠状动脉病变的基础上，发生冠状动脉血供急剧减少或中断，使相应的心肌严重而持久地急性缺血导致的心肌细胞死亡。主要是由于不稳定冠状动脉粥样斑块破溃，继而出血或管腔内血栓形成，使血管腔完全闭塞；可发生心律失常、休克或心力衰竭，属急性冠脉综合征的严重类型。

（一）病情评估

1. 症状与体征　持续性心前区、胸骨后或剑突下压榨样剧烈疼痛伴濒死感，口含硝酸甘油不缓解；胃肠道症状；心律失常；低血压和休克；心力衰竭。

2. 辅助检查　①心电图：出现异常、持久的 Q 波或 QS 波及持续、进行性的 ST 段弓背向上抬高。②超声心动图：二维和 M 型超声心动图有助于了解心室壁的运动和左心室功能，诊断室壁瘤和乳头肌功能失调等。③血清心肌坏死标志物：显著增高。

（二）急救措施

1. 对可疑胸痛或确诊的急性心肌梗死患者，应嘱患者绝对卧床休息，低流量（2～4L/min）吸氧，监测血压、心率、心律、呼吸及血氧饱和度。

2. 建立静脉通路，备好急救药品及物品。遵医嘱测血常规、心肌酶及凝血四项。

3. 倾听患者主诉，迅速有效镇痛，皮下注射吗啡 5～10mg 或肌内注射哌替啶 50～100mg，必要时可重复。

4. 再灌注治疗　遵医嘱积极进行溶栓治疗或急诊 PCI 治疗。

5. 抗凝治疗　低分子肝素皮下注射。

（三）救护要点

1. 一般护理　休息、吸氧、心电监护、饮食与排便。

2. 症状护理　①无并发症：严密观察，遵医嘱使用扩冠抗凝药。②心律失常：遵医嘱用抗心律失常药，必要时使用除颤仪、临时起搏器。③心力衰竭：抬高床头，吸氧 6～8L/min，遵医嘱使用强心、利尿、扩血管药物，准确记录 24 小时出入量，严格控制静脉滴注速度，限制入量。④心源性休克：遵医嘱使用血管活性药物；血流动力学不稳定时可行 IABP 泵植入术。

3. 溶栓的护理　观察胸痛缓解的情况及胸痛的性质、生命体征的变化，严密观察有无再灌注心律失常的发生，有无过敏反应及出血倾向，复查心电图改变（开始 3 小时内每 30 分钟复查一次），发病后 6 小时、8 小时、10 小时、12 小时、16 小时、20 小时监测血清酶的动态变化。

4. 加强心理护理。

六、高血压危象

高血压危象是在高血压的基础上，因某些诱因使周围细小动脉发生暂时性强烈痉挛，引起血压进一步急骤升高而出现的一系列血管加压危象的表现，并在短时间内发生不可逆的重要器官损害，如不立即进行降压治疗，将会产生严重并发症或危及患者生命。

（一）症状与体征

1. 起病急，剧烈头痛、恶心、呕吐、心悸、多汗、烦躁、眩晕、气急及视物模糊等症状。

2. 收缩压常升高到 250～260mmHg，舒张压可升高至 120～140mmHg。

3. 严重者可出现暂时性偏瘫、失语、视盘水肿及出血等，甚至昏迷。

（二）急救措施

1. 病情评估，密切监测血压、脉搏、呼吸、神志的变化，一旦发生高血压危象，立即抢救。

2. 绝对卧床休息，抬高床头 30°。

3. 立即给予吸氧，保持呼吸道通畅。

4. 建立静脉通路，遵医嘱迅速准确给予抗高血压药，一般首选硝普钠，根据血压调节给药速度，严密监测血压变化，注意水、电解质、酸碱平衡。

5. 做好心理疏导，安慰、鼓励患者。

（三）救护要点

1. 持续监测血压，尽快遵医嘱使用抗高血压药控制血压，避免血压骤降。

2. 避免一切不良刺激和不必要的活动，保持患者情绪稳定，必要时使用镇静药，协助生活护理。

3. 病情观察　血压、SpO_2、意识、瞳孔、呼吸、心律、心率。

4. 严密观察用药反应，做好监护记录。

第八章　护理记录单书写

第一节　体　温　单

体温单用于记录患者体温、脉搏、呼吸及其他情况，内容包括患者姓名、科室、入院日期、住院病历号（或病案号）、日期、手术后天数、体温、脉搏、呼吸、血压、大便次数、出入液量、体重、住院周数等。主要由护士填写，住院期间体温单排列在病历最前面。

一、体温单的书写要求

1. 体温单的眉栏项目、日期及页数均用蓝黑或碳素墨水笔填写。各眉栏项目应填写齐全，字迹清晰，均使用正楷字体书写。数字除特殊说明外，均使用阿拉伯数字表述，不书写计量单位。

2. 在体温单的相应格内用红色笔纵式填写入院、分娩、手术、转入、出院、死亡等项目。除手术不写具体时间外，其余均按 24 小时制，精确到分钟。转入时间由转入科室填写，死亡时间应当以"死亡于×时×分"的方式表述。

3. 体温单的每页第 1 日应填写年、月、日，其余 6 天不填年、月，只填日。如在本页当中跨越月或年度，则应填写月、日或年、月、日。

4. 体温单 34℃以下各栏目，用蓝黑、碳素墨水笔填写。

5. 住院天数应自入院当日开始计数，直至出院。

6. 手术后日数自手术次日开始计数，连续填写 14 天，如在 14 天内又做手术，则第二次手术日数作为分子，第一次手术日

数作为分母填写。如第一次手术1天又做第二次手术即写1
(2)、1/2、2/3、3/4……连续写至末次手术的第14天。

7. 患者因做特殊检查或其他原因而未测量体温、脉搏、呼吸时，应补试并填入体温单相应栏内。患者如特殊情况必须外出者，必须经医师批准书写医嘱并记录在交接班报告上（或护理记录单），其外出期间，护士不测试和绘制体温、脉搏、呼吸，返院后的体温、脉搏与外出前不相连。

8. 体温在35℃（含35℃）以下者，可在35℃横线下用蓝黑或碳素墨水笔写上"不升"两字，不与下次测试的体温相连。

二、体温、脉搏、呼吸、大便的记录

1. 体温的记录

（1）体温曲线用蓝蓝或碳素墨水笔绘制，以"×"表示腋温，以"○"肛温，以"●"表示口温。

（2）降温30分钟后测量的体温以红圈"○"表示，再用红色笔画虚线连接降温前体温，下次所测体温应与降温前体温相连。

（3）如患者高热经多次采取降温措施后仍持续不降，受体温单记录空间的限制，需将体温单变化情况记录在体温记录本中。

（4）体温骤然上升（≥1.5℃）或突然下降（≥2.0℃）者要进行复试，在体温右上角用红笔画复试标号"√"。

（5）常规体温每日15：00测试1次。当日手术患者7：00、19：00各加试1次。手术后3天内每天常规测试2次（7：00、15：00）。新入院患者，即时测量体温1次，记录在相应的时间栏内。

（6）发热患者（体温≥37.5℃）每4小时测试1次。如患者体温在38℃以下者，23：00和3：00酌情免试。体温正常后连测3次，再改常规测试。

2. 脉搏的记录

（1）脉搏以红点"●"表示，连接曲线用红色笔绘制。

（2）脉搏如与体温相遇时，在体温标志外画一红圈，如

"◎""⊙"。

（3）短绌脉的测试为两人同时进行，一人用听诊器听心率，另一人测脉搏。心率以红圈"○"表示，脉搏以红点"●"表示，并以红线分别将"○"与"●"连接。在心率和脉搏两曲线之间用红色笔画斜线构成图像。

3. 呼吸的记录

（1）呼吸的绘制以数字表示，相邻的两次呼吸数用蓝黑或碳素墨水笔，上下错开填写在"呼吸数"项的相应时间纵列内，第1次呼吸应当记录在上方。

（2）使用呼吸机患者的呼吸以Ⓡ表示，在"呼吸数"项的相应时间纵列内上下错开用蓝黑笔或碳素笔画Ⓡ，不写次数。

4. 大便的记录

（1）应在15:00测试体温时询问患者24小时内大便次数，并用蓝黑或碳素墨水笔填写。

（2）用"＊"表示大便失禁，用"☆"表示人工肛门。

（3）3天以内无大便者，结合临床酌情处理。处理后大便次数记录于体温单内。

（4）灌肠1次后大便1次，应在当日大便次数栏内写1/E，大便2次写2/E，无大便写0/E。1^1/E表示自行排便1次，灌肠后又排便1次。

三、其他内容记录

1. 出量（尿量、痰量、引流量、呕吐量）、入量记录　按医嘱及病情需要，用蓝黑或碳素墨水笔如实填写24小时总量。

2. 血压、体重的记录　血压、体重应当按医嘱或者护理常规测量并用蓝黑或碳素墨水笔记录，每周至少1次。入院当天应有血压、体重的记录。手术当日应在术前常规测试血压1次，并记录于体温单相应栏内。如为下肢血压应当标注。入院时或住院期间因病情不能测体重时，分别用"平车"或"卧床"表示。

第二节　医嘱的处理要求

医嘱是指医师在医疗活动中下达的医学指令。医嘱单分为长期医嘱单和临时医嘱单。

1. 医嘱由医师直接书写在医嘱单上或输入微机，护士不得转抄转录。

2. 长期医嘱单内容包括患者姓名、科别、住院病历号（或病案号）、页码、起始日期和时间、长期医嘱内容、停止日期和时间、医师签名、护士签名。临时医嘱单内容包括医嘱时间、临时医嘱内容、医师签名、执行时间、执行者签名等。

3. 医嘱内容及起始、停止时间应当由医师书写。医嘱内容应当准确、清楚，每项医嘱应当只包含一个内容，并注明下达时间，应当具体到分钟。医嘱不得涂改。需要取消时，应当使用红色笔标注"取消"字样并签名。

4. 一般情况下，医师不得下达口头医嘱。因抢救急危患者需要下达口头医嘱时，护士应当复诵一遍。抢救结束后，医师应当即刻据实补记医嘱。

第三节　护理日夜交接班报告

护理日夜交接班报告用于记录护士在值班期间病房情况及患者的病情动态，以便于接班护士全面掌握、了解病房和患者情况、注意事项及应有的准备工作。

1. 白班用蓝黑或碳素墨水笔填写，夜间用红色笔填写。内容全面真实、简明扼要、重点突出。

2. 眉栏项目包括当日住院患者总数、出院、入院、手术、分娩、病危、病重、抢救、死亡等患者数。

3. 书写顺序为出科（出院、转出、死亡）、入科（入院、转入）、病重（病危）、当日手术患者、病情变化患者、次日手术及特殊治疗检查患者、外出请假及其他有特殊情况的患者。

4. 书写要求

（1）出科患者 记录床号、姓名、诊断、转归。

（2）入科患者及转入患者 记录床号、姓名、诊断及重点交接内容。其重点内容为主要病情、护理要点（管道情况、皮肤完整性、异常心理及其护理安全隐患等）、后续治疗及观察。

（3）病重（病危）患者 记录床号、姓名、诊断。病情变化等记录在病重（病危）患者护理记录单上。

（4）手术患者 记录手术名称、回病房的时间、当班实施的护理措施、术后观察要点及延续的治疗等。

（5）病情变化的患者 记录本班主要病情变化、护理措施及下一班次护理观察要点和后续治疗。

（6）次日手术的患者 记录术前准备，交代下一班次观察要点及相关术前准备情况等。

（7）特殊治疗检查的患者 记录所做治疗的名称、护理观察要点及注意事项。

（8）特殊检查的患者 记录检查项目、时间、检查前准备及观察要点等。

（9）外出请假的患者 记录去向、请假时间、医生意见、告知内容等。

（10）其他 患者有其他特殊及异常情况时要注意严格交接班，如情绪或行为异常、跌倒、摔伤等不良事件等。

5. 护理日夜交接班报告至少在科室保存 1 年，不纳入病案保存。

第九章 压疮预防及治疗

第一节 压疮的预防

一、压疮定义

皮肤或潜在组织由于压力、复合剪切力或摩擦力而导致的皮肤、肌肉和皮下组织的局限性损伤，常发生在骨隆突处，有很多相关因素或影响因素与其相关。在长期卧床、全身营养不良的老年人中常见，特别是瘫痪患者以及中枢神经系统疾病患者中发病率更高。

二、发病机制

1. 外源性因素

（1）压力导致的病理生理改变　毛细血管关闭压（CCP）正常为 32mmHg，当局部组织过度受压时，皮下组织血管网（超过正常 CCP 时）的组织微循环将被阻断，局部组织缺血、低氧血症、酸中毒/水肿以及坏死。

（2）剪切力导致的病理生理改变　剪切力是与组织表面平行的外力。由于剪切力可以使血管发生扭曲（角度的变化）甚至完全关闭，从而影响局部组织血供而引起组织坏死，剪切力最常发生在患者取 Fowler 位时。

（3）摩擦力导致的病理生理改变　能去除外层的保护性角化皮肤，增加压疮的易感性，温度升高、代谢增加、氧耗增加。

（4）潮湿导致的病理生理改变　潮湿由大小便失禁、引流液污染、出汗等引起，导致皮肤浸渍、松软，易被剪切力和摩擦力所伤。大便失禁时由于有更多的细菌及毒素，比尿失禁更危险，这种污染物浸渍所诱发的感染使压疮更趋恶化。

2. 内源性因素　感觉、营养、组织灌流状态、年龄、体重、体温、精神-心理因素。身心压力决定软组织对机械力的敏感性。

(1) 感觉缺失　感觉缺失造成机体对伤害性刺激毫无反应，失去神经支配的皮肤组织代谢发生了改变。

(2) 运动功能丧失　患者不能自主运动，故不能通过改变体位来缓解局部受压。

(3) 营养不良　是发生压疮的内因之一，也是直接影响其愈合的因素。人血白蛋白＜35g/L者，发生压疮的危险性较正常增加5倍。贫血也是压疮的主要危险因素之一。维生素和微量元素缺乏会妨碍伤口愈合。

(4) 组织灌流不足　导致组织缺氧，影响组织的营养供给，使皮肤抵抗力下降。组织灌流不足见于心肺功能差、外周血管病、贫血、糖尿病等。

(5) 麻醉药物　使受阻滞部位以下的血管扩张，血流变慢，局部失去正常的血液循环，患者对不适反应迟钝。

(6) 吸烟　吸烟量与压疮的发生率及严重程度成正比。吸烟者足跟压疮是非吸烟者的4倍。

(7) 年龄　老年人血管硬化、营养不良、皮肤改变、肌肉萎缩、反应迟钝、再生能力减弱，对压疮的形成和预后有直接的影响。

(8) 体重　脂肪的厚度不一定是压疮发生的决定性因素，体瘦者脂肪少、肌肉保护少，骨突明显。肥胖者脂肪组织血供少，活动困难，床上转身易发生拖、拉。

(9) 体温　体温高时，为冷却体表而过度出汗，易损区周围温度增加，皮肤在床单上浸渍和摩擦的可能性增大。体温低时，机体"关闭"外周循环，由于受压区域血供减少，导致压疮形成。

（10）精神-心理因素　神经压抑、情绪受到打击可引起淋巴管阻塞，导致无氧代谢产物聚集而诱发组织损伤，精神抑郁患者因忽视对皮肤的护理易发生压疮。

三、发生压疮的危险因素评估

如果事先做一个压疮的发生危险因素评估，凡认为存在危险因素而不采取措施的患者100％会发生压疮。采取措施的患者只有38.2％会发生压疮。通过培训患者体位摆放、减压设施的应用、增加护理人力、实施新的制度指导原则，压疮发生率可降至11.5％。在已发生的压疮中，95％是可以预防的，5％则属于不可避免的。压疮是当前也是今后医学领域中的难题，是临床护理人员所面临的挑战。

1. 易患人群的评估

① 神经系统疾病如昏迷、瘫痪者。

② 老年人皮肤较脆弱，极易受伤，易处于营养不良的状态，对压力与疼痛的感觉较不敏感，常有不同程度的水肿情况，促进皮肤破损。

③ 肥胖者。

④ 体衰弱者，营养不佳。

⑤ 水肿患者，增加了对持重部位的压力。

⑥ 疼痛患者。

⑦ 石膏固定患者，翻身、活动受限。

⑧ 大小便失禁患者。

⑨ 发热患者，体温升高致排汗增多。

⑩ 使用镇静药患者，自身活动减少。

2. 国内压疮危险因素评分表　见表9-1。

3. 易患部位的评估　好发于受压和缺乏脂肪组织保护、无肌肉包裹或肌层较薄的骨骼隆起处。

（1）仰卧位　枕骨、肩胛部、肘、棘突、隆突处、骶尾部、足跟。

表 9-1 国内压疮危险因素评分表

患者状态：意识不清□ 瘫痪□ 癌症晚期□ 长期卧床□
营养不良 □ 老年人（ ）65 岁

项目	4 分	3 分	2 分	1 分
精神状态	清醒	淡漠	模糊	昏迷
营养状态①	好	一般	差	极差
运动状态	运动自如	辅助行走	依赖轮椅	卧床不起
排泄控制	能控制	小便失禁	大便失禁	大小便失禁
循环	微血管充盈	微血管延迟充盈②	轻度水肿③	中重度水肿
体温/℃	36.6～37.2	37.2～37.7	37.7～38.3	＞38.3
使用药物	未使用	使用类固醇	使用镇静药	使用镇静药和类固醇

① 营养状态一般指血红蛋白 100～110g/L；差指血红蛋白＜100g/L、白蛋白 25～22g/L；极差指白蛋白＜22g/L。

② 微血管延迟充盈：受压迫局部，默数 5 秒，手放松再默数 5 秒，如局部颜色未恢复，即表示延迟充盈。

③ 轻微水肿指足踝以下；中度水肿指小腿、足踝；严重水肿指大腿、小腿、足踝。

注：评估项目评分小于或等于 16 分时易发生压疮，分数越低则发生危险因素越高。

（2）侧卧位 耳部、肩峰、肘部、髋部、内外踝、膝关节内外侧。

（3）俯卧位 耳、颊部、肩部、乳房、膝部、男性生殖器、髂嵴、足趾。

（4）坐位 坐骨结节。

（5）皮肤有皱褶的部位如双臀之间；有石膏包围或有压迫（袖带、约束带）的地方；颈圈或支架穿戴不恰当形成压迫点。

四、压疮预防

预防是消除压疮发生的重要措施，要注意局部护理和患者全身情况相结合的综合预防。根据 Sue Bale 意见，早期干预是关键。对于那些疾病晚期患者，一旦发生皮肤损伤，要解决它是极其困难的。预防压疮新理念是压力管理、摩擦力和剪切力管理、潮湿管理、营养管理和其他护理。

1. 压力管理

（1）翻身 翻身是必需的，是各种器具和敷料都不能代替的。伤口部位的减压对于愈合非常重要，尽量避免伤口部位受压

① 翻身时间：目前全世界通行的每 2 小时翻身一次的方法，实际上是一种防止皮肤破损已达极限的做法。

② 姿势的改变：最大限度地活动。

③ 体位：床头抬高的角度尽量小，尽量缩短床头抬高的时间，使用楔形海绵垫，保证 30°侧卧位。

（2）减压设备 常用减压设施有气垫床、翻身床、软垫（厚度 8~10cm）、泡沫敷料，在足跟、肩胛骨、耳郭、骨突等受压部位起支撑作用。

（3）尽可能避免使用约束带及镇静药。

2. 摩擦力和剪切刀管理

① 床头抬高不得超过 30°。

② 必要时使用牵吊装置。

③ 使用过床单移动患者。

④ 如果肘部和足跟易受摩擦，应用软布包裹、水胶体敷料给予保护。

⑤ 保持皮肤清洁。

3. 潮湿管理 最常见原因是汗液、引流液、大小便浸湿，最容易发生的部位是颈部、腋窝、腹股沟、臀部及肛周。

（1）使用隔绝潮湿和保护皮肤的护理产品。

（2）使用吸收垫或干燥垫控制潮湿。

（3）如果可能，找出发生潮湿的原因并避免。

（4）按照翻身计划表提供床上便盆、尿壶。

（5）大小便失禁的护理。

① 保持皮肤清洁，使用温和的清洗液清洁皮肤，保护皮肤表面的弱酸性环境，从而保持皮肤的保护功能。

② 根据患者失禁和皮肤的具体情况选用恰当的皮肤保护方法。

③ 对于持续大便失禁患者，可使用造口袋贴于肛周收集大便或者使用肛管接床边尿袋等方法收集粪便。

④ 肛周皮肤喷或涂上造口粉，再用 1～2 层保护膜保护，或外层加透明敷料，防止或减少大小便失禁对周围皮肤的浸渍。

⑤ 当局部皮肤已发生皮炎或溃疡时，使用水胶体敷料。

⑥ 避免因反复擦拭引起机械性皮肤损伤。

4. 营养管理

① 给予高蛋白、高热量、高维生素、富含钙锌等的饮食。

② 吸收不良者给予胃肠调理。

③ 不能进食者给予鼻胃管、鼻空肠管、胃造口、空肠造口、肠外营养。

④ 低蛋白血症静脉补充白蛋白。

⑤ 贫血者输血。

⑥ 尽快恢复内环境的平衡是关键。

5. 其他护理

（1）对于水肿患者要防止粘胶布处皮肤破损，手术或昏迷的患者要防止约束部位损伤。

（2）使用多功能生命体征监测仪时，注意袖带不要持续捆绑被测肢体而不松解。

（3）对使用石膏、颈圈、支架、夹板牵引固定的患者，随时观察局部皮肤、指（趾）甲的颜色、温度变化，了解患者的主观感受，及时调节夹板和器械的松紧，加衬垫。

（4）局部软组织预防　应用各种敷料于耳朵、鼻部、面颊等。

6. 新型敷料应用　水胶体敷料及泡沫敷料预防压疮机制如下。

① 通过皮肤氧分压的改变，改善局部供血供氧。

② 表面光滑，摩擦力小，减少受压部位的剪切力。

③ 防水透气，减少汗、尿、粪等对皮肤的刺激。

④ 能够吸收皮肤分泌物，提供最佳环境。

⑤ 泡沫垫重新分配压力。

五、根据压疮危险因素评分采取不同的预防措施

1. 轻度危险者　制定定时翻身计划，翻身时间每 2 小时一次。帮助患者进行最大限度的身体移动。保护足跟部、肩胛部、臀部，避免持续受压。注意处理潮湿、营养、摩擦力和剪切力等方面存在的问题。

2. 中度危险者　采取以上预防措施并注意下列问题：侧卧位时使用泡沫等软枕使患者倾斜 30°，经常检查受压部位并避免继续受压。

3. 高度和极度危险者　每 0.5～1 小时翻身 1 次，严格制动者可给予充气式气垫床或每隔 1～2 小时托起患者尾骶部 10 分钟左右，对易发生压疮部位应用压疮贴膜。

六、预防医源性皮肤损伤的发生

1. 掌握胶带的粘贴与移除技巧。

2. 正确使用热水袋。

3. 加强输液患者的管理，预防渗漏。出现局部组织损伤或坏死应及时请造口治疗师/伤口小组成员会诊处理，并做好上报。

4. 安全使用电极，电极潮湿后及时更换。

5. 正确使用各种消毒溶液，预防高浓度溶液的化学性皮肤损伤。

6. 正确使用便盆，避免因使用不当造成患者皮肤损伤。

7. 备皮过程中注意保护皮肤，以免手术部位皮肤的损伤。

七、美国卫生保健和研究组织（AHCPR）预防压疮指导原则

1. 使用压疮危险评估工具，确定危险因素，采取充分的预

防措施。

2. 有效的整体皮肤护理，提高皮肤耐受力，预防损伤。

3. 有压疮风险患者每班进行皮肤检查。

4. 避免频繁热水擦洗和使用有刺激的洗液，保持皮肤的自然屏障，避免皮肤过于干燥。

5. 防止或减少大小便失禁对周围皮肤的浸渍。

6. 通过正确的放置、运输和改变体位技术，将由于摩擦力和剪切力引起的皮肤损伤降低到最小。此外还可通过保护敷料和衬垫降低压力和摩擦力引起的损伤。

7. 避免拿捏按摩骨隆突部位。

8. 对于缺乏营养支持的个体，采取适当的营养支持。

9. 经常翻身，改变体位，鼓励患者活动。

10. 使用减压用具或用品，以及定位装置（枕头、海绵等）降低压力、摩擦力、剪切力对组织的损伤。

八、压疮护理的误区

误区一：消毒液消毒伤口。

误区二：按摩受压皮肤。

误区三：保持伤口干燥。

误区四：使用气垫圈。

误区五：使用烤灯。

误区六：在伤口上涂抹各种药膏和药粉。

误区七：在伤口上使用抗生素。

误区八：暴露伤口使其结痂。

第二节　压疮治疗

一、发生压疮处理流程

发生压疮→进行分期处理→压疮登记本、护理记录、交班本、医生书写的病历四者必须一致，并准确记录压疮的面积、所属分期→科内组织讨论,分析原因,吸取教训→填报压疮登记表,24 小时上报护理部→护理部组织压疮护理小组进行分析→制定防范措施→跟踪评定效果。

二、压疮分期

1. 组织损伤的可疑深度

(1) 定义　皮肤完整,出现色素改变如紫色或红褐色,或导致充血的水疱。

(2) 表现　与周围的组织相比,这些区域的软组织之前可能有疼痛、坚硬、成糊状、潮湿、发热或冰冷。在肤色较深部位,深部组织损伤可能难以检测出。厚壁水疱覆盖下的组织损伤会更严重,创面可能会进一步发展,形成薄的焦痂覆盖,这时即使辅以最合适的治疗,病情也可能迅速发展,暴露多层皮下组织。

2. Ⅰ期压疮

(1) 定义　皮肤完整,出现以指压不会变白的红印。

(2) 表现　皮肤完整但发红、疼痛、变硬或表面软,与周围组织相比变热或变冷。Ⅰ期压疮对于肤色较深的个体可能难以鉴别,但显示个体处于危险中。

3. Ⅱ期压疮

(1) 定义　表皮或真皮受损,但尚未穿透真皮层。

(2) 表现　疼痛、水疱、破皮或小浅坑,如出现瘀血表示可能有深部组织损伤。

4. Ⅲ期压疮

(1) 定义　表皮和真皮全部受损,穿入皮下组织,但尚未穿透筋膜及肌肉层。

(2) 表现　有不规则形状的深凹,伤口基部与伤口边缘连接处可能有潜行凹洞,可有坏死组织及渗液,但伤口基部基本无痛感。Ⅲ期压疮的深度随解剖位置的不同而变化。鼻梁、耳朵、枕部和踝部没有皮下组织,所以溃疡比较浅表。相比之下,脂肪明显过多的区域第Ⅲ期压疮可能就非常深,但未能看见或触及骨骼和肌腱。

5. Ⅳ期压疮

(1) 定义　皮肤广泛性受损，涉及筋膜、肌肉、骨和支撑结构。

(2) 表现　肌肉或骨暴露，可有坏死组织、潜行深洞瘘管、渗出液。

6. 不可分期阶段

(1) 定义　失去全层皮肤组织，溃疡底部被伤口床的腐肉（包括黄色、黄褐色、灰色、绿色和褐色）和痂皮（黄褐色、褐色或黑色）覆盖。

(2) 表现　只有足够的腐痂或痂皮脱落，才能确定真正的深度和分期。

三、压疮的护理措施

1. 压疮的治疗原则

翻身是各种器具和敷料都不能替代的重要措施，伤口部位的减压对于愈合非常重要，尽量避免伤口部位受压。

2. 压疮治疗新进展

(1) 正常人皮肤的真皮部分相当坚韧，相对来说，皮下脂肪的供血比较差，肌肉组织次之，所以当持续压力作用于皮肤时，首先受损的应该是皮下脂肪和肌肉组织。但此时可能在临床上看到的是Ⅰ期或者Ⅱ期压疮的表现。这在临床上往往会导致对此期压疮的误解。认为翻身、按摩或用其他药物涂抹便能使局部皮肤的损害治愈。这一认识上的误区可能就是Ⅲ期和Ⅳ期压疮的前奏。

(2) 我们的机体有一系列保护系统，比如说正常人晚上睡觉并不会发生压疮，这就是人类本身所固有的保护系统在起作用。但是对某些疾病患者就是另一类情况了，比如老年、心血管疾病、糖尿病、肾功能不全、营养代谢障碍、神经系统疾病等，这些情况独立或叠加起来在皮肤上的表现即为皮肤变薄、代谢功能下降、极易损害且再生功能差。这些因素在预防压疮和治疗难愈合性压疮方面都是要充分考虑到的。只有对患者创面进行正确评估，才能在治疗方面的每一步骤都贴近到位。

（3）关于营养，在现代治疗中肠外营养的方法被强调得比较多，往往会使医护人员忽略了患者自身的消化功能。如果患者长期进行静脉营养和鼻饲，患者就很难恢复到能坐起来和站起来的阶段。所以我们的观点是静脉营养和鼻饲营养是手段，而患者能够从口腔自主进食才是目的。

（4）一边对压疮进行治疗，一边又使创面受压，这将无法将创面治愈或者使治愈的过程非常困难。我们的观点是要想尽快地治愈局部的压疮，应尽可能不再使压疮局部受压，并尽力去除持续性压力这一导致压疮的主要因素。

（5）目前在全世界通行的每2小时翻身一次的方法，实际上是一种防止皮肤损伤已达到极限的做法。2小时界定的时间使人们往往误解为在2小时左右的时间内解除了压力即不会引发压疮，但皮肤的某些层次实际已经受到不可逆的损害、已经开始变性。

（6）严重压疮的治疗绝不是换药这么简单，牵涉的医学学科领域较多，包含了外科学、内科学、神经内科学、护理学、营养学、心理学等方面的知识。所以我们提出了压疮病这一观念，目的是使医学界将其作为一个特殊的疾病进行综合治疗，也预示如果要进行严重压疮的治疗应掌握多学科的知识和技能。

3. 压疮的分期护理要点

（1）压疮各期的护理要点

① Ⅰ期压疮护理要点：防止局部继续受压，增加翻身次数，局部皮肤应用透明贴或减压贴保护。

② Ⅱ期压疮护理要点：水胶体敷料（透明贴、溃疡贴）、泡沫敷料覆盖，有水疱者，先覆盖透明贴，再用无菌注射器抽出水疱内的液体，避免继续受压，促进上皮组织修复。

③ Ⅲ至Ⅳ期压疮、组织损伤的可疑深度、不可分期阶段护理要点：有针对性地选择各种治疗护理措施，定时换药，清除坏

死组织，增加营养摄入，促进创面愈合。

（2）压疮各期的治疗措施

① 干痂：黑色坏死组织/黄色腐肉，水凝胶敷料（清创胶）＋泡沫敷料。

② 黑色期：清创胶＋渗液吸收贴/溃疡贴。

③ 黄色期：清创胶/溃疡糊＋渗液吸收贴。

④ 红色期：溃疡糊＋渗液吸收贴。

⑤ 窦道（潜行）：渗出液多者用藻酸盐填充条＋泡沫敷料；渗出液少者用溃疡糊＋渗液吸收贴。

⑥ 肉芽生长期：溃疡糊＋泡沫敷料。

⑦ 感染伤：银离子泡沫敷料。

4. 压疮的湿性愈合理论

（1）传统伤口愈合理论

① 方法：保持开放伤口，促进伤口结痂，使伤口干燥。

② 缺点：伤口脱水、结痂，不利于上皮细胞爬行，生物活性物质丢失，愈合速度缓慢。患者疼痛，敷料与创面粘连，更换敷料时再次导致机械损伤。

（2）湿性愈合理论

① 方法：伤口湿性愈合＝适度湿润的环境＋密闭的环境。

② 原理：a. 调节创面氧张力，促进毛细血管的形成；b. 有利于坏死组织与纤维蛋白的溶解；c. 促进多种生长因子的释放；d. 有利于细胞增殖分化和移行；e. 降低感染的机会；f. 保持创面恒温，利于细胞有丝分裂；g. 保持创面湿润。

第三节　伤口护理

一、伤口换药的目的

1. 观察伤口。

2. 去除坏死组织。

3. 清洁创面。

4.引流通畅。

5.促进组织生长。

二、伤口换药的基本原则

1.无菌原则。

2.清除失活、坏死组织。

3.保持、促进肉芽生长。

4.促进伤口愈合。

三、伤口护理的一般原则

包括全身性及伤口局部评估、确定伤口护理需求、选择合适产品、辅助治疗、跟踪与教育。

(一) 全身性及伤口局部评估

对患者的全身一般健康状况进行了解,对患者社会和经济环境进行评估。

(二) 确定伤口护理需求

1.压疮的测量

(1) **测量表面** 以身体的高度为长轴,身体的宽度为纵轴,用厘米制一般尺、纸尺测量伤口表面的最宽及最长处。

(2) **测量深度** 使用无菌长棉棒探至压疮最底部,以测量深度。坏死组织覆盖伤口,则不能测量深度。以顺时针方法记录窦道的位置,用棉棒探测到的水平最深度为压疮深度。

(3) **分泌物量**＋为有少许渗液、＋＋为浸湿 1 块 $4cm^2$ 薄纱、＋＋＋为浸湿 2 块 $4cm^2$ 薄纱、＋＋＋＋为浸湿 3 块以上 $4cm^2$ 薄纱。

(4) **窦道、瘘管、潜行描述**。

2.伤口测量

(1) **窦道** 是异常脓肿通道或脓肿腔导致的通道和盲端。

(2) **瘘管** 是两个凹陷上皮组织之间的异常连接或一个凹陷上皮组织和皮肤之间的异常连接。

（3）潜行　是伤口边缘与伤口床之间的袋状空穴。

（三）伤口清洗

伤口清洁对伤口愈合至关重要。有下列情形时，需要对伤口进行清洗，如伤口感染、渗出液过多、有坏死组织及异物、减少伤口感染。

1. 伤口清洗液的选择　所有的表面消毒制剂都具有细胞毒作用，目前只有水、生理盐水证实对伤口愈合没有任何影响。

2. 伤口清洁方法

（1）传统清洗方法　棉球和纱布擦洗伤口。

（2）最有效的方法　注射器和冲淋设备冲洗伤口。污染严重的伤口使用压力冲洗或脉冲式冲洗。有效冲洗的压力 30mL 注射器加头皮针，距离伤口 2.5cm 处冲洗伤口。清洗伤口时不应损伤健康组织。

（四）选择合适产品

伤口护理产品在伤口愈合过程中起着至关重要的作用。根据需求选择最佳护理产品。

1. 敷料选择

（1）根据伤口渗液量、伤口颜色、敷料的不同特性和功能。

（2）根据患者的主观愿望和经济承受能力，从效果出发，合理组合材料。

2. 各种敷料的特性简述

（1）水胶体敷料的特性与应用

① 特性：调理伤口、刺激肉芽生长、吸收少量至中量渗液。

② 应用：上皮化期。

③ 注意：感染伤口先控制感染和渗液。

④ 组成：羧甲基纤维素钠。

（2）泡沫敷料的特性与应用

① 特性：吸收大量渗液、预防肉芽过长、促进上皮化生。

② 应用：肉芽过长伤口、上皮化期、填塞腔道。

③ 注意：妥善外固定。

（3）水凝胶的特性与应用

① 特性：软化硬痂、溶解坏死组织、参与自溶清创、保护骨膜和筋膜。

② 应用：黄色或黑色伤口、肌腱外露伤口。

③ 注意：保湿和保护周围组织。

④ 组成：90％纯化水＋羧甲基纤维素钠。

（4）藻酸盐敷料的特性与应用

① 特性：吸收大量渗液、消炎止血、促进伤道闭合。

② 应用：填塞宽大的潜行或窦道、有渗血渗液的伤口。

③ 注意：口小或较深的伤口慎用。

（5）银离子敷料的特性与应用

① 特性：主要用于感染伤口，在敷料中加入银化合物，同时释放银离子，有效抗菌，一般 5～7 天释放完银离子，渗液较多者可隔日一换。

② 应用：清洗伤口，覆盖伤口超过创缘 1～2cm，妥善固定。

③ 注意：保持湿润环境，不能与油质产品同时使用。

（6）高渗盐敷料　适用于过敏体质、高渗透压消除组织水肿。吸收性好，不引起疼痛，独立包装、携带方便，可以修剪，整条放入、整条取出。

（五）辅助治疗

治疗原发疾病，进行营养支持。

四、伤口换药过程

1. 准备和开启清洁液（手套、清洁液、纱布垫和弯盘），放置在一个清洁、平坦的台面上，附近放一个垃圾篓。

2. 用接近体温的清洁溶液（生理盐水）冲洗创面，冲掉伤口松散的组织。

3. 确保敷料的温度接近体温，以保证患者的舒适。

4. 轻轻地用纱布垫把创面边缘擦干，选择一种超过创面边缘2～3cm 的敷料。

5. 采用无接触使用法覆盖无菌敷料。

6. 敷料的中心对准创面覆盖，用手压住敷料约30秒，以助定位。

7. 开始敷料呈黄色，根据伤口渗液更换敷料，轻轻揭开敷料边缘去除敷料。

五、伤口换药注意事项

1. 如患者有多个伤口，切勿同时暴露，先处理清洁伤口，后处理污染伤口。

2. 如伤口需要填塞，必须选用合适的敷料，松松地填塞伤口。

3. 若伤口需清洗，应由有经验的护士进行，选用合适的注射器，力度柔和，避免伤口过度冲击致伤口受损，清洗后必须将清洗液引出。

4. 清洁顺序　清洁伤口由内到外消毒2次；感染伤口由外到内消毒2次。

5. 清洁手法　右手持镊子接触伤口，左手持镊子夹取无菌物品递给右手所持镊子，两镊不可相碰。

6. 换药频率　原则上应尽量少换药，使伤口自行愈合，减少肉芽组织损伤或再感染的机会，对普通感染伤口、分泌物不多、肉芽上皮生长较好者，间隔3～5天更换敷料一次。分泌物多的创面，应每天或隔天换药。

7. 感染伤口处理原则　减压、清创、外科手术治疗、局部/全身系统治疗。

六、影响伤口愈合的全身因素

（1）年龄

（2）营养状况　营养状况的好坏将直接或间接地影响伤口的

愈合。

（3）血液循环系统功能状态　心力衰竭或动脉硬化会导致周围组织血供不足，从而影响伤口愈合。

（4）潜在性或伴发疾病　糖尿病、贫血、类风湿关节炎、自身免疫性疾病、恶性肿瘤、肝衰竭以及肾功能不全等。

（5）肥胖　脂肪组织血液供应相对较少。

（6）用药情况　非甾体抗炎药（阿司匹林、吲哚美辛等）、细胞毒性药物、类固醇、免疫抑制药、青霉素。

（7）放射治疗。

（8）心理状态。

七、影响伤口愈合的局部因素

（1）伤口的温度和湿度。

（2）局部血液供应状态　引起血液供应不足的原因是局部的压力、摩擦力以及剪切力增加，还有局部血管炎症引起的血栓形成或小动脉硬化而致的血管变窄。

（3）伤口异物。

（4）伤口感染，伤口局部出现红、肿、热、痛。

（5）渗出物的量及性状突然发生改变，或伴有明显的异味。

（6）患者出现发热。

（7）外周血白细胞升高。

（8）肉芽组织生长突然停止或肉芽组织褪色及容易出血。

（9）细菌培养呈致病菌及数量大于 10^5。

（10）连续 4 周伤口没有愈合进展。

第二篇
心血管内科护理技术

第十章 心血管内科抢救与监护技术

第一节 心肺复苏术

心肺脑复苏（CPCR）是对心脏停搏所致的全身血循环中断、呼吸停止、意识丧失等所采取的旨在恢复生命活动的一系列及时、规范、有效急救措施的总称。目的在于保护脑、心、肺等重要脏器使不达到不可逆的损伤程度，并尽快恢复自主呼吸和循环功能。心肺复苏是一个连贯的、系统的急救技术，各个时期应紧密结合，不间断进行。

一、护理措施

1. 目击患者出现呼吸、心跳骤停，立即判断患者意识，同时高声呼叫其他医务人员协助抢救。

2. 将患者安置复苏体位，同时判断颈动脉搏动和自主呼吸后开始胸外按压30次，频率100～120次/分，按压深度5～6cm；开放气道，人工通气2次。连续按压通气5个循环，比例30∶2。

3. 对于发生室颤的患者应实施有效的非同步直流电除颤。

4. 尽快建立心电监护和静脉通路。建议建立两条静脉通路，复苏时首选肘正中静脉，距心脏较近，可输入大量的液体。中心静脉可取股静脉，虽距心脏较远，但复苏抢救工作可以不必间断，并发症也较少。

5. 复苏药物给药途径应首选静脉给药，其次选择气管给药。遵医嘱准确快速应用复苏药物。

6. 建立抢救特护记录，详细记录抢救用药、抢救措施、病情变化、出入量、生命体征等。

7. 复苏后的护理措施

(1) 密切观察生命体征变化 如有无呼吸急促、烦躁不安、皮肤潮红、多汗和二氧化碳潴留而致酸中毒的症状，并及时采取防治措施。

(2) 维持循环系统的稳定 复苏后心律不稳定；应予心电监护。同时注意观察脉搏、心率、血压、末梢循环 [通过观察皮肤、口唇颜色，四肢温度、湿度，指（趾）甲的颜色及静脉的充盈情况等] 及尿量。

(3) 保持呼吸道通畅，加强呼吸道管理。注意呼吸道湿化和清除呼吸道分泌物。对应用人工呼吸机患者应注意：呼吸机参数（潮气量、吸入氧浓度及呼吸频率等）的监测和记录；气道湿化；观察有无人工气道阻塞、管路衔接松脱、皮下气肿、通气不足或通气过度等现象。

(4) 加强基础护理，预防压疮、肺部感染和泌尿系感染等并发症的发生。

(5) 保证足够的热量，昏迷患者可给予鼻饲高热量、高蛋白饮食。

(6) 定期监测动脉血气、水电解质平衡。

(7) 复苏后可根据医嘱给予患者亚低温治疗。

二、BLS 中成人高质量心肺复苏的注意事项

见表 10-1。

表 10-1　BLS 中成人高质量心肺复苏的注意事项

施救者应该做	施救者不应该做
以每分钟 100～120 次的速率实施胸外按压	以每分钟少于 100 次或大于 120 次的速率按压
按压深度达到 5～6cm	按压深度大于 6cm
每次按压后让胸部完全回弹	在按压间隙倚靠在患者胸部
尽量减少按压中的停顿	按压中断时间大于 10 秒

续表

施救者应该做	施救者不应该做
给给患者足够的通气（30 次按压后 2 次人工呼吸，每次呼吸超过 1 秒，每次必须使胸部隆起）	给予过量通气（即呼吸次数太多，或呼吸用力过度）

第二节 电 除 颤

心脏电复律是指在严重快速性心律失常时，使外加的高能量脉冲电流通过心脏，致全部或大部分心肌细胞在瞬间同时除极，造成心脏短暂的电活动停止，然后由最高自律性的起搏点（通常为窦房结）重新主导心脏节律的治疗过程。心室颤动时的电复律治疗也常被称为电除颤。按电复律时发放的电脉冲是否与心电图 R 波同步，可分为同步与非同步。

一、目的

用较强的脉冲电流通过心脏来消除心律失常，使之恢复窦性心律。

二、适应证

（一）非同步电除颤

心室颤动、心室扑动，此时心脏无整体有效的收缩，血液循环停止，是电复律的绝对指征，应立即予以非同步电除颤。

（二）同步电除颤

1. 室性心动过速 其中非阵发性室速心室率常在 100 次/分左右，不影响血流动力学改变，不必复律。一些洋地黄中毒引起的室速也不宜复律。而对于一些反复发作、持续时间长、心室率快且用药物不易控者，应尽早进行电复律。

2. 阵发性室上性心动过速 一般首先使用刺激迷走神经的方

法及使用药物治疗，如疗效不显著，又无起搏设施且心率快、影响心功能者，有电复律的指征。

3. 心房扑动　电复律可作为治疗心房扑动的首选措施，且成功率高。但房扑若伴有病态窦房结综合征或完全性房室传导阻滞者，则不宜做电复律。

4. 心房颤动　为目前使用电复律最多的心律失常。伴有下述情况的房颤应考虑电复律治疗。

（1）心房颤动时室率过快，药物控制室律不满意或伴有心绞痛频繁发作或心力衰竭，电复律后有希望改善者。

（2）房颤持续时间不足 1 年，心脏无显著增大者。

（3）近期有栓塞史者。

（4）去除基本病因后房颤仍持续，如甲状腺功能亢进症治愈后，心脏瓣膜病或缩窄性心包炎术后 4～6 个月仍为房颤者。

三、禁忌证

1. 风心病严重瓣膜病和巨大左心房、心脏增大明显、心功能极差者，转复率低且复律过程中出现并发症的机会多。

2. 心房颤动持续 5 年以上者，转复率低，且所需复律功率高，并发症亦多。

3. 冠心病、心肌病的心室率缓慢者（小于 60 次/分）或有房室传导阻滞者。完全性房室传导阻滞，有时会发生室速而诱发阿-斯综合征。在有安装起搏器装置的条件下才能复律。

4. 病态窦房结综合征除非发生异常快速的心律失常，才考虑电复律，但必须在预先安装好起搏器的条件下进行。

5. 洋地黄中毒引起的心律失常，或严重水与电解质紊乱、酸碱中毒等，特别是低血钾都不宜电复律。

6. 病毒性心肌炎的急性期以及风湿活动时伴发快速心律失常者。

四、患者评估

1. 了解患者的病情状况、意识、合作程度、心电图情况。

2. 除颤部位皮肤情况及是否装有起搏器。

五、操作过程

1. 非同步电除颤

（1）场景描述　抢救室内有一名心搏骤停正在行 CPR 的患者，遵医嘱立即除颤。

（2）患者体位　患者复苏体位（去枕仰卧于硬板床上，除去金属物），充分暴露胸壁，左臂外展。

（3）评估　评估患者心电图情况、心律失常类型，检查皮肤有无异常，有无植入起搏器，保持除颤部位皮肤干燥。环境无尘、患者周围无导电物接触、地面不潮湿。

（4）准备用物　除颤仪、导电糊或盐水纱布（6～8 层）、手消、护理记录单、医用及生活垃圾桶。

（5）除颤前准备　电极板均匀旋转涂抹导电糊，或垫盐水纱垫。

（6）开机，选择能量　成人心室颤动或无脉室性心动过速使用单相波的能量为 360J，双相波为 150～200J。

（7）电极板安放位置　①患者右上胸壁（锁骨下方）；②左乳头外侧，上缘距腋窝 7cm 左右，电极板贴紧患者皮肤。

（8）再次观察心电示波器，确认需要除颤。

（9）充电　术者拇指按压充电钮。

（10）放电　操作者两臂伸直固定电极板，自己身体离开床边，确认充电至所需能量，双手同时按压放电按钮。除颤三步曲：①我准备好了。②大家准备好了吗？③我除颤了。

（11）放电后立即开始从胸外心脏按压开始的 5 周期 CPR。

（12）评价　心电示波恢复窦性心律。

（13）继续心电监护，密切观察患者病情变化，给予进一步生命支持。

（14）安置患者　擦拭患者身上的导电糊，检查皮肤有无红肿、灼伤；为患者摆舒适体位。

（15）整理仪器及用物　擦净电极板上的导电糊，仪器及用物长期置于完好备用状态。

（16）洗手，记录。

2. 同步电除颤

（1）患者平卧于木板床上，或背部垫木板，空腹或术前排空小便，建立静脉通路。予以患者心电监护，记录 12 导联心电图以了解心律失常和 ST 段情况。

（2）选择 R 波较高的导联进行观察，测试同步性能，将电钮放于同步位置，则放电同步信号应在 R 波降支的上 1/3。除颤电极板的放置位置和方法同前。

（3）常用地西泮或丙泊酚麻醉。缓慢推注地西泮 20～30mg，同时嘱患者报数"1、2、3……"直至患者入睡，睫毛反射消失。

（4）按充电按钮，根据不同心律失常类型选用不同能量充电。

（5）所有工作人员离开床边，放电方法同前，但应持续按压放电按钮，待放完电后再松手。

（6）首次电复律失败后间歇 5～10 分钟后进行第二次放电，若仍失败可第三次电击。一般来说，择期电复律一天内不超过3 次。

（7）复律后密切观察患者的生命体征直到患者清醒。清醒后观察患者四肢活动情况，观察有无栓塞现象。术后给予维持剂量的抗心律失常药物，可继续服用 3～6 个月，也可服用几年。

六、注意事项

1. 除颤前要确定患者除颤部位无潮湿、无多毛、无敷料。若患者带有起搏器，电极板必须离起搏器至少 10cm。操作者手上、电极板之间的胸壁上、电极板手柄上切勿粘有导电糊。确定所有人员与患者无直接或间接接触。

2. 涂擦导电糊切忌两个电极板相互摩擦。

3. 电极板位置放置正确，左、右手切勿拿反，两电极板之间距离至少 10cm，已充电的两电极板绝对不能对碰。

4. 消瘦且肋间隙明显凹陷而致电极与皮肤接触不良者，宜用多层盐水纱布改善皮肤与电极的接触。

5. 两个电极板之间要保持干燥，避免因导电糊、盐水或汗水造成短路。

6. 除颤时电极板紧贴皮肤，施加 10～12kg 的压力，保证导电良好及除颤效果，防止电灼伤。操作者身体不能与患者及病床接触，更不能与金属物品接触，双手、脚下保持干燥。

7. 抢救后清洁电极板，并使除颤仪处于完好备用状态。

8. 复律后患者应绝对卧床 1～2 天，清醒后 2 小时内避免进食。

七、并发症及处理

1. 皮肤灼伤　多由于电极板按压不紧或导电糊涂抹不均匀或太少所致。可清洁局部皮肤后外涂烫伤油，保持皮肤清洁干燥，避免摩擦，防止皮肤破损。

2. 心肌损伤　由于电击时电流对心肌的直接作用，少数患者可造成不同程度的心肌损伤，心电图上可见 ST-T 变化，可持续数天，多在 5～7 天后恢复，无须特殊处理。

3. 高钾血症　电击可造成肋间肌的电损伤，可释放钾，导致高钾血症。

4. 低血压　使用高能量放电时容易出现，不需要特殊处理，可平卧休息数小时后自行恢复。

5. 心律失常　以各种早搏最多见，历时短暂，一般不需要处理。若为严重的室性期前收缩并持续不退者，应用抗心律失常药物治疗。一度房室传导阻滞预后良好，多可自行恢复。窦性停搏、窦房传导阻滞、二度房室传导阻滞历时较长时，可给予阿托品、异丙肾上腺素等药物提高心室律、改善传导。如果有阿-斯综合征发作、三度房室传导阻滞，则需起搏治疗。若为室性心动过速或室颤，应即刻再行电除颤。

6. **急性肺水肿** 多发生于左心功能不全者，应按急性左心衰处理。

7. **栓塞** 因心腔内新形成的栓子脱落造成，多在电除颤24～48小时或2周后发生。对此症采取对症治疗。

第三节 心电图监测

心电图（ECG）主要反映心脏的电活动，对监测危及生命的严重心律失常十分有价值，而且有利于对心肺功能状态的判断和评估。

一、临床意义

1. 及时发现和识别心律失常，判断药物的治疗效果。

2. 心肌缺血或心肌梗死，持续的心电监测可及时发现心肌缺血。

3. 监测电解质的变化，最常见的是低钾血症和低钙血症，持续心电监测对早期发现有重要意义。

4. 观察起搏器功能。

二、监测方法

（一）心电监测仪的种类

1. **心电监护系统** 心电监护系统由一台中央监护仪和4～6台床边监护仪组成，现在的床边监护仪常以生命体征监测仪代替。具有以下功能。

① 显示、打印和记录心电图波形和心率功能。

② 设有心率上下线报警，报警时可同时记录和打印。

③ 有冻结图像功能。

④ 数小时至24小时的趋势显示和记录。

⑤ 可分析多种类型的心律失常，识别T波改变，诊断心肌缺血。

2. **动态心电图监测仪（Holter心电图监测仪）** 可分为分析

仪和记录仪两部分。

3. 遥控心电图监测仪　该监测仪不许用导线与心电图监测仪相连，遥控半径一般为 30m，中心台可同时监测 4 个患者，患者身旁可携带一个发射仪器。

(二) 心电导联连接及其选择

监护使用的心电图连接方式有三导联法和五导联法。

1. 三导联法　电极片放置位置为 RA（白色）——→右锁骨中线下 0.5cm；LA（黑色）——→左锁骨中线下 0.5cm；LL（红色）——→左侧肋弓处。

2. 五导联法　电极片放置位置为 RA（白色）——→右锁骨中线下 0.5cm；LA（黑色）——→左锁骨中线下 0.5cm；LL（红色）——→左侧肋弓处；RL（绿色）——→右侧肋弓处；V（棕色）——→心前区 $V_1 \sim V_6$ 任何位置。

三、心电图正常值

(一) P 波

P 波为心房除极波。

1. 形态　形态圆钝，可有轻度切迹。Ⅰ、Ⅱ、$V_4 \sim V_6$ 导联直立，其中Ⅱ导联振幅最高，aVF 导联绝大多数直立，aVR 导联倒置，其余 5 个常规导联可双向、低平或倒置。

2. 时间　时间 <0.12 秒。

3. 电压　电压在肢导联 $<0.25mV$，胸导联 $<0.2mV$。

(二) P-R 间期

P-R 间期是心房开始除极到心室开始除极的时间，与心率快慢有关。成年人心率在 $60 \sim 100$ 次/分时，P-R 间期 $0.12 \sim 0.20$ 秒。

(三) QRS 波群

QRS 波群为心室除极波。心室除极的综合向量指向左后下。

1. 波形和振幅　胸导联的形态变化较有规律，从 $V_1 \sim V_5$ 导联 R 波逐渐增高，S 波逐渐变小。V_1、V_2 导联 R/S <1，多呈

RS 型，不应有 Q 波，可呈 QS 型，V_1 导联的 R 波不超过 1.0mV。V_5、V_6 导联 R/S>1，可呈 QR、QRs、Rs 或 R 型，R 波振幅不超过 2.5mV。V_3 导联 R/S 大致等于 1。

肢体导联形态变化较大，Ⅰ、Ⅱ、Ⅲ 导联主波一般向上，Ⅰ 导联的 R 波<1.5mV。aVR 导联主波向下，可呈 QS、RS、RSr 或 Qr 型，R 波不超过 0.5mV。aVL、aVF 导联变化较多，可呈 QR、Rs、R 或 RS 型，aVL 的 R 波<1.2mV，aVF 的 R 波<2.0mV。

在主波向上的导联中，Q 波电压应<同导联 R 波的 1/4，时间<0.04 秒。

2. 时间　正常成人 QRS 时间多为 0.06～0.10 秒，最宽不超过 0.11 秒。

（四）J 点

J 点是 QRS 波群终末与 ST 段起始的交接点，多在基线上，可随 ST 段移位而偏移。

（五）ST 段

ST 段是从 QRS 波群终点至 T 波起点间的线段，是心室除极后缓慢复极的一段时间。

ST 段多位于基线上，可有轻微偏移。ST 段抬高，V_1、V_2 导联不超过 0.3mV，V_3 导联不超过 0.5mV，V_4、V_5、V_6 和肢体导联不超过 0.1mV。ST 段下移，各导联均不能超过 0.05mV。

（六）T 波

T 波是心室复极波。心室复极的综合向量方向与心室除极的综合向量方向基本一致。T 波圆钝，占时较长，波形不对称。正向 T 波，升支长于降支。负向 T 波，降支长于升支。

1. 方向　T 波方向多与 QRS 波群主波方向一致。在胸导联，成年人一般在 V_3 及其左侧的导联不应有倒置的 T 波。如果 V_1 导联 T 波直立，则 V_2～V_6 导联均应直立。

2. 振幅　在以 R 波为主的导联中，T 波电压不应低于同导联 R 波的 1/10，也不应高于同导联 R 波。

（七）Q-T 间期

Q-T 间期代表心室除极、复极的总时间。

Q-T 间期的长短与心率快慢相关，心率快则 Q-T 间期短，反之则长。正常心率时，Q-T 间期在 0.32～0.44 秒。可用 R-R 间距或心率代入公式或查表求 Q-T 间期正常范围。

（八）U 波

U 波在 T 波之后 0.02～0.04 秒出现，方向多与 T 波一致。电压低，肢体导联一般＜0.05mV，胸导联可达 0.2～0.3mV。

四、心电监护要点

1. 定时观察并记录心率和心律。

2. 观察是否有 P 波，P 波的形态、高度和宽度如何。

3. 测量 P-R 间期、Q-T 间期。

4. 观察 QRS 波形是否正常，有无"漏搏"。

5. 观察 T 波是否正常。

6. 注意有无异常波形出现。

第四节　血流动力学监测

一、脉搏的监护

在每个心动周期中，由于心脏的收缩和舒张，动脉内的压力和容积也发生周期性变化，导致动脉管壁产生有节律的搏动，称为动脉脉搏，简称脉搏。

（一）定义

1. 脉率　指每分钟脉搏搏动的次数（频率）。正常成人在安静状态下脉率 60～100 次/分。脉率受诸多因素影响而引起变化。正常情况下，脉率和心率是一致的，脉率是心的指示，当脉率难以测定时，应测心率。

2. 脉律　是指脉搏的节律性。它反映了左心室的收缩情况，正常脉律跳动均匀规则，间隔时间相等。

3. **脉搏**　是触诊时血液流经血管的一种感觉。正常情况下脉搏强弱相同。脉搏的强弱取决于动脉充盈度和血管阻力，即与心搏量和脉压大小有关，也与动脉壁的弹性有关。

（二）异常脉搏的评估

1. **脉率异常**

（1）**心动过速**　成人心率超过 100 次/分称心动过速。常见于发热、甲状腺功能亢进症、心力衰竭、血容量不足等，以增加心排量、满足机体新陈代谢的需要。一般体温每升高 1℃，成人脉率约增加 10 次/分，儿童约增加 15 次/分。

（2）**心动过缓**　成人脉率少于 60 次/分称心动过缓，常见于颅内压增高、房室传导阻滞、甲状腺功能减退症、阻塞性黄疸等。

2. **节律异常**

（1）**间歇脉**　在一系列正常规则的脉搏中，出现一次提前而较弱的脉搏，其后有一较正常延长的间歇，称间歇脉。如每隔一个或两个正常搏动后出现一次期前收缩，则前者称二联律，后者称三联律，常见于各种器质性心脏痛。

（2）**脉搏短绌**　在单位时间内脉率少于心率，称为脉搏短绌，简称绌脉。其特点是心律完全不规则，心率快慢不一，心音强弱不等。发生机制是由于心肌收缩力强弱不等，有些心排血少的波动可发生心音，但不能引起周围血管的搏动，造成脉率低于心率。常见于心房颤动的患者。

3. **强弱异常**　常见于洪脉、细脉、交替脉等。

4. **脉搏的护理常规**

（1）判断脉搏有无异常。

（2）动态监测脉搏变化，间接了解心脏情况。

（3）尽量减少对异常脉搏患者的刺激，避免过多搬动。保持环境安静，烦躁者适当给予镇静，减少心肌耗氧量。

（4）加强观察　观察脉搏的脉率、节律、强弱等，观察并记录药物的治疗效果和不良反应，有起搏器者应做好相应的护理。

(5) 准备急救物品和急救仪器　准备抗心律失常的药物，除颤器应处于完好状态。

(6) 做好心理护理，避免患者紧张、焦虑。

二、血压的监护

动脉血压是血流动力学的重要指标之一，影响动脉血压的因素包括心排血量、循环血量、周围血管张力、血管壁弹性和血液黏滞度等，能直接反映后负荷、心肌耗氧与做功及周围循环血量。

(一) 定义

血压是血管内流动着的血液对单位面积血管壁的侧压力。在一个心动周期中，动脉血压随着心室的收缩和舒张而发生规律性波动。收缩压（SBP）指在心室收缩时，动脉血压上升达到的最高峰。舒张压（DBP）指在心室舒张末期，动脉血压下降达到的最低值称为舒张压。脉压指收缩压与舒张压的差值。

(二) 正常值

正常人血压为（90～140）/（60～90）mmHg。正常人双上肢血压略有差异，收缩压可有 5～10mmHg 的差别，袖带法测量的下肢血压比上肢高 20～30mmHg，有创测压法测的收缩压较无创高 5～20mmHg。不同部位的动脉压差，仰卧时，从主动脉到远心端的周围动脉，收缩压依次升高，而舒张压依次降低。

(三) 意义

1. 高血压　指 18 岁以上成年人收缩压≥140mmHg 和（或）舒张压≥90mmHg，高血压分为原发型和继发性。

2. 低血压　血压低于 90/60mmHg 称为低血压。常见于大量失血、休克、急性心力衰竭等。

(四) 血压监测方式

动脉血压的监测有无创和有创两种方式，无创血压的监测常用袖带血压计，有创血压的监测采用动脉穿刺插管技术。由于动脉内血压监测更准确，而且可以持续并获得压力波形，所以对危重患者的抢救和治疗更有意义。

（五）无创血压护理常规

1. 判断血压有无异常，动态监测血压变化，间接了解循环系统的功能状态。

2. 通常情况下，第一次测压值只作为参考。患者血压异常时应保持平卧位，连续复测 3 次。遵医嘱用药，监测血压的变化。

3. 加强监测　血压异常时每 15～30 分钟监测一次。根据血压变化调节药物剂量，采用双泵空替更换注射器，以免因药物泵完后引起血压不平稳，血压平稳后改为每小时监测一次。

4. 合理用药，观察并记录药物治疗效果和不良反应，观察有无并发症发生。

（六）无创血压测量注意事项

1. 应根据成人、儿童和新生儿选择不同规格的袖带，袖带应多备，数量充足，型号齐全且消毒备用。

2. 袖带位置　袖带展开后应缠绕在患者肘关节上 1～2cm处，松紧程度应以能够插入 1～2 指为宜。袖带的导管应放在肱动脉处，且导管应在中指的延长线上。

3. 测压时手臂上袖带的位置应与心脏保持平齐，患者不要讲话或活动。

4. 患者在躁动、肢体痉挛时所测血压值有很大误差，故勿过频测量。对于水肿、循环差的患者应改用手动式测血压。

5. 袖带尼龙扣松懈时，应及时更换、补修，以免产生误差。

6. 连续监测的患者应合理调节间隔时间，必须做到每班放松 1～2 次。连续使用袖带 3 天以上的患者，注意袖带的更换、清洁、消毒。

（七）有创动脉压监测

1. 定义及目的

（1）定义　有创动脉压测量指将动脉导管置入动脉内直接测

量动脉内血压的方法，直接测压法测得收缩压较间接测压法高5～20mmHg。

（2）目的　及时、准确反映患者动脉血压的动态变化，协助病情分析；指导血管活性药物的应用，间接用于判断血容量、心肌收缩力、外周血管阻力等。

2. 适应证

① 循环功能不稳定者。

② 各种急、危、重症患者。

③ 需要反复抽血做动脉血气分析时。

④ 选择性造影、动脉插管化疗时。

3. 禁忌证

① 穿刺部位或其附近存在感染。

② 凝血功能障碍，对已使用抗凝药的患者，最好选用浅表且位于机体远端的血管。

③ 患有血管疾病的患者，如脉管炎等。

④ 手术操作涉及同一部位。

⑤ Allen试验阳性者禁忌行桡动脉穿刺测压。

4. 操作标准

（1）操作前准备

① 评估患者病情、意识状态及皮肤情况。对清醒患者，告知监护的目的及方法，以取得患者合作。

② 动脉的选择：桡动脉为首选，此外股、肱、颞浅、足背、腋、尺动脉均可，但前提是不会使血供远端出现缺血性损伤。

③ 个人准备：仪表端庄，服装整洁，洗手。

④ 用物准备：心电监护仪、压力传感线、加压袋、换能器、肝素盐水（250mL生理盐水含肝素0.2mL）、留置针、10mL注射器、无菌敷料、无菌手套、无菌手术衣、无菌治疗巾、弯盘、治疗卡、洗手液。

⑤ 环境准备：安静、适合无菌操作。

（2）操作方法

① 术前准备

a.Allen 试验：清醒患者可嘱其握拳，观察两手指尖，同时压迫桡、尺动脉，然后在放松压迫尺动脉的同时，让患者松拳，观察手指的颜色。如 5 秒内手掌由苍白变红，则表明桡动脉侧支循环良好，Allen 试验阴性。5~10 秒为可疑，如果长于这个时间则禁忌穿刺置管。

b.改良 Allen 试验：对于昏迷者利用监护仪屏幕上显示出波形和数字来判断。举高穿刺手，双手同时按压尺、桡动脉显示平线和数字消失。放低手，松开尺动脉，屏幕出现波形和数字，即为正常，表明尺动脉供血良好。如不显示即为异常，需改右手用同样方法试验，或改足背动脉穿刺监测。

c.冲洗装置：肝素盐水压力大于 300mmHg，可以达到 2~4mL 的自动冲洗效果。连接管道，必须彻底排空管道内的空气，否则导致收缩压偏低、舒张压偏高和波形失真，且容易形成气栓。用肝素盐水冲洗留置针。

② 穿刺与置管：患者取平卧位，前臂伸直，掌心向上并固定，腕部垫一小枕，手背屈曲 60°，使穿刺部位皮肤自然绷紧，桡动脉血管亦相应拉直固定、穿刺时不易滚动，此时桡动脉也更接近体表，易把握进针深度。

a.穿刺点定位有两种方法。常规法：手掌横纹上 1~2cm 的动脉搏动处。十字定位法：从桡骨茎突向前臂内侧中线做一水平线，再以此水平线的中点做一垂直平分线，此垂直线与第 2 腕横纹交点处为穿刺点。对于血压偏低时或过于肥胖的患者不易触摸波动位置时可采用此法。

b.摸清桡动脉搏动，常规消毒皮肤，术者戴无菌手套，铺无菌巾，在桡动脉搏动最清楚的远端 0.5cm 处用带有注射器的留置针进针。

c.留置针与皮肤呈 30°角，与桡动脉走行相平行进针，当针头穿过桡动脉壁时有突破坚韧组织的脱空感，并有血液呈搏动状涌出，证明穿刺成功。此时即将留置针放低，与皮肤呈 10°角，再将其向前推进 2cm，用手固定针芯，将外套管送入桡动脉内并推至所需深度，同时拔出针芯。注意不能有阻力，套管尾端必须有血畅流出来。

d. 将外套管连接测压装置，局部再次消毒后用无菌敷料固定。将压力传感器置于无菌治疗巾中防止污染。第 24 小时局部消毒并更换 1 次治疗巾。

e. 固定好穿刺针，必要时用小夹板固定手腕部。

5. 有创动脉压护理常规

（1）妥善固定导管，标示清晰，尽量暴露导管，尤其在患者躁动时应严防脱落出血。

（2）正确连接管路，保持通畅，无气泡、血栓，观察动脉波形是否良好，设置模块的标尺和标名。

（3）每次测压前校正零点，当监护仪数字显示为"0"时，方可显示正常的波形和数值。影响波形传输的因素有管道堵塞、血栓，管道中有血或气泡，管道扭曲，管道太长，连接太多，连接不紧密等。

（4）保证动脉穿刺点的局部干燥，若有渗血应及时更换皮肤保护膜。

6. 有创动脉压监护常规

（1）当动脉波形出现异常、低钝、消失时，考虑动脉穿刺针处有打折或血栓堵塞现象。处理方法是揭开皮肤保护膜，若有打折应进行调整。若有堵塞先抽回血再进行冲洗，防止凝血块冲入动脉内。

（2）防止动脉内血栓形成，除以肝素盐水持续冲洗测压管道外，尚应做好以下几点。

① 为保证动脉测压管的通畅，应保证加压气袋的压力大于 300mmHg。

② 每次经测压管抽取动脉血后，均应立即用肝素盐水进行快速冲洗，以防凝血。

③ 管道内如有血块堵塞时应及时抽出，切勿将血块推回，

以防发生动脉栓塞。

④ 动脉置管时间长短也与血栓形成呈正相关。在患者循环功能稳定后，应及早拔出。拔管时局部压迫 10 分钟，观察无渗血时，用无菌纱布及弹力绷带加压包扎。

（3）防止气栓发生　在调试零点、测压、取血标本等操作过程中应严防气体进入而造成空气栓塞。测压管各连接处连接紧密，避免脱出后出血。

（4）防止感染　置管操作应严格无菌操作，留取血标本、测压和冲洗管道等操作应严格无菌操作，加强临床监测。有感染征象及时拔出，必要时做细菌培养，置管时间一般不超过 7 天。

（5）防止出血、血肿　穿刺失败及拔管后要有效地压迫止血，尤其对应用抗凝药的患者，压迫止血应在 5 分钟以上，并用宽胶布加压覆盖。必要时局部用绷带加压包扎，30 分钟后予以解除。

（6）远端肢体缺血的监护　定时观察穿刺肢体的血运情况（肢体有无肿胀、颜色、温度异常、局部不宜包扎过紧，以免发生肢端坏死）。当发现有缺血征象，如肤色苍白、发凉及有疼痛感等，应立即拔出。引起远端肢体缺血的主要原因是血栓形成，其他如血管痉挛及局部长时间包扎过紧等也可引起。血栓的形成与血管壁损伤、导管太硬太粗及置管时间长等因素有关，监护中应加强预防，具体措施如下。

① 桡动脉置管前需做 Allen 试验，判断尺动脉是否有足够的血液供应。

② 穿刺动作轻柔稳准，避免反复穿刺造成血管壁损伤，必要时行直视下桡动脉穿刺置管。

③ 选择适当的穿刺针，切勿太粗及反复使用。

④ 密切观察术侧远端手指的颜色与温度，当发现有缺血征象如肤色苍白、发凉及有疼痛感等异常变化，应及时拔管。

⑤ 固定置管肢体时，切勿行环形包扎或包扎过紧。

（八）中心静脉压测定

1. **定义** 中心静脉压（CVP）是指右心房及上、下腔静脉胸腔段的压力。它可判断患者血容量、心功能与血管张力的综合情况，有别于周围静脉压力。后者受静脉腔内瓣膜与其他机械因素的影响，故不能确切反映血容量与心功能等状况。CVP正常值为 $0.49\sim1.18$ kPa（$5\sim12$ cmH$_2$O），降低或增高均有重要临床意义。

2. **适应证**

① 急性心力衰竭。

② 大量输液或心脏病患者输液时。

③ 危重患者或体外循环手术时。

3. **禁忌证**

① 穿刺或切开处局部有感染。

② 凝血机制障碍。

4. **操作前准备**

（1）评估患者 患者身体及精神状况，确保在安静状态时操作。对清醒患者，告知监测目的及方法，取得合作。

（2）穿刺部位准备 穿刺点无红、肿，无出血，无渗出。输液通畅。

（3）评估环境 安静、舒适、光线好、适宜操作。

（4）评估换能器、三通是否在有效期内，包装是否完整。

（5）个人准备 仪表端庄、服装整洁、洗手、戴口罩。

（6）用物准备 治疗巾、生理盐水500mL、肝素100mg（12500U）、一次性换能器、三通、多功能监护仪、有创压插件、压力袖带或20mL注射器、弯盘、无菌棉签、聚维酮碘（碘伏）消毒液、笔、治疗卡、洗手液。

5. **影响中心静脉压的因素**

（1）病理因素

① 张力性气胸、心脏压塞、右心及双心衰竭、心房颤动、支气管痉挛、缺氧性肺血管收缩、输血输液过量、肺梗死、纵隔

压迫、缩窄性心包炎、腹内高压等能使中心静脉压偏高。

② 低血容量、脱水、周围血管张力下降等能使中心静脉压偏低。

(2) 神经体液因素　交感神经兴奋，儿茶酚胺、血管升压素、肾素、醛固酮分泌增多可使中心静脉压偏高。

(3) 药物因素

① 测压时或测压前应用血管收缩药可使中心静脉压升高。

② 应用血管扩张药或强心药可使中心静脉压下降。

③ 输入50%葡萄糖或脂肪乳剂后测压可使中心静脉压下降，故一般用等渗液测压。

(4) 其他因素

① 零点位置不正确（高则中心静脉压偏低，低则中心静脉压偏高），体位改变，床头抬高或下降。

② 插管过深致右心室中心静脉压偏低，过浅则中心静脉压偏高。

③ IPPV（间歇正压通气）和 PEEP（呼气末正压通气）可使中心静脉压升高 $2\sim5cmH_2O$（$1cmH_2O=0.098kPa$）。

6. 监护常规

(1) 妥善固定导管，标示清晰，尽量暴露导管，尤其患者躁动时应严防脱落出血。

(2) 正确连接管道，保持测压管通畅，持续冲洗保持压力为 200mmHg，管道中无气泡、无血栓，观察动脉波形是否良好，设置模块的标尺和标名是否正确。

(3) 每次测压前重新测定零点，保持测压管零点始终与右心房同水平。

(4) 躁动、咳嗽、呕吐、用力均可影响 CVP 值，应在患者安静 10~15 分钟后测量。

(5) 测压管路不能输入血管活性药物，以免测压时中断或输入过快引起病情变化。

(6) 测压过程中，禁止在同一静脉通路输血、输液，以免影响测量值。输液时不可滴空,由于导管进入上腔静脉,患者吸气时产生负压,容易形成气栓进入静脉。

(7)应用呼吸机辅助呼吸的患者,CVP可增高。

(8)管路在体内部分越长,阻力越大,测量值越受影响。主张用上肢、颈部静脉,少用下肢静脉。如操作失误,管路进入右心室、阻塞、扭曲、"0"点不准,均可影响测量值。

(9)严格无菌操作,穿刺部位保持清洁,定时换药,污染时随时更换。

(10)中心静脉穿刺针保留时间不宜过长,一般不超过5～7天。

7.并发症 感染、出血与血肿、心律失常、血气胸、神经和淋巴管损伤等。

第一节 心脏起搏器安置术及护理

心脏起搏器是一种植入人体内的电子治疗仪器。应用脉冲发生器发放人工脉冲电流，刺激心脏使之激动和收缩，以模拟心脏的冲动发生和传导等电生理功能，达到治疗某些心律失常所致的心脏功能障碍的目的。

一、临时起搏器安置术及护理

【适应证】

1. 药物中毒（如洋地黄、抗心律失常药物过量）等引起的有症状的窦性心动过缓、窦性停搏等。

2. 可逆性的或一过性的房室传导阻滞或三分支传导阻滞，伴有阿-斯综合征或类似晕厥发作。

3. 潜在性窦性心动过缓或房室传导阻滞，需做大手术或分娩者，置入临时起搏作为保护性起搏。

4. 获得性尖端扭转型室性心动过速，药物治疗无效，置入临时起搏器以提高心率。

【禁忌】

临时性一般用于抢救，故无绝对禁忌证。若不在抢救时应用，禁忌证主要是尚未控制的感染。

【操作方法】

1. 术前准备

（1）所需物品 ①药品：消毒用碘伏或碘酒，70％乙醇。局部麻醉药如1％利多卡因或1％普鲁卡因。抢救药如抗心律失常药、升压药、抗过敏药等。②穿刺引管及静脉穿刺鞘，双极临时起搏导管，临时起搏器。③心电监护仪、心脏电复律除颤器、氧气、气管插管吸痰器等。

（2）向患者说明手术中需与医师配合的事项，签署手术知情同意书。

（3）备皮，建立静脉通道。

2. 手术方法

① 采用经皮股静脉或锁骨下静脉穿刺的方法，在 X 线透视下，将起搏导管置入右心室心尖部。

② 确认电极导管接触右心室满意后，测定起搏阈值小于1V，将导管的尾部与起搏器连接，以增加 3 倍阈值电压或更大电压按需起搏。

③ 将静脉鞘退出皮肤外，穿刺处缝一针或以消毒胶布固定导管，加压包扎。

3. 术后处理

① 患肢保持制动，平卧位或左侧斜位。

② 心电图或心电监护仪监测起搏和感知功能。

③ 预防性应用抗生素。

④ 妥善放置临时起搏器终端，每日查看电池情况，留备用电池备随时更换。

【护理措施】

1. 置入前向患者解释操作过程，可先给患者镇静药以减轻焦虑、不安。

2. 置入后密切监测生命体征及血电解质的变化。监测 12 导联心电图及胸部 X 线片，确定电极位置。

3. 起搏阈值太高说明电极与心内膜接触不良，此时应改变电极位置。

4. 术后平卧 24 小时，经股静脉置入临时起搏器者，需绝对卧床休息，避免手术侧肢体屈曲和过度活动，防止电极移位、脱落或刺破右心室。术侧肢体应时按摩，促进血液循环，防止静脉血栓的发生。

5. 观察穿刺部位，适时更换敷料。

6. 观察有无出现呃逆或腹肌抽动现象。

二、永久起搏器安置术及护理

【适应证】

1. **病态窦房结综合征** 表现为症状性心动过缓；或必须使用某些类型和剂量的药物进行治疗，而这些药物又可引起或加重心动过缓并产生症状者。

2. 因窦房结变时性不良而引起症状者。

3. 任何阻滞部位的三度和高度房室传导阻滞伴下列情况之一者。

① 有房室传导阻滞所致的症状性心动过缓（包括心力衰竭）。

② 需要药物治疗其他心律失常或其他疾病，而所用药物可导致症状性心动过缓。

③ 虽无临床症状，但已证实心室停搏≥3秒或清醒状态时逸搏心率≤40次/分。

④ 射频消融房室交界区导致的三度房室传导阻滞。

⑤ 心脏外科手术后发生的不可逆性房室传导阻滞。

⑥ 神经肌源性疾病伴发的房室传导阻滞。

4. 任何部位和类型的二度房室传导阻滞产生的症状性心动过缓。

5. 双分支或三分支传导阻滞伴间歇性三度房室传导阻滞。

6. 双分支或三分支传导阻滞伴二度Ⅱ型房室传导阻滞。

7. 交替性双侧束支传导阻滞。

8. 反复发作的颈动脉窦刺激导致的晕厥，或在未使用任何可能抑制窦房结或房室传导药物的前提下，轻微按压颈动脉窦即可导致超过3秒的心室停搏者。

【禁忌】

无绝对禁忌证，其相对禁忌证如下。

1. 尚未控制的感染。

2. 严重的肝肾功能不全及心功能不全。

3. 电解质紊乱及酸碱平衡失调尚未被纠正。

4. 出血性疾病及有出血倾向者。

5. 糖尿病未控制血糖者。

【操作方法】

1. 术前准备

(1) 知识宣教 根据患者年龄、文化程度、心理素质等,采用适当形式向患者及家属讲解安装起搏器的目的、意义、大致过程与术中所出现的不适及术后注意事项,如注射局部麻醉药及分离起搏器囊袋时会出现疼痛,安放电极时可能出现心律失常,让患者有一定的思想准备,从而消除因知识缺乏所引起的紧张心理。同时根据患者的窦房结功能与房室传导功能、家庭经济状况选择最合适的起搏器,并让家属在手术通知书上签字。协助完善必要的检查,如血常规、尿常规、出凝血时间、胸部 X 线、心电图、动态心电图等。

(2) 备皮 术前 1 天清洁备皮,上起颌下,下至剑突,左、右分别至腋后线,包括双侧上臂(如右侧头静脉充盈良好,只备一侧即可)、双侧腹股沟。嘱患者洗澡、更换干净衣服。

(3) 患者准备 训练患者床上平卧位排尿、排便。安装 ICD,术前禁食、禁水 4~6 小时。

(4) 其他 停用抗血小板凝集药物。抗生素皮试,建立静脉通道,术前 2 小时内应用抗生素一次。

2. 术中护理

(1) 心率、心律、呼吸及血压的监测 由于起搏电极在心腔内的移动及刺激,可诱发一些房性期前收缩、室性期前收缩、短阵室速等心律失常,电极阈值的测试也会给患者带来心悸等不适,故应做好安慰与解释工作,使患者配合手术尽快顺利完成。如测试时患者主诉膈肌或腹肌抽动,应调整其输出能量,必要时更换起搏部位。应用锁骨下穿刺应密切观察患者有无空气栓塞症状。了解患者手术过程中的疼痛情况，必要时告诉手术医生追加局部麻醉药，以减少患者的痛苦。

（2）注意电极与起搏器的衔接情况，防止两者间接触不良或脱位。同时注意囊袋大小，切勿过大，以防起搏器翻转，也不能过小，以防起搏器压迫周围皮肤，引起组织坏死穿孔。

3. 术后护理　术后主要观察切口及起搏器功能是否正常。

（1）入住监护室，心电监护24～48小时，每日做心电图，观察体温、心率、心律、血压情况。

（2）平卧位24小时，禁止右侧卧位，床头可抬高30°～60°。术侧上肢及肩部制动，切口上方用沙袋压迫6小时，每间隔2小时解除压迫5分钟。鼓励患者其他肢体进行床上活动。观察伤口有无渗血及皮下血肿，定期更换敷料。

（3）密切观察病情变化　注意起搏器的起搏与感知功能是否正常，患者原有症状是否消失，对起搏器是否适应等。

（4）预防感染　术后常规用抗生素3日，穿刺部位保持清洁，观察伤口愈合情况，有异常应及时通知医生。

【健康指导】

1. 随身携带"心脏起搏器身份识别卡"，以便在需要紧急救助时证明。

2. 教会患者自测脉搏，如出现明显高于或低于起搏器所设定的频率，甚至出现术前的症状，如头晕、黑矇、乏力、晕厥等症状，及时就诊。

3. 术侧手臂3个月内只能轻微活动，避免上举、外展、提拉等动作。不要抚摸、移动起搏器，避免打击与撞击。洗澡时，不要用力搓揉伤口处。

4. 远离强磁场，如大型电器设备、安检设施、放疗机等，家电可以正常使用。

5. 定期随访，术后1个月、3个月、6个月各随访一次，以后每半年随访一次。接近起搏器电能耗竭时，每个月随访一次。

第二节 射频消融术及护理

射频消融术（RFCA）是一类新的介入性治疗技术，它是经外周血管插管，将射频消融导管送至心脏内的特定部位，在局部产生阻抗性热效应，使局部心肌细胞干燥性坏死，从而达到治疗各种快速性心律失常的目的。随着导管技术的不断进步，射频消融的应用范围日益扩大，是目前最常见、最安全、最有效、最理想的心律失常根治方法，特别在治疗室上性心动过速方面取得了令人满意的成效。

【适应证】

1. 旁路消融的适应证

① 伴有症状的房室折返性心动过速，经药物治疗无效或对药物不能耐受。

② 心房颤动伴有预激综合征者且不能耐受药物治疗。

2. 房室结折返性心动过速的消融适应证

① 伴有症状的房室结折返性心动过速。

② 电生理检查发现房室结呈双通道生理特征。

3. 快速性房性心律失常的消融适应证

① 伴有房性心动过速、心房扑动、心房颤动。

② 控制心室率不理想或不能耐受控制其心室率药物的心房扑动、心房颤动。

4. 其他适应证

① 窦房结折返性心动过速。

② 频率过快的室性心动过速。

③ 伴有症状的非阵发性交界区心动过速，且患者不能接受药物治疗。

④ 室性心动过速。

【禁忌】

1. 患有严重出血性疾病。

2. 静脉炎是外周静脉血栓性。

3. 患者严重肝肾功能不全。

【操作方法】

1. 消融前准备　手术床放特制橡胶床垫，防止患者与周围金属直接接触而造成短路。粘贴体表心电图电极片，同时将导电糊均匀涂抹于无关电极上，安放在患者腰水平以上背部正中处，电极板应均匀地与患者皮肤接触。

2. 消毒铺巾　患者取平卧位。常规消毒部位：双侧腹股沟，上至脐部，下至大腿中部，左右至两大腿侧面包括会阴部，同时消毒右侧颈部皮肤。然后铺特制的专科大单于双侧腹股沟、右侧颈部，暴露相应手术部位的皮肤。

3. 穿刺动静脉、插入动脉鞘　局部麻醉后穿刺右颈内静脉或锁骨下静脉以及左右侧股静脉、右股动脉（左侧旁道消融时）。并分别置入动脉鞘管，用肝素盐水冲洗鞘管，一次注入量为2000U，每隔1小时补注肝素1000U，以防血栓形成。

4. 电极到位　用两根普通多极电极导管，一根顶端送到左心室心尖，另一根顶端送至希氏束并记录到希氏束电位，另外动作要轻柔地自颈内静脉的脉鞘内送入冠状窦电极，以免损伤冠状窦。

5. 消融　以上三根电极到位后，首先做心腔内电生理检查（EPS），初步确定靶点位置；再插入大头导管，并将其送至相应心腔内（房室结双径改良术、右侧旁道和房颤消融时大头导管从股静脉插入；左侧旁道和左心室室性心动过速时大头导管从股动脉内插入），再用大头导管证实电生理检查的结果，并找到更精确的靶点位置。定位后将消融导管尾端与射频消融仪输出端相连，打开射频仪放电，并记录每次的电功率、时间及阻抗。

6. 拔管与压迫止血　拔管的适应证：由旁道引起的房室折返性心动过速，经检查证实旁道已被阻断；房室结折返性心动过速的房室结双径的慢径已改良。拔管后压迫止血的要求：首先在穿刺处压迫10～15分钟；如无出血，再在穿刺点上放置纱布并加压包扎；最后用盐袋压迫或加压袋 6～8 小时。患者床上平卧24 小时，手术侧肢体制动 6～8 小时。

【护理措施】

1. 术前护理

（1）沟通与宣教　依据患者的年龄、文化程度、心理素质，针对患者的个体情况向本人及其家属说明所治疾病的简要机制、RFCA 治疗目的、意义及治疗方案、术中术后注意事项和配合要点，进而解除其紧张心理。对精神过度紧张的患者术前遵医嘱给予地西泮 10mg 肌内注射。

（2）皮肤准备　术前 1 天清洁备皮，范围为双侧腹股沟、双侧锁骨下静脉上、下区的颈部和腋下部位。检查双侧足背动脉搏动情况并标记。

（3）术前停药　术前停用抗心律失常药物，对于依赖抗心律失常药物控制症状的患者可在住院监护下停药。

（4）其他准备　术前 1～2 日训练床上大小便，术前排空膀胱，不需禁食，术前一餐饮食以六成饱为宜，避免喝牛奶、吃海鲜和油腻食物。

（5）术前检查　常规检查血型、血小板、凝血酶原时间、肝肾功能、电解质、血糖、血脂、心电图、食管超声检查（确认心房内无血栓方可手术）等，必要时行电生理检查。

（6）介绍导管室环境，及时解除患者疑问　要让患者了解导管室内的环境，如导管室有很多电子设备，以及工作人员身着手术衣、X 线防护铅衣、铅脖套等，向患者说明各种设备的用途。患者如有疑问，如 RFCA 手术时间偏长、接触 X 线偏多，常常成为患者安全方面关心的问题，可说明电极到位及大头电极找精确靶点均需要在透视下进行，短时、小量的 X 线对身体危害极微，并告知患者导管室监护设备先进可靠，抢救措施及时高效，让患者有安全感，以取得患者的最佳配合。

（7）知情同意　患者及家属应签署知情同意书及介入治疗同意单。

2. 术中护理　严密监护，预防并发症。密切关注患者的主诉，如出现恶心、呕吐、胸闷、出冷汗、血压下降、心率增快、奇脉、心音低应高度怀疑心脏压塞、心脏穿孔或心律失常，应及时撤出导管，更换导管位置。房室结折返性心动过速在发放射频电的过程中，应非常小心，严防房室传导阻滞的发生。监测生命体征及血氧饱和度的变化，尤其是心率的变化。电生理检查时，由于调搏而出现的心悸等，可与患者交谈，缓解患者的紧张与不适。

3. 术后护理

(1) 密切观察生命体征　严密监测生命体征并做好护理记录。术后 2 小时内每 15 分钟测血压、脉搏、呼吸 1 次，以后每 30～60 分钟监测 1 次；每日测体温 4 次，连续 3 日；查心电图，每日 1 次，连续 3～5 日；密切观察有无心脏压塞及心律失常的发生。

(2) 饮食护理　给予低盐、低脂、清淡、易消化吸收的饮食，补充适量纤维素、新鲜水果蔬菜。进食不宜过饱，并保持大便通畅，禁忌屏气用力，以免加重心脏负担。为避免患者发生便秘，必要时可给予通便药。

(3) 穿刺局部伤口护理　拔除鞘管后，局部按摩 10～15 分钟，并用盐袋压迫止血；患者咳嗽、用力排便时压紧穿刺部位。严密观察局部有无出血、血肿，及时更换敷料。卧床期间保持大腿伸直，禁忌屈腿，为减轻局部僵硬、麻木感，指导患者活动脚趾关节，以防发生深静脉血栓。同时嘱患者 1 周内避免抬重物及特殊劳动（如给自行车打气），这样可有效地预防出血的发生。嘱患者勿用手触摸穿刺处，密切观察体温变化及伤口处有无红、肿、热、痛，防止伤口感染的发生。

(4) 预防栓塞的护理　观察足背动脉搏动段肢体末梢循环状况。若出现足背动脉搏动减弱或消失；肢体皮肤颜色发绀或苍白，两侧肢体温度不一致，感觉麻木或疼痛，提示下肢动脉或静脉栓塞，及时通知医生，给予对症处置。

（5）拔管综合征的预防及护理 术后拔除动脉、静脉内的鞘管，局部压迫止血时，有些患者会因心理过度紧张或疼痛反射引起迷走神经兴奋，而出现心率减慢、血压下降、恶心、呕吐、出冷汗甚至低血压、休克。拔管前对紧张的患者给予心理安慰，按压伤口的力度不宜过大，以触摸到足背动脉的搏动为准，多根鞘管最好不要同时拔除，同时准备好阿托品等抢救用药。

第三节　冠状动脉造影术及护理

冠状动脉造影术是指经皮穿刺外周动脉将冠状动脉造影管送至主动脉根部或左、右冠状动脉口，推注对比剂，用 X 线机连续摄像，用电影胶片或光盘记录下来供医生进行诊疗分析。

冠状动脉造影术目前被称为诊断冠心病的"金指标"，可以清楚显示心脏冠状动脉的结构，尤其是显示血管畸形以及血管远端走向、回流等情况，为冠心病的诊断、治疗方案的选择和预后判断提供科学依据。

【适应证】

1. 已知或怀疑冠心病的情况，包括稳定型心绞痛、冠状动脉综合征等。

2. 老年冠心病高危患者，不适合做心脏手术者。

3. 主动脉-冠状动脉旁路移植术后观察吻合口通畅程度。

【禁忌】

1. 原因不明的发热以及有感染等病灶者。

2. 心、肺、肾、肝等主要脏器功能衰竭。

3. 出血性疾病及严重贫血者。

4. 精神障碍者及不能配合手术者。

【操作方法】

目前动脉穿刺常选用股动脉、桡动脉，也可取肱动脉。现介绍股动脉路径。

1. 选择穿刺点 右腹股沟韧带下 1cm 处或腹股沟韧带处股

动脉搏动最强点为穿刺点。

2. **消毒铺巾** 碘伏常规消毒双侧腹股沟，上至脐部，下至大腿中部。铺洞巾及心导管特制大单，暴露腹股沟部位。

3. **动脉鞘插入** 确定穿刺点，用2%利多卡因做股动脉两侧局部麻醉。右手持穿刺针与皮肤成30°～45°斜行刺向股动脉搏动最强点，可见动脉血液呈搏动性射出。左手示指和拇指固定穿刺针，右手将软头导丝插入穿刺针内15～20cm，拔出穿刺针，用左手压迫股动脉以防止血肿形成，助手用湿纱布轻擦导引丝，再沿导引丝插入动脉鞘管和扩张管，术者左手在穿刺点下部固定股动脉，右手拿动脉鞘与扩张管并左右转动插入动脉。最后退出扩张管的导引丝，动脉鞘则留在动脉内，用肝素盐水冲洗动脉鞘内腔。

4. **造影导管的插入与连接** 长导丝放入冠脉造影管内，导丝尖端与冠脉造影导管顶端平齐，一起进入动脉外鞘管内，然后用软头J形导丝引路，在荧光屏监视下经降主动脉逆行将导管送到升主动脉后退出导丝，在加压输液下迅速将导管与三通加压注射系统连接，将三通保持在压力监护状态持续观察动脉压力。注入少量对比剂充盈导管，轻轻将导管向前推送至主动脉窦上方约2cm处。

5. **选择造影方位**

（1）左冠脉造影 常采用右前斜位5°～20°和左前斜位45°加头位30°，或左前斜位45°加足位25°～50°，此方位可观察到冠状动脉主干、左回旋支及左前降支的开口处。左前降支近端、中端以及角支和室间隔穿支病变时，常采用较小角度的右前斜位加头位和左前斜位加头位。左回旋支病变时常采用右前斜位或左前斜位加头位。

（2）右冠脉造影 常采用较大角度的左前斜位或右前斜位加头位，而对右冠状动脉远端，则常采用左前斜位或右前斜位加头位。

6. **注射对比剂** 依据患者冠状动脉直径的大小及血流速度

决定注射对比剂的剂量与力量。当冠状动脉直径粗大，血流较快时，造影时常需较大力量注射较大剂量的对比剂（8～10mL）。反之，当冠状动脉直径＜1.5mm时，注射对比剂的力量宜减少。

7. **拔管与压迫止血** 冠状动脉造影结束后，即可从动脉鞘内拔出导管和动脉鞘管，用左手的示指和中指压迫止血10～15分钟。如无出血，则在穿刺点上放置纱布加压包扎，最后用盐袋或加压带压迫4～6小时，患者平卧24小时，手术肢体制动6～8小时。

【护理措施】

1. 术前护理

（1）心理护理 充分了解患者的心理状态，向患者及家属讲解CAG检查的目的、必要性和简要的操作过程、注意事项、可能发生的并发症等情况，解除患者及家属的恐惧心理。签署知情同意书。

（2）完善各项检查 如血常规、出血时间、凝血时间、血型、凝血酶原时间、体重、心脏超声、正侧位X线胸片等。

（3）详细询问患者有无碘或其他药物过敏史，既往冠脉造影、介入治疗或旁路移植病史。

（4）检查穿刺部位的搏动情况，桡动脉径路要行Allen试验。双侧足背动脉搏动最强处做标记。建立静脉通路。

（5）训练患者深吸气、憋气和咳嗽动作以及卧位大小便。

（6）术前1天行穿刺部位双侧腹股沟备皮。

（7）手术当天可正常进食，但不宜过饱，不进食难消化、生冷食物，术前一餐以五六成饱为宜。

（8）心力衰竭患者应去导管室前静脉注射毛花苷C、呋塞米等药物，使心率≤80次/分，高血压患者血压应控制在≤21.3/13.3kPa（160/100mmHg）。

2. 术中护理

（1）体位 患者平卧于X线诊断床上，暴露穿刺部位。连接心电监护仪，建立静脉输液通道，并保持肝素化状态。

（2）心导管的选择　依据患者年龄、血管情况以及不同检查部位选择不同的导管。左心导管检查选用猪尾导管，右心导管检查选用 Cournand 导管。选择性冠状动脉造影最常用的导管 Judkins 冠脉导管。每一种导管分为 3.5、4.0、4.5、5.0、6.0 几种型号。根据导管的粗细，每一型号又分为 5F、6F、7F、8F 和 9F。

（3）观察与配合　密切观察患者生命体征，尤其是在导管通过瓣膜口时，极易发生各种心律失常，发现异常及时报告术者对症处理。配合医生供术中所需物品，确保检查顺畅、安全地进行，测定各部位的压力，留取标本等。注射对比剂时可出现全身发热、恶心、心悸等症状，应提前告知和安抚患者。

3. 术后护理

（1）严密心电监护和观察　监测激活全血凝固时间（ACT），严密观察有无术后心绞痛，穿刺局部有无出血、淤血、血肿、足背动脉搏动情况，并详细记录。外周血管并发症较为常见，总发生率为 6%，包括血管损伤、出血及血肿、动静脉瘘以及血栓性并发症等。血管并发症可能导致永久损伤和致残，甚至发生死亡，因此应高度重视防范发生。术后密切观察血压、脉搏等情况及患者有无腹痛等主诉，及时配合输血等其他各项措施。严密监测心电图和血压动态变化，严重心律失常是老年急诊经皮冠状动脉介入治疗（PCI）术后死亡的重要原因，而持续心电监护对预防心律失常及早期处理至关重要。PCI 术后易发生低血压，部分患者因焦虑、紧张而出现高血压，因此应动态观察血压变化。血栓脱落造成的周围血管栓塞常会出现神志及瞳孔的改变（可疑脑梗死）或不明原因的相关部位剧烈疼痛。护士要严密观察患者的精神意识状态及相关症状。

（2）拔管后按压穿刺部位　经股动脉途径的患者取平卧位，穿刺术肢自然伸直或微外展制动 12 小时，局部弹力绷带加压包扎，盐袋或加压袋压迫 4~6 小时。观察局部伤口有无渗血或血肿和足背动脉搏动情况，以及远端肢体皮肤颜色、温度和感觉变化。避免增加腹压如咳嗽、打喷嚏、用力大便、恶心、呕吐时协助按压穿刺部位，以防穿刺点出血发生血肿。注意保护局部皮肤，防止张力性水疱的发生。

(3) 术后适量补充液体 根据对比剂剂量，适当补液，鼓励患者饮水 500mL 以上以促进对比剂排出，术后 4～6 小时内尿量达 1000～2000mL，防止继发性肾损害。如患者出现尿潴留，遵医嘱给予导尿。

(4) 加强基础护理

① 经股动脉造影患者术后给予舒适卧位，床头可抬高 20°～30°，术侧下肢自然伸直或外展，避免暴力性屈伸动作。为防止下肢静脉血栓形成，可做冠状动脉造影术后下肢活动操。具体方法：脚部正勾绷运动 6～8 次，脚部侧勾绷运动 6～8 次，踝部旋转运动 6～8 次，被动下肢屈伸 4～8 次，2～3 次/日。下肢被动按摩，次数不限。有静脉曲张者切勿用力捏挤下肢。经桡动脉路径，术后无需严格卧床，术侧手臂自然放置，腕部垫高 30°，适当做手指活动，但切忌用力过大。

② 饮食宜低盐、低脂，进食不可过饱。卧床期间应进易消化的食物，少食或不食产气食物如奶制品，以免引起腹胀。有糖尿病者应进食糖尿病饮食。

③ 卧床而消化功能减退及不习惯床上排便等造成排便困难者，可反射性影响心率和动脉血流量而引起意外，因此，术后对于便秘者应用缓泻药。急性心肌梗死患者排便时护士要在床旁观察心率、血压的变化，还要为患者创造一个安静、舒适、整洁的休养环境，满足患者的生理需求。

【健康指导】

1. 保持穿刺部位清洁、干燥，必要时及时换药。患者术后第 1 天即可进行擦浴，待伤口完全结痂愈合后方可沐浴。

2. 冠状动脉造影检查仅解决诊断问题，不能起治疗作用，应正确理解其适应证和检查目的。根据冠状动脉造影检查结果建议患者选择恰当的治疗措施，如介入治疗、手术治疗等。

3. 饮食与活动　患者冠状动脉造影检查术后，可按原来的饮食习惯进食（不可过饱），术后第 2 天可下床活动，1 周内应避免从事重体力劳动或剧烈运动。

4. 如穿刺侧肢体出现发冷、发麻、刺痛感等症状时，应立即来院复诊。

第四节　经皮腔内冠状动脉成形术及护理

经皮冠状动脉腔内成形术（PTCA）是采用经皮穿刺外周动脉的方法将球囊导管沿主动脉逆行送入冠状动脉病变部位，利用加压充盈球囊的机械作用，直接扩张狭窄的冠状动脉，从而增加血管内径，改善心肌供血，达到缓解症状和减少心肌梗死发生的目的。

PTCA 是目前冠心病的主要治疗技术之一，在临床上应用比较广泛。

该术治疗效果比药物可靠且较理想，又比心外科冠脉旁路移植术（CABG）安全、创伤小，可重复性好。

【适应证】

1. 各种类型心绞痛（包括稳定型心绞痛和不稳定型心绞痛）。

2. 心肌梗死（包括急性心肌梗死和陈旧性心肌梗死）、旁路移植术后的再狭窄。

3. PTCA 或支架术后再狭窄。

4. 冠状动脉旁路移植术后心绞痛。

5. 新近完全阻塞（<6 个月），经核医学证实有存活心肌，冠状动脉造影显示远端血管侧支循环充盈者或病变等。

【禁忌】

1. 绝对禁忌证　冠状动脉狭窄<50％，无心肌缺血症状者。

2. 相对禁忌证

① 多支血管严重钙化、弥漫性粥样硬化。

② 陈旧性完全阻塞病变。

③ 严重心功能不全、患者存在尚未控制的感染、有凝血机制障碍。

【操作方法】

PTCA 可经外周动脉途径插管，下面仅介绍经股动脉插管的置管方法。

1. 消毒铺巾　患者取平卧位，用碘常规消毒双侧腹股沟，上至脐部，下至大腿中部，铺洞巾及心内导管特制大单，暴露腹股沟部位。

2. 穿刺股动脉并置入鞘管　采用与 CAG 检查相同方法进行股动脉穿刺，并插入动脉鞘，注意尽量不要穿破股动脉后壁，以免血肿形成。穿刺成功后向动脉或静脉内推注肝素 5000～10000U，以后每小时追加 2000U，送入导引导管。

3. 插入引导导管后进行 CAG 检查　在引导导丝的引导下，采用 CAG 操作技术，将引导导管顶端送至狭窄处，注入对比剂予以证实。

4. 球囊导管与导丝的预备　球囊导管中心腔用肝素液冲洗后，紧密连接在与球囊相通的导管接头上，持续负压吸引，将囊内气体吸尽。然后与球囊加压装置连接，抽成负压状态。引导导丝根据病变特点及严重程度恰当选择，将引导导丝轻柔地插入球囊导管中心腔内。

5. 插入导丝　将球囊导管和引导导丝一起，经 Y 形连接器上的止血活瓣插入引导导管内。

6. 球囊充盈　在 X 线透视及压力监测下，引导导管将球囊导管推送至病变部位，一旦球囊到达狭窄处，即可开始扩张。压力自低到高，第 1 次球囊充盈一般以 30～60 秒为宜，通常球囊扩张总时间以 3～5 分钟为宜。

7. 效果评价　狭窄部位扩张后，可将球囊撤至引导导管内，引导导丝留置数分钟，观察造影血管情况，如无血管并发症，扩张效果满意，则在冠状动脉内注入 0.1～0.2mg 硝酸甘油，退出引导导丝及球囊导管，重复冠状动脉造影证实效果无误后，小心退出引导导管，鞘管留置血管内，固定包扎，将患者送回监护室观察 24 小时。

8. **拔管止血** 术后观察 4～6 小时无异常情况即可拔出鞘管，压迫止血 20 分钟，如无出血，则在穿刺点上覆盖纱布加压包扎，盐袋或加压袋压迫 4～6 小时。患者平卧 24 小时，手术肢体制动 8 小时。

【护理措施】

1. 术前护理

（1）术前宣教　向患者及家属说明 PTCA 的目的、简要手术过程、注意事项及可能发生的并发症等情况，消除患者紧张、恐惧心理，避免情绪激动，解除思想顾虑，为患者创造最佳的心态以接受手术，保证手术顺利进行。签署知情同意书。

（2）术前常规检查　血常规、血小板、血型、凝血酶原时间、肝肾功能、电解质、血糖、血脂、心脏负荷试验、描记 12 导联心电图等。

（3）术前训练　术前 1～2 天指导患者在平卧位时进行深吸气—屏气—猛烈咳嗽动作，同时训练患者床上排尿，避免术后尿潴留。

（4）术前用药　遵医嘱术前口服硝酸异山梨酯和钙通道阻滞药、抗凝药物等。

（5）其他　术前 1 天备皮，标记双侧足背动脉搏动最强处，术前可少量进食和饮水。

2. 术中护理

（1）心理护理　PTCA 手术所需时间较冠状动脉造影时间长，患者处于清醒状态，面对陌生环境及医疗器械，易产生紧张、恐惧心理，导管室护士应做好安慰解释工作，经常询问患者有无不适反应，给予语言与非语言的鼓励。

（2）密切观察生命体征　密切观察心电图、心率、心律、血压的变化，注意有无心绞痛发作。如出现心律失常或血流动力学改变，立即报告医生，给予相应处理，持续性的室性心动过速或心室颤动应立即电复律治疗。

（3）用药 遵医嘱及时、准确给药，如肝素、硝酸甘油、阿托品等。

（4）其他 随时检查各种连接管固定是否完好、通畅。

3. 术后护理

（1）心电监护 PTCA 术后要由医生护送患者入监护病房（CCU）进行观察和监护。绝对卧床休息。立即行心电监护，严密观察患者有无频发期前收缩、室性心动过速、心室颤动、房室传导阻滞等，有无 T 波及 ST 段等心肌缺血的改变，做好急救准备，及时发现并处理。心律失常是 PTCA 术后死亡的重要原因，而持续的心电监护是预防和早期发现术后并发症的重要措施。

（2）术侧肢体观察 严密观察术侧肢体血液循环及足背动脉搏动情况。术后第 1 小时，应每 15 分钟观察 1 次心率、血压、足背动脉搏动情况；术后第 2 小时每 30 分钟观察 1 次；以后每小时观察 1 次，直至术后 6 小时。

（3）穿刺部位的护理 观察穿刺部位有无红、肿、热、痛，及时更换敷料。一般术后 4～6 小时后拔管，局部按压 20 分钟后用无菌敷料加压包扎，盐袋压迫止血。手术肢体制动 8 小时，卧床 24 小时。

（4）服用抗凝药护理 术后继续服用抗凝药物 4～6 个月，注意观察有无皮肤或输液穿刺部位瘀斑、牙龈出血等，监测凝血酶原激活时间，注意尿液的颜色，尽早发现可能的出血并发症，早期采取有效的治疗措施。

（5）术后适量补液护理与加强基础护理，同冠状动脉造影术。

【健康指导】

1. 遵医嘱坚持服用抗凝药物，可有效防止术后再狭窄。

2. 定期复查 告知患者在术后 6 个月和 1 年来院复查，如出现心肌缺血症状应随时复查。

3. PTCA 术后注意休息，逐渐增加活动量，切不可操之过急。多数 PTCA 成功的患者可恢复工作。

4. 应积极预防和治疗动脉粥样硬化。

第五节　主动脉内球囊反搏监护及护理

主动脉内球囊反搏（IABP）是一种以左心室功能辅助为主的循环辅助方式。通过放置在胸主动脉内的充气气囊，使动脉压在舒张期获得增益，增加心肌血流灌注；在下一个心动周期，心脏排血前，气囊放气形成的负压作用，使左心室排血阻力（后负荷）降低，左心室排血更充分，进而降低左心室收缩末期容量（前负荷）。

IABP 现在已经成为公认的抢救心力衰竭的重要方法之一，是医院内急诊科、手术室、监护病房内的必备装置。它可以使低心排血量导致的心肌低灌注和心脏负荷、心肌氧供的失衡得以纠正，心功能得以恢复。

【适应证】

1. 心脏外科直视手术后发生低心排综合征经常规药物治疗效果不佳者。

2. 急性心肌梗死合并下列情况者。

（1）合并心源性休克　纠正了心律失常，试用内科常规治疗1 小时后，收缩压低于 13.3kPa（100mmHg），周围循环很差，尿量＜25mL/h，有左心房或右心房压力增高（肺淤血、肺水肿）者。

（2）合并严重左心功能不全　LVEF＜0.3，左心室舒张末压＞2.7kPa（20mmHg）。

（3）合并室间隔穿孔　乳头肌或腱索断裂引起急性二尖瓣关闭不全或室壁瘤形成，拟行紧急修补术和 CABG。

（4）持续缺血性胸痛，梗死范围继续扩大。

3. 心脏手术前心功能差，血流动力学不稳定，心功能Ⅳ级，左心室射血分数（EF）＜30％者。

4. 多支、广泛的冠脉狭窄合并心瓣膜病变拟行换瓣术的围术期辅助循环。

5. 难治性心力衰竭。

6. 严重不稳定型心绞痛。

【禁忌】

1. 绝对禁忌证

① 主动脉瓣关闭不全。

② 主动脉夹层或主动脉窦瘤，包括已做过手术或有主动脉损伤者。

③ 主动脉或股动脉有严重病理变化，如严重的动脉粥样硬化或钙化狭窄者。

④ 严重的凝血功能障碍者。

⑤ 脑出血急性期及不可逆的肺损伤。

⑥ 严重周围血管病使气囊插入困难者。

2. 相对禁忌证

① 心率过快＞160 次/分以上或期前收缩频发者，宜先纠正心律失常。

② 血压过高，收缩压＞24kPa（180mmHg）或舒张压＞16kPa（120mmHg）者，宜先控制血压，然后反搏。

③ 严重贫血，血红蛋白＜80g/L，血小板＜50×10^9/L。

④ 双侧股动脉旁路移植术后。

【操作方法】

1. 连接心电及动脉压监测系统，将信号输入反搏机。启动反搏机，使其处于反搏状态。

2. 经股动脉穿刺置入 IABP 导管。动脉穿刺成功后，扩张装置对穿刺部位进行预扩张。然后沿钢丝置入 IABP 鞘管或直接沿钢丝送入 IABP 气囊，在 X 线透视下，使 IABP 气囊远端标记达左锁骨下动脉开口远端 1～2cm 的胸降主动脉内。

3. 将气囊系统连接管内空气以抽负压方式吸出，连接反搏仪。

4. 触发反搏，采用心电触发模式，应使用气囊在 R 波高突、T 波低平的导联，也可选择单压力触发模式，但当脉压＜2.7kPa（20mmHg）时，不能触发反搏系统。

5. 调整反搏时相，采用心电触发，应使球囊在 T 波后充气、Q 波前放气。采用压力触发，应使球囊在舒张期，相当于主动脉重波切迹处充气，使冠状动脉血流增加，改善心肌的供血和供氧。在左心室收缩期气囊放气，主动脉内压力骤降，使左心室射血阻力降低，减轻左心室后负荷，减少心脏做功，从而改善心室功能。

6. 依据大小适量充气，以免影响辅助效果。

【护理措施】

1. 术前护理

（1）沟通、交流掌握患者心理状况，向患者和家属做好解释工作，使其安心接受 IABP 治疗。同时向患者和家属介绍治疗的目的、配合方法，以取得合作。

（2）观察双侧股动脉及足背动脉搏动状态，听诊股动脉区有无血管杂音。

（3）清洁穿刺部位周围皮肤并备皮。

（4）遵医嘱应用镇静、镇痛、局部麻醉等药物，观察患者用药后的反应，并做好记录。

2. 术中护理

（1）密切监测生命体征　连接心电监护仪，全程监测插管过程，协助医生选择合适导联触发反搏，使之与心动周期同步测量记录患者的血压、心率、心律，重视患者主诉，及时沟通以发现患者有无胸痛、胸闷、呼吸困难等症状，及时发现缺血、心律失常及栓塞表现，若发生上述症状，通知医生停止操作，对症处理，症状消失后再继续进行。

（2）固定导管囊三通外连接管　导管沿大腿部用宽胶布纵向固定，妥善固定三通外连接管，术侧下肢保持伸直，弯曲不超过

30°，禁忌坐位，以防导管脱位、打折或扭曲，保持气囊管道通畅。

（3）密切观察治疗并发症 在置管过程中可能发生如血栓形成、髂动脉内膜剥脱、循环梗阻、主动脉穿通等并发症。发现异常应停止治疗并报告医生处理。

3. 术后护理

（1）心理护理 患者常感到孤独而表现恐惧、焦虑和紧张。（多因患者入住 CCU，进行多功能心电监护，限制探视和陪护，对周围环境陌生，无家属陪护，复杂的仪器、各种管道的连接，加之医疗限制，如术侧肢体制动，担心预后等。）因此，护士不仅操作要轻、快、稳、准，以娴熟的护理技术取得患者的信任，而且要用亲切的语言安慰和鼓励患者，及时了解患者的心理状况，并做有效的沟通，如向患者介绍 IABP 治疗的重要性，简要介绍置管操作过程、工作原理，心电监护仪的作用，妥善固定各种管道。使患者增强战胜疾病的信心，保持情绪稳定。

（2）病情监测 严密观察心率、心律及 QRS 波变化（理想心率为 80～100 次/分），出现恶性心律失常应立即对症处理。心率过快或过慢时积极查找原因并及时处理。严密观察动脉收缩压、舒张压、平均压、反搏压与波型。反搏压应高于血压 10～20mmHg，才能发挥循环辅助的效果。依据各项压力的动态变化，结合心率、尿量等数值，调整反搏压大小及反搏频率。长期 IABP 治疗的患者应防止感染的发生，密切监测患者体温和白细胞的变化，更换局部敷料时严格无菌操作，检查穿刺点有无渗血、渗液及红肿，保持清洁、干燥，避免穿刺部位感染。遵医嘱 4～6 小时监测激活全血凝固时间（ACT）1 次，使 ACT 值保持在 150～180 秒，根据 ACT 值遵医嘱调整肝素的剂量。监测血小板计数，注意观察有无出血及血栓形成的征象。

（3）末梢循环状态的监测 观察双侧足背动脉及胫后动脉搏动情况，并在皮肤上做一标志，每小时记录动脉强弱、双下肢皮肤温度、色泽、感觉及血管充盈情况，必要时可用多普勒探测血流量。尤其应观察有无因大血管受压、缺血等原因造成的骨筋膜室综合征,如出现下肢肿胀,应定时定位测量腿围,小腿从髌骨下缘 15cm、大腿从髌骨上缘 20cm 处测量腿围。一旦发现下肢缺血及时报告医生处理。

(4) 维持理想反搏效果　观察 IABP 反搏时相及反搏效果配合医生逐渐调整 IABP 的各种参数,以获得最佳辅助效果[血压稳定,收缩压>12kPa(90mmHg)、心指数(CL)>2.5L/(min·m²)、尿量>1mL/(kg·h)],正性肌力药物用量逐渐减少,末梢循环良好。

(5) 导管护理　绝对卧床,患者插管一侧肢体保持伸直位,严格制动,不能屈曲。导管妥善固定,翻身及整理床单元时防止导管打折、移位、脱落、受压。为确保管道通畅及压力稳定,每班护士交接班前后将连接 IABP 导管的压力转换装置重新校零、调节压力并记录。传感器位置需与患者的腋中线呈水平位。随时观察导管连接处有无血液反流,应用肝素盐水(无菌生理盐水 500mL+肝素 5000U)冲管,每小时 1 次,确保管内无回血,以免形成血栓。每日用碘伏棉球消毒导管穿刺部位周围皮肤,更换敷料并检查穿刺处有无红、肿、渗血等情况,保持局部清洁干燥。每班护士在反搏过程中保持球囊导管中心腔的通畅,持续使用肝素稀释液抗凝治疗。

(6) 基础护理　保持室内安静,限制探视。患者绝对卧床制动,加强基础护理,保持床铺清洁,及时更换湿污的被服。将呼叫器及常用物品放置于患者伸手可及的地方,并教会其使用。协助患者进食、床上大小便,保持口腔清洁,不能刷牙漱口的患者可给予口腔护理。协助患者翻身,预防压疮、坠积性肺炎的发生。进行被动肢体活动以减少血栓的产生。患者半卧位应<30°,避免屈髋卧位,防止球囊导管打折。加强营养支持,给予低盐、低脂、高蛋白、易消化的食物,进食新鲜水果,少量多餐,保持大便通畅。

第六节　经皮二尖瓣球囊成形术及护理

经皮二尖瓣球囊成形术（PBMV）是应用 Inoue 尼龙网球囊导管，借助于 X 线，经外周静脉穿刺到达二尖瓣口进行扩张，达到减少左心房血流阻力的目的。PBMV 是治疗单纯二尖瓣狭窄的风湿性心脏病的一种非外科手术方法。

【适应证】

1. 单纯二尖瓣狭窄或二尖瓣反流及主动脉瓣病变，瓣膜柔韧性好，无明显钙化或纤维化。

2. 心功能Ⅱ级、Ⅲ级。

3. 超声心动图检查，左心房内无血栓，瓣口面积<1.5cm²。

4. 心导管检查左心房平均压>1.5kPa（11mmHg），二尖瓣跨瓣压差>1.1kPa（8mmHg）。

【禁忌】

1. 风湿活动，中重度主动脉瓣病变或二尖瓣反流。

2. 急性心力衰竭、肺动脉高压、严重室性心律失常。

3. 明显主动脉瓣关闭不全，升主动脉明显扩大。

【操作方法】

1. 消毒铺巾　常规消毒腹股沟，上至脐部，下至大腿中部，铺巾暴露腹股沟。

2. 股动脉、静脉穿刺　在右侧腹股沟韧带下方 2～3cm 股动脉搏动处及其内侧 0.5cm 处用利多卡因局部麻醉，后用手术刀分别切开 2～3cm 的小口，血管钳剥离达皮下组织，插入 6～7F 动脉鞘管至股动脉中，8～9F 动脉鞘管至股静脉中。

3. 测压　自股动脉插入猪尾导管，测主动脉压、左心室压，以评估二尖瓣狭窄严重程度。将 Swan-Ganz 漂浮导管自股静脉送入右心室、肺动脉，测肺毛细血管楔压和心排血量。

4. 房间隔穿刺　经右股动脉插入房间隔套管至右心房上部，（注意勿使针尖超出套管）将针和套管转向左后方，回撤套管，接近左心房影下缘，当针尖突然向左摆动后，轻推套管，顶住房间隔，推送穿刺针有落空感，试射对比剂，测血压或血氧含量证实针尖在左心房后推送套管至左心房，立即给予肝素2500～5000U。

5. 扩张狭窄部　用液状石蜡润滑腹股沟穿刺部皮肤，将Inoue尼龙网球囊导管沿导丝推送至房间隔部位，当球囊进入左心房时，球囊延伸应从内管中后退2～3cm，使球囊前端有较好的弯曲度，利于推进并避免损伤心房壁。待整个球囊进入左心房后，慢慢逆时针转动，将球囊送入左心室，注入对比剂，使球囊头部、尾部、腰部相继充盈，嵌于二尖瓣口，使二尖瓣融合的交界处撕裂，随即快速抽空球囊，将球囊退至左心房测压。

6. 撤管　球囊扩张疗效满意后，即可拔出球囊导管，局部压迫止血20分钟，再用盐袋压迫6小时、卧床24小时。

【护理措施】

1. 术前护理

（1）做好心理护理，克服不良情绪，主动向患者及家属介绍PBMV治疗目的和意义，术中、术后注意事项、配合要点及可能出现的并发症，积极配合手术。并让家属签手术知情同意书。

（2）完善心脏多普勒超声心动图、血常规、出凝血时间、肝肾功能检查等。

（3）清洁术区皮肤，术前禁食6小时。做青霉素及碘过敏试验。精神紧张者术前晚可给予镇静药。

（4）术前3天停用洋地黄及β受体阻滞药。抗凝治疗者，术前4天停用华法林等抗凝药物，术前3天给予肝素至术前8小时停用，将肝素按500～800U/h静脉滴注，凝血时间在20～30分钟（应用试管法）。女性患者避开月经期。

2. 术中护理

（1）监测生命体征　注意心率、心律的变化，准确记录扩前、后左心房、右心室、肺动脉及主动脉压力曲线。密切观察患者有无呼吸增快、心率增快、大汗、面色苍白及血压下降等症状，必要时抗心力衰竭或对症处理。

（2）意识监测　如 Inoue 尼龙网球囊导管扩张充盈二尖瓣的时间过长可能会出现一过性脑缺血，患者出现表情淡漠、晕厥、抽搐等症状，应加强监护。

（3）严格控制静脉输液速度　静脉输液速度控制在每分钟30滴左右，以免加重心脏负担。

第七节　房间隔缺损封堵术及护理

房间隔缺损（ASD）是较为常见的先天性心脏病。房间隔缺损封堵术主要用于缺损在 40mm 以下、边缘完整、位于房间隔中央、相当于卵圆孔位置的缺损口。

【适应证】

1. Ⅱ孔型房间隔缺损，缺损直径＜30mm，存在左向右分流。

2. 右心室扩大，有右心室容量负荷增加。

3. 缺损边缘至冠状静脉窦，上、下腔静脉及肺静脉的距离≥5mm，房室瓣≥7mm。

4. 外科手术后有残余分流的 ASD。

【禁忌】

1. Ⅰ孔型房间隔缺损及静脉窦房间隔缺损。

2. 严重肺动脉高压导致右向左分流。

3. 下腔静脉血栓形成，盆腔静脉血栓形成，导致完全梗阻。

4. 伴有与 ASD 无关的严重心肌疾病或瓣膜疾病。

【操作方法】

1. 消毒铺巾　常规消毒腹股沟，上至脐部，下至大腿中部，铺巾，暴露腹股沟。

2. 股静脉插管　在右侧腹股沟韧带下方 2～3cm、股动脉搏动处内侧 0.5cm 处用利多卡因局部麻醉后各切开 2～3cm 小口，用小血管钳分离达皮下组织。

3. 动脉压监测及右心测压　经股动脉的鞘管连接压力管做

连续压力监测，然后将带有导引丝的端孔导管自股静脉鞘管送入右心行右心导管术。

4. 送引导丝至左肺动脉　将端孔导管经房间隔缺损处送入左上肺静脉内，经导管插入 0.09～0.10cm J 形交换导丝至左上肺静脉，退出导管及外鞘管，保留交换导丝前端于左上肺静脉内。

5. 操作方法　选择适宜的 ASD 封堵器经输送鞘管送至左心房内，注入 20% 泛影葡胺，充胀球囊后轻轻回撤，塞住房间隔缺损，在多普勒超声心动图和 X 线透视同时监测下，先打开封堵器的左心房侧伞，同撤至 ASD 的左心房侧，然后固定输送导丝，继续回撤鞘管打开封堵器的右心房侧伞。经 X 线透视及超声心动图监测封堵器位置，形态满意、无残余分流时，可稍用力反复推拉输送鞘管，重复超声及 X 线透视，当封堵器固定不变，可操纵旋转柄释放封堵器。撤出导管、鞘管，压迫穿刺部位，加压包扎止血。

【护理措施】

1. 术前护理

（1）心理护理　因为先心病介入治疗是一项全新技术，对患者及家属都很陌生。针对不同患者及家属对疾病的认知程度和态度，采用不同的心理疏导方法。主动介绍介入治疗的应用方法、注意事项、可能出现的反应等，增强患者信心，稳定情绪，使患者主动配合治疗。家属签署手术同意书。

（2）相关的化验检查　多普勒超声心动图和食管超声、X 线胸片、血常规、出凝血时间、电解质、肝肾功能等。

（3）皮肤准备　术前 1 天清洁皮肤。备皮范围：双侧腹股沟区（脐下至大腿中上 1/3 处）。

（4）过敏试验　术前皮试，术前 1 小时内预防性用抗生素。

（5）肠道准备　局部麻醉者术前不需禁食，术前饮食以六成饱为宜，排空大小便。行全身麻醉者禁食、禁水 6 小时。训练床上大小便。

（6）药物准备　术前 1 天口服阿司匹林；术前晚口服适量地

西泮等镇静药,以保证充足睡眠;患者入导管室前 20～30 分钟根据医嘱给予镇静药。左侧肢体建留置针静脉通路。

2. 术中护理

(1) 手术体位 协助患者取平卧位,双臂伸直于躯体两侧,双下肢外展 45°,固定肢体。全身麻醉患儿应确认麻醉药生效后,方可将其抱到手术台上取平卧位,并由专人看护,防止坠床。

(2) 严密心电监测 连接多功能心电监护仪,监护心电图、心率、呼吸、血压等并记录。心电监护导联应放于患者手臂或肩上,以消除医生胸部视野障碍;还应有一个标准基线的心电图记录对比,用来区分导管诱发的暂时性的节律障碍。

(3) 病情观察 护士应熟知介入手术的配合程序和操作方法,加强术中巡视,密切观察患者有无气急、胸痛、发绀及意识变化,发现异常立即报告医生停止导管刺激,仍不缓解者按医嘱紧急处理。

(4) 配合抢救 施行心脏介入手术的患者多有器质性心脏病,术中常有意外情况出现,故应备齐抢救物品和药品,保持静脉通道顺畅,以便及时准确给药,防止意外发生。

3. 术后护理

(1) 安全护送入监护病房 手术结束后,由医生陪同用平车将患者送入监护病房。移动患者时应轻挪轻放,避免产生振动导致栓子脱落和局部渗血、血肿。全身麻醉及神志不清者将头偏向一侧,保持呼吸道通畅,防止分泌物过多阻塞气道,误吸导致吸入性肺炎或窒息。必要时给予氧气吸入。

(2) 生命体征监护 术后每 15～30 分钟测体温、脉搏、呼吸、血压 1 次并记录,有条件的可施行心电监护 6～12 小时。严密监测血氧饱和度,如血氧饱和度低于 95% 应查找原因,及时报告医生对症处理。

(3) 加强伤口护理 术后平卧 12～24 小时,术侧肢体伸直制动 24 小时,静脉穿刺盐袋局部压迫 4～6 小时,动脉穿刺盐袋局部压迫 6～8 小时。密切观察伤口有无出血、渗血或裂开、红肿及感染情况，保持伤口干燥，避免尿湿。

（4）防止血管痉挛和血栓形成　介入治疗先心病是一种经静脉插入导引丝、球囊、伞状闭合器等的技术，易造成血管内膜损伤致血栓形成。因此，术后应给予肝素抗凝治疗24小时，口服阿司匹林6个月，密切观察足背动脉搏动，皮肤颜色、温度、感觉等，防止栓塞、供血障碍而致坏死。

（5）假性动脉瘤的防治　术后穿刺处出现肿物，局部有波动，可闻及血管杂音，即为假性动脉瘤形成。较小动脉瘤且时间短者加压包扎可自愈，否则需手术治疗。假性动脉瘤的婴幼儿，尽量避免哭闹、咳嗽、打喷嚏、用力排便，可致腹压增高而使肿物增大。哭闹不止的患儿，可遵医嘱用镇静药。加强皮肤护理，防止皮肤感染导致动脉瘤破裂。

第八节　心包穿刺术及其护理

心包穿刺是指用心包穿刺针经体表穿入心包腔内，抽取一定量的心包积液并进行化验，以明确疾病的性质；对急慢性心脏压塞的患者进行穿刺抽液，以缓解压塞症状；对慢性化脓性心包炎患者进行治疗，抽出脓液，注入抗生素等。

【适应证】

1. 有心脏压塞症状的大量心包积液患者进行放液治疗。化脓性心包炎穿刺排脓。

2. 诊断性穿刺。抽液化验检查，明确液体性质及病因。

3. 心包腔内注射药物。

【禁忌】

超声心动图证实积液位于后心包腔，无穿刺窗口，粘连性、局限性心包积液或心包积液过少。

【操作方法】

1. 术前准备

（1）有条件时术前患者取心包穿刺常用体位（半卧位），行超声定位。

（2）**药品** 消毒碘酒、乙醇或碘伏，1%利多卡因及各种抢救药品，静脉切开包1个。

（3）无菌注射器10mL和50mL各一个，消毒手套、纱布及试管、量杯等。

（4）如需持续引流，应备导管盒1个，包括特制心包引流管（或硅胶管、单腔或双腔静脉导管），导丝、扩张管，穿刺针、尖刀片1把。

（5）备用心电图机、心脏复律除颤器和气管插管等急救设备。

（6）向患者说明穿刺目的，家属签署知情同意书。

2. 操作方法

（1）患者取半卧位，建立静脉输液通路，行心电监护和血压监护。

（2）严格消毒心前区皮肤，铺无菌孔巾，选择心尖或剑突下穿刺行局部麻醉。

（3）**诊断性穿刺** 将穿刺针连接注射器，在麻醉部位进针。若已行超声检查则根据超声定位方向及深度，保持负压进针，待抽出液体后停止进针。抽取积液留标本，术毕拔出针头，覆盖消毒纱布后胶布固定。

（4）**心包引流** 进针方法同诊断性穿刺。待抽出液体后，沿穿刺针送入导丝，取出穿刺针，在导丝入皮处切3mm小口，沿导丝送扩张管至心包腔，撤出扩张管，再沿导丝钢针送入引流管至心包腔内后撤出导丝。抽液留标本化验，导管与引流袋相连。若为双腔导管，另端以肝素帽封堵备用，缝针固定导管。引流结束后，拔出引流管，无菌纱布包扎。

【护理措施】

1. 术前护理

（1）术前准备

① 有条件时，术前患者取半卧位（心包穿刺常用体位），行

超声定位。

② 药品：消毒碘酒，25%乙醇，1%利多卡因及各种抢救药品，静脉切开包一个。

③ 无菌注射器 10mL 和 50mL 各一副，消毒手套，纱布及试管、量杯等。

④ 如需持续引流，应备导管盒一个，包括特制心包引流管（或硅胶管、单腔或双腔静脉导管）、导丝、扩张管、穿刺针、尖刀片 1 把。

⑤ 备用心电图机、心脏复律除颤器和气管插管等急救设备。

⑥ 向患者说明穿刺目的，家属签署知情同意书。

(2) 完善检查，如 ECG、出凝血时间测定等。

(3) 心理护理　介绍心包穿刺术的治疗方法、注意事项、可能出现的反应。对患者进行心理疏导，稳定情绪，使患者主动配合治疗。精神紧张的患者可适当给予镇静药。

2. 术中护理

(1) 密切观察患者面色、呼吸、血压、脉搏等指标的变化。

(2) 密切观察患者有无心包胸膜反应、心源性休克等异常情况发生，如有异常及时协助医生处理。

3. 术后护理

(1) 穿刺后 2 小时内应密切观察 ECG 的动态变化，同时观察呼吸、血压、脉搏，每 30 分钟 1 次，共 4 次，并进行对比记录，注意有无不良反应发生。

(2) 观察患者的神态、面色，如有面色苍白，则应提高警惕，谨防休克发生。

(3) 心包穿刺后 2 小时内必须绝对卧床休息，严禁起床排尿。

(4) 观察是否存在胸闷、气急，防气胸的发生，尤其是采取心尖部为穿刺点时更应注意。

第九节 心内膜心肌活检术及护理

心内膜活检术（EMB）是经外周静脉送入心内膜活检钳，夹取数块（一般4～6块）心肌组织，进行病理组织学化验，从而对心肌疾病的诊断、治疗、预后及科研提供重要依据的一种创伤性检查方法。

【适应证】

1. 心脏移植术后判定有无排斥反应，指导治疗。

2. 确定继发性心肌病的病因。

3. 协助心肌炎的诊断和随访。

【禁忌】

1. 急性感染期间。

2. 出血性疾病或在抗凝治疗中。

3. 心脏显著扩大，心壁薄者。

4. 心力衰竭和严重心律失常。

5. 心室有附壁血栓。

【操作方法】

1. 术前准备

（1）药品 消毒碘酒、乙醇或碘伏，1％利多卡因、肝素溶液（300mL液体内含肝素25mg）及各种抢救药品。

（2）穿刺针及静脉穿刺鞘，导引钢丝，心肌活检钳。经股静脉途径时还要活检长鞘和右心导管。

（3）盛有4％甲醛液小瓶以固定活检的组织。

（4）心脏监护仪、心脏电复律除颤仪和氧气、气管插管、心包穿刺包等。

（5）向患者说明手术中需要与医生配合的事项，签署手术知情同意书。

2. 手术方法

（1）采用经皮股静脉穿刺方法置入与活检钳相匹配的静脉

鞘，在 X 线透视下送入套有心导管的活检钳长鞘到右心室，退出右心导管，留置内含有肝素液体的活检长鞘在右心室腔内。经颈内静脉穿刺途径可直接经相匹配的静脉鞘送入活检钳。

（2）将活检钳导入右心室，操纵钳尾把柄使头端的钳口张开，缓慢推送至室间隔上中部，在双平面透视下顶住心内膜，迅速拉紧活检钳尾端的力柄，钳口紧闭咬住心内膜心肌组织，小心轻柔地向外牵拉，将活检钳迅速撤出体外。

（3）打开钳口，用小针挑取出活检的组织，置入 4‰甲醛液中固定。然后将钳身和钳口用肝素液浸洗后再次操作，每例在不同的部位取 3～5 块活组织送检。

（4）检查结束后，拔出鞘管，局部压迫止血、加压包扎。

（5）术后静卧 12 小时，严密观察脉搏、呼吸、血压情况。

【护理措施】

1. 取出活检钳过程中应保持钳叶关闭。

2. 重复送入活检钳前应用肝素盐水充分洗涤。

3. 取颈内静脉路径，应确定活检钳位于右心室而非冠状静脉窦。

4. 取股静脉路径，因采用长鞘，取出活检钳时需缓缓退出，然后自侧管抽回血弃掉，再用生理盐水冲洗长鞘，以免气体或小血栓进入肺动脉。

5. 心肌活检尚存有一定的并发症，如心肌穿孔、心脏压塞、气胸、空气栓塞、心律失常、神经麻痹等，因此在检查时、检查后应密切观察患者的情况，关注患者的主诉，以及时发现各种并发症，及时处理。心肌穿孔是一个极其严重的并发症，故操作时动作宜轻缓，切忌用力过猛，在右心室游离壁取材时尤其应注意；必要时行心电、血压监护，如有较严重的心律失常及时通知术者；压迫止血时间不应太短，以防穿刺处出血；同时注意无菌操作，防止穿刺部位感染。

第三篇
心血管内科疾病护理

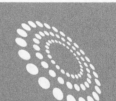

第十二章　心力衰竭的护理

第一节　慢性心力衰竭

一、定义

心力衰竭指在有适量静脉血回流的情况下，由于心脏收缩和舒张功能障碍、心排血量不足以维持组织代谢需要的一种病理状态。临床上以心排血量不足、组织的血液灌注不足以及肺循环和体循环淤血为特征。

二、病因

冠心病、高血压和老年性退行性心瓣膜病是老年心衰患者的主要病因，风湿性心瓣膜病、扩张型心肌病、急性重症心肌炎等病是年轻患者心衰的主要原因。收缩性心衰常见病因为冠心病，积极重建血运可防止心衰的发展和恶化；舒张性（或射血分数正常）心衰常见病因为高血压，控制血压极其重要，否则心衰进展迅速，也可诱发急性心衰。

三、临床表现

左心衰竭表现为肺部淤血和肺水肿、胸闷或呼吸困难、不能平卧、端坐呼吸，这时双肺布满干湿啰音，咳白色或粉红色泡沫样痰。同时也表现心、脑、肾脏器缺血和（或）淤血的表现，如头晕或意识淡漠、极度疲乏、肾功能不全、少尿等。若在慢性左心衰竭的基础上发生右心衰竭，即为全心衰竭，则表现静脉系统淤血和全身液体潴留的表现，如颈静脉怒张、肝大、腹水、胸腔积液、全身低垂部位水肿。

四、辅助检查

1. 实验室检查

(1) 肝功能　淤血性肝病时，可有血清球蛋白、转氨酶升高。

(2) 血电解质测定　长期利尿治疗容易发生电解质紊乱，可有低血钾、低血钠，这常是难治性心力衰竭的诱因。

2. 特殊检查

(1) 二维超声心动图及多普勒超声检查　可用于以下几方面：①诊断心包、心肌或心脏瓣膜疾病；②定量或定性房室内径，心脏几何开头，室壁厚度、室壁运动，心包、瓣膜狭窄定量，关闭不全程度等，可测量左心室射血分数（LVEF）、左心室舒张末期容量（LVEDV）和收缩末期容量（LVESV）；③区别舒张功能不全和收缩功能不全，LVEF＜40％为左心室收缩功能不全，LVEF还能鉴别收缩功能不全或其他原因引起的心力衰竭；④LVEF及LVESV是判断收缩功能和预后的有效指标，左心室收缩末期容量指数（LVESVI-LVESV/表面面积）达 $45mL/m^2$ 的冠心病患者，其死亡率增加 3 倍；⑤为评价治疗效果提供客观指标。

(2) 核素心室造影及核素心肌灌注显像　核素心室造影可准确测定左心室容量、LVEF 及室壁运动。核素心肌灌注显像可诊断心肌缺血和心肌梗死，对鉴别扩张型心肌病和缺血性心肌病有一定帮助。

(3) X 线胸片　可提示有心脏增大、肺淤血、肺水肿等以及原有肺部疾病的征象。

(4) 心电图　心力衰竭本身无特异性心电图改变，但可提供既往心肌梗死、左心室肥厚、广泛心肌损害及心律失常的证据。

五、治疗

治疗原则为首先控制液体潴留，然后病因治疗、逆转心室重构和拮抗神经内分泌治疗并举。

六、观察要点

注意观察心力衰竭典型症状、体征的出现、注意并发症的发生。

1. 观察呼吸的频率、幅度等 当患者出现劳力性或夜间阵发性呼吸困难、心率增快、乏力、尿量减少、下肢水肿等心力衰竭的临床表现，应及时与医生联系并详细交班。

2. 观察有无左心衰征象 当患者出现烦躁不安、大汗淋漓、端坐呼吸、咳粉红色泡沫痰等提示急性肺水肿，应立即准备配合抢救。

3. 观察有无感染现象 当患者出现咳嗽、咳脓痰、呼吸困难加重、体温升高时可能合并呼吸道感染，应及时处理。

4. 观察有无静脉血栓征兆 当患者出现下肢活动受限、疼痛、肢体远端出现局部肿胀时，可能合并下肢静脉血栓形成，应及时与医生联系且正确处理。

七、护理要点

1. 常规护理

（1）起居护理

① 病室环境：保持病室安静，减少陪客探视，室内空气清新流通，注意保暖，患者外出时应戴口罩，以预防呼吸道感染。

② 休息与活动：鼓励患者每 2～3 小时做深而慢的呼吸运动，以助排痰，从而预防呼吸道感染；长期卧床患者，应鼓励其活动下肢，必要时可按摩肢体，或用温水定时浸泡下肢以预防静脉血栓形成。

③ 评估患者目前心功能状态和日常活动量，确定活动受限的原因，并制切实可行的活动原则。

④ 养成每日定时排便的习惯：配合腹部按摩、适当运动、饮食调节，以预防便秘。切忌排便时过度用力，以免增加心脏负担。

⑤ 吸氧：患者出现呼吸困难时给予吸氧。根据患者缺氧程

度调节氧流量，一般慢性心力衰竭氧流量为 2～4L/min，肺源性心脏病者氧流量为 1～2L/min。

⑥ 加强皮肤护理：尤其是严重水肿者，由于循环及营养不良，皮肤抵抗力低、弹性差，易受损伤，应预防压疮发生。

（2）饮食护理　应摄取低热量、低钠、高蛋白、高维生素、粗纤维、易消化、不胀气的饮食。因低热量饮食可降低基础代谢率，减轻心脏负荷；限制钠盐摄入可减轻水肿和减轻心脏负担，钠盐限制程度应根据水肿程度、心力衰竭程度及利尿药治疗情况而定，一般每日食盐量应少于 5g；高蛋白饮食可改善营养状况、提高机体抵抗力，且有助于减轻水肿；高维生素、粗纤维、易消化、不胀气食物既可补充营养，减轻心脏负担，又可预防便秘。少食多餐，每餐不宜过饱，以免加重消化道淤血及心脏负担。对于水肿的患者，饮食上应限制钠盐和水分摄入。

（3）心理护理　焦虑、紧张等不良心理活动对心血管系统和机体免疫功能影响很大。焦虑、紧张可使心率增快、周围血管阻力增加、血液黏稠度增加和机体抵抗力下降，故减轻患者精神负担和限制体力活动同等重要。调整情绪能减少机体耐药性和心律失常的发生。医护人员认真、和蔼的态度，处处想到患者，为患者提供一切方便等均能给患者和家属心理支持，减轻焦虑。

2. 用药护理

（1）应用洋地黄类药物的观察与护理

① 洋地黄中毒的表现：a. 各种心律失常是洋地黄中毒最主要、最严重的反应，如频发室性期前收缩（多呈二联律）、非阵发性交界性心动过速、心房颤动及房室传导阻滞等，其中快速性心律失常又伴有传导阻滞是洋地黄中毒的特征性表现；b. 胃肠道反应是洋地黄中毒最早的反应，如恶心、呕吐、食欲缺乏等；c. 中枢神经系统症状，如头痛、视力模糊、黄视、绿视等。

② 用药注意事项：a. 向患者讲解应用洋地黄类药物治疗的必要性及洋地黄中毒的表现；b. 口服给药时，应指导患者严格按医嘱服药，如果一次漏服，则下一次不能补服，以免过量而中

毒。给药前应测量患者心率、心律，当心率<60次/分或节律不规则时，应暂停服药，并报告医师，同时注意观察有无胃肠道反应及其他心脏毒性反应、神经毒性反应等洋地黄中毒的表现；c. 静脉给药时应稀释后缓慢注射，同时注意观察患者的心率、心律及心电图变化，并记录给药时间。

③ 洋地黄中毒的处理：立即停用洋地黄；补充钾盐，停用排钾利尿药；纠正心律失常，快速性心律失常可选用利多卡因或苯妥英钠，缓慢性心律失常可用阿托品或临时起搏器。

（2）应用利尿药的观察及护理

① 在使用利尿药时，注意液体的出入量。选择合适的用药时间，除非在紧急情况下，一般以早晨或日间为宜，防止夜间排尿过频而影响患者休息。

② 根据药物特性，观察用药效果。

a. 噻嗪类利尿药最主要的副作用是低钾血症，表现为腹胀、肠鸣音减弱、乏力等，并可诱发心律失常或洋地黄中毒。应用过程中宜同时补充含钾丰富的食物，必要时遵医嘱补充钾盐。口服补钾时，饭后服或将水剂与果汁同饮，以减轻胃肠道不适。静脉补钾时，液体含钾浓度不超过 0.3%。

b. 氨苯蝶啶的副作用有嗜睡、乏力、皮疹、胃肠道反应，长期用药可产生低钾血症，伴肾功能减退、少尿或无尿者应慎用。螺内酯毒性小，可出现嗜睡、运动失调、男性乳房发育、面部多毛等，肾功能不全、高钾血症者禁用。

（3）应用β受体阻滞药的观察及护理：β受体阻滞药副作用有低血压、液体潴留（体重增加）、心动过缓、房室传导阻滞等。

① 低血压：一般在首剂或增加剂量的 24～48 小时内发生，重复用药后可自动消失，为了减少低血压的发生，血管扩张药、ACE抑制药在与β受体阻滞药合用时应减量、停用或在每日不同的时间应用。用药过程中密切观察血压，在观察血压过程中调整剂量或服药时间（即用药中观察、观察中用药）。

② 液体潴留：每日应测量体重，若体重增加，应立即增加

利尿药用量，直至体重恢复治疗前水平。

③ 心动过缓或房室传导阻滞：在增加用量过程中，如心率 <55 次/分或出现二度、三度房室传导阻滞，应减量或停用。

④ 应用血管扩张药的观察和护理。

a. 严密监测患者的血压和心率，根据患者的血压和心率调整药物剂量和滴注速度。

b. 硝酸酯制剂可致头痛、面红、心动过速、血压下降等，尤其是硝酸甘油静脉滴注时，应严格掌握滴速。

c. 硝普钠见光易变质分解，稀释后的溶液不稳定，静脉输液时应避光输液、现用现配。避免大剂量长期使用，以免发生硫氰酸中毒。

⑤ 应用 ACE 抑制药的观察及护理：ACE 抑制药的副作用较少，可有直立性低血压、刺激性干咳、胃肠道反应、高血钾、肾功能损害等，多发生于用药早期或剂量增加时，通常不妨碍长期用药。但若出现声带、喉头水肿，危险性较大，可考虑停药。

第二节 急性心力衰竭

一、定义

急性心力衰竭又称急性心功能不全，是由心脏做功不正常引起血流动力学改变而导致的肾脏和神经内分泌系统的异常反应两方面特殊的临床综合征。机械性循环障碍引起的心力衰竭称机械性心力衰竭。心脏泵血功能障碍引起的心力衰竭统称泵衰竭。由各种原因引起的急骤发病、心排血量在短时间内急剧下降甚至丧失排血功能引起的周围系统灌注不足称急性心力衰竭。

急性心力衰竭在原本正常的心脏或已有病变的心脏均可发生。原有慢性心功能不全患者因一时性体力劳动、情绪激动而诱发。

二、病因

任何心脏解剖或功能的突发异常，使心排血量急剧而显著地降低和肺静脉压突然升高，均可发生急性左心衰竭。常见的病因有：①急性弥漫性心肌损害，如急性心肌炎、广泛性前壁心肌梗死等。②急起的机械性阻塞，如严重的瓣膜狭窄、心室流出道梗阻、心房内球瓣样血栓或黏液瘤嵌顿二尖瓣口、肺动脉总干或大分支栓塞等。③心脏容量负荷突然加重，如急性心肌梗死或感染性心内膜炎引起的瓣膜穿孔、腱索断裂所致的瓣膜性急性反流，室间隔破裂穿孔而使心室容量负荷突然剧增。另外有输液、输血过多或过快等。④急剧的心脏后负荷增加，如高血压心脏病血压急剧升高。⑤严重的心律失常，如快速性心律失常。

三、临床表现

典型患者以急性肺水肿表现为主。

1. 症状　患者突发严重的呼吸困难，强迫端坐位，面色灰白或发绀，大汗淋漓，烦躁不安，有窒息感，频频咳嗽，甚至咳出大量粉红色泡沫痰等。

2. 体征　呼吸频率增快，可达 $30 \sim 40$ 次/分，且为端坐呼吸，吸气时锁骨上窝和肋间隙内陷。听诊两肺布满湿啰音和哮鸣音，心率增快，心尖部可听到舒张期奔马律。动脉压早期升高，随后下降，严重者可出现心源性休克。

四、辅助检查

1. X线检查　胸部 X 线检查对左心衰竭的诊断有一定帮助。除原有心脏病的心脏形态改变之外，主要为肺部改变。

2. 动脉血气分析　左心衰竭引起不同程度的呼吸功能障碍，病情越重，动脉血氧分压（PaO_2）越低。动脉血氧饱和度低于 85％时可出现发绀。多数患者二氧化碳分压（$PaCO_2$）中度降低，系 PaO_2 降低后引起的过度换气所致。

3. 血流动力学监护　在左心衰竭的早期即行诊治，多可挽回患者生命。加强监护，尤其血流动力学监护，对早期发现和指导治疗至关重要。

4. 心电监护及心电图检查　可以发现心脏左、右房室肥大及各种心律失常改变。严重致命的心律失常，如室性心动过速、紊乱的室性心律、室颤、室性自律心律，甚至心室暂停、严重窦缓、三度房室传导阻滞等有助于诊断。

5. 血压及压力测量　包括动脉血压、静脉压、左心室舒张末期压力及冠状动脉灌注压。

五、治疗

治疗原则为急性心力衰竭发生后，首先根据病因作相应处理。紧急镇静，迅速降低心脏前、后负荷。

六、观察要点

严密观察患者呼吸频率、深度，意识，精神状态，皮肤颜色及温度，肺部啰音的变化，监测血气分析结果，对安置漂浮导管者应监测血流动力学指标的变化，判断药物疗效和病情进展。

七、护理要点

1. 常规护理

（1）体位　立即协助患者取坐位，双腿下垂，以减少回心血量。并提供靠背、小桌等以节省患者体力，同时注意保护患者，防止坠床。

（2）吸氧　吸氧原则为高流量（6～8L/min）、乙醇（一般用 50% 乙醇，不能耐受者用 20%～30%）湿化、间歇鼻导管吸氧，重症者面罩加压吸氧。高流量吸氧可使肺泡内压增加，利于气体交换且减少液体渗出从而减轻肺水肿；乙醇可使肺泡内泡沫表面张力降低而破裂，从而增加气体交换面积，改善呼吸困难；高流量吸氧应间断进行以防氧中毒发生。

（3）心理护理

① 医护人员在抢救患者时必须保持镇静，操作熟练，工作忙而不乱，使患者产生信任感、安全感。

② 简要介绍本病救治措施及使用监测设备的必要性，以减

轻焦虑、恐惧心理。

③ 鼓励患者尽量做缓慢的深呼吸，放松情绪。

2. 用药护理

（1）用吗啡时应注意患者有无呼吸抑制、血压降低、心动过缓、恶心等，伴有神志不清、颅内出血、慢性肺部疾病、呼吸衰竭、低血压、休克者禁用，年老体弱者慎用或减量，另外不可长期应用，以防成瘾。

（2）用快速利尿药时应注意观察尿量、血容量和血钾变化，伴有血容量降低或低血压休克者禁利尿。

（3）应用血管扩张药要注意调节输液速度、监测血压变化，防止低血压发生，一般将收缩压维持在 100mmHg 左右，对原有高血压者血压降低幅度（绝对值）以不超过 80mmHg 为度，用硝普钠应现用现配，避光滴注，有条件者可用输液泵控制滴速。

（4）洋地黄制剂静脉使用时要稀释，推注速度宜缓慢，同时观察心电图变化，尽早发现洋地黄中毒反应并及时处理。

（5）氨茶碱的不良反应主要为低血压、休克、室性心律失常甚至猝死等，静脉注射一定要缓慢，即 0.25g 氨茶碱加入 50% 葡萄糖液 40mL 中要求在 10～15 分钟静脉推注完；氨茶碱还可增加心肌耗氧量，故心肌梗死和心肌缺血者不宜用，老年人、肝肾功能不全者用量酌减。

第十三章　心律失常的护理

第一节　窦性心动过速

一、定义

正常窦性心律的冲动起源于窦房结，频率为 60～100 次/分。当成人窦性心律超过 100 次/分（一般不超过 160 次/分），称为窦性心动过速。窦性心律的频率可因年龄、性别、体力活动等不同而有显著差异。

二、病因

1. 生理因素　正常人的体力活动、情绪激动、饱餐、饮浓茶、饮咖啡、吸烟、饮酒等，使交感神经兴奋，心率加快。

2. 病理因素

（1）心力衰竭　尤其在心力衰竭的早期，心率常增快。

（2）甲状腺功能亢进　大多数甲亢患者有窦性心动过速，心率一般在 100～120 次/分，严重者心率可达到 120～140 次/分。

（3）急性心肌梗死　在急性心肌梗死病程中，窦性心动过速的发生率可达到 30%～40%。

（4）休克　休克可引起窦性心动过速，在轻度休克时心率可达到 100 次/分以上；重度休克时心率更快，可大于 120 次/分。

（5）急性心肌炎　多数患者可出现与体温升高不成比例的窦性心动过速。

（6）其他器质性心脏病　均可出现窦性心动过速。

三、临床表现

除心悸外，症状随病因而异。窦性心动过速开始和终止时，心率逐渐增快和减慢，心脏听诊心率快而规则。

四、辅助检查

心电图检查可见窦性 P 波（Ⅰ、Ⅱ、aVF 导联直立，aVR 导联倒置，P-R 间期＞0.12 秒）规律出现，P-P 间距＜0.6 秒。

五、治疗

治疗原则为针对病因进行治疗。

1. 寻找窦性心动过速的病因，根据病因进行治疗，病因治疗后，如需处理窦性心动过速，可选用下列药物。针对原因，大多数不需特殊治疗，如有心悸不适可用镇静药、β 受体阻滞药、钙通道阻滞药，如普萘洛尔（心得安）5～10mg，每日 3 次，或维拉帕米（异搏定）40～80mg，每日 3 次。

2. 首选 β 受体阻滞药，若需迅速控制心率，可选用静脉用药。

3. 不能使用 β 受体阻滞药时，可选用维拉帕米或地尔硫草。

六、观察要点

密切观察患者的呼吸、心率、心律的变化，若患者出现心悸、头晕、眼花或心律失常等及时通知医生处理。

七、护理要点

1. 常规护理

（1）休息　患者休息时应尽量避免左侧卧位，以防加重不适。

（2）饮食　给予高热量、高维生素而易消化的食物，平时可服用益气养心的药膳，如人参粥、大枣粥、莲子粥等。应戒烟忌酒，避免食用过硬、不易消化及刺激性的食物。

（3）心理护理　嘱患者保持情绪稳定，必要时应遵医嘱给予镇静药，保证患者充分的休息和睡眠。

2. 专科护理

（1）药物护理　窦性心动过速通常不需特殊治疗，主要是针对病因进行处理。如患者心悸等症状明显，可选用以下药物。

① 利血平

a. 作用：利血平能使交感神经末梢囊泡内的神经递质（去甲肾上腺素）释放增加，并能阻止神经递质进入囊泡，因此囊泡内的神经递质逐渐减少或耗竭，使交感神经冲动的传导受阻，因而可使心率减慢。

b. 用法及剂量：0.125～0.25mg 口服，2～3 次/日。

② 普萘洛尔

a. 作用：普萘洛尔为 β 受体阻滞药，可阻滞心肌的 β 受体，故可使心率减慢。

b. 用法及剂量：5～10mg 口服，3 次/日。

③ 维拉帕米

a. 作用：能抑制窦房结及房室交界区的自律性，延长房室结传导（A-H 间期延长），使心率减慢。

b. 用法及剂量：40～80mg 口服，3 次/日。此外，尚可配合应用镇静药物。

（2）治疗过程中的应急护理措施

① 急性肺水肿：立即将患者扶起坐在床边，双腿下垂或半卧位于床上，以减少静脉回流。同时注意防止患者坠床跌伤。立即高流量鼻导管吸氧，病情特别严重者可用面罩呼吸机持续加压给氧，也可用 50%乙醇湿化，以降低肺泡内泡沫的表面张力，使泡沫破裂，改善通气功能。根据医嘱应用相关药物。

② 心力衰竭：立即协助患者取坐位，双腿下垂，以减少静脉回流，减轻心脏负担。立即高流量鼻导管给氧，对病情特别严重者应采用面罩呼吸机治疗。迅速开放两条静脉通道，遵医嘱正确使用强心、利尿、扩血管药物，密切观察用药疗效与不良反应。医护人员在抢救时必须保持镇静、操作熟练、忙而不乱，使

患者产生信任与安全感。护士应安慰患者，解除患者的恐惧心理。严密监测血压、呼吸、血氧饱和度、心率、心电图，检查电解质、血气分析等，观察呼吸频率和深度、意识、精神状态、皮肤颜色及温度、肺部湿啰音的变化。

③ 心源性休克

a. 先扩充血容量，若合并代谢性酸中毒，应及时给予 5% 碳酸氢钠 150～300mL，纠正水、电解质紊乱。根据心功能状态和血流动力学监测资料估计输液量和输液速度，一般情况下，每日补液总量宜控制在 1500～2000mL。

b. 若休克仍未解除，应考虑使用血管活性药物，常用的如多巴胺、多巴酚丁胺、间羟胺、去甲肾上腺素、硝酸甘油和硝普钠等。

c. 心电监护和建立必要的血流动力学监测，留置尿管以观察尿量，积极对症治疗和加强支持疗法。采用休克卧位，镇静，密切观察患者病情变化。

第二节　窦性心动过缓

一、定义

成人窦性心律低于 60 次/分，称为窦性心动过缓。

二、病因

1. **心外病因**　大多通过神经（主要为迷走神经兴奋）、体液机制经心脏外神经而起作用，或是直接作用于窦房结而引起窦性心动过缓。

2. **窦房结功能受损**　指由窦房结受损（如炎症、缺血、中毒或退行性变的损害等）而引起的窦性心动过缓。此外，可见于心肌受损如心肌炎、心包炎、心内膜炎、心肌病、心肌梗死、心肌硬化等。也可能为一过性的窦房结炎症、缺血及中毒性损害所致。

3. 急性心肌梗死 窦性心动过缓的发生率为 20%～40%，在急性心肌梗死发病早期发生率最高（特别是下壁梗死）。

窦性心动过缓的发生系由于窦房结起搏细胞 4 相上升速度减慢、最大舒张期电位负值增大、阈电位水平上移等，使窦房结自律性强度降低所致。

三、临床表现

一般无症状，部分患者可有头晕、胸闷等。心脏听诊心率慢而规则。

四、辅助检查

心电图特征为窦性 P 波规律出现，P-P 间期＞1.0 秒。

五、治疗

生理性窦性心动过缓不需治疗，病理性应针对病因。如心率显著减慢或症状明显者可选用阿托品 0.3～0.6mg，每日 3 次，口服山莨菪碱 5～10mg，每日 3 次，口服，或 10～20mg 加入 500mL 液体静脉滴注，异丙肾上腺素 1mg 加入 500mL 液体静脉滴注，但长期应用易发生严重不良反应，应考虑心脏起搏治疗。由药物引起者应酌情减量或停用。

六、观察要点

密切观察患者的呼吸、心率、心律的变化，若患者出现心悸、头晕、眼花或心律失常等及时通知医生处理。

七、护理措施

1. 常规护理

（1）休息 合理的运动锻炼能促进侧支循环的建立，提高体力活动的耐受量而改善症状，最大活动量以不发生心绞痛症状为度，要避免竞赛活动及屏气用力动作（如排便时过度屏气）。活动中一旦出现异常情况，应立即停止活动。

（2）饮食　给予低热量、低脂肪、低胆固醇和高纤维的饮食，要避免饱食，禁烟酒，避免食用过硬、不易消化及带刺激的食物。

（3）心理护理　嘱患者保持情绪稳定，必要时遵医嘱给予镇静药，保证患者充分的休息和睡眠。

2.专科护理

（1）药物护理　器质性心脏病（特别是急性心肌梗死）患者由于心率很慢可使心排血量明显下降而影响心、脑、肾等重要脏器的血液供应，症状明显，此时应使用阿托品（注射或口服），甚至可用异丙肾上腺素静脉滴注（1mg加入5％葡萄糖液50mL中缓慢静脉滴注，应根据心率快慢而调整剂量），以提高心率。亦可口服氨茶碱0.1g，3次/日。使用阿托品时常有口干、眩晕、严重时出现瞳孔散大、皮肤潮红、心率加快等不良反应，应密切观察，患者如有不适立即通知医生并及时处理。

（2）治疗过程中的应急护理措施

① 晕厥

a.患者一旦发生晕厥，应立即通知医生，将患者平卧，抬高下肢，解开衣领，保持呼吸道通畅，防止其他人员围观，保持患者周围空气流通。

b.根据临床症状迅速作出判断，遵医嘱行相关实验室检查，包括静脉采血查血细胞计数及血生化，了解有无贫血、低血糖或电解质紊乱，查心肌酶谱；行12导联心电图了解有无心律失常、传导阻滞等。

c.配合医师进行急救处理。立即给予氧气吸入；建立静脉通道，根据医嘱快速有效地给予药物治疗，如低血糖者静脉注射高渗葡萄糖，高血压者应用抗高血压药物；行心电监护监测心律、心率、血压及血氧饱和度。

d.病情观察：专人护理，注意观察有无心律失常，监测心率、血压、血氧饱和度、面色、呼吸等，并做好记录；观察发病的频度、持续时间、缓解时间、伴随症状及有无诱发因素等；观察急救处置效果。

e. 护理人员要保持镇静，技术操作要熟练，操作中随时观察患者，询问有无不适症状。医护人员有条不紊且行之有效的工作对患者是最好的心理支持。

② 心绞痛

a. 患者心绞痛发作时立刻停止活动，一般休息后症状即缓解；缓解期一般不需卧床休息，遵医嘱使用药物；不稳定型心绞痛者应卧床休息并密切观察。

b. 减少和避免诱因，不吸烟，不受凉等。

第三节　窦性心律不齐

一、定义

窦性心律周期长短不一，同一导联最长 P-P 间期减去最短 P-P 间期之差＞120 毫秒即为窦性心律不齐。

二、临床表现

窦性心律不齐常见于年轻人，特别是心率较慢或迷走神经张力增高时。窦性心律不齐随年龄增长而减少。窦性心律不齐很少出现症状，但有时两次心搏之间相差较长时，可致心悸感。

三、治疗

窦性心律不齐大多没有明显的临床意义，一般无需特殊治疗，活动后心率增快则消失。如严重的窦性心动过缓合并窦性心律不齐者，可对症相应处理。

四、观察要点

观察患者没有出现其他不适症状，不需要特别治疗。部分患者可伴有窦性心动过缓，如心率不低于 50 次/分，无需治疗。如心率低于 40 次/分，且出现症状者可用提高心率药物（如阿托品、麻黄碱或异丙肾上腺素）。严重患者可植入心脏起搏器。

五、护理要点

1. 常规护理

（1）生活护理　要生活规律，养成按时作息的习惯，保证睡眠，因为失眠可诱发心律失常。运动要适量，量力而行，不勉强运动或运动过量，不做剧烈及竞赛性活动，可做气功、打太极拳。洗澡水不要太热，洗澡时间不宜过长。养成按时排便习惯，保持大便通畅。饮食要定时定量。避免着凉，预防感冒。不从事紧张工作，不从事驾驶员工作。

（2）心理护理　保持平和稳定的情绪，精神放松，不要过度紧张。精神因素中尤其紧张的情绪易诱发心律失常，患者要以平和的心态去对待，避免过喜、过悲、过怒，不看紧张刺激的电视、比赛等。

2. 专科护理

（1）窦房传导阻滞　一般一度房室传导阻滞不会对心脏功能产生影响，通常也不需要特殊处理，注意定期复查；严重的二度Ⅱ型和三度房室传导阻滞心室率显著缓慢，可能会影响到心脏功能，引起缺血、缺氧等症状，此时需要考虑植入起搏器。

（2）心动过缓　合理的运动锻炼可促进侧支循环的建立，提高体力活动的耐受量而改善症状，最大活动量以不发生心绞痛症状为度。饮食给予低热量、低脂肪、低胆固醇和高纤维的食物，要避免饱食，禁烟酒，避免食用过硬、不易消化及带刺激的食物。患者保持情绪稳定，必要时遵医嘱给予镇痛药，保证患者充分休息和睡眠。积极治疗原发病，消除诱因，是减少心动过缓发作的关键。

第四节　房性期前收缩

一、定义

房性期前收缩又称房性早搏简称房早，正常成人进行 24 小时心电监测约 60% 有房早发生，各种器质性心脏病均可发生房早，并且常是快速性房性心律失常出现的先兆。

二、病因

1. **器质性心脏病** 任何器质性心脏病均可发生，多见于冠心病、风湿性心脏病、肺心病（尤其是多源性房性期前收缩）、心肌炎、高血压性心脏病、心力衰竭、急性心肌梗死等。

2. **药物及电解质** 洋地黄、普鲁卡因胺、肾上腺素、异丙肾上腺素、锑剂及各种麻醉药等的应用均可出现房性期前收缩。在酸碱平衡失调、电解质紊乱时，如低血钾、低血钙、低血镁、酸碱中毒等亦可出现房性期前收缩。

3. **神经异常状态** 房性期前收缩的出现可无明显诱因，但与情绪激动、血压突然升高、过多饮酒、吸烟，喝浓茶、喝咖啡、便秘、腹胀、消化不良、失眠、体位突然改变等因素有关。此原因所致的房性期前收缩在睡眠前或静止时较易出现，在运动后或心率增快后减少或消失。还可因心脏的直接机械性刺激（如心脏手术或心导管检查等）引起房性期前收缩。

4. **内分泌疾病** 甲状腺功能亢进症、肾上腺疾病等。

5. **正常健康心脏** 房性期前收缩在各年龄组正常人群中均可发生，儿童少见。中老年人较多见。可能是由于自主神经功能失调所引起，交感神经或迷走神经亢进均能引起期前收缩。

三、临床表现

偶发早搏多无症状，亦可有心悸或感到一次心跳突然加重或有心跳暂停感。频发早搏可有胸闷、乏力等症状。心脏听诊可发现有提早心跳，并于其后有一较长间歇，早搏时第一心音增强。

四、辅助检查

1. **实验室检查**

（1）**血钾测定** 部分患者有血钾降低。

（2）**甲状腺功能测定** 甲状腺功能亢进引起本病的，血甲状腺素 T_3、T_4 升高。

2. 心电图特征

（1）提早出现的 P'波，与窦性 P 波形态不同。

（2）P'-R 间期≥0.12 秒。

（3）P'波后的 QRS 波群和 T 波形态与窦性心律相同。

（4）早搏前后的 R-R 间期短于正常 R-R 间期的两倍（不完全性性代偿间期）。如早搏发生于舒张早期，则 P'波后无 QRS 波（房早未下传）。如早搏发生较晚，可为完全性代偿间期。

五、治疗

治疗原则为针对病因、诱因和症状进行治疗。

1. 对于无器质性心脏病，仅有单纯房性期前收缩者，只需去除诱发因素，一般不需治疗。对于有频发房性期前收缩者，容易诱发房颤，可考虑使用 β 受体阻滞药。

2. 症状十分明显者可考虑使用 β 受体阻滞药。

3. 对于伴有缺血性心脏病或心力衰竭的房性期前收缩，首先治疗病因，首选 β 受体阻滞药治疗，随着病因的控制，往往房性期前收缩好转；而不主张长期用抗心律失常药物治疗。对于可能诱发室上速、诱发房颤的房性期前收缩应给予恰当治疗。

4. 房早通常无需治疗。如症状明显或房早触发室上性心动过速时，应给予镇静药如地西泮 2.5～5mg，每日 3 次口服或 10mg 肌内注射，β 受体阻滞药如普萘洛尔 10mg，每日 3 次，或钙通道阻滞药如维拉帕米 40～80mg，每日 3 次，洋地黄类如毛花苷 C（西地兰）0.4～0.6mg 首次静脉推注。吸烟、饮酒所致者，应减量或戒除。

六、观察要点

密切观察生命体征及心电图的变化，发现频发、多源性、成对的或呈 R-on-T 现象的室性期前收缩、阵发性室性心动过速等应立即报告医生，协助采取积极的处理措施，电极放置部位避开胸骨右缘及心前区，以免影响做心电图和紧急电复律。

七、护理措施

1. 常规护理 消除各种诱因，如精神紧张、情绪激动、吸烟、饮酒、过度疲乏、焦虑、消化不良、腹胀等。应避免过量饮用咖啡或浓茶等。必要时可服用适量的镇静药。

2. 专科护理

(1) 用药护理

① β受体阻滞药：常为首选药物。

a. 阿替洛尔 (氨酰心安)：每次 12.5～25mg，1～2 次/日；老年人宜从小剂量开始，12.5mg，1 次/日。然后剂量逐渐加大到每日 50～100mg。房性期前收缩被控制或心率降至 50～55 次/分或运动后心率无明显加快，即为达到定量的标志。患有急性左心衰竭、急性肺水肿、心率缓慢或房室传导阻滞、慢性支气管炎、支气管哮喘、雷诺现象、糖尿病等不宜使用。

b. 美托洛尔 (甲氧乙心胺、倍他乐克)：每次 12.5～25mg，1～3 次/日，逐渐增加剂量，维持量可达 100～300mg/d。β受体阻滞药需停用时，应逐渐减量后再停用，不能突然停用。

② 钙通道阻滞药：对房性期前收缩也有明显疗效。

a. 维拉帕米 (异搏定)：每次 40～80mg，3～4 次/日。不良反应有低血压、房室传导阻滞、严重窦性心动过缓甚至窦性停搏等，应密切观察。心力衰竭、休克、房室传导阻滞及病态窦房结综合征患者禁用。

b. 地尔硫䓬 (硫氮草酮)：每次 30～60mg，3～4 次/日。钙通道阻滞药不宜与洋地黄合用，因为其可显著提高洋地黄血中浓度，易导致洋地黄中毒。

③ 胺碘酮：每次 0.2g，3 次/日，2 周有效后改为每日 0.1～0.2g 维持量。注意勤查 T_3、T_4 以排除药物性甲状腺功能亢进症。口服胺碘酮起效慢，不良反应较多，仅用于上述药物疗效不佳或症状明显的患者。

④ 洋地黄：过量洋地黄可引起室性期前收缩，但适量的洋地

黄可治疗房性期前收缩，特别是由心力衰竭引起的房性期前收缩。服洋地黄后可使期前收缩减少或消失。地高辛每次 0.25mg，1～2 次/日，连服 2～3 日，再改为维持量 0.125～0.25mg，1 次/日。

（2）治疗过程中的应急护理措施

① 心房颤动：心房颤动患者急性发作期应绝对卧床休息，如发作程度较轻时，可以根据原发心脏病的状况及体力状态而进行适当的活动或休息。消除患者的思想顾虑和恐惧感，保持心情平和，增强其治疗疾病的信心，避免长期精神紧张、思虑过度。积极治疗原发病：当出现心律不齐时，应考虑其他疾病因素，积极采取相应的治疗措施。心房颤动患者要经常观察心率和血压，观察心脏节律的变化，如突然出现心率过快、过慢、不齐或有明显心悸、气短、心前区不适、血压下降等，应及时发现，立即前往医院就诊。在服药期间应定期复查心电图，并密切注意其不良反应。如出现身体不适、明显头晕、言语不清、胸闷、不能平卧等症状，应警惕有血栓脱落造成栓塞及心力衰竭的可能，及时到医院检查并及早处理。

② 房性心动过速：做好抢救准备，准备静脉通道，备好纠正心律失常的药物及其他抢救药品及除颤器。指导患者进食清淡、易消化饮食，避免摄入刺激性食物如浓茶、咖啡等，多食纤维素丰富的食物，保持大便通畅。与患者保持良好的沟通，关注患者心理动态，及时满足患者需要。向患者讲明良好心理状态的重要性，避免情绪激动，向他们讲解疾病的知识，鼓励患者树立战胜疾病的信心，配合医护人员做好各项治疗。

第五节　房性心动过速

一、定义

房性心动过速简称房速，根据发生机制与心电图表现的不同，可分为自律性房性心动过速、折返性房性心动过速与紊乱性房性心动过速三种。自律性与折返性房性心动过速常可伴有房室传导阻滞，被称为伴有房室传导阻滞的阵发性房性心动过速。

二、病因

1. **自律性房性心动过速** 分为慢性自律性房性心动过速和急性自律性房性心动过速两种。原发性慢性自律性房性心动过速多见于婴幼儿，常由先天性、遗传性或解剖学因素造成；继发慢性自律性房性心动过速患者常有明确的引起无休止性心动过速的原因，常见者为先天性或后天性心脏病、心肌炎、心包炎等或由药物、心脏手术的瘢痕（又称切口性无休止性心动过速）、射频消融术的损伤引起。急性自律性房性心动过速可发生于任何年龄组，但多发生于成年人。常在器质性心脏病基础上发作，如急性心肌梗死、心肌病、慢性阻塞性肺疾病（尤其是伴急性感染时）、肺心病等。

2. **折返性心动过速** 病因大多为病理性。约 50% 的房内折返性心动过速患者有器质性心脏病。

3. **混乱性房性心动过速（又称多源性房性心动过速）** 成人与小儿均可患此类房性心动过速，但两者在病因等特点方面不尽相同。成年人多见于重病、年老患者，最常见的病因如下：①慢性阻塞性肺疾病；②心力衰竭；③洋地黄中毒；④外科手术等。儿童多见于：①心脏传导系统发育未成熟；②病毒性心肌炎；③各种先天性心脏病、心肌病、风湿病等。

三、临床表现

房速患者可出现心悸、头晕、疲乏无力、胸痛、呼吸困难及晕厥等症状。发作可呈短暂、阵发性或持续性。局灶性房速的频率多在 130～250 次/分，受儿茶酚胺水平和自主神经张力的影响。当房室传导比率发生变动时，听诊心律不齐，第一心音强度不等。

四、辅助检查

心电图特征：①心房率通常为 150～200 次/分。②P 波形态与窦性者不同，根据心房异位激动灶的部位或房速发生的机制不同而形态各异。③常出现二度Ⅰ型或Ⅱ型房室传导阻滞，呈现2∶1房室传导者亦属常见。④P波之间的等电线仍存在（与典型心房扑动时等电线消失不同）。⑤刺激迷走神经不能终止心动过速，仅加重房室传导阻滞。⑥发作开始时心率逐渐加速。

五、治疗

房速合并房室传导阻滞时，心室率一般不太快，不会导致严重的血流动力学障碍，患者通常不会有生命危险，因此无需紧急处理。若心室率达140次/分以上、由洋地黄中毒所致，或有严重充血性心力衰竭或休克征象，应进行紧急治疗。其处理方法如下。

1. 洋地黄中毒引起者

（1）立即停用洋地黄。

（2）如血钾水平不高，首选氯化钾口服或静脉滴注氯化钾，同时进行心电图监测，以避免出现高血钾。

（3）已有高血钾或不能应用氯化钾者，可选用β受体阻滞药。心室率不快者，仅需停用洋地黄。

2. 非洋地黄引起者

（1）积极寻找病因，针对病因治疗。

（2）洋地黄、β受体阻滞药、非二氢吡啶类钙通道阻滞药可减慢心室率。

（3）如未能转复窦性心律，可加用ⅠA、ⅠC或Ⅲ类抗心律失常药。

（4）持续性药物治疗无效的房速可考虑做射频消融。

六、观察要点

密切观察生命体征及心电图的变化，患者心率过快时应通知医生，遵医嘱应用药物。

七、护理要点

1. 常规护理

（1）**饮食指导** 指导患者进清淡、易消化饮食，避免摄入刺激性食物如浓茶、咖啡等，多食纤维素含量丰富的食物，保持大便通畅。

（2）**心理支持** 关注患者心理动态，及时满足患者需要。向患者讲明良好心理状态的重要性，避免情绪激动。向他们讲解疾病的知识，鼓励患者树立战胜疾病的信心，配合医护人员做好各项治疗。

2. 专科护理 心房颤动患者急性发作期应绝对卧床休息，给予心理护理，消除患者思想顾虑和恐惧感。持续心电监护，注意心率、血压、节律变化，如突然出现心率过快、过慢、不齐或有明显心悸、气短、心前区不适、血压下降等，应立即通知医生给予处理。密切注意患者反应，如出现身体不适、明显头晕、言语不清、胸闷、不能平卧等症状，应警惕有血栓脱落造成栓塞及心力衰竭的可能，及时通知医生处理。

第六节 心 房 扑 动

一、定义

心房扑动，简称房扑，是室上性快速性心律失常中少见的一种，亦可是房速发展成房颤的过渡阶段，阵发性房扑可发生于无器质性心脏病者；持续性房扑则通常伴随于已有的心脏病出现。

二、病因

病因包括风湿性心脏病、冠心病、高血压性心脏病、心肌病等；此外，肺栓塞、慢性充血性心力衰竭、二尖瓣狭窄等导致心房扩大的病变，亦可出现房扑。其他病因尚有甲状腺功能亢进、乙醇中毒、心包炎等。

三、临床表现

1. **症状** 常有心悸、气急、心前区闷感、头晕或心力衰竭征象。个别病例心室率极快时可有晕厥。

2. **体征** 一般心率快，如房室阻滞呈 2：1，则心室率为 150 次/分左右；但如房室阻滞为 4：1 或 3：1，则心室率可减慢为 75～100 次/分；有时滞比例呈 4：3、3：2 或阻滞比例不恒定，使心室律不规则。压迫颈动脉窦或眼球，可使心率暂时减慢，有时突然减慢一半；但压迫解除后即回到原来心率。

四、辅助检查

1. **实验室检查**

(1) **甲状腺功能测定** 如血甲状腺素 T_3、T_4 升高，则可诊断为甲状腺功能亢进引起本病。

(2) **电解质** 部分患者可有低血钾、低血镁。

2. **特殊检查**

(1) **心电图** 有特征性表现：①心房活动呈现规律的锯齿状扑动波，扑动波之间的等电线消失，在 II、III、aVF 或 VI 导联最为明显，常呈倒置；典型房扑的心房率通常为 250～350 次/分；②心室率规则或不规则，取决于房室传导比率是否恒定，当心房率为 300 次/分、未经药物治疗时，心室率通常为 150 次/分（2：1 房室传导）；使用奎尼丁等药物，心房率减慢至 200 次/分以下，房室传导比率可恢复 1：1，导致心室率显著加速；预激综合征、甲状腺功能亢进等并发之房扑，房室传导可达 1：1，产生极快的心室率；不规则的心室率系由于传导比率发生变化，例如 2：1 与 4：1 传导交替所致；③QRS 波群形态正常，当出现室内差异传导或原先有束支传导阻滞时，QRS 波群增宽、形态异常。

(2) **动态心电图** 发作时间短暂、不易描记心电图者较为适用，可以及时记录到 24 小时内发作时的房颤。

(3) **超声心动图** 可发现是否有器质性心脏病，观察心腔大小、射血分数情况。

五、治疗

治疗原则为Ⅰ型房扑射频消融是首选方法，成功率可达83%～96%；Ⅱ型房扑可用药物控制心室率，治疗原则与房颤相同。

六、观察要点

心房扑动患者要密切观察心率和血压变化，如突然出现心率过快、过慢、不齐或有明显心慌、胸闷、乏力等应立即通知医生，并及时给予处理。在服药期间应定期复查心电图。

七、护理要点

1. 常规护理

（1）休息　注意休息，适当活动，症状明显者应卧床，避免跌倒。

（2）饮食指导　清淡、易消化、高维生素饮食，少量多餐。戒烟酒，忌浓茶、咖啡，保持大便通畅。

（3）心理护理　向患者介绍有关疾病的知识，做好心理疏导，避免一切医源性刺激。

2. 专科护理　脑栓塞患者如出现突然失语、肢体瘫痪加重、意识逐渐不清、肢体皮肤变色、疼痛及所属动脉无搏动等及时报告医师。急性期脑栓塞患者应绝对卧床休息，气体栓塞的患者取头低位并向左侧卧位，预防更多的空气栓子到脑部与左心室。恢复期视病情逐渐适当活动。饮食给予富有营养、易于消化的食物，若合并心脏疾病应给予低盐饮食，如有吞咽障碍可给予鼻饲。

第七节　心房颤动

一、定义

心房颤动简称房颤，是成人最常见的心律失常之一，房颤分阵发性和持续性。部分长时间阵发或持久性房颤患者并无器质性心脏病的证据，称为特发性房颤。房颤的发生随年龄的增大而增多，房颤降低心排血量可达 25% 以上，故会加重基础心脏病，并可导致心动过速性心脏病，使心功能恶化。

二、病因

绝大多数房颤见于器质性心脏病患者，其中以风湿性二尖瓣狭窄最常见，其次为冠心病、甲状腺功能亢进，亦可见于慢性缩窄性心包炎、心肌病、病毒性心肌炎等，低温麻醉、胸腔和心脏手术后、急性感染及脑血管意外也可引起房颤。

三、临床表现

1. 症状　心悸、气急、焦虑、胸闷、自觉心跳不规则。阵发性发作或心室率较快时，症状较明显，可伴有心力衰竭症状。持续时间较长或心室率缓慢者，可无症状。可有心房血栓，引起栓塞。

2. 体征　一般心率 100～160 次/分，心律不规则；当心率较慢时，心律可规则。心音轻重不一，有时第二心音消失。有缺脉现象。此外，可有原来心脏疾病的体征。

四、辅助检查

1. 实验室检查

（1）甲状腺功能测定　甲状腺功能亢进症患者，其血甲状腺素升高。

（2）电解质测定　部分患者可有低血钾。

2. 特殊检查

（1）心电图　往往有下述的特征性表现：P 波消失，代之以一系列细小的、形态不同的 F 波，频率在 350～600 次/分，R-R 间隔绝对不等；QRS 波形态与窦性相同，心室律不规则，120～180 次/分，如并发三度房室传导阻滞则心室率缓慢且规则；预激综合征伴房颤并旁道下传者心室率可快达 200 次/分以上，

QRS 波群多数具有心室预激波。

(2) 心态心电图　对于阵发性房颤，发作时间短暂不易描记心电图者较为适用，可以及时记录到 24 小时内发作的房颤。

(3) 超声心动图　可发现是否有器质性心脏病，观察心腔大小、射血分数情况。

五、治疗

治疗原则为阵发性房颤和持续性房颤应恢复窦性心律，对永久性房颤则应采用华法林加抗凝治疗。

六、观察要点

1. 观察记录心力衰竭的症状、体征及病情变化。监测生命体征、血气分析、心电图等，记录 24 小时出入量。

2. 心房颤动患者要经常观察心率和血压，观察心脏节律的变化，如突然出现心率过快或过慢，心律不齐或有明显心悸，气短，心前区不适，血压下降等，应及时发现，立即通知医生并给予及时处理。在服药期间应定期复查心电图，并密切注意不良反应，如出现身体不适、明显头晕、言语不清、胸闷、不能平卧等症状，应警惕有血栓脱落造成栓塞及心力衰竭的可能，及时到医院检查并及早处理。

七、护理要点

1. 常规护理

(1) 休息　心房颤动患者急性发作期应绝对卧床休息，如发作程度较轻，可以根据原发心脏病的状况及体力状态进行适当的活动或休息。

(2) 饮食指导　多食富含蛋白质和维生素的食物，如瘦肉、鱼虾、蛋、奶类等；多食新鲜蔬菜和水果，如卷心菜、青菜、番茄、柑橘、苹果、香蕉、柠檬等；不吸烟，少饮酒，少饮浓茶和咖啡等；忌食辛辣刺激性食物，如葱、姜、咖喱、辣椒等；如果患者心功能欠佳、出现明显水肿时应限制钠盐摄入，每日摄入量应<5g。

(3) 心理护理 心房颤动患者心情多较忧郁、烦躁、情绪低落,要消除患者的思想顾虑和恐惧感,使其保持心情平和,增强其治疗疾病的信心,避免长期精神紧张焦虑。

2. 专科护理

(1) 积极治疗原发病 当出现心律不齐时,应考虑其他疾病因素,积极采取相应的治疗措施。

(2) 对症护理

① 心悸、胸闷、气急等症状发作时,立即协助患者卧床休息。

② 给予吸氧、床边12导联心电图,注意心电图的变化,监测生命体征的变化,必要时心电监护。

③ 患者症状缓解后,与其一起探讨诱因,如情绪激动、过度疲劳和屏气用力动作、饱餐、感染发热、心肌缺血、甲状腺功能亢进症等,进行针对性治疗,采取适当的预防措施。

(3) 治疗过程中的应急护理措施

① 肺栓塞:患者的房间应该舒适、安静、空气新鲜。绝对卧床休息,防止活动促使静脉血栓脱落,发生再次肺栓塞。注意保暖。

a. 镇痛:胸痛轻,能够耐受,可不处理;但对胸痛较重、影响呼吸的患者,应给予镇痛处理,以免剧烈胸痛影响患者的呼吸运动。

b. 吸氧,监测重要生命体征如呼吸、血压、心率、心律及体温等。

c. 定期复查动脉血气及心电图。观察用药反应。

② 心功能不全:提供合理体位,给予吸氧。保持呼吸道通畅。使用利尿药,注意用药后的尿量及电解质变化。使用洋地黄,注意剂量,密切观察不良反应,及时处理。卧床患者加强生活护理,预防并发症。

③ 心源性猝死:对心源性猝死的处理就是立即进行有效的

心肺复苏。

　　a. 识别心搏骤停：出现较早并且方便可靠的临床征象是意识突然丧失、呼吸停止、对刺激无反应。

　　b. 呼救：在心肺复苏术的同时，设法（呼喊或通过他人应用现代通信设备）通知急救系统，使更多的人参与基础心肺复苏和进一步施行高级复苏术。

　　c. 心前区捶击复律：一旦肯定心搏骤停而无心电监护和除颤仪时，应坚决地予以捶击患者胸骨中下 1/3 处，若 1～2 次后心跳仍未恢复，则立即行基础心肺复苏。

　　d. 基础心肺复苏：畅通气道、人工呼吸、人工胸外心脏按压。

　　e. 高级心肺复苏：心肺复苏成功后，需继续有效地维持循环和呼吸稳定，防止心脏再次骤停，处理脑缺氧、脑水肿、肾功能不全和继发性感染等，纠正酸中毒。要积极查明心源性猝死的原因并加以处理，预防再次发生猝死。

第八节　房室交界区期前收缩

一、定义

　　房室交界区期前收缩是指起源于房室交界区异位起搏点的期前收缩，又称为房室交界区早搏，病因与房性期前收缩类似。

二、临床表现

　　交界性期前收缩可有心悸、胸闷、恶心等症状，心脏听诊期前收缩第一心音增强，第二心音减弱或消失，其后有一长间歇。

三、辅助检查

　　心电图检查：①提前出现的 QRS-T 波，其前面无窦性 P 波。②逆行 P′波（Ⅱ、Ⅲ、aVF 导联倒置，aVF 导联直立）可位于 QRS 波之前（P′-R 间期＜0.12 秒）、之中或之后（R-P′间期

＜0.20秒）。③QRS波形可正常或变形。④多数情况下为完全性代偿间歇。

四、治疗

治疗病因和去除诱因，无需抗心律失常药物。

五、观察要点

监测患者生命体征，密切观察患者心律、心率和血压的变化，如突然出现心悸、胸闷、恶心等，应立即通知医生，并及时给予处理。监测心电图，并密切注意药物的不良反应，如出现黑矇、心慌、晕厥等应警惕脑缺血，及时通知医护人员。

六、护理要点

1. 常规护理

（1）**休息** 适当活动，避免劳累；保持精神乐观、情绪稳定，避免精神紧张，戒烟酒，减少诱发因素。

（2）**饮食指导** 饮食宜清淡，平时宜进食容易消化的食物，以免造成消化不良，多吃富含蛋白质的食物，如牛肉、鱼、虾、蛋类等，多吃新鲜蔬菜和水果，如青菜、番茄、苹果、梨等。饮食不宜过饱，少吃刺激性食物如酸、辣等调味品，少喝浓茶或咖啡；尽量不吃有刺激性的食物如葱、姜、醋、胡椒等；少吃容易胀气的食物，如芋头、红薯、豆制品等。

2. 专科护理 发现晕厥患者时，应采取以下护理措施。

（1）立即将患者置于头低足高位，使脑部血供充分。将患者的衣服纽扣解松，头转向一侧，以免舌头后坠塞气道。

（2）局部刺激，如向头面部喷些凉水或额部放上湿的凉毛巾，有助于清醒。如房间温度太低，应保暖。

（3）在晕厥发作时不能喂食、喂水，意识清醒后不要让患者马上站立，必须等患者全身无力好转后才能在细心照料下逐渐站立和行走。

第九节　房室交界区逸搏与逸搏心率

一、定义

室上性激动在一定时间内不能下传到心室时，交界区起搏点便被动地发放 1～2 次激动，形成房室交界区逸搏，交界区逸搏连续出现 3 次或 3 次以上，称为房室交界区逸搏心律。

二、临床表现

患者有心悸的症状，严重心动过缓时可伴有头晕、黑朦的症状。房室交界区逸搏的频率通常为 40～60 次/分。

三、辅助检查

心电图检查：①延迟出现的 QRS 波群形态为室上性。②逆行 P′波（Ⅱ、Ⅲ、aVF 导联倒置，aVF 导联直立）可位于 QRS 波之前（P′-R 间期＜0.12 秒）、之中或之后（R-P′间期＜0.20 秒）。③逸搏周期 1.0～1.5 秒，交界性逸搏心律的心室率为 40～60 次/分，通常节律整齐。

四、治疗

治疗原则取决于病因和基本心律。

1. 由于迷走神经张力增高，一过性窦性心动过缓引起的交界区逸搏及逸搏心律无重要的临床意义。

2. 药物引起者停用相关药物。

3. 持续的交界区逸搏心律提示有器质性心脏病，如显著心动过缓者应安装起搏器。

五、观察要点

监测患者生命体征，密切观察患者心律、心率和血压的变化，如突然出现心悸、头晕等不适，应立即通知医生，并及时给予处理。监测心电图，并密切注意药物的不良反应，如出现黑矇、心悸、晕厥等应警惕脑缺血，及时通知医护人员。

六、护理要点

1. 常规护理

（1）休息 适当活动，避免劳累；保持精神乐观，情绪稳定，避免精神紧张；戒烟酒，减少该病的诱发因素。

（2）生活指导 患者宜多食对心脏有益的食物，如全麦、燕麦、糙米、扁豆、洋葱、蒜头、蘑菇、茄子等。忌食有刺激性的食物，少吃油炸食品。忌烟酒。适度活动，以不引起心悸、头晕等不适为宜。

2. 专科护理

（1）晕厥 发现晕厥患者时应做以下护理。

① 应立即将患者置于头低足高位，使脑部血供充分。将患者的衣服纽扣解松，头转向一侧，以免舌头后坠堵塞气道。

② 局部刺激，如向头面部喷些凉水或额部放上湿的凉毛巾，有助于清醒。如房间温度太低，应保暖。

③ 在晕厥发作时不能喂食、喂水。意识清醒后不要让患者马上站立，必须等患者全身无力好转后才能在细心照料下逐渐站立和行走。

（2）低血压 当发生直立性低血压时，立即协助患者平卧，并帮助按摩四肢，数分钟后可缓解。严重低血压时，嘱患者绝对卧床，遵医嘱应用升压药物，并密切观察患者血压和心率的变化。

第十节 非阵发性交界区性心动过速

一、定义

非阵发性房室交界区性心动过速也称加速的交界区性逸搏心律，是常见的主动性交界区性心律失常。加速的交界区性逸搏心律几乎总是发生于器质性心脏病患者，常见于洋地黄中毒，也可见于急性心肌梗死、心肌炎、心肌病、慢性肺源性心脏病，尤其合并感染、缺氧、低血钾等情况。

二、临床表现

患者有心悸的症状，偶有胸闷、憋气、头晕等症状。心动过速起始与终止时心率逐渐变化，有别于阵发性心动过速。血流动力学无明显变化，多为暂时性，也不会引起心房颤动或心室颤动，属良性心律失常。

三、辅助检查

心电图检查：①QRS波群形态正常，其前面无窦性P波。②逆行P′波（Ⅱ、Ⅲ、aVF导联倒置，aVF导联直立）可位于QRS波之前（P′-R间期<0.12秒）、之中或之后（R-P′间期<0.20秒）。③心室率60～100次/分，通常节律整齐。④与窦性心律并存时可出现干扰性或阻滞性房室脱节。

四、治疗

治疗主要针对原发疾病，洋地黄中毒者停用洋地黄，纠正缺氧、低血钾等临床情况。

五、观察要点

1. 因非阵发性交界区性心动过速多见于洋地黄中毒，所以在使用洋地黄药物时要掌握好适应证，治疗过程中要严密监测血药浓度和临床症状，一旦发现问题及时进行处理。

2. 当非阵发性交界区性心动过速出现房室分离时，由于心房收缩不能帮助心室的充盈使心排血量降低，此时可考虑用阿托品使窦性心律增快，通过窦性-交界区心律的竞争，使非阵发性交界区性心动过速消失，房室分离消失，心排血量增加。

六、护理要点

1. 常规护理

（1）休息与活动　嘱患者做适量活动，如有不适，应立即停止活动，就地休息。

（2）饮食指导 患者应多食维生素丰富的新鲜蔬菜和水果，如萝卜、山楂、蘑菇等。饮食宜清淡，忌食油腻的食物，忌食有刺激神经兴奋的食物，比如辛辣食物、咖啡和可乐等，少吃甜食。忌烟酒。

2. 专科护理

（1）心力衰竭 患者取坐位，双腿下垂，以减少静脉回流。高流量氧气吸入（10～20L/min 纯氧吸入），并在湿化瓶中加入乙醇。遵医嘱应用吗啡，呋塞米（速尿）20～40mg 静脉注射，于 2 分钟内推完，亦是主要的治疗方法。应用血管扩张药，可选用硝普钠或硝酸甘油静脉滴注，毛花苷 0.4mg 以葡萄糖液稀释后，静脉注射，适用于心房颤动伴快速心室率或已知有心脏增大伴左心室收缩功能不全者，禁用于重度二尖瓣狭窄伴窦性心律者。氨茶碱 0.25g 以葡萄糖液稀释后缓慢静脉推注，对解除支气管痉挛特别有效，同时有正性肌力作用及扩张外周血管和利尿作用。四肢轮流结扎降低前负荷。

（2）猝死 对心源性猝死的处理就是立即进行有效的心肺复苏。

第十一节 室性期前收缩

一、定义

室性期前收缩又称室性早搏，是心室提前除极引起的心脏搏动。室性期前收缩是临床最常见的一种心律失常，既见于器质性心脏病患者，亦可见于无器质心脏病的健康人，正常人发生室性期前收缩的机会随年龄的增长而增加。

二、病因

室性期前收缩可见于正常人，精神紧张、过度疲劳等可导致。室性期前收缩更多见于患有高血压、冠心病、急性心肌梗死、心肌病、心肌炎、二尖瓣脱垂、洋地黄或奎尼丁中毒、低血钾等患者。

三、临床表现

患者可感到心悸不适，期前收缩后有较长的停歇，桡动脉搏动减弱或消失。如患者已有左心室功能减退，室性期前收缩频繁发作可引起晕厥；频发室性期前收缩发作持续时间过长，可引起心绞痛与低血压。心脏听诊时，室性期前收缩的第一心音增强，第二心音减弱或消失，其后有一较长间歇。

四、辅助检查

1. 心电图 ①提前出现的 QRS-T 波前无相关 P 波；②提前出现的 QRS 波宽大畸形，时限>0.12 秒；③T 波方向与 QRS 主波方向相反；④常为完全性代偿间歇。也可以用 Holter 记录协助诊断，并指导治疗。

2. 特殊检查 心内电生理检查，可以用来确定室性早搏起源部位、指导射频消融治疗。

五、治疗

1. 无器质性心脏病且无明显症状者不必使用抗心律失常药物治疗。如有明显症状应予治疗，首先是去除诱发因素，也可适当给予镇静药；去除诱因仍然有明显症状者可首选 β 受体阻滞药，或口服美西律或普罗帕酮。应避免使用胺碘酮等。

2. 有器质性心脏病者首先应重视对原发疾病的治疗，同时要去除诱发因素，如感染、电解质及酸碱平衡失调、紧张、过度疲劳、过度烟酒、浓茶及咖啡等。药物治疗主要有 β 受体阻滞药（多数情况下可作为起始治疗药物）和胺碘酮，急性心肌梗死后早期使用 β 受体阻滞药可明显减少致命性心律失常的发生率，但不主张常规预防性使用利多卡因。射频消融可用于治疗室性期前收缩。

3. 目前强调根据病史、室性期前收缩的复杂程度、左心室功能，并参考信号平均心电图及心率变异性等进行危险分层，心脏性猝死高危的患者要加强治疗。

六、观察要点

密切观察病情变化，监测患者生命体征，给予持续床旁心电监护，持续吸氧，严密观察患者的心率、心律，并做好记录，描记 12 导联心电图，为临床用药前做准备及用药提供依据，同时备好急救药品、除颤仪，以便抢救时使用。

七、护理要点

1. 常规护理

（1）饮食指导 应嘱患者进食低脂肪、低胆固醇、清淡、易消化的饮食，避免辛辣等刺激性食物。伴有心功能不全的患者宜进食低盐饮食。同时注意食物的色、香、味搭配，以增进患者的食欲。

（2）心理护理 加强心理护理及宣教指导，发生快速性心律失常的患者绝大部分都伴有器质性心脏病，由于心率加快，尤其伴有血流动力学改变时，患者有恐惧、濒死的感觉。因此，护士应安慰患者，耐心做好解释，讲解该疾病的有关知识及治疗效果、药物可能出现的副作用，消除患者的思想顾虑，使患者积极配合治疗，以利于疾病的康复。

2. 专科护理

（1）治疗过程中的应急护理措施 对心源性猝死的处理就是立即进行有效的心肺复苏。

（2）药物护理 遵医嘱将胺碘酮 150mg 加葡萄糖液 20mL充分溶解后，给患者静脉推注。推注药液时速度宜慢，一般10～15 分钟推完，推注过快易造成低血压。在推注药液过程中，要注意观察心电示波上患者心率、心律的变化，同时询问患者的感受，发现异常及时报告医生处理。维持静脉滴注时应用输液泵，以保证剂量准确。此外，静脉注射或静脉滴注时，宜选择粗而清楚的静脉血管给药，避免发生静脉炎。使用过程中除注意观察疗效和可能出现的副作用外，应做好详细的使用记录。胺碘酮的不良反应是 Q-T 间期延长和心律失常。因此观察期间除需密切注视心电示波上的心电波形的变化外，应还定时复查心电图，测量Q-T 间期。

第十二节　室性心动过速

一、定义

连续 3 个或 3 个以上的室性期前收缩称为室性心动过速，简称室速。如果室速持续时间超过 30 秒或伴血流动力学障碍则称为持续性室速。

二、病因

器质性心脏病是室速发生的最常见原因，尤其是缺血性心脏病、心肌病、心肌炎、二尖瓣脱垂综合征、先天性心脏病等。室速也可见于其他各种原因引起的心脏损害和药物中毒、电解质紊乱，极少数患者可为无明显器质性心脏病的"正常人"，称为特发性室速，约占室速的 10%。

三、临床表现

取决于发作时的心室率快慢、持续时间、心功能及伴随疾病。如室速的心室率较慢，且持续时间较短，可自行终止，患者的症状较轻，仅感心悸，甚至完全无症状。反之可出现血压下降、头晕或晕厥，甚至可发展为心力衰竭、肺水肿或休克、心室颤动，如不及时治疗有生命危险。

四、辅助检查

1. 心电图　①发作时心室率 100～250 次/分；②QRS 波宽大畸形，时限＞0.12 秒，形态可一致（单形性室速）或不一致（多形性室速）；③P-R 间期无固定关系（房室分离）；④可有室性融合波。Holter 可用于捕捉短暂的室速发作。

2. 特殊检查　心内电生理检查，可以用来明确室速的诊断及发生机制、筛选抗心律失常药物及评价治疗效果、确定室速的起源部位并指导射频消融治疗，并可评价室速的预后。

五、治疗

1. 终止室速发作　室速患者如无明显的血流动力学障碍，首先给予静脉注射利多卡因或普鲁卡因胺，同时静脉持续滴注。静脉滴注普罗帕酮不宜用于心肌梗死或心力衰竭的患者，其他药物治疗无效时可选用胺碘酮静脉注射或同步直流电复律。若患者已发生休克、心绞痛、脑部血流灌注不足等症状，应迅速施行电复律。对尖端扭转型室速，应努力寻找和去除导致 Q-T 间期延长的病变和停用有关药物。治疗可试用镁剂、异丙肾上腺素，亦可使用临时心房或心室起搏。ⅠA 或Ⅲ类抗心律失常药可使 Q-T 间期更加延长，属禁用。

2. 预防复发　应努力寻找及治疗诱发与维持室速的各种可逆性病变，如缺血、低血压、低血钾等。在药物预防效果大致相同的情况下，应选择其潜在不良反应较少的抗心律失常药。维拉帕米对大多数室速的预防无效，但可应用于"维拉帕米敏感性室速"患者。单一药物治疗无效时，可选用作用机制不同的药物联合应用，各自药量均可减少。抗心律失常药物亦可与埋藏式心室起搏装置合用，治疗复发性室速。植入式心脏复律除颤器、外科手术亦已成功应用于选择性病例。对于无器质性心脏病的特发性单源性室速，导管射频消融根除发作疗效甚佳。冠脉旁路移植术对某些冠心病合并室速的患者可能有效。

六、观察要点

严密观察生命体征及心电图的变化，发现频发、多源性、成对的或呈 R-on-T 现象的室性期前收缩、阵发性室速等应立即报告医生，协助采取积极的处理措施。

七、护理要点

1. 常规护理

（1）饮食指导 指导患者采取清淡易消化饮食，避免摄入刺激性食物如浓茶、咖啡等，多食纤维素含量丰富的食物，保持大便通畅。

（2）心理护理 与患者保持良好的沟通，关注患者心理动态，及时满足患者需要。向患者讲明良好心理状态的重要性，避免情绪激动，向他们讲解疾病的知识，鼓励其树立战胜疾病的信心，配合医护人员做好各项治疗。

2. 专科护理

（1）重点护理

① 电极放置部位避开胸骨右缘及心前区，以免影响做心电图和紧急电复律。

② 做好抢救准备，准备静脉通道，备好纠正心律失常的药物及其他抢救药品、除颤仪等。

（2）治疗过程中的应急护理措施

① 猝死：对心源性猝死的处理就是立即进行有效的心肺复苏。

② 阿-斯综合征

a. 应立即将患者置于头低足高位，使脑部血供充分。将患者的衣服纽扣解松，头转向一侧，以免舌头后倾堵塞气道。

b. 局部刺激，如向头面部喷些凉水或额部放上湿的凉毛巾，有助于清醒。如房间温度太低，应保暖。

c. 在晕厥发作时不能喂食、喂水。意识清醒后不要让患者马上站立，必须等患者全身无力好转后才能在细心照料下逐渐站立和行走。

第十三节　心室扑动与心室颤动

一、定义

心室扑动（室扑）及心室颤动（室颤）是极为严重的心律失

常，室扑是极快而规则的心室收缩，室颤是极快而不规则的、不同步的心室收缩，二者将导致心室完全丧失收缩能力，其血流动力学效应与心室停搏相同，见于多数心脏骤停及心脏性猝死的患者，也可以为各种疾病临终前的心律。极个别见于健康的"正常人"，称为特发性室颤。

二、临床表现

意识丧失、抽搐、呼吸停止、血压测不出、听诊心音消失并不能触及大动脉搏动，如不能得到及时有效的抢救即死亡。

三、辅助检查

心电图检查：①室扑发作时 QRS-T 波不能分辨，代之以连续快速的大幅正弦波图形，频率 200～250 次/分，常在短时间内转变为室颤；②室颤表现为 QRS-T 波完全消失，代之以波形、振幅与频率极不规则的细小颤动波。

四、治疗

1. 非同步直流电复律　一旦发病应立即非同步电复律，能量选择单向波 360J，双向波 200J。同时准备好心肺复苏相关药物及仪器。电击开始时间越早，成功率越高，因此应争分夺秒。

2. 保持呼吸道通畅及人工心外按压。

3. 肾上腺素是心肺复苏最重要的药物之一，可使细颤转为粗颤，从而提高电复律的成功率。

4. 抗心律失常药物　利多卡因或胺碘酮静脉注射，有效后予维持量。如是洋地黄中毒引起的室颤，可用苯妥英钠静脉注射。

5. 纠正酸碱平衡失调及电解质紊乱。

6. 复律后应积极治疗原发病及诱发因素，如原发病不能治愈则应考虑安装植入型自动复律除颤器（ICD）。

五、观察要点

严密观察生命体征及心电图的变化，发现异常应立即报告医生，协助采取积极的处理措施。

六、护理要点

1. 常规护理

（1）心律的监护　电击复律后应持续严格观察和记录心电变化，因电击转复时心肌有一定程度的损害，心电图会出现一过性 ST 段降低，也可发生新的恶性心律失常，所以应有专人监护并及时记录。

（2）确保充足氧供给　间断或持续吸氧 2～3 日，重者可以面罩给氧，有机械通气适应证时可用机械通气。另外，使用呼吸机可不必担心深度镇静所产生的呼吸抑制，保证了患者充分氧供。

（3）及时有效的营养供给　创伤后的应激反应可产生严重的分解代谢，使血糖增高、乳酸堆积，因此必须及时有效地补充能量和蛋白质，以减轻机体损耗。早期可采用肠外营养供给，等肠蠕动恢复后，可采用肠内营养供给。如昏迷未醒者可给予鼻饲，每次鼻饲量不超过 200mL，间隔 3 小时，注意速度不宜过快。

（4）大小便的护理管理　保持大小便通畅，有尿失禁或尿潴留患者，应在无菌操作下行导尿术。留置导尿时应加强会阴部护理，并定时放尿以训练膀胱的功能。患者有便秘时，可少量服用缓泻药，或每日早晨给予蜂蜜 20mL 加适量温开水同饮，并帮助患者做腹部按摩（按顺时针方向环形）或做低压温生理盐水灌肠。

（5）加强基础护理的落实　如口腔护理、皮肤护理，使用胺碘酮时应加强预防脉管炎的护理等。

2. 专科护理

（1）重点护理

① 室颤的判断：监护导联示 QRS-T 波消失，代之以快速的不规则的振幅及形态各异的颤动波，其频率为 180～500 次/分。明确诊断首要且关键，需要与寒冷所致的肌颤波、患者身体的抖

动、导联线移动所致的干扰相鉴别。室颤发生时常伴随昏迷程度加重，脑外伤患者出现呼吸浅而弱以致暂停、瞳孔迅速扩大、光反射消失等危急征象。

② 室颤的急救：确诊室颤后，应争分夺秒组织抢救。立即行非同步直流电除颤，通常选择 300～360J 的能量。如无效则静脉推注肾上腺素 1～5mg，使细颤转为粗颤，再行电除颤 1 次。若仍未能转复使用利多卡因、胺碘酮继续复律，同时积极去除诱因及治疗原发疾病直到转为窦性心律。电除颤时，应严格掌握操作规程，防止局部皮肤灼伤。

③ 尽早实施脑复苏：低温能使机体各重要组织代谢率降低，耗氧量减少，借以保护脑和其他重要器官，利于脑复苏。一般采用头部置冰枕或冰帽，各大动脉处使用冰袋，使肛温迅速控制在 33～34℃。降温过程中随时观察耳郭、指（趾）等末梢部位皮肤，避免冻伤。

（2）治疗过程中的应急护理措施　对心源性猝死的处理就是立即进行有效的心肺复苏。

① 识别心脏骤停：出现较早且方便可靠的临床征象是意识突然丧失，呼吸停止，对刺激无反应。

② 呼救：在心肺复苏术的同时，设法（呼喊或通过他人应用现代通信设备）通知急救系统，使更多的人参与基础心肺复苏和进一步施行高级复苏术。

③ 心前区捶击复律：一旦确定心脏骤停而无心电监护和除颤仪时，应坚决地予以捶击患者胸骨中下 1/3 处，若 1～2 次后心跳仍未恢复，则立即行基础心肺复苏。

④ 基础心肺复苏：畅通气道、人工呼吸、人工胸外心脏按压。

⑤ 高级心肺复苏：心肺复苏成功后，需继续有效地维持循环和呼吸稳定，防止心脏再次骤停，处理脑缺氧、脑水肿、肾功能不全和继发性感染等，纠正酸中毒。要积极查明心源性猝死的原因并加以处理，预防再次发生猝死。

第十四节　房室传导阻滞

一、定义

房室传导阻滞指由于房室交界区不应期延长引起的房室间传导减慢或中断的现象，根据严重程度将房室传导阻滞分为一度、二度和三度。

二、病因

房室传导阻滞大多见于病理情况，如冠心病、心肌炎、心肌病、中毒、电解质紊乱、原发性传导束退化等；一度和二度Ⅰ型房室传导阻滞偶尔也见于正常人，此时多与迷走神经张力增高有关。

三、临床表现

1. 症状　房室传导阻滞患者症状除受原有心脏病及心脏功能状态的影响外取决于阻滞的程度及部位。

（1）无症状　见于一度房室传导阻滞（此型预后良好）、二度Ⅰ型房室传导阻滞或某些慢性间歇性房室传导阻滞者。

（2）有症状　二度Ⅱ型房室传导阻滞时，如被阻滞的心房波所占比例较大（如房室3∶2传导），特别是高度房室传导阻滞时，因心室率下降出现心动过缓、头晕、乏力、胸闷、气短及心功能下降等症状。三度房室传导阻滞的症状较明显，其造成血流动力学的影响取决于心室逸搏频率的快慢。在希氏束分叉以上部位的三度房室传导阻滞对血流动力学的影响较小，患者虽有乏力、活动时头晕，但不至于发生晕厥；发生于希氏束分叉以下的低位三度房室传导阻滞对血流动力学影响显著，患者可出现晕厥、心源性缺氧综合征，甚至猝死。

（3）不典型症状　某些患者出现一些不典型症状，如全身乏力、疲劳或低血压状态等，需要进一步检查方可确诊。

2. 体征

（1）一度房室传导阻滞　一些一度房室传导阻滞的患者可以无体征。有些患者体格检查可发现心尖部第一心音减弱，这是由于心室收缩的延迟使心脏内血液充盈相对较满，房室瓣在关闭前已漂浮在一个距闭合点较近的位置上，因此关闭时瓣叶张力较低，关闭所产生的振动较小所致。

（2）二度房室传导阻滞　二度Ⅰ型房室传导阻滞，心脏听诊有间歇，但间歇前并无期前收缩，第一心音可随 P-R 间期变化发生强弱改变。二度Ⅱ型房室传导阻滞可有间歇性漏搏，但第一心音强度恒定，房室呈 3：2 传导时，听诊可酷似成对期前收缩形成的二联律。

（3）三度房室传导阻滞　其特异性体征是心室率缓慢且规则并伴有第一心音强弱不等，特别是可出现突然增强的第一心音即"大炮音"，第二心音可呈正常或反常分裂，如心房与心室收缩同时发生，颈静脉出现巨大"A"波。

四、辅助检查

心电图检查如下。

1. 一度房室传导阻滞　①窦性 P 波规律出现；②P-R 间期＞0.20 秒；③每个窦性 P 波后均有 QRS 波。

2. 二度房室传导阻滞

（1）二度Ⅰ型房室传导阻滞　①窦性 P 波规律出现；②P-R 间期渐长，直至一个 P 波后 QRS 波脱漏；③R-R 间期渐短；④长R-R 间期小于正常窦性 P-P 间期的两倍。

（2）二度Ⅱ型房室传导阻滞　①窦性 P 波规律出现；②间歇性 P 波后 QRS 波脱漏；③P-R 间期保持固定（可以正常或延长）。

3. 三度房室传导阻滞　①P 波与 QRS 波各自有自身的节律，互不相关；②P 波频率快于 QRS 波频率，心室率缓慢；③起搏点在阻滞部位下方，QRS 可正常或畸形。

五、治疗

1. 治疗原发疾病，去除诱因。常见导致房室传导阻滞的药物有 β 受体阻滞药、维拉帕米、地尔硫䓬、胺碘酮等。

2. 一度房室传导阻滞和二度 I 型房室传导阻滞心室率不慢者，不需治疗。

3. 二度 II 型房室传导阻滞和三度房室传导阻滞可试用 β 受体激动药、M 受体阻断药。

4. 二度 II 型房室传导阻滞和三度房室传导阻滞如药物无效或症状明显、心室率缓慢者，应行心脏起搏治疗。

六、观察要点

连接心电监护仪，连续监测心率、心律的变化，及早发现危险征兆。及时测量生命体征，测脉搏时间为 1 分钟，同时听心率。患者出现频发多源性室性期前收缩、R-on-T 室性期前收缩、室性心动过速、二度 II 型及三度房室传导阻滞时，及时通知医师并配合处理。监测电解质变化，尤其是血钾。

七、护理要点

1. 常规护理

(1) 休息　患者心律失常发作引起心悸、胸闷、头晕等症状时应保证患者充足的休息和睡眠，休息时避免左侧卧位，以防左侧卧位时感觉到心脏搏动而加重不适。

(2) 饮食　食用富含纤维素的食物，以防便秘；避免饱餐及摄入刺激性食物如咖啡、浓茶等。

2. 专科护理

(1) 重点护理

① 抢救：配合准备抢救仪器（如除颤仪、心电图机、心电监护仪、临时心脏起搏器等）及各种抗心律失常药物和其他抢救药品，做好抢救准备。

② 用药护理：应用抗心律失常药物时，密切观察药物的效

果及不良反应，防止毒副反应的发生。

③ 介入治疗的护理：向患者介绍介入治疗如心导管射频消融术或心脏起搏器安置术的目的及方法，以消除患者的紧张心理，使患者主动配合治疗。做好介入治疗的相应护理。

（2）治疗过程中的应急护理措施

① 晕厥

a. 应立即将患者置于头低足高位，使脑部血供充分。将患者的衣服纽扣解松，头转向一侧，以免舌头后倾堵塞气道。

b. 局部刺激，如向头面部喷些凉水或额部放上湿的凉毛巾，有助于清醒。如房间温度太低，应保暖。

c. 在晕厥发作时不能喂食、喂水。意识清醒后不要让患者马上站立，必须等患者全身无力好转后才能在细心照料下逐渐站立和行走。

② 猝死：对心源性猝死的处理就是立即进行有效的心肺复苏。

第十四章　常见先天性心血管病的护理

第一节　房间隔缺损

一、定义

本病是成年人最常见的先天性心脏病,根据缺损部位的不同可分为原发孔型、继发孔型、冠状静脉窦型、上腔静脉型和下腔静脉型等,以继发孔型房间隔缺损最为常见。房间隔缺损早期存在心房水平左向右分流,经过右心房、右心室和肺部的血流量显著增加;晚期因肺动脉高压可发生右向左分流或双向分流。原发孔型房间隔缺损常伴有二尖瓣裂缺和(或)各种类型的房室通道。

二、临床表现

1. 症状　轻者可无症状,仅在体检时发现。分流量大时可有发育障碍,患者可表现劳累后乏力、气急、胸闷等,并因肺充血易患支气管肺炎,尤其是婴幼儿。

2. 体征　缺损较小的患者可能无明显的体征,而缺损较大的患者可能发育较差,体格瘦小,左前胸隆起,甚至胸脊柱后凸。

(1)心脏浊音界增大,心前区近胸骨左缘处有抬举性搏动,提示右心室增大。

(2)胸骨左缘第 2 肋间可听到 2～3 级有时达 4 级的收缩期吹风样杂音,呈喷射型,为肺循环血流量增多及相对性肺动脉瓣狭窄所致,多数不伴有震颤。

（3）肺动脉瓣区第二心音明显分裂并增强，此种分裂在呼吸周期和 Valsalva 动作时无明显改变（固定分裂）。

（4）在肺动脉瓣区可能听到出现在杂音之前、第一心音之后的短促而高亢的肺动脉收缩喷射音。肺动脉压显著增高时亦可听到由于相对性肺动脉瓣关闭不全而引起的舒张期吹风样杂音，但少见。

（5）极少数患者在胸骨左缘下端三尖瓣区可听到由相对性三尖瓣狭窄引起的隆隆样舒张中期杂音。

三、辅助检查

1. X 线检查典型的改变　肺野充血，肺动脉增粗，肺动脉总干弧明显凸出；肺门血管影粗而搏动强烈，形成所谓肺门舞蹈症；右心房和右心室增大，主动脉弓影缩小。第一孔未闭型伴有二尖瓣关闭不全者则左心室亦有增大。

2. 心电图　不完全性右束支传导阻滞、完全性右束支传导阻滞和右心室肥大图形，尤以前者为最多。

3. 超声心动图　右心房、右心室增大，肺动脉增宽，彩色多普勒血流显像可显示分流部位。

4. 磁共振断层显像　磁共振断层显像可在不同水平显示心房间隔的缺损。

5. 心脏导管检查和选择性指示剂稀释曲线测定　右心导管检查可发现从右心房开始至右心室和肺动脉的血液氧含量增高。

目前心导管检查仅用于那些临床情况有矛盾或怀疑存在显著肺动脉高压的患者。

四、治疗

治疗原则为中小型缺损且年龄较小者可先行内科处理，无自然闭合可能者应及早行根治性治疗。

五、观察要点

严密观察心率、心律的变化。少数上腔型 ASD 右心房切口太靠近窦房结或上腔静脉阻断带太靠近根部而损伤窦房结，都将产生窦性或交界性心动过缓，这种心律失常需要植入心脏起搏器治疗。密切观察心律变化，维护好起搏器的功能。术后如出现房颤、房性或室性期前收缩，注意观察并保护好输入抗心律失常药物的静脉通路。

六、护理要点

1. 术前护理

（1）心理护理 患者及家属均对心脏手术有恐惧感，担心预后，针对患者的心态，护士应详细了解疾病治疗的有关知识，说明治疗目的、方法及其效果，对行封堵术的患者讲解微创手术创伤小、成功率高，消除其恐惧、焦虑心理，增强信心，使其能配合治疗。

（2）术前准备 入院后及时完成心外科各项常规检查，并在超声心动图下测量 ASD 的横径、长径、上残边、下残边等数值，以确定手术方式。

2. 术后护理

（1）观察术后是否有空气栓塞的并发症 因修补房间隔缺损时，未能排尽封堵器和输送鞘内的气体等原因，术中易出现空气栓塞，多见于冠状动脉和脑动脉空气栓塞。因而应保持患者术后平卧 4 小时，严密观察患者的反应，有无突发胸痛胸闷、心率减慢，并记录血压、脉搏、呼吸、瞳孔以及意识状态等。冠状血管栓塞则出现心室颤动，脑动脉栓塞则出现瞳孔不等大、头痛、烦躁、肢体运动障碍等症状，此时应立即对症处理。

（2）观察有无残余漏 常因闭合不严密或组织缝线撕脱而引起。听诊有无残余分流的心脏杂音，一经确诊房缺再通，如无手术禁忌证，应尽早再次手术。

（3）预防并发症 对封堵患者，术后早期在不限制正常肢体功能锻炼的前提下指导患者掌握正确有效的咳嗽方法。咳嗽频繁者适当应用镇咳药物，避免剧烈咳嗽、打喷嚏及用力过猛等危险动作，防止闭合伞脱落和移位。同时监测体温变化，应用抗生素，预防感染。

（4）抗凝指导　ASD封堵术后防止血栓形成，均予以抗凝治疗，术后24小时内静脉注射肝素0.2mg/（kg·d）或皮下注射低分子肝素0.2mg/（kg·d），24小时后改口服阿司匹林5mg/（kg·d），连服3个月。

第二节　室间隔缺损

一、定义

心室间隔缺损可单独存在，亦可作为法洛四联症或艾森曼格综合征的一部分而存在。一般所称室间隔缺损是指单纯的心室间隔缺损，而不是伴有其他畸形的心室间隔缺损。心室间隔缺损是临床最常见的先天性心脏病，其中又以膜部间隔周围的缺损最为常见。本病在男性略多见。

二、临床表现

1. 症状　缺损小、分流量小的患者可无症状，生长发育不受影响。缺损大者可有发育不良、劳累后心悸、气喘、咳嗽、乏力、肺部感染等症状。后期可有心力衰竭。当肺动脉压显著增高而有右至左分流时可有发绀。本病易发生感染性心内膜炎，个别患者伴有心脏传导阻滞。

2. 体征　本病的肺动脉高压，亦可由于先天性缺陷使胎儿期中肺循环的高阻力状态持续至出生后1～2年仍不转为低阻力状态而引起，患儿的肺小动脉中膜增厚，肺动脉阻力持续增高，在儿童期即可出现发绀。

（1）典型的体征是位于胸骨左缘第3、4肋间的响亮而粗糙的全收缩期吹风样反流型杂音，其响度常可达4～5级，常将心音湮没，伴有震颤。此杂音在心前区广泛传播。

（2）缺损大的患者，发育较差，可有心脏增大，心尖搏动增强，肺动脉瓣区第二心音亢进与分裂，心尖区有舒张期"隆隆"样杂音（相对性二尖瓣狭窄）。

（3）肺动脉显著高压的患者，胸骨右缘第 3、4 肋间收缩期杂音减轻，但在肺动脉瓣区可能有舒张期吹风样杂音，右向左分流时有发绀和杵状指（趾）。

三、辅助检查

1. X 线检查　缺损小的可无异常发现，缺损大的有肺充血、肺血管影增粗，肺动脉总干弧凸出及左、右心室增大。肺动脉显著高压时有显著右心室肥大。

2. 心电图和心电向量图检查　缺损大时可示左心室肥大、左右心室合并肥大、右束支传导阻滞等变化。

3. 超声心动图检查　可见室间隔回声连续性中断，同时左心室内径增大，二尖瓣前瓣叶 EF 段下降斜率增快。彩色多普勒血流显像对探测小的缺损和对缺损定位和分型很有价值。

4. 磁共振成像　有助于缺损定位和定大小。

5. 心导管检查　右心导管检查发现从右心室开始至肺动脉，血液氧含量较右心房高出 0.9% 容积以上，即显示右心室水平有左至右分流。肺动脉和右心室压可增高。

四、治疗

治疗原则为中小型缺损且年龄较小者可先行内科处理，无自然闭合可能的应及早行根治性治疗。

五、观察要点

严密观察生命体征的变化，发现异常应立即报告医生，协助采取积极的处理措施。

六、护理要点

1. 术前护理

（1）婴幼儿有大室间隔缺损、大量分流及肺动脉高压发展迅速者，按医嘱积极纠正心力衰竭、缺氧，积极补充营养，增强体质，尽早实施手术治疗。

（2）术前患儿多汗，常患感冒及肺炎，故应多饮水、勤换洗衣服，减少人员流动。预防感冒，有心力衰竭者应定期服用地高辛，并注意观察不良反应。

2. 术后护理

（1）保持呼吸道通畅，预防发生肺动脉高压危象。中小型室间隔缺损手术后一般恢复较顺利。对大型缺损伴有肺动脉高压患者，由于术前大量血液涌向肺部，患儿有反复发作肺炎史，并且由于肺毛细血管床的病理性改变，使气体交换发生困难，在此基础上又加上体外循环对肺部的损害，使手术后呼吸道分泌物增多，不易咳出，影响气体交换，重者可造成术后严重呼吸衰竭，慢性缺氧加重心功能损害。尤其是婴幼儿，术后多出现呼吸系统并发症，往往手术尚满意，却常因呼吸道并发症而死亡，因此术后呼吸道的管理更为重要。

① 术后常规使用呼吸机辅助呼吸，对于肺动脉高压患者，术后必须较长时间辅助通气及充分供氧。

② 肺动脉高压者，在辅助通气期间，提供适当的过度通气，使 pH 在 $7.50 \sim 7.55$，$PaCO_2$ 在 $25 \sim 35mmHg$，$PaO_2 > 100mmHg$，有利于降低肺动脉压。辅助通气要设置 PEEP，小儿常规应用 $4cmH_2O$，增加功能残气量，防止肺泡萎陷。

③ 随时注意呼吸机同步情况、潮气量、呼吸频率等是否适宜，定期做血气分析，根据结果及时调整呼吸机参数。

④ 肺动脉高压患者吸痰的时间间隔应相对延长，尽可能减少刺激，以防躁动加重缺氧，使肺动脉压力进一步升高，加重心脏负担及引起肺动脉高压危象。

⑤ 气管插管拔除后应加强体疗，协助排痰，保证充分给氧。密切观察患者呼吸情况并连续监测血氧饱和度。

（2）维持良好的循环功能，及时补充血容量，密切观察血压、脉搏、静脉充盈度、末梢温度及尿量。心源性低血压应给升压药，如多巴胺、间羟胺等维持收缩压在 90mmHg 以上。术后早期应控制静脉输入晶体液，以 1mL/(kg·h) 为宜，并注意观察及保持左心房压不高于中心静脉压。

（3）保持胸腔引流管通畅，观察有无术后大出血，密切观察引流量，若每小时每千克体重超过 4mL 表示有活动性出血的征象，连续观察 3～4 小时，用止血药无效，应立即开胸止血。

第三节　动脉导管未闭

一、定义

动脉导管未闭占先心病发病总数的 15％，可分为管型、漏斗型和窗型。本畸形使流经主动脉的血液向肺动脉分流，致肺循环的血流量增多，左心室的容量负荷加重，导致左心室扩大、肥厚以及肺动脉高压。

二、临床表现

1. 症状　轻者可无症状。病变较重者有劳累后气急、心悸、乏力和其他心力衰竭表现。患者较易发生感染性心内膜炎。

2. 体征

（1）胸骨左缘第 2 肋间有粗糙、响亮的连续性机器样杂音，多数伴有震颤。严重肺动脉高压者，往往只有收缩期杂音。

（2）心界向左下外侧移位，心尖搏动常强而有力。

（3）分流量大者，心前区有相对性二尖瓣狭窄的短促低调舒张期杂音。

（4）收缩压稍增高，舒张压降低，脉压增大，有水冲脉等周围血管体征。

（5）肺动脉高压时，肺动脉瓣区肺动脉第二心音增强。

（6）伴右向左分流者可出现发绀，其特征为下肢较上肢明显，故可能仅表现为杵状指。

三、辅助检查

1. X线检查　左向右分流程度较轻者，胸片可正常。病变较重，则示左心室及左心房增大，肺动脉段突出，肺血管增粗，主动脉结增宽。严重肺动脉高压时，右心室增大，肺动脉主干显著增粗而肺野外围血管细小。

2. 心电图　病变轻者，心电图可在正常范围内；若病变较重，则示左心室肥大。有肺动脉高压时，出现左、右心室肥大或右心室肥大图形。

3. 超声心动图　左心室和左心房增大，并可直接显示经未闭动脉导管从主动脉流入肺动脉的高速湍流。

4. 右心导管检查　肺动脉血氧含量高于右心室（＞0.6％容积），有时导管可通过未闭动脉导管进入降主动脉中。

5. 逆行主动脉造影　可清楚显示导管的形态和大小。

四、治疗

治疗原则为防止心内膜炎及心力衰竭，无自然闭合可能的应及早行根治性治疗。

五、观察要点

1. 注意血压和出血情况。

2. 观察体温和脉搏。

3. 观察心脏杂音的性质。

六、护理要点

1. 术前护理

（1）主动和患者交谈，尽快消除陌生感，生活上给予关怀和帮助，介绍恢复期的病例，增强患者战胜疾病的信心。

（2）做好生活护理，避免受凉，感冒、发热时要及时用药，或用抗生素，控制感染。

（3）术前准确测量心率、血压，以供术后对比。

（4）测量患者体重，为术中、术后确定用药剂量提供依据。

（5）观察心脏杂音的性质。

2. 术后护理

（1）注意血压和出血情况　因导管结扎后阻断了分流到肺循环的血液，使体循环血容量较术前增加，导致术后患者血压较术前增高。术后严密监测血压变化，维持成人收缩压在 140mmHg 以下，儿童收缩压维持在 120mmHg 以下。若血压持续增高不降者，应用抗高血压药物如硝普钠、硝酸甘油等，防止因血压过高引起导管缝合处渗血或导管再通，故术后要观察血压及有无出血征象。

（2）保持呼吸道通畅　有的患者术前肺动脉内压力增高，肺内血流量过多，肺脏长期处于充血状态，肺小血管纤维化使患者的呼吸功能受限，虽手术后能减轻一些肺血管的负担，但在短时间内，肺功能仍不健全；其次是由于麻醉的影响，气管内分泌物较多且不易咳出，易并发肺炎、肺不张。因此术后必须保持呼吸道通畅，轻症患者机械辅助通气 1~2 小时，但合并肺动脉高压者要适当延长辅助通气，协助咳嗽、排痰、雾化吸入，使痰排出。

（3）观察有无喉返神经损伤　因术中喉返神经牵拉、水肿或手术损伤，可出现声音嘶哑，以及进流质时引起呛咳。全身麻醉清醒后同患者对话，观察有无声音嘶哑、进水呛咳现象。如发现声音嘶哑、进水呛咳应根据医嘱给予营养神经的药物，并防止患者饮水时误吸，诱发肺内感染。若出现上述症状，应给予普食或半流质。

（4）观察有无导管再通　注意心脏听诊，如再次闻及杂音，应考虑为导管再通，确诊后尽快再次手术。

（5）观察有无假性动脉瘤形成　按医嘱合理应用抗生素，注意体温变化。如术后发热持续不退，伴咳嗽、声音嘶哑、咯血，有收缩期杂音出现，胸部 X 线片示上纵隔增宽，肺动脉端突出呈现块状影，应考虑是否为假性动脉瘤，嘱患者卧床休息，避免活动，并给予祛痰药、缓泻药，以免因剧烈咳嗽或排便用力而使胸膜腔内压剧烈升高，导致假性动脉瘤破裂。一旦确诊，尽早行手术治疗。

（6）心包纵隔引流管观察　留置引流管的患者，注意观察胸腔引流液的性质和量，若引流速度过快，管壁发热，持续2小时引流量都超过 4mL/(kg·h)，应考虑胸腔内有活动性出血，积极准备二次开胸止血。

（7）观察体温和脉搏　术前有细菌性心内膜炎的患者，术后应观察体温和脉搏的变化，注意皮肤有无出血点，有无腹痛等，必要时做血培养。

（8）避免失用综合征　积极进行左上肢功能锻炼。

第四节　肺动脉瓣狭窄

一、定义

肺动脉瓣狭窄的定义一般是指左、右心室之间无交通（即室间隔完整），但肺动脉瓣、瓣下（右心室漏斗部）或瓣上（肺动脉干及其分支）有狭窄。其后果是使右心室排血受阻，导致右心室压力增高、肥厚及扩大。肺动脉瓣狭窄较常见，狭义的肺动脉口狭窄即指肺动脉瓣狭窄。肺动脉瓣狭窄可伴有卵圆孔未闭或房间隔缺损（称法洛三联症），也可引起继发性漏斗部狭窄；单纯的右心室漏斗部狭窄很少见，多伴有室间隔缺损。

二、临床表现

1. 狭窄程度轻者，可无症状。狭窄较严重时，有劳动后心悸、气急、乏力。有时有头晕、胸痛及晕厥，晚期可出现心力衰竭。法洛三联症时有发绀及杵状指（趾）。

2. 胸骨左缘第2肋间有粗糙响亮的3～5级收缩期喷射性杂音，传导广泛，伴有震颤。第二心音常明显分裂（≥0.05秒），但肺动脉瓣区的肺动脉第二心音可减弱或消失。

三、辅助检查

1. X 线检查　心影正常或轻度扩大，晚期可见右心室和右心房明显增大。肺动脉主干明显突出（狭窄后扩张），肺野正常或清晰。

2. 心电图　右侧胸导联的 QRS 波图形可反映肺动脉瓣狭窄的程度。轻度狭窄时，心电图无明显改变，或 V_1 导联呈 rsR 图形；重度狭窄时，V_1 的 R 波明显增高，伴电轴右偏和右心房肥大；极重度狭窄者，V_1 可呈 qR 图形。

3. 超声心动图　二维超声显像能确定狭窄部位，多普勒检查可测量经狭窄部位的血流速度，进而估算狭窄程度。

4. 右心导管检查

（1）右心室收缩压增高，肺动脉压力无改变或略降低，右心室与肺动脉之间出现收缩期压力阶差 $[>1.3kPa(10mmHg)]$。压力阶差越大提示狭窄越严重。

（2）根据导管从肺动脉拉回右心室时连续描记的压力曲线，可判断肺动脉口狭窄的类型。

（3）法洛三联症伴有自右向左分流时，周围动脉血氧饱和度可降低。导管可自右心房经未闭卵圆孔或房间隔缺损进入左心房。

四、治疗

治疗原则为严重肺动脉瓣狭窄应接受球囊瓣膜成形术，如无该术适应证，则应接受外科手术治疗。

五、观察要点

持续观察血压变化，注意中心静脉压的变化，注意末梢循环的变化。

六、护理要点

1. 术前护理

（1）前列腺素 E　重症肺动脉瓣狭窄伴有重度发绀的新生儿，术前应静脉给予前列腺素 E，以延缓动脉导管闭合。

（2）休息　由于肺动脉瓣狭窄，右心室排血受阻，致右心室压力增高，负荷加重，患者可出现发绀和右心衰竭情况，故应卧床休息，减轻心脏负担。

（3）氧气吸入　发绀明显者或有心力衰竭的患者，术前均应给予氧气吸入，每日 2 次，每次半小时，改善心脏功能，必要时给予强心、利尿药物。

2. 术后护理

（1）循环系统

① 建立有创血压监测，持续观察血压变化。对于较重患者，用微量泵泵入升压药物，并根据血压的变化随时进行调整，使血压保持稳定，切勿忽高忽低。

② 注意中心静脉压的变化，以便了解右心有无衰竭和调节补液速度，必要时应用强心药物。此类患者由于狭窄解除后，短时间内心排血量增多，如心脏不能代偿容易造成心力衰竭。

③ 注意末梢循环的变化，如周身皮肤、口唇、甲床颜色、温度及表浅动脉搏动情况。

④ 维持成人尿量 $>0.5mL/(kg\cdot h)$，儿童尿量 $>1mL/(kg\cdot h)$ 以上。

（2）呼吸系统

① 术后使用呼吸机辅助呼吸，保持呼吸道通畅，及时吸痰。用脉搏血氧监测仪观察氧饱和度的变化并监测 PaO_2，如稳定在 80mmHg，可在术后早期停用呼吸机。如发生低氧血症（$PaO_2 <$ 80mmHg）应及时向医生报告。如明确存在残余狭窄，及时做好再次手术的准备。

② 协助患者排痰和翻身，听诊双肺呼吸音，必要时雾化吸入。

（3）观察高压　婴幼儿及较大的肺动脉瓣狭窄患儿，术后早期右心室压力及肺血管阻力可能仍较高，术后注意观察高压是否继续下降，如有异常表现，及时报告医生，必要时做进一步检查及处理。

第五节　法洛四联症

一、定义

法洛四联症是联合的先天性心脏血管畸形，包括肺动脉口狭窄、心室间隔缺损、主动脉右位（骑跨于缺损的心室间隔上）和右心室肥大四种情况，其中主要的是心室间隔缺损和肺动脉口狭窄。本病是最常见的发绀型先天性心脏血管病。只有心室间隔缺损、肺动脉口狭窄和右心室肥大而无主动脉骑跨的患者，被称为非典型的法洛四联症。

二、临床表现

1. 症状

（1）发绀是突出症状，其程度与循环血中氧合血红蛋白含量和动脉血氧饱和度有关。

（2）活动时喜蹲踞也是本病特征之一。

（3）活动后气促，在剧烈活动、哭闹或清晨刚醒时可有缺氧发作，患儿突然呼吸困难，发绀加重，严重者可致抽搐、昏厥。

（4）其他并发症尚有心力衰竭、脑血管意外、感染性心内膜炎、肺部感染等。如不治疗，体力活动大受限制，且影响成长。

2. 体征　可见发育较差，胸前部可能隆起，有发绀与杵状指（趾）。胸骨左缘第2、3肋间有收缩期吹风样喷射性杂音，可伴有震颤。非典型的法洛四联症和肺动脉口狭窄程度较轻，而在心室水平仍有左右右分流者，还可在胸骨左缘第3、4肋间听到由心室隔缺损引起的收缩期杂音。肺动脉瓣区第二心音减弱并分裂，但亦可能呈单一而响亮的声音（由主动脉瓣区第二心音传导过来）。主动脉瓣区可听到收缩喷射音，并沿胸骨左缘向心尖部传导。心浊音界可无增大或略增大。心前区和中上腹可有抬举性搏动。

三、辅助检查

1. X线检查 肺野异常清晰，肺动脉总干弧不明显或凹入，右心室增大，心尖向上翘起，在后前位片上心脏阴影呈木鞋状（有如横置的长方形）。在近1/4的患者可见右位主动脉弓。

2. 心电图和心向量图检查 电轴右偏，右心室肥大劳损，部分患者可表现右心房肥大。

3. 超声心动图检查 主动脉前后径增宽，位置偏前，骑跨于室间隔上，与左右心室相通，室间隔与主动脉前壁连续中断。

4. 心血管造影 选择性右心室造影，可见主动脉和肺动脉同时显影，并可了解肺动脉口狭窄情况，此外还有可能见到对比剂经心室间隔缺损进入左心室。

5. 心导管检查 右心室压力增高，右心室与肺动脉间有明显压力阶差，根据连续测压的压力曲线可判别狭窄类型，有时导管要直接由右心室插入主动脉或左心室，表明有主动脉骑跨和室间隔缺损。

6. 化验检查 红细胞计数、血红蛋白含量和血细胞比容显著增高，动脉血氧饱和度降低。

四、治疗

治疗原则为内科对症处理，及早外科手术根治本病。

五、观察要点

严密观察生命体征的变化，发现异常应立即报告医生，协助采取积极的处理措施。

六、护理要点

1. 术前护理

（1）贫血的处理 大多数法洛四联症患者的血红蛋白、红细胞计数和血细胞比容都升高，升高程度与发绀程度成正比。发绀明显的患儿,如血红蛋白、红细胞计数和血细胞比容都正常,应视为贫血,术前应给予铁剂治疗。

(2)进一步明确诊断 术前对患者做全面复查,确认诊断无误,清楚疾病的特点如肺动脉、肺动脉瓣、右心室流出道狭窄的部位及程度;主动脉右移骑跨的程度;左心室发育情况,是否合并动脉导管未闭、左上腔静脉缺损、房间隔缺损等。

(3)吸氧 入院后每日吸氧两次,每次30分钟;发绀严重者鼓励患者多饮水,预防缺氧发作;缺氧性昏厥发作时,给予充分供氧的同时,屈膝屈髋,可增加外周阻力,减少左向右的分流,增加回心血量,增加氧合;肌内或皮下注射吗啡(0.2mg/kg);幼儿静脉注射β受体阻滞药有缓解效应;静脉滴注碳酸氢钠或输液扩容;使用增加体循环阻力的药物如去氧肾上腺素等。

(4)预防感染性心内膜炎 术前应注意扁桃体炎、牙龈炎、气管炎等感染病灶的治疗。

2. 术后护理

(1)术后应输血或输血浆使胶体渗透压达正常值17~20mmHg,血红蛋白达120g/L以上。一般术后中心静脉压仍偏高,稍高的静脉压有利于右心排血到肺动脉。

(2)术后当天应用洋地黄类药物,力争达到洋地黄化,儿童心率维持在100次/分,成人80次/分左右。

(3)术后当天开始加强利尿,呋塞米效果较好,尿量维持>1mL/(kg·h),利尿不充分时肝大,每日触诊肝脏两次,记录出入水量,出量应略多于入量。

(4)术后收缩压维持在90mmHg左右,舒张压维持在60~70mmHg,必要时用微量泵输入多巴胺或多巴酚丁胺,以增强心肌收缩力,增加心脏的兴奋性。

(5)术后左心房压与右心房压大致相等,维持在12~15cmH_2O。若左心房压比右心房高5~10cmH_2O,左心室发育不良、左心室收缩及舒张功能严重损害,或有左向右残余分流,预后不良；若右心房压比左心房压高 $5\sim10cmH_2O$，表明血容量过多或右心室流出道或肺动脉仍有狭窄，负荷过重，远端肺血管发育不良，或右心室功能严重受损。

（6）呼吸机辅助通气，当患者出现灌注肺时，延长机械通气时间，采用小潮气量通气，避免肺损伤。用呼气末正压促进肺间质及肺泡水肿的消退，从而改善肺的顺应性和肺泡通气，提高血氧分压。

（7）术后加强呼吸功能监测，检查有无气胸、肺不张。肺不张左侧较易出现，往往因气管插管过深至右支气管所致，摄 X 线胸片可协助诊断。如不能及时摄片，必要时可根据气管插管的深度拔出 $1\sim2cm$，再听呼吸音以判断效果。术中损伤肺组织或放锁骨下静脉穿刺管时刺破肺组织，可致术后张力性气胸。

（8）拔出气管插管后雾化吸氧，注意呼吸道护理，以防肺不张及肺炎的发生。

（9）每日摄床头 X 线片一张，注意有无灌注肺、肺不张或胸腔积液征象。

第十五章 高血压的护理

第一节 原发性高血压

一、定义

原发性高血压即不明原因的血压升高，又称高血压病，占高血压人群的 95％以上。无基础疾病者称为原发性高血压。

二、病因

目前认为原发性高血压是一种某些先天性遗传基因与许多致病性增压因素和生理性减压因素相互作用而引起的多因素疾病，这些因素主要包括：①遗传因素；②高钠、低钾膳食；③超重和肥胖；④饮酒；⑤精神紧张；⑥其他危险因素。

三、临床表现

一般表现起病缓慢，早期可无症状或出现非特异性症状，后者如头晕、头痛、头胀、眼花、耳鸣、失眠、乏力等，这些症状与血压水平之间常缺乏相关性。体检主要可听到主动脉瓣第二心音亢进和第四心音。前者系主动脉内压力增高所致，后者则系为克服左心室心肌顺应性的降低，左心房代偿性收缩加强所致。当出现抬举性心尖搏动时，提示有左心室肥厚，多见于病程较久者。

根据起病和病情进展的缓急及病程的长短高血压病可分为两型，缓进型和急进型，前者又称良性高血压，绝大部分患者属此型，后者又称恶性高血压，仅占本病患者的 1％～5％。

四、辅助检查

1. **实验室检查** 尿液检查早期可呈阴性，随后可出现 β_2 微球蛋白增高或有少量蛋白尿和红细胞。晚期可有大量蛋白尿、尿中有红细胞和管型、尿浓缩和稀释功能减退、肾小球滤过率降低、血肌酐和尿素氮增高。

2. **胸部 X 线检查** 后期患者并发高血压性心脏病时，有左心室增大。

3. **心电图** 早期可正常，晚期并发高血压性心脏病时可有左心室肥厚或伴劳损。

4. **超声心动图** 早期可无改变或仅见主动脉增宽，晚期并发高血压性心脏病时可有左心室肥厚，左心室顺应性降低。

5. **动态血压监测** 近年来出现一种新的检查手段，即在 24 小时内，每隔 15 分钟或 20 分钟自动连续测量血压和心率。

五、治疗

1. **血压控制的目标值** 不同人群降压的目标值：JNC-7 和 2003 年欧洲高血压防治指南均明确指出降压达标的重要性，一般人群降压的目标血压值是 <140/90mmHg，对于有糖尿病或肾病的高危高血压患者，血压目标是 <130/80mmHg。对于其他特殊人群，如脑卒中患者、心肌梗死后患者等，危险性分层属于高危患者，但对其血压控制仍要求必须控制在 <140/90mmHg。老年收缩期高血压是高血压治疗的难点，尽量将收缩压控制在 140mmHg 以下。

2. **高血压防治策略**

(1) **低危患者** 以改善生活方式为主，如 6 个月后无效，再给药物治疗。

(2) **中危患者** 首先积极改善生活方式，同时观察患者的血压及其他危险因素数周，然后决定是否开始药物治疗。

(3) **高危患者** 必须立即给予药物治疗，并积极改善患者生活方式。

(4) 极高危患者　必须立即开始对高血压及并存的危险因素和临床情况进行强化治疗。

部分轻型高血压患者改善生活方式后，可减少甚至免于抗高血压药物治疗；病情较重的患者改善生活方式后也可提高抗高血压药物的治疗效果。

3. 防治原则　必须全方位把握心血管病的危险因素、靶器官的损害（TOD）和并存的临床情况（ACC），做好危险分层，全面降低心血管病的发病率和死亡率。

六、观察要点

1. 观察患者头痛情况，如头痛程度、持续时间，是否伴有头晕、耳鸣、恶心、呕吐等症状；减少引起或加重头痛的因素。

2. 观察并记录患者血压变化，做到"四定"，即定时间、定体位、定部位、定血压计。

3. 提醒患者注意引起受伤的潜在危险因素，如迅速改变体位、病室内有障碍物、地面滑等，必要时使用床挡。

4. 服用利尿药患者注意观察尿量和电解质，特别是血钾情况。

5. 脑出血患者注意观察神志、生命体征。

6. 脑出血伴烦躁患者注意安全管理，必要时使用保护性约束用具保护患者，避免受伤。

七、护理要点

1. 常规护理

(1) 合理膳食　采取低热量、低脂、低胆固醇饮食，补充适量蛋白质，多吃蔬菜和水果。

(2) 适度活动　根据体力适当活动，一般每周做3～5次有氧运动，每次30～45分钟。

(3) 生活方式　生活规律，忌烟、限酒，保持心情舒畅。

2. 专科护理

（1）用药护理

① 指导患者遵医嘱按时正确服用抗高血压药物。

② 密切观察患者用药后的效果及药物副作用。

③ 指导患者服药后动作缓慢，警惕直立性低血压的发生。

（2）应急护理措施

① 头痛

a. 嘱患者保持安静，并设法去除各种诱发因素。

b. 对有失眠或精神紧张者，在进行心理护理的同时配以药物治疗。

c. 口服或静脉使用抗高血压药物，并注意观察其心率、呼吸、血压、意识等。

d. 冬季注意保暖，室内保持一定的室温。洗澡时避免受凉。

② 高血压急症的处理：高血压急症是指短期时间内（数小时或数天）血压极度升高，舒张压＞130mmHg 和（或）收缩压＞200mmHg，伴有重要器官组织如心、脑、肾、眼底大动脉的严重功能障碍或不可逆损害，处理如下。

a. 迅速降低血压：在监测血压的前提下选择适宜有效的抗高血压药物静脉滴注给药，但短时间血压骤降可能造成重要器官的血流灌注明显减少，应采取逐步控制性降压的方式，即开始的 24 小时内血压降低 20%～25%，48 小时内血压不低于 160/100mmHg，再将血压逐步降到正常水平。常用的抗高血压药物包括：ⓐ硝普钠，为首选药物，能同时直接扩张动脉和静脉，降低心脏前、后负荷；ⓑ硝酸甘油，扩张静脉和选择性扩张冠状动脉与大动脉；ⓒ尼卡地平，为二氢吡啶类钙通道阻滞药，降压同时改善脑血流量；ⓓ地尔硫䓬，为非二氢吡啶类钙通道阻滞药，降压同时有改善冠脉血流量和控制快速性室上性心律失常作用；ⓔ拉贝洛尔，是兼有 α 受体阻断作用的 β 受体阻滞药。

b. 有高血压脑病时宜给予脱水药，如甘露醇；或选择快速利尿药如呋塞米静脉注射。

c. 伴烦躁、抽搐者应用地西泮、巴比妥类药物肌内注射或水合氯醛灌肠。

d. 脑出血急性期原则上实施血压监控与管理，不实施降压治疗。只有在血压＞200/130mmHg 时，才考虑在严密监测血压的情况下降压治疗，使血压控制在不低于 160/100mmHg 的水平。

e. 急性冠脉综合征患者血压控制目标是疼痛消失，舒张压＜100mmHg。

③ 直立性低血压的预防和处理

a. 首先应告诉患者直立性低血压的表现为乏力、头晕、心悸、出汗、恶心、呕吐等，在联合用药、服首剂药物或加量时应特别注意。

b. 指导患者预防直立性低血压的方法：避免长时间站立，尤其在服药后最初几小时，因长时间站立会使腿部血管扩张，血液淤积于下肢，脑部血流量减少；改变姿势，特别是从卧位、坐位起立时动作宜缓慢；服药时间可选在平静休息时，服药后继续休息一段时间再下床活动，如在睡前服药，夜间起床排尿时应注意；避免用过热的水洗澡或蒸气浴，更不宜大量饮酒。

c. 应指导患者在直立性低血压发生时采取下肢抬高位平卧，以促进下肢血液回流。

第二节　继发性高血压

一、定义

继发性高血压是指其他疾病或原因引起的高血压，占所有高血压患者的 5%～10%。

二、病因

常见病因为肾实质性、肾血管性高血压、内分泌性和睡眠呼吸暂停综合征等，由于精神、心理问题而引发的高血压也可以见到。

三、临床表现

继发性高血压患者的临床表现主要是有关的原发系统性疾病的症状和体征，高血压仅是其中的一个症状。但有时也可由于其他症状和体征不甚显著而使高血压成为主要的临床表现。继发性高血压本身的症状、体征和临床过程与高血压病类似。但在不同病因的高血压中，可各有自身的特点。

四、辅助检查

1. 实验室检查

（1）血常规　红细胞和血红蛋白一般无异常，急进型高血压时可有 Coomb's 试验阴性的微血管病性溶血性贫血，伴畸形红细胞、血液黏度增加。

（2）尿常规　早期患者尿常规正常，肾浓缩功能受损时尿比重逐渐下降，可有少量蛋白、红细胞，偶见管型。随肾脏病变进展，尿蛋白量增多。良性肾硬化者如 24 小时尿蛋白在 1g 以上时，提示预后差，红细胞和管型亦可增多，管型主要为透明和颗粒管型。

（3）肾功能　早期患者检查并无异常，肾实质受损到一定程度时，血尿素氮、血肌酐开始升高；成人肌酐＞114.3μmol/L，老年人和妊娠者＞91.5μmol/L 时提示有肾损害，酚红排泄试验、内生肌酐清除率等可低于正常。

（4）其他检查　可见有血清总胆固醇、三酰甘油、低密度脂蛋白胆固醇增高和高密度脂蛋白胆固醇、载脂蛋白 A_1 降低；部分患者血糖升高和高尿酸血症；部分患者血浆肾素活性、血管紧张素 II 的水平升高。

2. 特殊检查

（1）X 线胸部检查　可见主动脉升部、弓部迂曲延长，其升部、弓部或降部可扩张；高血压性心脏病时有左心室增大，有左心衰竭时左心室增大更明显，全心衰竭时则可左、右心室都增大，并有肺淤血征象；肺水肿时则见肺间质明显充血，呈蝴蝶形模糊阴影；常规摄片检查用于检查前后的对比。

（2）心电图　左心室肥厚时心电图可显示左心室肥大或劳损的表现，左心室舒张期顺应性下降，左心房舒张期负荷增加，心电图可出现 P 波增宽、切凹、P_{V_1} 的终末电势负值增大等，上述表现甚至可出现在心电图发现左心室肥大之前，可见室性早搏、心房颤动等心律失常。

（3）动态血压监测　推荐以下参考标准正常值：24 小时平均＜130/80mmHg，白昼平均＜135/85mmHg，夜间平均＜125/75mmHg。正常情况下，夜间血压均值比白昼血压均值低 10%～20%。

（4）超声心动图　目前认为，此项检查和 X 线胸部检查、心电图比较，超声心动图是诊断左心室肥厚最敏感、可靠的手段。

（5）眼底检查　测量视网膜中心动脉压可见增高，在病情发展的不同阶段可见不同的眼底变化。

五、治疗

治疗原则为继发性高血压的治疗，主要是针对其原发疾病进行病因治疗。

继发性高血压的治疗，主要是针对其原发病。单侧肾脏病变、肾脏肿瘤、肾动脉狭窄、泌尿道阻塞、嗜铬细胞瘤、肾上腺皮质肿瘤或增生、主动脉缩窄、多发性大动脉炎、脑瘤和脑创伤等可行手术治疗，及时而成功的手术可使血压下降，甚至可完全根治。对原发病不能手术或术后血压仍高者，除采用其他针对病因的治疗外，对高血压可按治疗高血压病的方法进行降压治疗。α受体阻滞药苯苄胺 10～30mg（开始用小剂量逐渐增加），每日 1～2 次，或合并应用 β 受体阻滞药，或用 α、β 受体阻滞药，对控制嗜铬细胞瘤的高血压有效，可在手术准备阶段或术后使用。醛固酮拮抗药螺内酯 20～40mg，每日 3 次，可用于原发性醛固酮增多症手术前的准备阶段，有利于控制血压和减少钾的排泄，对术后血压仍高或不能手术者，可长期给予螺内酯控制血压。

六、观察要点

1. **剧烈头痛** 出现剧烈头痛伴恶心、呕吐，常为血压突然升高引起的高血压脑病所致，应立即让患者卧床休息，并测量血压及脉搏、心率、心律，积极协助医师采取降压措施。

2. **呼吸困难、发绀** 为高血压引起的左心衰竭所致，应立即给予舒适的半卧位，及时给予氧气吸入。按医嘱应用洋地黄治疗。

3. **心悸** 严密观察脉搏、心率、心律变化并做记录。安静休息，严禁下床，并安慰患者消除紧张情绪。

4. **水肿** 晚期高血压伴心肾衰竭时可出现水肿。护理中注意严格记录出入量，限制钠盐和水分摄入。严格卧床休息，注意皮肤护理，严防压疮发生。

5. **昏迷、瘫痪** 是由晚期高血压引起脑血管意外所引起。应注意安全护理，防止患者坠床、窒息、肢体烫伤等。

6. **其他情况** 对血压持续增高的患者，应每日测量血压 2～3 次，并做好记录，必要时测立位、坐位、卧位血压，掌握血压变化规律。如血压波动过大，要警惕脑出血的发生。如在血压急剧增高的同时，出现头痛、视物模糊、恶心、呕吐、抽搐等症状，应考虑高血压脑病的发生。如出现端坐呼吸、喘憋、发绀、咳粉红色泡沫痰等，应考虑急性左心衰竭的发生。出现上述各种表现时均应立即送医院进行紧急救治。另外，在变换体位时也应动作缓慢，以免发生意外。有些抗高血压药可引起水钠潴留，因此，需每日测体重，准确记录出入量，观察水肿情况，注意保持出入量的平衡。

七、护理要点

1. 常规护理

（1）合理膳食　应给低盐、低脂肪、低热量饮食，以减轻体重。因为摄入总热量太大，超过消耗量，多余的热量转化为脂肪，身体就会发胖，体重增加，提高血液循环的需求，必定升高血压。故应鼓励患者多食水果、蔬菜，戒烟，控制酒、咖啡、浓茶等刺激性饮料。少吃胆固醇含量多的食物，对服用排钾利尿药的患者应注意补充含钾高的食物如蘑菇、香蕉、橘子等。肥胖者应限制热量摄入，控制体重在理想范围之内。

（2）运动与休息　早期高血压患者可参加工作，但不要过度疲劳，坚持适当的锻炼，如骑自行车、跑步、做体操、打太极拳等。要有充足的睡眠，保持心情舒畅，避免精神紧张和情绪激动，消除恐惧、焦虑、悲观等不良情绪。晚期血压持续增高，伴有心、肾、脑病时应卧床休息。关心体贴患者，使其精神愉快，鼓励患者树立战胜疾病的信心。

（3）病室环境　应整洁、安静、舒适、安全。

（4）心理护理　患者多表现有易激动、焦虑及抑郁等心理特点，而精神紧张、情绪激动、不良刺激等因素均与高血压密切相关。因此，对待患者应耐心、亲切、和蔼、周到。根据患者特点，有针对性地进行心理疏导。同时，让患者了解控制血压的重要性，帮助患者训练自我控制的能力，参与自身治疗护理方案的制订和实施，指导患者坚持长期的饮食、药物、运动治疗，将血压控制在接近正常的水平，以减少对靶器官的进一步损害，定期复查。

2. 用药观察与护理

（1）用药原则　缓慢降压，从小剂量开始逐步增加剂量，即使血压降至理想水平后，也应服用维持量。老年患者服药期间改变体位要缓慢，以免发生意外。注意合理联合用药。

（2）药物不良反应观察　使用噻嗪类和袢利尿药时应注意血

钾、血钠的变化；用 β 受体阻滞药应注意其抑制心肌收缩力、心动过缓、房室传导时间延长、支气管痉挛、低血糖、血脂升高的不良反应；钙通道阻滞药硝苯地平的不良反应有头痛、面红、下肢水肿、心动过速；血管紧张素转换酶抑制药可有头晕、乏力、咳嗽、肾功能损害等不良反应。

第十六章 冠状动脉粥样硬化性心脏病的护理

第一节 稳定型心绞痛

一、定义

稳定型心绞痛是指心绞痛反复发作的临床表现，持续在 2 个月以上，而且心绞痛发作性质基本稳定，其由劳累引起的心肌缺血所致，表现为阵发性的前胸压榨性窒息样感觉，主要位于胸骨后，可放射至左肩或上臂等部位，持续时间为 1～5 分钟，休息或含服硝酸甘油后可迅速缓解。

二、病因

冠状动脉供血不足，心肌氧的供需不平衡是心绞痛发作的病理生理基础。本病多发生于 40 岁以上男性，劳累、情绪激动、受寒、阴雨天气、急性循环衰竭等均为常见诱因，高血压、高脂血症、吸烟、饮酒、糖尿病、肥胖是冠心病、心绞痛的高危因素。

三、临床表现

稳定型劳力性心绞痛简称稳定型心绞痛，亦称普通型心绞痛，是最常见的心绞痛。指由心肌缺血缺氧引起的典型心绞痛发作，其临床表现在 1～3 个月内相对稳定，即每日和每周疼痛发作次数大致相同，诱发疼痛的劳累和情绪激动程度相同，每次发作疼痛的性质和疼痛部位无改变，疼痛时限相仿（3～5 分钟），用硝酸甘油后也在相近时间内发生疗效。

心绞痛发作时，患者表情焦虑，皮肤苍白、发冷或出汗。血压可略增高或降低，心率可正常、增快或减慢，可有房性或室性奔马律，心尖区可有收缩期杂音（二尖瓣乳头肌功能失调所致），第二心音可有逆分裂，还可有交替脉或心前区抬举性搏动等体征。

四、辅助检查

1. 实验室检查

（1）血常规　一般无血红蛋白下降，严重贫血亦会有心绞痛症状。

（2）血糖　测定空腹、餐后 2 小时血糖，部分患者有血糖升高。

（3）血脂分析　可见血脂升高。

（4）心肌酶谱　一般无异常变化。

2. 特殊检查

（1）心电图　是发现心肌缺血、诊断心绞痛最常用的方法，其种类包括以下几个。

① 静息时心电图：稳定型心绞痛患者静息时心电图半数是正常的，最常见的心电图异常是 ST-T 改变。

② 心绞痛发作时心电图：近 95% 的患者心绞痛发作时出现有相当特征的心电图改变，可出现暂时性心肌缺血引起的 ST 移位，在平时有 T 波持续倒置的患者，发作时可变为直立（所谓"假正常化"）。

③ 心电图负荷试验：负荷心电图是对怀疑有冠心病的患者给予心脏增加运动负荷而激发心肌缺血的心电图检查，心电图改变以 ST 段水平型或下斜型压低≥0.1mV（J 点后 60～80 毫秒）持续 2 分钟作为阳性标准。

④ 动态心电图监测：从连续记录的 24 小时心电图中发现心电图 ST-T 改变和各种心律失常，出现时间可与患者的活动和症状相对照。

（2）超声心动图　稳定型心绞痛患者静息时，超声心动图大多数无异常，与负荷心电图一样，负荷超声心动图可以帮助识别心肌缺血的范围和程度。根据各室壁的运动情况，可将负荷室壁运动异常分为运动减弱、运动消失、矛盾运动及室壁瘤。

（3）放射性核素检查　^{201}Tl 心肌显像或兼做负荷试验，休息时^{201}Tl 显像所示灌注缺损主要见于心肌梗死后瘢痕部位；在冠状动脉供血不足部位的心肌灌注损仅见于运动后缺血区。

（4）冠状动脉造影　是目前诊断冠心病最准确的方法，可以准确反映冠状动脉狭窄的程度和部位。

（5）血管内超声　从血管腔内显示血管的横截面，不仅能够提供血管腔的形态而且能够显示血管壁的形态、结构和功能状态。

五、治疗

治疗原则为改善冠脉供血，降低心肌耗氧，降脂、抗炎、抗凝、抗栓，稳定并逆转动脉粥样硬化斑块。

六、观察要点

了解患者发生稳定型心绞痛的部位、性质，有无放射性疼痛及疼痛程度、持续时间、缓解方式，询问发生前有无诱因存在是评估疼痛的重点，并及时准确地记录及处理。

七、护理要点

1. 常规护理

（1）注意休息　避免劳累，体力活动会增加心脏负担，增加心肌耗氧量，冠状动脉血流量不能随心肌需要的增加而增加。发病初期休息是治疗的关键。

（2）饮食　摄入清淡且富含维生素、优质蛋白质及纤维素的食物，吃饭不宜过快过饱，可少食多餐，保持大便通畅。

（3）心理支持　保持环境安静舒适，尽量减少打扰，安慰患者，解除紧张不安情绪。

（4）避免诱发因素 避免疲劳、情绪激动、紧张、环境嘈杂或寒冷、体位突然改变、进食过饱等。

2.专科护理

（1）重点护理

① 疼痛护理

a. 急性发作期的治疗：在心绞痛突然发作时，应立即停止活动并休息。若症状仍不缓解，可使用作用较快的硝酸酯类药物，通常首选硝酸甘油和硝酸异山梨酯。

b. 缓解期的治疗：可使用硝酸酯类、β受体阻滞药、钙通道阻滞药及抗血小板药物。

② 使用硝酸甘油的护理：使用后出现颜面潮红、头痛、心悸等症状，是药物造成头面部血管扩张引起。为防止用药后出现直立性低血压，可嘱患者用药后卧床休息。静脉滴注硝酸甘油，可用输液泵严格控制输液速度，以防止意外发生，一般 8～10mg/min。输液过程中嘱患者在床上大小便，避免体位突然改变而出现血压下降、头晕、冷汗、心悸等症状。输液前及输液期间，应定时测血压。输液时的护理：输液速度宜慢不宜快。由于输液时间长，应在治疗前做好患者的思想工作，鼓励安慰患者耐心坚持输液治疗。观察并记录 24 小时出入量，便于及时调整输液量及观察肾脏代谢功能，避免加重心脏负担的情况发生。

（2）治疗过程中的应急护理措施

① 心肌梗死

a. 嘱患者绝对卧床休息，不要随意走动、用力，以降低心肌耗氧量。

b. 给予高浓度持续吸氧，不少于 30 分钟。

c. 缓解剧烈疼痛：硝酸甘油片 1～5 片，每片相隔 3～5 分钟，有条件者在 500mL 液体中加入硝酸甘油 5～10mg 持续静脉滴注；速效救心丸 15～30 粒吞服；镇痛药，如哌替啶 50mg 或吗啡 5mg，肌内注射。

d. 适当应用镇静药，如地西泮（安定）1～2 片口服或 10mg

肌内注射；异丙嗪、苯巴比妥也可用。

e. 患者身边不能离开护理人员或家属，以便随时观察病情变化。如果老年人突然面色发绀、抽搐，大叫一声，口吐白沫，意识不清，呼吸微弱继而停止，瞳孔散大，意味着急性心肌梗死并发了严重的心律失常如心室颤动，导致心脏骤停。此时应争分夺秒地对患者进行心肺复苏术。

② 心源性猝死：对心源性猝死的处理就是立即进行有效的心肺复苏，同猝死护理措施。

第二节　不稳定型心绞痛

一、定义

不稳定型心绞痛是指介于稳定型心绞痛和急性心肌梗死之间的一组临床综合征，包括如下亚型：①初发劳力性心绞痛，2个月内新发生的心绞痛（从无心绞痛或有心绞痛病史但在近半年内未发作过心绞痛）；②恶化劳力性心绞痛，病情突然加重，表现为胸痛发作次数增加，持续时间延长，诱发心绞痛的活动阈值明显减低，硝酸甘油缓解症状的作用减弱，病程2个月以内；③静息型心绞痛，心绞痛发生在休息或安静状态，发作持续时间相对较长，含硝酸甘油效果欠佳，病程1个月以内；④梗死后心绞痛，指急性心肌梗死发病24小时后至1个月内发生的心绞痛；⑤变异型心绞痛，休息或一般活动时发生的心绞痛，发作时心电图显示ST段暂时性抬高。不稳定型心绞痛是由于动脉粥样硬化斑块破裂或糜烂并发血栓形成、血管收缩、微血管栓塞所导致的急性或亚急性心肌供氧的减少所致。

二、病因

1. 冠状动脉粥样硬化病变进展　多数不稳定型心绞痛患者均有严重的阻塞性缺血性心脏病，其冠状动脉粥样硬化的发展，可引起进行性冠状动脉狭窄。

2. 血小板聚集　冠状动脉狭窄和内膜损伤，出现血小板聚集，产生血管收缩物质血栓素 A2，而正常内皮细胞产生的抗聚集物质如前列环素、组织纤维蛋白溶解酶原激活物和内皮源弛缓因子等浓度则降低，引起冠状动脉收缩、管腔狭窄加重乃至闭塞以及动力性冠状动脉阻力增加。

3. 血栓形成　血小板聚集，纤维蛋白原和纤维蛋白碎片的主要成分 D-二聚物增加，形成冠状动脉腔内血栓，导致形成进行性冠状动脉狭窄。

4. 冠状动脉痉挛　临床、冠状动脉造影和尸解研究均证实，冠状动脉痉挛是引起不稳定型心绞痛的重要机制。

三、临床表现

不稳定型心绞痛包括了除稳定型劳力性心绞痛以外的初发型、恶化型劳力性心绞痛和各型自发性心绞痛。不稳定型心绞痛患者中约有 20％可发生心肌坏死而无 ST 段抬高即非 ST 段抬高性心肌梗死，两者的分界只能通过血液心肌肌钙蛋白和心肌酶学分析来判断。原有稳定的阻塞性冠状动脉病变者在下列情况时可诱发不稳定型心绞痛：贫血、感染、甲状腺功能亢进症或心律失常等，有人将之称为继发性不稳定型心绞痛。诱发心绞痛的体力活动阈值突然或持久地降低；心绞痛发作频率、严重程度和持续时间增加，出现静息型心绞痛或夜间心绞痛；胸痛放射至附近或新的部位；发作时伴有新的相关特征，如出汗、恶心、呕吐、心悸或呼吸困难。原来能使稳定型心绞痛缓解的常规休息或舌下含服硝酸甘油的方法只能暂时或不完全性地缓解症状。

四、辅助检查

1. 实验室检查

（1）血常规　一般无血红蛋白下降。严重贫血者亦会引起心绞痛症状。

（2）血糖　测定空腹、餐后 2 小时血糖，部分患者可有血糖升高。

（3）血脂分析　部分患者有血脂升高。

（4）心肌酶谱　无异常发现。

2. 特殊检查

（1）心电图　①静息时心电图，不稳定型心绞痛患者静息时心电图半数是正常的，最常见的心电图异常是 ST-T 改变；②心绞痛发作时心电图，近 95% 的患者心绞痛发作时出现明显有相当特征的心电图改变，可出现暂时性心肌缺血引起的 ST-T 改变，在平时有 T 波持续倒置的患者，发作时可变为直立（所谓的"假正常化"）；③动态心电图监测，从连续记录的 24 小时心电图中发现心电图 ST-T 改变和各种心律失常，出现时间与患者的活动和症状相对照。

（2）超声心电图　不稳定型心绞痛患者静息超声心动图大多数无异常，与负荷心电图一样，负荷超声心动图可以帮助识别心肌缺血的范围和程度。根据各室壁的运动情况，可将负荷状态下室壁运动异常分为运动减弱、运动消失、矛盾运动及室壁瘤。

（3）运动负荷试验　对于低险组的不稳定型心绞痛患者，病情稳定 1 周以上可考虑行运动试验检查，若诱发心肌缺血的运动量超过 Bruce Ⅲ级，可采用内科保守治疗；若低于上述的活动量即诱发心绞痛，则需做冠状动脉造影检查以决定是否行介入性治疗或外科手术治疗。对于中危险和高危险组的患者在急性期的 1 周内应避免做负荷试验，病情稳定后可考虑行运动试验。如果已有心电图的缺血证据，病情稳定者也可直接行冠状动脉造影检查。

（4）冠状动脉造影　在冠心病的诊断和治疗上，冠状动脉造影是最重要的检查手段，中危和高危组的不稳定型心绞痛患者，若条件允许，应做冠状动脉造影检查，目的是为了明确病变情况及指导治疗。

五、治疗

治疗原则为改善冠脉供血，降低心肌耗氧，降脂、抗炎、抗凝、抗栓，稳定并逆转动脉粥样硬化斑块。

六、观察要点

密切观察心绞痛的性质、部位、持续时间及疼痛规律。

七、护理要点

1. 常规护理

（1）患者心绞痛发作时，应协助其立即卧床休息，卧床休息1～3日，给予氧气吸入，床边24小时心电监护。严密观察血压、脉搏、呼吸、心率、心律的变化。协助患者采取舒适卧位，解开衣领。给予硝酸酯类药物含服，用药3～5分钟仍不缓解时，可再服1片，观察心绞痛能否缓解。

（2）心绞痛剧烈、持续不缓解时，按医嘱应用药物，做心电图，必要时持续心电监护观察心肌缺血改变，警惕心肌梗死的发生。

2. 专科护理

（1）重点护理

① 给予心理护理，安慰患者，消除其紧张情绪。

② 缓解期可鼓励患者适当活动，避免剧烈运动。

（2）治疗过程中的应急护理措施

① 心律失常：心律失常紧急处理应遵循以下原则。

a. 首先识别和纠正血流动力学障碍。

b. 纠正与处理基础疾病和诱因。

c. 治疗与预防兼顾：心律失常易复发，在纠正后应采取预防措施，尽可能减少复发。根本措施是加强基础疾病的治疗，控制诱发因素。要结合患者的病情确定是否采用抗心律失常药物治疗。

② 急性心肌梗死：患者首先严格卧床，保持安静，避免精

神过度紧张；舌下含服硝酸甘油或硝酸甘油喷雾吸入；镇静；一般鼻导管给氧，氧流量 2～4L/min；镇痛药物，需注意其血压下降、呼吸抑制及呕吐等副作用；密切心电、血压、呼吸、心率、心律及尿量监护，开放静脉通路；保持大便通畅。

③ 猝死：对心源性猝死的处理就是立即进行有效的心肺复苏。

a. 识别心脏骤停：出现较早并且方便可靠的临床征象是意识突然丧失，呼吸停止，对刺激无反应。

b. 呼救：在心肺复苏术的同时，设法（呼喊或通过他人应用现代通信设备）通知急救系统，使更多的人参与基础心肺复苏和进一步施行高级复苏术。

c. 心前区捶击复律：一旦肯定心脏骤停而无心电监护和除颤仪时，应坚决地予以捶击患者胸骨中下 1/3 处，若 1～2 次后心跳仍未恢复，则立即行基础心肺复苏。

d. 基础心肺复苏：畅通气道，人工呼吸，人工胸外心脏按压。

心肺复苏成功后，需继续有效地维持循环和呼吸稳定，防止心脏再次骤停，处理脑缺氧、脑水肿、肾功能不全和继发性感染等，纠正酸中毒。要积极查明心源性猝死的原因并加以处理，预防再次发生猝死。

第三节　急性心肌梗死

一、定义

急性心肌梗死（AMI）是心肌急性缺血性坏死，是在冠状动脉病变的基础上，发生冠状动脉供急剧减少，使相应心肌发生严重而持久的急性缺血所致，原因通常是在冠状动脉粥样硬化病变的基础上继发血栓形成；非动脉粥样硬化所导致的心肌梗死可由感染性心内膜炎、血栓脱落、主动脉夹层、动脉炎等引起。

二、病因及发病机制

多发生在冠状动脉粥样硬化狭窄的基础上，由于某些诱因致使冠状动脉粥样斑块破裂，血中的血小板在破裂的斑块表面聚集，形成血块（血栓），突然阻塞冠状动脉管腔，导致心肌缺血坏死；另外，心肌耗氧量剧烈增加或冠状动脉痉挛也可诱发急性心肌梗死，常见的诱因如过劳、激动、暴饮暴食、寒冷刺激、便秘、吸烟、大量饮酒。

三、临床表现

1. 症状　随梗死的大小、部位、发展速度和原来心功能情况等而轻重不同。

（1）疼痛　是最先出现的症状，疼痛部位和性质与心绞痛相同，但常发生于安静或睡眠时，疼痛程度较重，范围较广，持续时间可长达数小时或数日，休息或含用硝酸甘油片多不能缓解，患者常烦躁不安、出汗、恐惧，有濒死感。

（2）全身症状　主要是发热，伴有心动过速、白细胞增高和红细胞沉降率增快等，由坏死物质吸收所引起。一般在疼痛发生后 24～48 小时出现，程度与梗死范围常呈正相关，体温一般在38℃上下，很少超过 39℃，持续 1 周左右。

（3）胃肠道症状　约 1/3 有疼痛的患者，在发病早期伴有恶心、呕吐和上腹胀痛，与迷走神经受坏死心肌刺激和心排血量降低致组织灌注不足等有关；肠胀气也不少见；重症者可发生呃逆（以下壁心肌梗死多见）。

（4）心律失常　见于 75％～95％ 的患者，多发生于起病后1～2 周内，尤以 24 小时内最多见。

（5）充血性心力衰竭　急性心肌梗死患者 24％～48％ 存在不同程度的左心衰竭。严重者发生肺水肿。严重右心室梗死可有右心衰竭的临床表现。

（6）休克　急性心肌梗死中心源性休克的发生率为 4.6％～16.1％，是由于心肌梗死面积广泛、心排血量急剧下降所致。

（7）不典型的临床表现　急性心肌梗死可以不发生疼痛。无痛病例绝大多数有休克、重度心力衰竭或脑血管意外等并发症。急性心肌梗死可表现为猝死。极少数心肌梗死患者急性期无任何症状，因其他疾病就诊作心电图检查时发现陈旧性心肌梗死改变。这类人可能对痛的敏感性低，在急性期症状模糊而未被察觉。

2. **体征**　心脏听诊可能有以下改变：①心动过速或心动过缓；②心肌梗死早期，较多的患者出现各种心律失常；③第一、第二心音常减弱，是心肌收缩力减弱或血压降低所致；④可出现第四心音奔马律，少数有第三心音奔马律；⑤10%～20%患者在起病第2～3日出现心包摩擦音；⑥心尖区可出现粗糙的收缩期杂音或伴收缩中晚期喀喇音。可有心律失常、休克或心力衰竭有关的其他体征。

四、辅助检查

1. 实验室检查

（1）白细胞计数　白细胞计数增高常与体温升高平行发展。出现于发病的24～48小时，持续数日。白细胞计数在（10～20）×10^9/L，中性粒细胞百分比75%～90%，嗜酸粒细胞常减少或消失。

（2）红细胞沉降率　红细胞沉降率增快在病后24～48小时出现，持续2～3周。常为轻中度增快。

（3）心肌坏死的生化指标　①血清酶学改变：急性心肌梗死的血清酶学动态改变曲线为CK、CK-MB、LDH1（LDH同工酶）在胸痛后4～6小时开始升高，20～24小时达高峰，48～72小时恢复正常；LDH在胸痛后8～12小时开始升高，2～3日达高峰，1～2周恢复正常。其中CK-MB和LDH1特异性高。②肌钙蛋白TnT或TnI：在临床事件发生后24日内超过正常（<0.01ng/mL）上限，可持续7～10日。

（4）血和尿肌红蛋白测定　尿肌红蛋白排泄和血清肌红蛋白

含量测定，也有助于诊断急性心肌梗死。尿肌红蛋白在梗死后 5～40 小时开始排泄，平均持续达 83 小时。血清肌红蛋白的升高出现时间较肌钙蛋白和 CK-MB 的出现时间均略早，高峰消失较快，多数 24 小时即恢复正常。

（5）其他　血清肌凝蛋白轻链或重链、血清游离脂肪酸、C 反应蛋白在急性心肌梗死后均增高。血清游离脂肪酸显著增高者易发生严重室性心律失常。此外，急性心肌梗死时，由于应激反应，血糖可升高，糖耐量可暂时降低，2～3 周后恢复正常。

2. 心电图

（1）特征性改变（有 Q 波心肌梗死者）　①宽而深的 Q 波；②ST 段呈弓背向上型抬高，与 T 波相连形成单相曲线；③T 波倒置，常在梗死后期出现。无 Q 波心肌梗死为普遍性 ST 段压低≥0.1mV，但 aVR（有时还有 V_1）导联 ST 段抬高，或有对称性 T 波倒置。

（2）动态改变（有 Q 波心肌梗死者）　①起病数小时内的超急性期，出现异常高大且两支不对称的 T 波；②数小时后，ST 段明显弓背向上抬高与逐渐降低的直立 T 波连接，形成单相曲线；出现病理性 Q 波或 QS 波，R 波减低，为急性期改变；③ST段抬高持续数日至 2 周，逐渐回到基线水平，T 波由低直、平坦、双向至倒置，为亚急性期改变；④数周至数月后 T 波尖锐倒置，以后可回至正常，也可遗留程度不等的 T 波尖锐倒置，以后可回至正常，也可遗留程度不等的 T 波低平改变，为慢性或陈旧性心肌梗死。病理性 Q 波也可为此期唯一的心电图改变。

3. 放射性核素检查　^{99m}Tc MIBI 心肌灌注断层显像可为急性心肌梗死的定位与定量诊断提供证据，方法简便易行。

4. 超声心动图　根据超声心动图上所见的室壁运动异常可对心肌缺血区域做出判断。在评价有胸痛而无特征性心电图变化时，超声心动图有助于除外主动脉夹层，评估心脏整体和局部功能、乳头肌功能不全、室壁瘤和室间隔穿孔等。多巴酚丁胺负荷超声心动图检查还可用于评价心肌存活性。

五、治疗

对 ST 段抬高型 AMI，应早发现、早住院，加强院前就地处理。治疗原则是尽快恢复心肌的血流灌注，到达医院后 30 分钟内开始溶栓或 90 分钟内开始冠状动脉介入治疗，以挽救濒死的心肌、防止梗死范围扩大、缩小心肌缺血范围，并保护心脏功能。同时，可及时处理严重心律失常、泵衰竭和各种并发症，防止猝死。

非 ST 段抬高型急性心肌梗死的治疗可以应用抗凝抗血小板的抗栓治疗，而不采用纤维蛋白溶解药物溶栓；是否进行 PCI 治疗，根据本地本医院条件和经验决定。

六、观察要点

严密观察患者生命体征的变化，注意心电监护心电图的变化，防止心律失常的发生。

七、护理要点

1. 常规护理

① 病房内空气应新鲜，温湿度适宜，阳光充足。

② 严重者应卧床休息，减少探视，防止不良刺激，轻者适当活动。

③ 久卧患者做好皮肤及口腔等基础护理。

2. 专科护理

（1）重点护理

① 饮食护理：以低盐、低脂、清淡、易消化、半流质饮食为主，少量多餐，不宜饱食，逐渐变为普通饮食，忌烟、酒、浓茶、咖啡等刺激性食物。

② 大便通畅：保持大便通畅，养成定时排便习惯，必要时遵医嘱给予缓泻药，嘱患者排便时一定勿用力。

（2）治疗过程中的应急护理措施

① 心力衰竭：应严密观察患者有无呼吸困难、咳嗽、咳痰、少尿、低血压、心率加快等，避免情绪激动、饱餐、用力排便等可加重心脏负担的因素。一旦发生急性心力衰竭立即协助患者取坐位，双腿下垂，以减少静脉回流，减轻心脏负担。立即高流量鼻管给氧，对病情特别严重者应采用面罩呼吸机治疗。迅速开放两条静脉通道，遵医嘱正确使用强心、利尿、扩血管的药物，密切观察用药疗效与不良反应。医护人员在抢救时必须保持镇静、操作熟练、忙而不乱，使患者产生信任与安全感。护士应安慰患者，解除患者的恐惧心理。

② 心律失常：急性心肌梗死在溶栓治疗 24 小时内易发生再灌注性心律失常，在溶栓治疗即刻至溶栓后 2 小时内应设专人床旁心电监测。发现频发室性期前收缩、成对出现或呈非持续性室速、多源性或 R-on-T 现象的室性期前收缩及严重的房室传导阻滞时，应立即通知医生，遵医嘱应用利多卡因等药物，警惕室颤或心脏骤停、心源性猝死的发生。监测电解质和酸碱平衡状况，因电解质紊乱和酸碱平衡失调时更容易并发心律失常。

③ 猝死：急性期严密心电监测，及时发现心率及心律的变化。准备好急救药物和抢救设备如除颤仪、起搏器等，随时准备抢救。

④ 便秘

a. 评估排便情况：如排便的次数、性状及排便难易程度，平时有无习惯性便秘，是否服用通便药物。

b. 指导措施：合理饮食，及时增加富含纤维素的食物如水果、蔬菜的摄入；无糖尿病者每日清晨给予蜂蜜 20mL 加温开水同饮；适当腹部按摩（按顺时针方向）以促进肠蠕动。在患者无腹泻的情况下常规应用缓泻药，以防便秘时用力排便导致病情加重。一旦出现排便困难，应立即告知医护人员，可使用开塞露或低压盐水灌肠。

第十七章 心脏骤停与心脏性猝死的护理

第一节 心脏骤停

一、定义

心脏骤停是指心脏的射血功能突然终止，大动脉搏动与心音消失，重要器官（如脑部）严重缺血、缺氧，最终导致生命终止。

二、病因

《2005年美国心脏学会心肺复苏和心血管急救指南》中心脏骤停的常见原因总结为：①缺氧。②低钾血症/高钾血症及其他的电解质异常。③低温/体温过高。④低血容量。⑤低血糖/高血糖。⑥药物。⑦心脏压塞。⑧肺栓塞。⑨冠状血管栓塞。⑩气胸，哮喘。

导致心脏骤停的病理生理机制最常见为快速性室性心律失常（室颤和室速）。

三、临床表现

心脏骤停或心源性猝死的临床过程可分为4个时期：前驱期、终末事件期、心脏骤停期和生物学死亡期。

1. 前驱期　在猝死前数天至数个月，有些患者可出现胸痛、气促、疲乏、心悸等非特异性症状。亦可无前驱表现。

2. 终末事件期　指心血管状态出现急剧变化到心脏骤停发生前的一段时间，瞬间至持续1小时不等。典型表现包括严重胸痛、急性呼吸困难、突发心悸或眩晕等。

3. **心脏骤停期** 患者意识完全丧失，伴有局部或全身性抽搐。呼吸断续，呈叹息样或短促痉挛性呼吸，随后呼吸停止。皮肤苍白或发绀，瞳孔散大。由于尿道括约肌和肛门括约肌松弛，可出现大小便失禁。

4. **生物学死亡期** 从心脏骤停至发生生物学死亡时间的长短取决于原发病的性质以及心脏骤停至复苏开始的时间。心脏骤停发生后，大部分患者将在4～6分钟内开始发生不可逆脑损害，随后经数分钟过渡到生物学死亡。临床主要表现如下。

(1) 先兆症状 部分患者发病前有心绞痛、胸闷和极度疲乏感等非特异性症状。也可无任何先兆症状，瞬即发生心脏骤停。

(2) 意识丧失。

(3) 颈动脉、股动脉等大动脉搏动消失，心音消失。

(4) 呼吸断续呈叹息样，随后呼吸停止。

(5) 瞳孔散大，对光反射减弱以致消失。

四、辅助检查

心电图检查：心室颤动或扑动约占 91%；心电-机械分离，有宽而畸形、低振幅的 QRS，频率 20～30 次/分，不产生心肌机械性收缩；心室静止，呈无电波的一条直线，或仅见心房波，心室颤动超过 4 分钟仍未复律，几乎均转为心室静止。

五、治疗

1. **初级与高级生命支持** 恢复有效血循环，呼吸停止时立即开放气道及人工呼吸，纠正酸中毒。

2. **复苏后期处理** 维持血液循环，维持有效通气功能，心电监护发现心律失常酌情处理，积极进行脑复苏，保护肾功能。

六、观察要点

密切观察心率、心律的变化，严密监测血压，严格记录 24 小时尿量，以判断病情。

七、护理要点

1. 常规护理

(1) 轻拍或轻摇患者肩部并大声呼喊患者的姓名，如无反应，考虑患者意识丧失。

(2) 使患者平卧地上或硬板床上，将患者前臂紧贴躯体旁，传呼有关人员参加抢救。

(3) 迅速建立至少两条静脉通路，以维持有效循环和使用各类抢救药物。

(4) 吸氧（流量为 5～6L/min），必要时行气管插管和使用人工呼吸器。

2. 专科护理

(1) 重点护理

① 积极抢救：建立人工循环，畅通气道，人工呼吸，观察抢救效果，必要时除颤、临时起搏器起搏。

② 准确记录：及时准确记录患者的情况及抢救过程。

③ 复苏后的处理

a. 设专人监护，密切观察心率、心律的变化，心率应维持在 80～120 次/分，心率过缓或过速、心律不齐均易再次出现停搏或心功能不全，应及时采取防治措施。

b. 降低颅内压，预防脑水肿，可置冰袋、冰帽于头部、腹股沟等大血管处，保持体温 32～35℃，遵医嘱给予脱水药、细胞活化药保护脑组织。患者头部及上身抬高 10°～30°。

c. 严密监测血压，患者血压应维持在 (80～90)/(50～60) mmHg，若血压测不到，应通知医生。

d. 复苏后的呼吸功能不健全，可表现为呼吸不规则、表浅、潮式呼吸、间断呼吸等，鼓励患者咳嗽排痰，必要时行气管插管，使用呼吸机或做气管切开术。

e. 严格记录 24 小时尿量，以判断病情。

f. 预防感染，严格遵守各项无菌操作，尽早拔除插管，合理使用抗生素。

（2）治疗过程中的应急护理措施

① 并发症

a. 心脏、血管并发症，如损伤性心包积液或心脏压塞、心外膜下血肿、心肌损伤等。

b. 胸部与肺部并发症，如肋骨骨折、血气胸等。

c. 食管与纵隔并发症，如食管撕裂、纵隔气肿等。

d. 全身系统性与其他部位并发症，如血管渗漏综合征、系统性炎症反应综合征、多器官功能障碍综合征、感染、腹腔内脏器损伤等。

② 应急措施

a. 循环支持：心脏骤停患者复苏后死亡的主要原因是由于缺血缺氧引起的心脑血管系统并发症，这些并发症可通过循环支持和低温疗法等方法进行预防和处理。保持血流动力学稳定的方法包括液体疗法、血管活性药物的使用以及机械支持。静脉补液可改善右心室的充盈压，进而提高患者的血压。若静脉补液后仍未达到血流动力学目标，则应使用强心药物或血管活性药物。

b. 神经保护：心脏骤停患者心肺复苏后存活者中仅 10% 没有脑部并发症，因此积极脑保护对于中枢神经系统功能的恢复以及提高心肺复苏的效果至关重要，如低温疗法。

第二节　心脏性猝死

一、定义

心脏性猝死是指由心脏原因引起的突发的不可预测的自然死亡，患者可伴或无心脏病史，常在急性症状发作后 1 小时内发生生物学死亡。

二、病因

心脏性猝死者绝大多数患有器质性心脏病，主要包括冠心病、肥厚型和扩张型心肌病、心脏瓣膜病、心肌炎、非粥样硬化性冠状动脉异常、浸润性病变、传导异常（Q-T 间期延长综合征、心脏阻滞）和严重室性心律失常等。另外，洋地黄和奎尼丁等药物中毒亦可引起。大多数心脏性猝死则是室性快速性心律失常所致。一些暂时的功能性因素，如心电不稳定、血小板聚集、冠状动脉痉挛、心肌缺血及缺血后再灌注等使原有稳定的心脏结构异常发生不稳定情况。某些因素如自主神经系统不稳定、电解质失调、过度劳累、情绪压抑及用致室性心律失常的药物等，都可触发心脏性猝死。

三、临床表现

该病主要临床表现是心脏骤停和呼吸停止。可依次出现以下症状和体征。

① 心音消失。

② 脉搏触不到，血压测不出。

③ 意识突然丧失，若伴抽搐，称之为阿-斯综合征。发作可自限，数秒或 1～2 分钟可恢复，持续时间长可致死。

④ 呼吸断续，呈叹息样，随后停止。

⑤ 昏迷。

⑥ 瞳孔散大。

判断心脏骤停最主要的特征是意识丧失和大动脉搏动消失。心源性猝死患者的心电图表现有三种类型：心室颤动、窦性静止及心脏电-机械分离。

四、辅助检查

1. 心室颤动　心室肌纤维发生不协调的、极不规则的、快速的连续颤动，心脏不能完成有效的收缩和舒张以射出血液；心电图上 QRS 波群消失，代之以不规则的、连续的心室颤动波，频率为 150～400 次/分，可呈持续性或反复短阵发作。颤动波振幅高且频率快者，复律机会多；如波幅甚低、频率又慢者，多为全心停搏的前奏。

2. 全心停搏　心脏无任何电与机械活动，心电图呈等电线。

3. 电-机械分离　心脏停止了机械活动，临床上无血压和脉搏；但心电图可显示有规律的 QRS 波与 T 波，甚至有 P 波，其频率可快可慢。多见于急性心肌梗死后心脏破裂、大面积肺梗死等情况，临床上很少见。

五、治疗

急救措施即为心肺复苏。一旦心脏骤停就应当机立断、分秒必争、就地进行复苏抢救。因为心搏停止超过 4～6 分钟常引起不可逆的脑损伤或死亡。在抢救的同时还需弄清病因，以便得到正确的治疗。心肺复苏的基本步骤是胸外按压（C）、畅通气道（A）、人工呼吸（B）。

六、观察要点

观察前后胸有无破口、肋骨骨折，有无呼吸困难，有无血胸和气胸。

七、护理要点

1. 常规护理

（1）卧床休息　绝对卧床休息，严禁搬动，不要摇晃患者。用最短的时间判断患者有无呼吸和心跳，若没有立刻进行心肺复苏。

（2）吸氧　医院内患者常用呼吸机，开始可以给予 100％氧气，然后根据血气分析结果进行调整。改善心肌缺氧，降低心肌耗氧量，缓解胸闷、气促等症状，纠正低氧血症。

（3）迅速建立两条静脉通路　此类患者病情发展快，使用药物复杂，只有保持有效的静脉通路才能及时有效地用药。一路静脉输注抗心律失常药物，同时另一路可以静脉输注营养心肌等药物。建立静脉通道时首选一次性静脉套管针，为使急救药尽快显效，同时考虑到有些患者需行急诊介入手术，为方便医生手术，应首选左侧上肢静脉（如前臂静脉、头静脉）穿刺和给药，以提高患者抢救成功率。

（4）心理护理　心源性猝死患者发病突然，复苏后一般均有不同程度的紧张、恐慌甚至濒死感。因此在患者病情平稳时，应允许家属陪护以激励患者的求生欲，并向患者及家属讲述心理因素在疾病治疗过程中的重要性，鼓励患者注意休息，坚持治疗，减轻思想负担。

2. 专科护理

（1）重点护理

① 建立人工循环：检查颈动脉搏动，如动脉搏动消失，立即胸外按压。按压节律均匀，切忌用力猛击造成胸骨或肋骨骨折和血气胸等并发症。胸外按压连续进行，直至心跳恢复。如需描记心电图、心内注射或更换操作者，间断时间不宜超过10秒。

② 畅通气道：应迅速畅通气道，这是复苏成功的重要步骤。采用仰头抬颏法开放气道，即术者将一手置于患者前额加压使患者头后仰，另一手的示指、中指抬起下颏，使下颏尖、耳垂的连线与地面垂直，以通畅气道。迅速清除患者口中异物和呕吐物，必要时使用吸引器，取下活动性义齿。

③ 人工呼吸：迅速确定呼吸是否停止。若无自主呼吸，即行口对口人工呼吸。用手捏住患者鼻孔，深吸一口气，用口唇把患者的口全部罩住然后缓慢吹气。在人工呼吸过程中应注意观察患者的胸廓运动，参照其胸廓起伏情况控制吹气量。避免发生胃胀气而导致胃内容物反流。如患者出现胃胀气，应将其侧转并压迫上腹部，排出胃气后继续进行心肺复苏。

④ 严密心电监护：心脏危象往往突然发生，有效的心电监护能够及时提供心脏信息，心电图的表现是识别症状的重要依据，故心电监护及心电图检查对恶性心律失常的识别至关重要。护理人员应认真监护患者心电波形，当出现频发室性期前收缩、多源性室性期前收缩、短阵室性心动过速时应立即通知医生。注意电极片贴放的位置要避开电复律的位置。

（2）治疗过程中的应急护理措施

① 肋骨骨折

a. 判断：ⓐ单纯骨折：只有肋骨骨折，胸部无伤口，局部有疼痛，呼吸急促，皮肤有血肿。ⓑ多发性骨折：多发性肋骨骨折，吸气时胸廓下陷，胸部多有创口，剧痛，呼吸困难。这种骨折常并发血胸和气胸，抢救不及时很快会死亡。

b. 急救：ⓐ简单骨折时局部用多层干净布、毛巾或无菌纱布盖住，并加压包扎；ⓑ多发性骨折用宽布或宽胶布围绕胸腔半径固定住即可，防止再受伤害，并速请医生处理；ⓒ有条件时吸氧。

② 血气胸

a. 保持呼吸道通畅：清除口腔及咽喉部分泌物及呕吐物，保持呼吸道通畅，对休克或昏迷患者应取平卧位，头偏向一侧，以防血液、呕吐物或分泌物堵塞气道引起窒息。

b. 立即脱去衣服，用凡士林纱布加棉垫封闭伤口，变开放性气胸为闭合性气胸。

c. 迅速纠正呼吸系统及循环系统障碍：立即协助做好胸腔闭式引流或胸腔穿刺术，引出积气、积血，减轻对肺及纵隔的压迫。张力性气胸可在锁骨中线第2肋间插入一针头，以暂时减轻胸腔内压力，争取抢救时间。

③ 心包积血：立即给予心电、血压、血氧饱和度监测，建立通畅的静脉通路，给予高流量吸氧，遵医嘱给予升压药，必要时进行交叉配血。遵医嘱联系彩超室并准备心包穿刺用品和化验标本所用试管。配合医生进行心包穿刺放液，解除心脏压塞症状，改善血流动力学。穿刺过程中严密监测生命体征。密切观察病情变化，如果症状无明显缓解或加重，要及时通知主管医生。认真做好护理记录，记录患者的临床表现、生命体征、处理后的结果。

第十八章　心脏瓣膜病的护理

第一节　二尖瓣狭窄

一、定义

正常成人二尖瓣口面积为 $4.0\sim5.0cm^2$，按瓣口大小可将二尖瓣狭窄的程度分为轻度（$<2.0cm^2$）、中度（$1.0\sim1.5cm^2$）及重度（$<1.0cm^2$）。

二、病因

风湿热是临床上二尖瓣狭窄最常见病因。由于反复发生的风湿热，早期二尖瓣以瓣膜交界处及其基底部水肿，炎症及赘生物（渗出物）形成为主，后期在愈合过程中由于纤维蛋白的沉积和纤维性变，逐渐形成前后瓣叶交界处粘连、融合，瓣膜增厚、粗糙、硬化、钙化，以及腱索缩短和相互粘连，限制瓣膜活动能力和开放，致瓣口狭窄。罕见其他病因包括老年性二尖瓣环或环下钙化、先天性狭窄及结缔组织病等。

三、临床表现

1. 症状　从初次风湿性心脏炎到出现明显二尖瓣狭窄的症状一般可长达 10 年，此后 $10\sim20$ 年逐渐丧失活动能力。

（1）呼吸困难　劳力性呼吸困难为最早期的症状，以后日常活动即出现呼吸困难，可发展至端坐呼吸，劳累、情绪激动、呼吸道感染、性交、妊娠或快速心房颤动发作时，可诱发急性肺水肿。

（2）咳嗽　夜间睡眠时及劳动后咳嗽，多为干咳。并发支气管炎或肺部感染时，咳黏液样或脓痰。

（3）咯血 痰中带血或血痰，与支气管炎、肺部感染、肺充血或毛细血管破裂、肺梗死有关，常伴夜间阵发性呼吸困难；大量咯血是由左心房压力突然增高，致支气管静脉破裂造成，多见于早期仅有轻度或中度肺动脉压增高的患者；发生急性肺水肿时咳粉红色泡沫样痰。

（4）胸痛 约15％的患者有胸痛，可能是肥大的右心室壁张力增高，同时心排血量降低致右心室缺血引起，二尖瓣分离术或扩张术后可缓解。

（5）其他症状 还有左心房扩大和左肺动脉扩张可压迫主喉返神经，引起声音嘶哑；左心房显著扩大可压迫食管，引起吞咽困难；右心室衰竭时可出现食欲减退、腹胀、恶心等症状。20％的患者发生血栓栓塞。

2. 体征 二尖瓣面容即两颧呈紫红色，口唇轻度发绀，见于严重狭窄的患者，由心排血量减低引起，四肢末梢亦见发绀。儿童期即患病者，心前区可隆起，左乳头移向左上方，并有胸骨左缘处收缩期抬举样搏动，中度以上狭窄患者心脏浊音界在胸骨左缘第3肋间向左扩大，提示肺动脉和右心室增大。颈静脉搏动明显，提示有严重肺动脉高压。

心脏体征胸骨左下缘可扪及右心室搏动。叩诊心音消失。心尖区可闻舒张中晚期低调隆隆样杂音，常伴有舒张期震颤。瓣膜弹性尚好时，可听到开瓣音。心尖区第一音亢进，肺动脉瓣区第二音亢进，常伴收缩期吹风样杂音。

四、辅助检查

1. X线检查

（1）轻度狭窄 心影可正常，或仅见左心房扩大。

（2）中度狭窄 左心房明显增大，食管向后移位，在后前位片上可见双重阴影，肺动脉段突出，左、右肺动脉增宽，右心室增大，左心室不大，构成"梨状"或"二尖瓣型"心影。肺野内可见肺静脉压力增高所致的血流再分布征象。

（3）重度狭窄 左心房和右心房极度增大，重度肺淤血，叶间线增宽，可见 Kerley-B 线等。

2. 心电图 轻度狭窄时心电图正常。左心房明显增大时，P波增宽、有切迹，称"二尖瓣型 P 波"。右心室肥厚时，电轴右偏，出现右心室肥厚、劳损或右束支传导阻滞图形。常有心房颤动。

3. 超声心动图 M 型超声心动图中，二尖瓣前叶曲线呈"城墙样"改变，前后叶同向。二维超声心动图可见二尖瓣（常累及附属结构）增厚、粘连、开放活动受限，瓣口面积缩小，左心房和右心增大。多普勒超声心动图可计算二尖瓣口面积，经食管超声心动图能显著提高左心房和左心室内血栓的检出率。

4. 心导管检查 心导管检查一般不列为常规，仅在决定是否二尖瓣球囊扩张或手术治疗前，需精确测量二尖瓣口面积及跨瓣压差时才进行。

五、治疗

治疗原则为主要是预防及治疗风湿活动及并发症，包括亚急性感染性心内膜炎、房性心律失常、房颤、咯血、肺水肿、心力衰竭、栓塞以及肺部感染等。发生肺水肿或心力衰竭，及时控制病情，病情稳定后进行介入治疗或外科手术治疗，替换心脏瓣膜。

六、观察要点

持续心电监护，氧气吸入，严密观察患者的病情变化。记录24 小时尿量，观察水肿情况，根据医嘱应用利尿药，注意观察电解质结果和有无电解质紊乱的临床表现。呼吸道护理：劝服戒烟，指导做深呼吸及有效咳嗽，根据医嘱吸氧以改善缺氧情况，注意保暖，防止感冒，保持病房内空气新鲜，控制陪护人数。

七、护理要点

1. 常规护理

(1) 体位和活动 依据患者心功能情况合理休息和活动，减轻心脏负荷。无症状患者均应避免剧烈活动；有风湿活动时应卧床休息；发生心力衰竭者应绝对卧床休息。

(2) 输液 输液速度宜慢，<40滴/分；24小时液体总量<1500mL，保证静脉通路通畅。

(3) 饮食 以高蛋白、高维生素、粗纤维饮食为主，清淡、易消化、少量多餐，多食新鲜蔬菜及水果，保持大便通畅。低钾者多吃含钾丰富的水果。心力衰竭者应限制钠盐摄入。

(4) 心理支持 给予患者心理疏导和安抚，消除紧张和恐惧等不良情绪，树立战胜疾病的信心。

2. 专科护理

(1) 用药护理 心功能不全者，口服地高辛，每次0.125～0.25mg，1～2次/日。同时口服利尿药如氢氯噻嗪，每次25mg，3次/日；螺内酯每次20mg，3次/日，口服硝酸异山梨酯，每次5mg，3次/日，根据病情调整用药。观察用药后反应及副作用。

(2) 治疗过程中的应急护理措施

① 心律失常：以房性心律失常最多见，先出现房性期前收缩，以后房性心动过速、心房扑动、阵发性心房颤动直至持久性心房颤动。左心房压力增高导致的左心房扩大和风湿炎症引起的左心房壁纤维化是心房颤动持续存在的病理基础。心房颤动降低心排血量，可诱发或加重心力衰竭。出现心房颤动后，心尖区舒张期隆隆样杂音的收缩期前增强可消失，快速心房颤动时心尖区舒张期隆隆样杂音可减轻或消失，心率减慢时又明显或出现。

② 充血性心力衰竭和急性肺水肿：50%～75%的患者发生充血性心力衰竭，是二尖瓣狭窄的主要死亡原因。呼吸道感染是心力衰竭的常见诱因，在女性患者中妊娠和分娩亦常诱发心力衰竭。急性肺水肿是重度二尖瓣狭窄的急重并发症，多发生于剧烈

体力活动、情绪激动、感染、突发心动过速或快速心房颤动时。立即将患者扶起坐在床边，两腿下垂或半卧位于床上，以减少静脉回流。同时注意防止患者坠床跌伤。立即高流量鼻导管吸氧，病情特别严重者可用面罩呼吸机持续加压给氧，也可用 20%～30% 的乙醇湿化，以降低肺泡内泡沫的表面张力，使泡沫破裂，改善通气功能。根据医嘱应用相关药物。

③ 栓塞：以脑栓塞最常见，也可发生于四肢、肠、肾和脾等脏器，栓子多来自扩大的左心耳伴心房颤动者；右心房来源的栓子可造成肺栓塞。

④ 肺部感染：该病患者常有肺静脉压力增高及肺淤血，易合并肺部感染，出现肺部感染后往往加重或诱发心力衰竭。

第二节　二尖瓣关闭不全

一、定义

二尖瓣关闭不全可由瓣叶、瓣环、腱索和乳头肌的任一结构异常所致，分为急性和慢性两种。瓣叶破坏所致的慢性二尖瓣关闭不全最常见于风湿性心脏病，由于收缩期左心室部分血液反流到左心房，使左心房充盈度和压力增加，导致左心房逐渐增大。又因舒张期左心房流入左心室的血量增多，使左心室增大。

二、临床表现

1. 症状　从初次风湿性心脏病到出现明显二尖瓣关闭不全的症状可长达 20 年；一旦发生心力衰竭，则进展迅速。轻度关闭不全者可无明显症状或仅有轻度不适感。严重关闭不全时常见症状有劳力性呼吸困难、端坐呼吸、疲乏、活动耐力显著下降。咯血和栓塞较少见。晚期右心衰竭时可出现肝大淤血，有触痛、踝部水肿、胸腔积液或腹水。急性者可很快发生急性左心衰竭或肺水肿。

2. **体征** 心界向左下扩大，心尖区可触及局限性收缩期抬举样搏动，说明左心室肥厚和扩大。心尖区可闻及收缩期吹风样杂音，响度在3/6级以上，吸气时减弱，反流量小时音调高，瓣膜增厚者音粗糙。前叶损害为主时，杂音向左腋下或左肩胛下传导；后叶损害为主者，杂音向心底部传导。可伴有收缩期震颤。心尖区第一心音减弱，或被杂音掩盖。由于左心室射血期缩短，主动脉瓣关闭提前，导致第二心音分裂。严重二尖瓣关闭不全者可出现低调的第三心音，由于舒张期大量血液通过二尖瓣口，导致相对性二尖瓣狭窄，故心尖区可闻及低调、短促的舒张中期杂音。出现二尖瓣开瓣音者提示并发二尖瓣狭窄。闻及亢进的肺动脉瓣区第二心音者提示肺动脉高压。动脉血压正常而脉搏较细小。肺动脉高压和右心衰竭时，可见颈静脉怒张、肝大、下肢水肿。

三、辅助检查

1. **X线检查** 可示左心室扩大和左心房扩大。①左心室扩大在胸片后前位中见心尖向左下移位，左前斜位中食管前方的心后透明区消失。②左心房扩大在胸片后前位中可见双重阴影，左前斜位中见吞钡食管受压现象。

2. **心电图检查** 轻度二尖瓣关闭不全常示正常心电图。中度以上二尖瓣关闭不全者，则有提示左心房增大、左心室肥厚的图形。心房颤动亦较常见。

3. **超声心动图检查** 二维超声心动图显示瓣膜及其附属结构的形态学改变，有助于病因诊断；风湿性瓣膜病时可见二尖瓣增厚、缩短或钙化；二尖瓣脱垂时有特征性的收缩期中瓣叶脱垂征象；彩色多普勒能显示二尖瓣反流，并可根据反流束的长度和面积，定性地将其程度分为轻度、中度和重度。

四、治疗

治疗原则为注意劳逸结合，加强营养，预防链球菌感染与风湿活动，保护心功能。必要时手术治疗。

五、观察要点

严密观察患者生命体征及意识变化，观察患者有无风湿活动的表现，有无心力衰竭的表现，有无栓塞的征象等。

六、护理要点

1. **休息** 注意休息，适当活动，避免过度体力劳动及剧烈运动，注意保暖，避免感冒。

2. **饮食** 摄入高蛋白、高热量、低胆固醇、富含维生素及易消化食物。

3. **预防并发症** 二尖瓣关闭不全患者会出现心房颤动、感染性心内膜炎、栓塞、心力衰竭等并发症，应准备好应对上述并发症的急救措施。

第三节　主动脉瓣狭窄

一、定义

正常主动脉瓣口面积为 $2.6\sim3.5cm^2$。轻度主动脉瓣狭窄对血流动力学影响不大，当瓣口面积减少到 $<1cm^2$ 时左心室排血明显受阻，为重度狭窄。

二、病因

在我国，风湿性心瓣膜病仍然是主动脉瓣狭窄的最主要原因之一，老年人退行性钙化病变和先天性二叶瓣畸形等所导致的主动脉瓣狭窄也逐渐增多。

三、临床表现

1. **症状** 由于左心室代偿能力较强，即使有较明显的主动脉瓣狭窄，在相当长时间内患者可无明显症状，直至瓣口面积小于 $1cm^2$ 才出现症状。

（1）心绞痛 三分之一的患者可有劳力性心绞痛。可能为肥厚心肌收缩时，左心室内压和收缩期末室壁张力增加，射血时间延长，导致心肌氧耗量增加；瓣口严重狭窄，心排血量下降，平均动脉压降低，冠脉血流量减少等所致。

（2）劳力性呼吸困难 为左心室顺应性降低和左心室扩大，左心室舒张期末压力和左心房压力上升，引起肺毛细血管楔嵌压增高和肺动脉高压所致。随病程发展，日常活动即可引起呼吸困难，甚至出现端坐呼吸，劳累、情绪激动、呼吸道感染等可诱发急性肺水肿。

（3）劳力性晕厥 从黑矇到晕厥，可为首发症状。多在体力活动中或后立即发作。

（4）胃肠道出血 见于严重狭窄者，原因不明，部分可能是由于血管发育不良、血管畸形所致，较常见于老年主动脉瓣钙化患者中。

（5）其他症状 晚期出现明显疲乏、虚弱、周围性发绀等心排血量降低的各种表现；端坐呼吸、阵发性夜间呼吸困难和肺水肿等左心衰竭的表现；门静脉高压、肝大等严重肺动脉高压后右心衰竭的表现。

2. 体征 脉搏平而弱，严重狭窄时由于心排血量减低，收缩压降低，脉压减小。

心脏听诊胸骨右缘第2肋间可闻低调、粗糙、响亮的喷射性收缩期杂音，呈递增递减型，第一心音后出现，收缩中期达到最响，以后渐减弱，主动脉瓣关闭前终止。常伴有收缩期震颤。吸入亚硝酸异戊酯后杂音可增强。杂音向颈动脉及锁骨下动脉传导，有时向胸骨下端或心尖区传导。可有收缩早期喷射音（主动脉瓣开瓣音），尤其在先天性非钙化性病变中多见，瓣膜钙化僵硬后此音消失。瓣膜活动受限或钙化明显时，主动脉瓣第二心音减弱或消失，亦可出现第二心音逆分裂。常可在心尖区闻及第四心音，提示左心室肥厚和舒张期末压力升高。

四、辅助检查

1. 心电图检查　轻度狭窄者心电图可正常。严重者心电图示左心室肥厚与劳损。ST 段压低和 T 波倒置的加重提示心室肥厚在进展。多有左心房增大表现。瓣膜钙化严重时，可见左前分支阻滞和其他各种程度的房室或束支传导阻滞。

2. X 线检查　左心缘圆隆，心影不大。常见主动脉狭窄后扩张和有钙化影。在成年人主动脉瓣无钙化时，提示主动脉瓣狭窄不严重。心力衰竭时左心室明显扩大，还可见左心房增大，肺动脉主干突出，肺静脉增宽和肺淤血的征象。

3. 超声心动图　二维超声心动图能清晰显示主动脉瓣叶的数目、大小、增厚、钙化及瓣口大小，有助于病因诊断。连续多普勒检查可较准确地定量测算狭窄程度，瓣口面积 $1 \sim 1.8 cm^2$ 为中度，$< 0.75 cm^2$ 为重度狭窄。

4. 心导管检查　常用于术前检查，可准确判断狭窄程度。可直接测定左心房、左心室和主动脉的压力。先天性主动脉瓣狭窄患者，虽无症状但需了解左心室流出道梗阻程度；疑有左心室流出道梗阻而非瓣膜原因者；多瓣膜病变手术治疗前，都应考虑施行本检查。为判断是否合并冠状动脉病变，应同时行冠脉造影。

五、治疗

治疗原则为抗风湿或抗感染治疗；减轻心脏负荷或强心治疗；手术治疗；对症支持治疗。

六、观察要点

严密观察生命体征的变化，若发现晕厥、猝死及心力衰竭应立即报告医生，协助采取积极的处理措施。

七、护理要点

1. 常规护理

（1）休息　注意休息，适当活动，避免过度体力劳动及剧烈运动，预防感染性心内膜炎。

（2）饮食　采取高蛋白、高热量、低胆固醇、富含维生素及易消化饮食。

（3）用药　洋地黄类药物可用于心力衰竭患者，使用利尿药时应注意防止血容量不足；硝酸酯类可缓解心绞痛症状。

2. 专科护理

（1）重点护理

① 无症状轻度主动脉瓣狭窄患者需定期密切随访，有风湿活动者应抗风湿治疗。预防感染性心内膜炎：在进行牙科、胃肠道和生殖泌尿道手术及器械检查时，应进行抗生素预防。

② 有症状主动脉瓣狭窄者按以下处理：a. 限制体力活动，防止晕厥加重或猝死；b. 伴室性心动过速、高度房室传导阻滞、严重窦性心动过缓时，按抗心律失常药物治疗；c. 有胸痛者需做冠状动脉造影，以诊断伴发的冠心病，此种情况应用硝酸甘油舌下含服时，注意剂量宜小，防止在原先存在心排血量减少基础上剂量过大引起外周动脉扩张，导致晕厥发生，或因动脉压下降使冠脉血流更为减少；d. 左心功能不全时可用利尿药，但用量不宜过大，以免引起心排血量减少。

（2）治疗过程中的应急护理措施

① 晕厥

a. 应立即将患者置于头低足高位，使脑部血供充分。将患者的衣服纽扣解松，头转向一侧，以免舌后倾堵塞气道。

b. 局部刺激，如向头面部喷些凉水或额部放上湿的凉毛巾，有助于清醒。如房间内温度太低，应保暖。

c. 在晕厥发作时不能喂食、喂水。神志清醒后不要让患者马上站立，必须等患者全身无力好转后才能在细心照料下逐渐站立和行走。

② 猝死：心脏危象往往突然发生，有效的心电监护能够及时提供心脏信息，心电图的表现是识别症状的重要依据，故心电

监护及心电图检查对恶性心律失常的识别至关重要。

（3）**心力衰竭** 发生急性左心衰时，立即将患者扶起坐在床边，两腿下垂或半卧位于床上，以减少静脉回流。同时注意防止患者坠床跌伤。立即高流量鼻导管吸氧，病情特别严重者可用面罩呼吸机持续加压给氧，也可用 20%～30% 乙醇湿化，以降低肺泡内泡沫的表面张力，使泡沫破裂，改善通气功能。根据医嘱应用相关药物。

第四节 主动脉瓣关闭不全

一、定义

任何原因导致舒张期中主动脉瓣膜不能完全闭合时，均要发生主动脉内血液向左心室的反流。急性主动脉瓣关闭不全常迅速导致难治性心力衰竭，需要紧急处理。

二、病因

许多引起主动脉瓣狭窄的常见原因也可引起主动脉瓣关闭不全；主动脉瓣的退行性钙化病变，由于瓣叶固定不能完全闭合；风湿性主动脉瓣的病变由于瓣叶卷缩、变硬，造成不能闭合；主动脉瓣的二瓣畸形由于瓣叶的纤维化和钙化均可造成主动脉瓣的关闭不全。另外，由于主动脉瓣环中层囊性坏死，造成主动脉瓣环弹力纤维的退行性病变，主动脉瓣环的扩张也引起主动脉瓣关闭不全。此外，任何升主动脉的扩张、动脉瘤、夹层动脉瘤均可造成主动脉瓣的关闭不全。最后，主动脉瓣叶的黏液性退行性病变造成主动脉瓣的变薄、脱垂以及感染性心内膜炎造成的瓣叶的穿孔、损坏，这也都是造成主动脉瓣关闭不全的常见原因。

三、临床表现

1. 症状

（1）**胸痛** 可因劳累、情绪激动、心动过速诱发，持续时间数分钟至 1 小时，硝酸甘油可暂时缓解症状。部分患者有类似典型的冠心病心绞痛，反复发作者提示预后不良。

（2）心悸　与心肌收缩力增强，心排血量增强有关，左侧卧位明显。

（3）其他　因脉压增大，身体某些部位有强烈搏动感，特别是头颈部。可有眩晕、头晕，因舒张压低、头部供血不足所致，活动时较明显。

2. 体征

（1）视诊　心尖搏动向左下移位，且搏动弥散。

（2）触诊　有抬举样心尖搏动。

（3）叩诊　心浊音界向左下扩大。

（4）听诊　主动脉瓣区和主动脉瓣第二听诊区可听到叹息样舒张期杂音，可传导至心尖部，坐位前倾和呼气末明显。一般杂音持续时间越长，关闭不全越重，但极重度关闭不全时杂音反而缩短、变轻；心力衰竭、心动过速时杂音也变轻。主动脉瓣第二心音减弱或消失。反流明显时，在心尖区听到低调柔和的舒张期滚筒样杂音（Austin-Flint），有时在主动脉瓣听诊区可闻及收缩期杂音，持续时间较短，系相对性主动脉瓣狭窄所致。

周围血管征：颈动脉搏动增强，水冲脉，枪击音，股动脉 Duroziez 征。甲床和口唇黏膜毛细血管搏动等。

四、辅助检查

1. X 线检查

① 急性心脏大小正常，常有肺淤血和肺水肿征。

② 慢性左心室增大，心胸比率增大。马方综合征或中层囊性坏死，可呈现严重的瘤样扩张。

2. 心电图　急性者，窦性心动过速和非特异性 ST-T 改变常见。慢性常见为左心室肥厚伴劳损、房性和室性早搏。

3. 超声心动图　它在探查主动脉瓣脱垂和赘生物方面是有价值的。多普勒流速测值可用于估价主动脉瓣关闭不全的严重度。经食管超声检查有利于主动脉夹层和感染性心内膜炎的诊断。

4. 心导管检查 任何安排手术的患者必须行心导管检查和心血管造影，它能很好地反映主动脉瓣病变性质及程度。

5. 核素心室造影 无创条件下较好地反映左心室收缩功能。

五、治疗

治疗原则为主动脉瓣关闭不全有症状和血流动力学障碍时应该尽早手术。

六、观察要点

严密观察生命体征的变化，若发现肺水肿、低血压应立即报告医生，协助采取积极的处理措施。

七、护理要点

1. 常规护理

（1）休息 注意休息，适当活动，避免过度体力劳动及剧烈运动，注意保暖，避免感冒。

（2）饮食 采取高蛋白、高热量、低胆固醇、富含维生素及易消化饮食。

2. 专科护理

（1）重点护理 人工瓣膜置换术是治疗主动脉瓣关闭不全的主要手段，应在心力衰竭症状出现前施行。但由于患者在心肌收缩功能失代偿前通常无明显症状，因此在患者无明显症状、左心室功能正常期间不必急于手术；可密切随访，至少每6个月复查超声心动图一次。一旦出现症状或左心室功能不全或心脏明显增大时即应手术治疗。

（2）治疗过程中的应急护理措施

① 肺水肿：立即将患者扶起坐在床边，两腿下垂或半卧位于床上，以减少静脉回流，同时注意防止患者坠床跌伤。立即高流量鼻导管吸氧，病情特别严重者可用面罩呼吸机持续加压给

氧，也可用 20%～30% 乙醇湿化，以降低肺泡内泡沫的表面张力，使泡沫破裂，改善通气功能。根据医嘱应用相关药物。

② 低血压：术前应静脉滴注正性肌力药物，如多巴胺或多巴酚丁胺，血管扩张药如硝普钠，以维持心功能和血压。

第十九章 感染性心内膜炎的护理

第一节 自体瓣膜心内膜炎

一、定义

自体瓣膜心内膜炎是指感染性心内膜炎，系微生物感染心内膜或邻近的大动脉内膜伴赘生物形成，主要由金黄色葡萄球菌引起，少数由肺炎球菌、淋球菌、A组链球菌和流感杆菌所致。

二、临床表现

1. 发热　发热是最常见的症状。亚急性者起病隐匿，可有全身不适、乏力、食欲减退和体重减轻等非特异性症状。可有弛张性低热，一般不超过 39℃，午后和晚上高热，常伴有头痛、背痛和肌肉关节痛。急性者呈暴发性败血症过程，有高热、寒战。突发心力衰竭者较为常见。

2. 心脏杂音　绝大多数患者有病理性杂音，可由基础心脏病和（或）心内膜炎导致瓣膜损害所致。急性者比亚急性者更易出现杂音强度和性质的变化，或出现新的杂音。

3. 周围体征　多为非特异性，近年已不多见。可能的原因是微血管炎或微栓塞，包括：①瘀点，可出现于任何部位，以锁骨以上皮肤、口腔黏膜和睑结膜常见；②指（趾）甲下线状出血；③Roth 斑，为视网膜的卵圆形出血斑，其中心呈白色，多见于亚急性感染；④Osler 结节，为指（趾）垫出现的豌豆大的红或紫色痛性结节，较常见于亚急件者；⑤Janeway 损害，为手掌和足底处直径 1～4mm 的无痛性出血红斑。

4. 动脉栓塞　可发生于机体的任何部位，常见于脑、心、脾、肺、肾、肠系膜和四肢。

5. 感染的非特异性症状　如贫血、脾大等，部分患者可见杵状指（趾）。

6. 并发症　心脏并发症、细菌性动脉瘤、迁移性脓肿、神经系统并发症及肾脏并发症。

三、辅助检查

常规心电图或 24 小时动态心电图检查，X 线检查评估心影大小，超声心动图明确诊断，血液生化检查和血培养指导抗生素的使用。

四、治疗

1. 抗微生物药物治疗原则　在连续多次采集血培养标本后应早期、大剂量、长疗程地应用抗生素，一般需要达到体外有效杀菌浓度的 4～8 倍及疗程至少 6～8 周，以静脉给药方式为主，以保持高而稳定的血药浓度。病原微生物不明时，急性者选用针对金黄色葡萄球菌、链球菌、革兰阴性杆菌均有效的广谱抗生素，亚急性者选用针对大多数链球菌有效的抗生素。可根据临床征象、体检及经验推测最可能的病原菌，选用广谱抗生素。已培养出病原微生物时，应根据药物敏感试验结果选择用药。

2. 药物选择　该病大多数致病菌对青霉素敏感，可作为首选药物。联合用药以增强杀菌能力，如氨苄西林、万古霉素、庆大霉素或阿米卡星等。真菌感染选两性霉素 B。

3. 手术治疗　对抗生素治疗无效、严重心脏并发症患者应考虑手术治疗。

五、观察要点

严密观察体温、心律、血压等生命体征的变化，观察心脏杂音的部位、强度、性质及有无变化，如有新杂音的出现、杂音性质的改变往往与赘生物导致瓣叶破损、穿孔或与腱索断裂有关；注意观察脏器有无栓塞症状，如患者肢体活动情况、协调动作如何、神志意识变化等，当患者有可疑征象时，及时通知医师。

六、护理要点

1. 常规护理

（1）休息　高热患者应卧床休息，心脏超声可见巨大赘生物的患者应绝对卧床休息，防止赘生物脱落。

（2）饮食　发热患者给予清淡、高蛋白、高热量、高维生素、易消化的半流质或普通软食，以补充机体消耗。鼓励患者多饮水（有心力衰竭征象者除外）。贫血者遵医嘱服用铁剂。

2. 专科护理

（1）重点护理

① 用药护理：遵医嘱应用抗生素治疗，观察药物疗效及不良反应，并及时报告医生。告知患者抗生素是治疗本病的关键，需坚持大剂量长疗程的治疗。严格用药时间，以确保维持有效的血药浓度。应用静脉留置针，以保护静脉血管，减轻患者痛苦。用药过程中要注意观察用药效果及不良反应，如有发生，及时报告医生，调整用药方案。

② 正确采集血标本：正确留取合格的血标本对于本病的诊断、治疗十分重要，而采血方法、培养技术及抗生素应用时间都可影响血培养阳性率。告诉患者反复多次抽血的必要性，取得患者的理解和配合。

（2）治疗过程中的应急护理措施

① 发热

a. 观察体温及皮肤黏膜变化，发热时每 4 小时测体温一次，注意患者有无皮肤瘀点、指甲下线状出血、Osler 结节和 Janeway 损害等及消退情况。

b. 正确采集血标本：未经治疗的亚急性患者，第一天采血 1

次/小时×3次，次日未见细菌重复采血，3次后开始治疗。已用抗生素者，停药2～7日后采血。急性患者入院后立即采血1次/小时×3次。每次采血10～20mL时做需氧和厌氧培养。

c. 合理饮食：环境温湿度适宜，高热者给予物理降温，及时更换衣物，促进舒适。

② 潜在并发症栓塞

a. 重点观察瞳孔、神志、肢体活动及皮肤温度。

b. 突然胸痛、气急、发绀、咯血，考虑肺栓塞。

c. 出现腰痛、血尿，考虑肾栓塞。

d. 神志和精神改变、失语、吞咽困难、肢体功能障碍、左右瞳孔大小不对称，甚至抽搐和昏迷，考虑脑血管栓塞。

e. 肢体突然剧烈疼痛，皮肤温度下降，动脉搏动减弱，考虑外用动脉栓塞。

第二节 人工瓣膜和静脉药瘾者心内膜炎

一、定义

人工瓣膜心内膜炎：发生于人工瓣膜置换术后60日以内者为早期人工瓣膜心内膜炎，60日以后发生者为晚期人工瓣膜心内膜炎。除赘生物形成外，常累及人工瓣膜部分破裂、瓣周瘘、瓣环周围组织和心肌脓肿。最常累及主动脉瓣。术后发热，出现新杂音、脾大或周围栓塞征，血培养同一种细菌阳性结果至少两次，可诊断本病。本病预后不良，难以治愈。

静脉药瘾者心内膜炎：多见于青年男性，致病菌常来源于皮肤，药物污染所致者少见。金黄色葡萄球菌为主要致病菌。大多累及正常心瓣膜。急性发病者多见，常伴有迁移性感染灶。

二、辅助检查

常规心电图或24小时动态心电图检查，X线检查评估心影大小，超声心动图明确诊断，血液生化检查和血培养指导抗生素的使用。

三、治疗

该病难以治愈。人工瓣膜术后早期（＜12 个月）发生的感染性心内膜炎，应积极考虑手术。药物治疗应在自体瓣膜心内膜炎用药基础上，将疗程延长为 6～8 周。任一用药方案均应加庆大霉素。对耐甲氧西林的表皮葡萄球菌致病者，应用万古霉素 15mg/kg，每 12 小时 1 次，静脉滴注；加利福平 300mg，每 8 小时 1 次，口服，用药 6～8 周；开始 2 周加庆大霉素。

有瓣膜再置换术适应证患者，应早期手术。已明确的适应证有：①因瓣膜关闭不全致中度至重度心力衰竭；②真菌感染；③充分抗生素治疗后持续有菌血症者；④急性瓣膜阻塞；⑤X 线透视发现人工瓣膜不稳定；⑥新发生的心脏传导阻滞。

对甲氧西林敏感的金黄色葡萄球菌所致右心感染，用萘夫西林或苯唑西林 2g，每 4 小时 1 次，静脉注射或静脉滴注，用药 4 周；加妥布霉素 1mg/kg，每 8 小时 1 次，静脉滴注，用药 2 周。其余用药选择与方案同自体瓣膜心内膜炎的治疗。

四、观察要点

严密观察体温、心律、血压等生命体征的变化，观察心脏杂音的部位、强度、性质及有无变化，如有新杂音的出现、杂音性质的改变往往与赘生物导致瓣叶破损、穿孔或与腱索断裂有关；注意观察脏器有无栓塞症状，如患者肢体活动情况、协调动作如何、意识变化等，当患者有可疑征象时，应及时通知医师。

五、护理要点

1. 常规护理

（1）休息　高热患者应卧床休息，心脏超声可见巨大赘生物的患者应绝对卧床休息，防止赘生物脱落。

（2）饮食　发热患者给予清淡、高蛋白、高热量、高维生素、易消化的半流质或普通软食，以补充机体消耗。鼓励患者多饮水（有心力衰竭征象者除外）。有贫血者遵医嘱服用铁剂。

2. 专科护理

（1）重点护理

① 用药护理：遵医嘱应用抗生素治疗，观察药物疗效及不良反应，并及时报告医师。告知患者抗生素是治疗本病的关键，需坚持大剂量长疗程的治疗。严格用药时间，以确保维持有效的血药浓度。应用静脉留置针，以保护静脉血管，减轻患者痛苦。用药过程中要注意观察用药效果及不良反应，如有发生，及时报告医师，调整用药方案。

② 正确采集血标本：正确留取合格的血标本对于本病的诊断、治疗非常重要，而采血方法、培养技术及抗生素应用时间都可影响血培养阳性率。告诉患者反复多次抽血的必要性，取得患者的理解和配合。

（2）治疗过程中的应急护理措施

① 发热

a. 观察体温及皮肤黏膜变化：发热时每 4 小时测体温一次，注意患者有无皮肤瘀点、指甲下线状出血、Osler 结节和 Janeway 损害等及消退情况。

b. 正确采集血标本：未经治疗的亚急性患者，第一天采血 1 次/小时×3 次，次日未见细菌重复采血，3 次后开始治疗。已用抗生素者，停药 2～7 日后采血。急性患者入院后立即采血 1 次/小时×3 次。每次采血 10～20mL，同时做需氧和厌氧培养。

c. 合理饮食：环境温湿度适宜，高热者给予物理降温，及时更换衣物，促进舒适。

② 潜在并发症栓塞

a. 重点观察瞳孔、意识、肢体活动及皮肤温度。

b. 突然胸痛、气急、发绀、咯血,考虑肺栓塞。

c. 出现腰痛、血尿,考虑肾栓塞。

d. 意识改变、失语、吞咽困难、肢体功能障碍、左右瞳孔大小不对称,甚至抽搐和昏迷,考虑脑血管栓塞。

e. 肢体突然剧烈疼痛,皮肤温度下降,动脉搏动减弱,考虑外周动脉栓塞。

第二十章　心肌疾病的护理

第一节　扩张型心肌病

一、定义

扩张型心肌病主要特征是左心室或双心室心腔扩大和收缩功能障碍，以不明原因的心脏扩大、心力衰竭、心律失常为主要表现，是最常见的心肌病。

二、临床表现

起病缓慢。临床表现可分三个阶段：①无症状期，患者心脏增大，ECG有非特异性改变，左心室射血分数（EF）为40％～50％，可多年无症状或症状轻微；②有症状期，心悸、呼吸困难、极度乏力等，EF为20％～40％；③疾病晚期，出现肝大、水肿、腹水等充血性心力衰竭的表现。左、右心室同时受累，而右心衰竭的症状和体征较为突出。

体征可见心脏向两侧扩大，心尖部第一音减弱，常有病理性第三心音和（或）第四心音奔马律，可有相对性二、三尖瓣关闭不全的反流性杂音及左、右心衰竭和（或）全心衰竭的体征。常伴有多种心律失常。部分患者有动脉栓塞的相应体征。

三、辅助检查

1. 实验室检查

（1）血液生化　淤血性肝大，见球蛋白升高，转氨酶升高，偶有心肌酶谱升高。

（2）肾功能　有肾脏损害者，则有血尿素氮、血肌酐升高。

（3）免疫学检查　以分离的心肌天然蛋白或合成肽做抗原，用酶联免疫吸附试验检测抗心肌肽类抗体，如抗 ADP/ATP 载体抗体、抗 β_1 受体抗体、抗肌球蛋白重链抗体、抗 M_2 胆碱能受体抗体等，如明显升高则对扩张型心肌病的诊断具有较高的特异性和敏感性。

2. 特殊检查

（1）胸部 X 线检查　心影普遍性增大、搏动减弱，肺淤血。

（2）心电图　各种心律失常和传导阻滞，非特异性 ST 段压低，T 波倒置，低电压，部分患者可有病理性 Q 波。

（3）超声心动图　左、右心室及心房扩大，以左心室更显著，弥漫性室壁运动减弱，射血分数显著降低。有时心腔内可见附壁血栓。

（4）放射性核素检查　心腔扩大，心脏整体收缩力减弱，射血分数降低。

（5）心血管造影及心导管检查　可见左心室舒张末期压，左心房压和肺毛细血管楔嵌压上升，心搏量、心脏指数低下。左心室造影可见左心室腔扩大，左心室壁运动减弱，冠状动脉造影多为正常。

（6）心内膜心肌活检　可见心肌细胞肥大、变性、间质纤维化等，虽缺乏特异性，但可用于病变的程度及预后的评价，也有助于排除其他特异性心肌疾病。

四、治疗

1. 有效控制心力衰竭和心律失常，缓解免疫介导的心肌损害，提高扩张型心肌病患者的生活质量和生存率。

2. 晚期可进行心脏移植。

五、观察要点

密切观察病情，对危重患者应监测血压、心率及心律。当出现高度房室传导阻滞时，应立即通知医师，并备好抢救用品、药物和尽快完成心脏起搏治疗前的准备，密切观察生命体征，防止猝死。

六、护理要点

1. 常规护理

（1）**心理护理** 心肌病患者多较年轻，病程长、病情复杂，预后差，因此常产生紧张、焦虑和恐惧心理，甚至对治疗悲观失望，加重病情。所以，在护理中对患者应多关心体贴，经常鼓励和安慰，帮助其消除悲观情绪，增强治疗信心。另外，注意保持休息环境安静、整洁和舒适，避免不良刺激。对失眠者酌情给予镇静药物。

（2）**休息** 无明显症状的早期患者可以从事轻体力工作，避免紧张劳累。心力衰竭患者经药物治疗症状缓解后可轻微活动，护士应根据病情协助患者安排有益的活动，但应避免剧烈运动。合并严重心力衰竭、心律失常及阵发性晕厥的患者应绝对卧床休息，以减轻心脏负荷及心肌耗氧量。护士应协助做好生活护理，对长期卧床及水肿患者应保持皮肤清洁干燥，注意翻身和防止压疮。

（3）**饮食** 采取低脂、高蛋白和高维生素的易消化饮食，避免刺激性食物。少食多餐，每餐不宜过饱，以免增加心脏负担。对心功能不全者应予低盐饮食。耐心向患者讲解饮食治疗的重要性，以取得患者配合。另外，应戒除烟酒，保持大便通畅，勿用力。

2. 重点护理

（1）呼吸困难者取半卧位，予以持续吸氧，氧流量视病情酌情调节。每12～24小时应更换鼻导管或鼻塞。对心力衰竭者可做血气分析，了解治疗效果。

（2）对合并水肿和心力衰竭者应准确记录24小时液体摄入量和出量，限制过多摄入液体，每日测量体重。在利尿治疗期间应观察患者有无乏力、四肢痉挛及脱水表现，定时复查血电解质浓度，警惕低钾血症，必要时补钾对大量胸腔积液、腹水者，应协助医师穿刺抽液，减轻压迫症状。

（3）呼吸道感染是心肌病患者心力衰竭加重的一重要诱因。护理中应注意预防呼吸道感染，尤其是季节更换和气温骤变时。对长期卧床者应定时翻身、拍背，促进排痰。此外，在心导管等有创检查前后应给予预防性抗生素治疗，预防感染性心内膜炎等。

（4）对心肌病患者，尤其是扩张型及限制型心肌病患者，应密切观察有无脑、肺和肾等内脏及周围动脉栓塞，必要时给予长期抗凝治疗。

（5）对合并心力衰竭患者的治疗和护理　值得提出的是，心脏病患者往往心肌病变广泛，对洋地黄耐受性低，易现不良反应。因此给药需严格遵照医嘱，准确掌握剂量，密切注意洋地黄不良反应，如恶心、呕吐和黄绿视及有无室性期前收缩和房室传导阻滞等心律失常。

3. 治疗过程中的应急护理措施

（1）洋地黄中毒　该病易发生洋地黄中毒，其临床表现如下。①胃肠道反应：食欲下降、厌食、恶心、呕吐。②神经系统症状：视物模糊、黄视、绿视、乏力、头晕。③电解质紊乱：血钾降低。④心血管系统：加重心力衰竭、心律失常（双向性室性早搏、室性心动过速、房室传导阻滞、期前收缩甚至心房颤动）。

具体处理措施如下。

① 立即停用洋地黄，补充钾盐，停用排钾利尿药，纠正心律失常。

② 轻度中毒者，停用本品及利尿治疗。如有低钾血症而肾功能尚好，可给予钾盐。

③ 心律失常者可用：a. 氯化钾静脉滴注，对消除异位心律往往有效。b. 苯妥英钠，该药能与强心苷竞争性争夺 Na^+-K^+-ATP 酶，因而有解毒效应。成人用 $100 \sim 200mg$ 加注射用水 $20mL$ 缓慢静脉注射，如情况不紧急，亦可口服，每次 $0.1mg$，

每日 3～4 次。c. 利多卡因，对消除室性心律失常有效，成人用 50～100mg 加入葡萄糖注射液中静脉注射。d. 心动过缓或完全房室传导阻滞有发生阿-斯综合征的可能时，可安置临时起搏器。e. 阿托品，对缓慢性心律失常可用。成人用 0.5～2mg 皮下或静脉注射。异丙肾上腺素，可以提高缓慢的心率。f. 依地酸钙钠，以其与钙螯合的作用，也可用于治疗洋地黄所致的心律失常。g. 对可能有生命危险的洋地黄中毒可经膜滤器静脉给予地高辛免疫 Fab 片段，每 40mg 地高辛免疫 Fab 片段，大约结合 0.6mg 地高辛或洋地黄毒苷。h. 注意肝功能不良时应减量。

（2）动脉栓塞　该病易并发血栓形成和栓塞并发症，多数研究和观察发现，扩张型心肌病形成血栓的主要部位是左心室心尖部和两心耳，血栓脱落形成栓子，造成栓塞，栓塞并发症以肺、脑、脾和肾栓塞多见。其临床表现为症状的轻重与病变进展的速度、侧支循环的多寡有密切关系。早期症状为间歇性跛行，远侧动脉搏动减弱或消失，后期可出现静息痛，皮肤温度明显减低、发绀，肢体远端坏疽和溃疡。急性动脉栓塞而又无侧支循环代偿者，病情进展决。表现为疼痛、苍白、厥冷、麻木、运动障碍和动脉搏动减弱和消失等急性动脉栓塞典型的症状。

① 一般治疗：绝对卧床休息，取头高脚低位，使下肢低于心脏平面，同时密切观察患侧肢体皮肤颜色、皮肤温度、脉搏搏动的变化情况以及生命体征等。给予吸氧、解痉、镇痛，可采用氨茶碱、阿托品、吗啡、罂粟碱以解除支气管和血管痉挛及镇痛；如出现心力衰竭或休克者可酌情使用毛花苷 C、多巴胺、异丙肾上腺素及右旋糖酐 40 等。

② 抗凝治疗：a. 肝素疗法；b. 维生素 K 拮抗剂，如醋硝香豆素（新抗凝片）或双香豆素；c. 溶栓治疗，除非有溶栓禁忌，应争取在短时间内应用溶栓治疗，如链激酶、尿激酶、重组组织型纤维蛋白溶解酶原激活剂；d. 外科手术治疗。

第二节　肥厚型心肌病

一、定义

肥厚型心肌病是以心肌非对称性肥厚、心室腔变小为特征，以左心室血液充盈受阻、舒张期顺应性下降为基本病态的心肌病。分类两种类型：①以室间隔肥厚为主，造成左心室流出道梗阻，称梗阻性肥厚型心肌病；②心肌肥厚而无流出道梗阻，称非梗阻性肥厚型心肌病。其肥厚部位亦可在室间隔中部、左心室游离壁、右心室。

二、病因

肥厚型心肌病是常染色体显性遗传性疾病，60%～70%为家族性，30%～40%为散发性，家族性病例和散发病例、儿童病例和成年病例具有同样的致病基因突变。目前已证实，至少14个基因突变与肥厚型心肌病的发病有关，其中有10种是编码肌小节结构蛋白的基因，绝大部分突变位于这些基因。

三、临床表现

1. 症状

（1）劳力性呼吸困难　见于80%的患者。

（2）心前区闷痛　约2/3患者出现非典型的心绞痛，常因劳累诱发，持续时间长，对硝酸甘油反应不佳。

（3）一过性晕厥　1/3患者可发生突然站立和运动后晕厥，片刻后可自行缓解，此症状可以是患者唯一的主诉。

（4）猝死　尤其在青壮年患者。原因既往认为主要是流出道梗阻所致，现认为心律失常是其主要原因。

（5）心力衰竭　晚期可出现左、右心力衰竭的症状。

2. 体征

（1）颈动脉搏动可呈双峰型，周围动脉触诊类似水冲脉。

（2）心尖搏动呈抬举样或有双重搏动。

（3）胸骨左缘第 3、4 肋间可闻及收缩中晚期喷射性杂音，粗糙，历时较长，可伴震颤。半数患者心尖部可闻及二尖瓣相对关闭不全的反流性杂音，几乎总可听到病理性第四心音。

四、辅助检查

1. **胸部 X 线检查** 以左心室肥厚为主，心影增大多不明显，如有心力衰竭则心影明显增大。

2. **心电图** 最常见的表现为左心室肥大，ST 段改变，常有以 V_3、V_4 为中心的巨大倒置 T 波。在 Ⅱ、Ⅲ、aVF、aVL 或 V_4、V_5 导联可出现病理性 Q 波。可有房室传导阻滞、室内传导阻滞和各种心律失常。

3. **超声心动图** 对诊断本病具有重要意义。可见非对称性室间隔增厚（>15mm），舒张期室间隔厚度与左心室后壁厚度之比值≥1.3，二尖瓣前叶收缩期前向运动（SAM 征）及主动脉瓣收缩期提前关闭后再度开放。

4. **心导管和心血管造影** 心导管显示左心室舒张末压上升，左心室腔与流出道狭窄之后存在压力阶差（>20mmHg）。心血管造影显示舒张期左心室腔变形呈香蕉状、舌状、纺锤状（心尖部肥厚时）及乳头肌肥大。冠状动脉造影正常。

5. **心肌活组织检查** 诊断不明确时可考虑做心肌活检，可显示心肌细胞肥大、排列错乱。

五、治疗

治疗原则为改善肥厚心肌的顺应性，预防左心室流出道狭窄和梗阻，改善血流动力学，抗室性心律失常，预防心脏猝死。

六、观察要点

1. 密切观察患者有无心慌、气促等症状。

2. 严密观察生命体征，特别是血压、心率及心律。

3. 心功能不全、水肿、使用利尿药患者注意对出入量和电解质的观察。

4. 随时观察有无偏瘫、失语、血尿、胸痛、咯血等症状，防止动脉栓塞的发生。

5. 了解大便情况，保持大便通畅。

6. 备好抢救用物和药品，以及电复律等急救措施。

七、护理要点

1. 常规护理

（1）休息与活动

① 依据患者心功能评估其活动的耐受水平，并制定活动计划。

② 无明显症状的早期患者，可从事轻体力工作，避免紧张劳累。

③ 心力衰竭患者经药物治疗症状缓解后可轻微活动。

④ 合并严重心力衰竭、心律失常及阵发性晕厥的患者应绝对卧床休息。

⑤ 长期卧床及水肿患者应注意皮肤护理，防止压疮形成。

（2）饮食

① 采取低脂、高蛋白和高维生素的易消化饮食，忌刺激性食物。

② 对心功能不全者应予低盐饮食，限制水分摄入。

③ 每餐不宜过饱。

④ 戒除烟酒。

⑤ 耐心向患者讲解饮食治疗的重要性，以取得患者配合。

（3）心理护理

① 对患者多关心体贴，给予鼓励和安慰，帮助其消除悲观情绪，增强治疗信心。

② 指导患者自我放松的方法。

③ β受体阻滞药容易引起抑郁，应注意患者的心理状态。

④ 注意保持休息环境安静、整洁和舒适，避免不良刺激。

⑤ 对失眠者酌情给予镇静药物。

⑥ 鼓励患者家属和朋友给予患者关心和支持。

2. 专科护理

(1) 吸氧护理

① 呼吸困难者取半卧位，予以持续吸氧，氧流量视病情酌情调节。

② 应每日清清鼻腔和鼻导管，每日更换湿化液，每周更换鼻导管。

③ 注意观察用氧效果，必要时做血气分析。

(2) 并发症的处理及护理

① 感染

a. 临床表现：ⓐ肺部感染，如发热、咳嗽、咳痰；ⓑ感染性心内膜炎，如发热、心脏杂音、动脉栓塞、脾大、贫血，周围体征［瘀点、指（趾）甲下线状出血、Roth 斑、Osler 结节、Janeways 结节］。

b. 处理方法：ⓐ静脉滴注抗生素；ⓑ肺部感染应定时翻身、扣背，促进排痰；ⓒ感染性心内膜炎宜及时手术治疗。

② 栓塞

a. 临床表现：ⓐ脑栓塞，如偏瘫、失语；ⓑ肺栓塞，如胸痛、咯血；ⓒ肾栓塞，如腰痛、血尿；ⓓ下肢动脉栓塞，如足背动脉搏动减弱或消失。

b. 处理方法：ⓐ遵医嘱给予抗凝治疗；ⓑ指导患者正确服药；ⓒ观察疗效和副作用。

③ 心律失常

a. 临床表现：患者诉心悸不适，乏力、头昏。心电图示室性早搏、房室传导阻滞、心动过缓等。

b. 处理方法：ⓐ洋地黄中毒者，及时停用；ⓑ用 β 受体阻滞药和钙通道阻滞药时，有心动过缓者应减量或停用；ⓒ高度房室传导阻滞时，安置心脏起搏器。

④ 猝死

a. 临床表现：突然站立或劳累后晕厥。

b. 处理方法：ⓐ猝死发生时行心肺复苏等抢救措施；ⓑ发生心室颤动，立即电除颤；ⓒ快速性室上性心动过速必要时电转复律。

第三节 病毒性心肌炎

一、定义

病毒性心肌炎是指由嗜心性病毒感染引起的，以心肌特异性间质性炎症为主要病变的心肌炎。

二、病因

多种病毒可引起心肌炎，有报道在 24 种以上，其中以引起肠道和上呼吸道感染的各种病毒感染最多见。各种病毒都可以引起心肌炎，以肠道病毒（柯萨奇病毒、埃可病毒）和呼吸道病毒（腺病毒、流感病毒、腮腺炎病毒）最常见。其他还有细菌性（白喉病）、真菌和原虫等。

三、临床表现

先有发热、乏力，然后出现心悸、气短等心脏受累表现，重者可并发心律失常、心力衰竭。

四、辅助检查

主要依据病毒前驱感染史、心脏受累症状、心肌损伤表现及病原学检查结果等综合分析。

1. 血液生化检查 血沉大多正常，亦可稍增快、C 反应蛋白大多正常。急性期或心肌炎活动期心肌肌酸激酶（CK-MB）、肌钙蛋白 T、肌钙蛋白 I 增高。

2. 病原学检查 血清柯萨奇病毒 IgM 抗体滴度明显增高，外周血肠道病毒核酸阳性或肝炎病毒血清学检查阳性，心内膜心肌活检有助于病原学诊断。

3. X 线检查 可见心影扩大或正常。

4. **心电图**　常见 ST-T 改变和各型心律失常，特别是室性心律失常和房室传导阻滞等。严重心肌损害时可出现病理性 Q 波。

五、治疗

1. **卧床休息**　无心脏形态功能改变者休息至体温下降后 3～4 周，3 个月不参加体力活动；重症伴有心脏扩大患者休息 6 个月～1 年，直到临床症状完全消失。

2. **保护心肌疗法**　进食富含维生素及蛋白质食物，或可应用维生素 C、辅酶 Q_{10} 及曲美他嗪等药物。

3. **扰心力衰竭治疗**　包括利尿药、洋地黄、血管扩张药、ACEI 类药物等。

4. **抗心律失常治疗**　必要时安装临时性或永久性心脏起搏器。

5. **不主张早期应用糖皮质激素**。有严重心律失常、难治性心力衰竭、重症或考虑存在免疫介导心肌损害患者可慎重使用。

6. **非常规辅助治疗**　包括中医中药或干扰素，有一定抗病毒、调节免疫力作用。

六、观察要点

严密观察生命体征的变化，若发现心律失常、心力衰竭甚至心源性休克等并发症，应及时处理。

七、护理要点

1. 常规护理

（1）休息与活动　心肌炎急性期、有并发症者需卧床休息。病情稳定后根据患者情况，与患者共同制定每日休息与活动计划，并实施计划。活动期间密切观察心率、心律的变化，倾听患者主诉，随时调整活动量。心肌炎患者一般需卧床休息至体温下降后 3～4 周，有心力衰竭或心脏扩大的患者应休息半年至 1 年或至心脏大小恢复正常、血沉正常之后。如无症状，可逐步恢复正常工作与学习，应注意避免劳累。

（2）心理护理　倾听患者的主诉，理解患者的感受，耐心解答患者的疑问，通过解释与鼓励，消除患者的心理紧张和焦虑，使其积极配合治疗。协助患者寻求合适的支持系统，鼓励家人或同事给予患者关心，以降低紧张心理。

2. 专科护理

（1）心律失常　严密观察，及早发现及时处理。若发生多源性、频繁性或形成联律的室性期前收缩时，应遵医嘱用利多卡因、胺碘酮等药物治疗，必要时进行电复律；对于房性或交界性期前收缩可根据患者情况选用地高辛或普萘洛尔等 β 受体阻滞药治疗。阵发性室上性心动过速可按压颈动脉窦、刺激咽部引起恶心等刺激迷走神经，也可给予快速洋地黄制剂或普罗帕酮治疗。在整个治疗过程中，应注意观察药物治疗的效果与副作用，密切观察血压、心率和心电图的变化，询问患者有无不适主诉，根据患者情况，及时调整药物剂量和种类。

（2）心力衰竭　一旦确诊心力衰竭，应及时给予强心、利尿、镇静、扩血管和吸氧等治疗。

① 强心治疗：心肌炎时，心肌对洋地黄敏感性增高，耐受性差，易发生中毒，宜选用收效迅速及排泄快的制剂如毛花苷 C 或地高辛，且予小剂量（常用量的 1/2～2/3）。用药过程中应密切观察尿量，同时进行心电监护，观察心率、心律的变化，进行心脏听诊，观察心音的变化，在急性心力衰竭控制后数日即可停药。

② 利尿治疗：选用高效利尿药，以减少血容量，缓解肺循环的淤血症状，同时注意补钾，预防电解质紊乱。

③ 镇静治疗：若烦躁不安，予吗啡等镇静药，在镇静作用的同时也扩张周围血管，减轻心脏负荷，使呼吸减慢，改善通气功能和降低耗氧量。老年、神志不清、休克和呼吸抑制者慎用吗啡，可选用哌替啶。

④ 血管扩张药：给予血管扩张药降低心室前负荷和（或）后负荷，改善心脏功能。常用制剂有硝普钠、硝酸甘油等，可单

用也可与多巴胺或多巴酚丁胺等正性肌力药合用。

⑤ 给氧：给予高流量鼻导管给氧（6～8L/min），病情特别严重者应给予面罩用麻醉机加压给氧，使肺泡内压在吸气时增加，增强气体交换同时对抗组织液向肺泡内渗透。在吸氧的同时也可使用抗泡沫剂使肺泡内的泡沫消失，鼻导管给氧时可用20％～30％乙醇湿化，以降低泡沫的表面张力使泡沫破裂，增加气体交换面积，促进通气改善缺氧。给氧过程中应进行氧饱和度的监测，并注意观察患者的生命体征，若出现呼吸困难缓解、心率下降、发绀减轻，表示纠正缺氧有效。

（3）心源性休克　心源性休克是心功能极度减退，心室充盈或射血功能障碍，造成心排血量锐减，使各重要器官和周围组织灌注不足而发生的一系列代谢与功能障碍综合征。若患者出现血压下降、手足发冷等微循环障碍的早期表现，应及时处理。一旦确诊，立即给予镇痛、吸氧、纠正心律失常和酸碱平衡失调等抗休克治疗，每15分钟测量一次心率、血压和呼吸，观察意识状况、血氧饱和度以及血气分析的变化，同时给氧可增加心肌供氧量，以最大限度增加心排血量。若患者呼吸困难、低氧血症和严重肺水肿，需使用机械通气。若患者疼痛或焦虑不安，给予镇静治疗。密切观察出入液量，注意补液量，不增加心脏负荷。出现肺水肿时应及时给予利尿药，同时经静脉选择输注多巴酚丁胺或多巴胺等以增加心肌收缩力，也可酌情用血管扩张药（硝普钠或硝酸甘油）以减轻左心室负荷。密切观察心电图的变化，发现异常及时处理。

第二十一章　心包疾病的护理

第一节　急性心包炎

一、定义

急性心包炎指心包的急性炎症导致心包表面纤维素沉积和心包腔内液体积聚，渗出液可以是浆液纤维蛋白性、血性或脓性，该病是以胸痛、心包摩擦音和心包积液为主要表现的临床综合征。

二、病因

急性心包炎的病因很多，部分病因不明。常见的病因有特发性（非特异性）、感染性（病毒、细菌、结核等）、免疫-炎症性、肿瘤及创伤等。其中以非特异性、结核性、化脓性和风湿性心包炎较为常见。国外资料表明，非特异性心包炎已成为成年人心包炎的主要类型；国内报告则以结核性心包炎居多，其次为非特异性心包炎。恶性肿瘤和急性心肌梗死引起的心包炎在逐渐增多。随着抗生素和化学治疗的进展，结核性、化脓性和风湿性心包炎的发病率已明显减少。除系统性红斑狼疮性心包炎外，男性发病率明显高于女性。

三、临床表现

1. 症状

（1）胸骨后、心前区疼痛　主要见于炎症变化的纤维蛋白渗出阶段。胸骨后、心前区疼痛是急性心包炎的特征，可为剧痛、刀割样痛；也可是钝痛或压迫样感。心前区疼痛常于体位改变、深呼吸、咳嗽、吞咽、卧位，尤其当抬腿或左侧卧位时加剧，坐位或前倾位时减轻。疼痛通常局限于胸骨下或心前区，常放射到左肩、背部、颈部或上腹部，偶向下颌、左前臂和手放射，类似心肌缺血的放射痛。右侧斜方肌嵴的疼痛系心包炎的特有症状，但不常见。有的心包炎疼痛较明显，如急性非特异性心包炎；有的则轻微或完全无痛，如结核性和尿毒症性心包炎。心肌缺血引起的心绞痛则往往逐渐发生，为闷压感，多位于胸骨后或心前区，向左肩、左上臂内侧放射，不受呼吸和体位的影响，硝酸甘油舌下含服有效，持续时间一般＜30分钟，除非伴有不稳定型心绞痛。

（2）心脏压塞的症状　可出现呼吸困难、面色苍白、烦躁不安、发绀、乏力、上腹部疼痛、水肿甚至休克。

（3）心包积液对邻近器官压迫的症状　肺、气管、支气管和大血管受压迫可引起肺淤血，肺活量减少，通气受限制，从而加重呼吸困难，使呼吸浅而快。患者常自动采取前倾坐位，使心包渗液向下及向前移位，以减轻压迫症状。气管受压可产生咳嗽和声音嘶哑。食管受压可出现吞咽困难症状。

（4）全身症状　心包炎本身亦可引起发冷、发热、心悸、出汗、食欲缺乏、倦怠乏力等症状，与原发疾病的症状常难以区分。

2. 体征

（1）心包摩擦音是急性纤维蛋白性心包炎的典型体征。因炎症而变得粗糙的壁层与脏层心包在心脏活动时相互摩擦产生的声音，呈抓刮样粗糙的高频声音；往往盖过心音且有较心音更贴近耳朵的感觉。典型的摩擦音可听到与心房收缩、心室收缩和心室舒张相一致的三个成分。

（2）脉搏快而细弱，可触及奇脉，即患者吸气时脉搏明显减弱甚至消失，呼气时变大而充实。

（3）收缩压降低，脉压变小，可触到奇脉。

（4）颈静脉怒张，可出现 Kussmaul 征，即吸气时颈静脉充盈更加明显。

（5）Ewart 征　左肩胛下方叩诊浊音，语颤增强，可听到管状呼吸音，为心包积液压迫左下肺叶所致。

（6）心脏压塞征象　静脉压升高，血压下降；急性心脏压塞时心脏大小正常，慢性者心界扩大。

（7）心尖搏动减弱且位于心脏相对浊音界之内，心界扩大且随体位改变，即平卧时心底部（左 2、3 肋间）浊音界扩大，坐位时缩小。心音低钝而遥远。

四、辅助检查

1. 实验室检查

（1）血液学检查　部分患者血白细胞计数增高，血沉加快，C 反应蛋白增高。

（2）心肌酶学检查　常为正常，如 CK-MB 升高，提示心包膜下心肌受损。

（3）其他检查　结核菌素皮肤试验阳性可诊断为结核性心包炎，心包渗液测定腺苷脱氨酶（ADA）活性≥30U/L 对诊断结核性心包炎具有特异性。血培养阴性可除外感染性心内膜炎及菌血症。急性期或恢复期血、尿、粪及咽拭子培养或柯萨奇病毒 B IgM 抗体检测等可以证实是否为病毒感染。抗核抗体测定对系统性红斑狼疮等结核组织病的诊断有一定的价值。甲状腺功能测定有助于甲状腺疾病的诊断。

2. 心电图　弓背向下的 ST 段抬高（一般不超过 5mm），伴直立 T 波，乃心外膜下心肌炎症损伤所致，不出现病理性 Q 波。可有窦性心动过速和非特异性 ST-T 改变，有时出现电交替，

3. X 线检查　心影大小与积液量有关。

4. 超声心动图检查　可见心包积液。

5. 磁共振成像　能清晰地显示心包积液的容量和分布情况，并可分辨积液的性质，如非出血性渗液大都是低信号强度；尿毒

症、创伤、结核性液体内含蛋白和细胞较多，可见中或高信号强度。

6. 心包穿刺　有心包积液时，可做心包穿刺，将渗液做涂片、培养和找病理细胞，有助于确定病原。

7. 纤维心包镜检查　有心包积液需手术引流者，可先行纤维心包镜检查，心包镜可以观察心包急性病变特征，并可在镜视下咬切病变部位进行心包活检。

五、治疗

治疗原则为：①有心脏压塞时首先解除心脏压塞；②病因治疗；③对症治疗。

六、观察要点

1. 观察生命体征的变化，有无呼吸困难及呼吸频率、呼吸节律的改变。

2. 心前区疼痛的性质、程度及有无放射，是否随呼吸或咳嗽而加重。

3. 有无心脏压塞的征象。

4. 观察应用药物的反应及副作用。

七、护理要点

1. 常规护理

（1）卧床休息，取半卧位。给予持续低流量氧气吸入。

（2）胸痛明显者可遵医嘱给予镇痛药、镇静药。

（3）采取高热量、高蛋白、高维生素、易消化饮食，水肿者应限制钠盐摄入。保持大便通畅。

（4）护士应积极与患者交谈接触、宽慰，给予生活上的帮助，使患者有安全感，有利于配合治疗。

2. 专科护理

（1）症状护理

① 定时测量体温：密切观察体温变化，及时做好降温护理，

保持衣服干燥，并做好记录。

② 一旦发现患者出现心包积液引起心脏压塞征象时，立即通知医师并协助抢救。做好心包穿刺术准备并做好患者的解释工作，协助医师进行心包穿刺并做好术后护理。

③ 呼吸困难者给予半卧位或前倾卧位，以及氧气吸入。

④ 手术治疗：护士应积极做好患者术前的准备工作及术前指导工作。

（2）合并水肿时的护理

① 遵医嘱予利尿药、强心药等治疗，并观察疗效，准确记录 24 小时出入量。

② 指导患者饮食，以低钠食物为主。

③ 抬高水肿的下肢，穿宽松的衣服，保持床单位整洁。

④ 病情允许，适当进行活动，经常变换体位。

（3）治疗过程中的应急护理措施　心律失常是心包疾病的常见并发症之一，其产生与交感神经兴奋、心房扩大、心外膜炎症、心肌缺血以及机械性压迫等有关。其应急措施及护理参见心律失常相关内容。

第二节　缩窄性心包炎

一、定义

缩窄性心包炎是指心脏被致密厚实的纤维化心包所包围，使之心脏舒张时不能充分扩展，致使心室舒张期充盈受限产生一系列循环障碍的病症。

二、病因

缩窄性心包炎继发于急性心包炎，其病因在我国仍以结核性为最常见，其次为化脓性和创伤性心包炎后演变而来。少数与心包肿瘤、急性非特异性心包炎及放射性心包炎等有关。也有部分患者其病因不明。

三、临床表现

1. **症状** 起病常隐袭。心包缩窄的表现出现于急性心包炎后数月至数十年,一般为 2~4 年。在缩窄发展的早期,体征常比症状显著,即使在后期,已有明显的循环功能不全的患者亦可能仅有轻微的症状。常见症状有呼吸困难、疲乏、食欲缺乏、上腹胀痛或疼痛;呼吸困难为劳力性,主要与心搏量降低有关。

2. **体征** 心脏体检可见心尖搏动不明显,心浊音界不增大,心音减低,部分患者在胸骨左缘第 3~4 肋间可听到一个在第二心音后 0.1 秒左右的舒张早期额外音(心包叩击音),系舒张期充盈血流因心包的缩窄而突然受阻并引起心室壁的振动所致;心律一般为窦性,有时可有房颤;脉搏细弱无力,动脉收缩压降低,脉压变小。心脏受压表现:颈静脉怒张、肝大、腹水、下肢水肿、心率增快,可见 Kussmaul 征;患者腹水常较皮下水肿出现得早且明显增多,这与一般心力衰竭中所见相反。

四、辅助检查

1. **实验室检查** 可有轻度贫血,肝淤血有肝功能损害,血浆精蛋白生成减少,肾淤血可有蛋白尿、一过性血尿素氮升高。

2. **X 线检查** 心搏减弱或消失,可出现心影增大,呈三角形,左、右心缘变直,主动脉弓小或难以辨认;上腔静脉扩张;心包钙化等征象。

3. **心电图检查** 常提示心肌受累的范围和程度。主要表现为 QRS 波群低电压和 T 波倒置或低平;T 波倒置越深,提示心肌损害越重。

4. **超声心动图检查** 可见心包增厚、钙化、室壁活动减弱等表现。

5. **CT 及 MRI 检查** 是识别心包增厚和钙化可靠与敏感的方法,若见心室呈狭窄的管状畸形、心房增大和下腔静脉扩张,可提示心包缩窄。

6. **右心导管检查** 可见肺毛细血管压力、肺动脉舒张压力、右心室舒张末期压力及右心房压力均增高（＞250mmHg）等特征性表现。右心房压力曲线呈 M 形或 W 形，右心室压力曲线呈收缩压轻度升高、舒张早期下陷和舒张后期的高原波形曲线。

五、治疗

1. 治疗原则

（1）一旦确诊，应尽早争取外科心包切除。

（2）内科治疗主要是支持疗法和利尿治疗。

2. 用药原则

（1）尽早争取外科手术治疗。

（2）已知或疑为结核性缩窄性心包炎，术前应抗结核治疗1～4周，如诊断肯定，在心包切除术后应继续服药12个月。

（3）有人认为术前应用洋地黄可减少心律失常和心力衰竭，降低死亡率。

（4）对不能手术治疗者，主要是利尿和支持治疗，必要时抽除胸腔积液、腹水。

六、观察要点

1. 观察患者有无呼吸困难、腹胀、乏力、肝区疼痛等症状。

2. 密切观察生命体征变化，注意脉压大小，准确记录出入量。

3. 有无心脏压塞的征象。

4. 观察应用药物的反应。

七、护理要点

1. 常规护理

（1）卧床休息，取半卧位。给予持续低流量氧气吸入。

（2）胸痛明显者可遵医嘱给予镇痛药、镇静药。

（3）采取高热量、高蛋白、高维生素、易消化饮食，水肿者应限制钠盐摄入。保持大便通畅。

（4）护士应积极与患者接触交谈、劝慰，给予生活上的帮助，耐心讲解治疗的重要性，使患者有安全感，有利于配合治疗。

2. 专科护理

（1）重点护理

① 症状护理

a. 定时测量体温：密切观察体温变化，及时做好降温护理，更换患者衣裤，并做好记录。

b. 一旦发现患者出现心包积液引起心脏压塞征象，立即通知医师并协助抢救。做好心包穿刺术前准备及患者的解释工作，协助医师进行心包穿刺并做好术后护理。

c. 呼吸困难者采取半卧位或前倾卧位，给予氧气吸入。

d. 手术治疗：护士应积极做好患者术前的准备工作及术前指导工作。

② 合并水肿时的护理

a. 遵医嘱予利尿药、强心药等治疗，并观察疗效，准确记录 24 小时出入量。

b. 指导患者饮食，以低钠饮食为主。

c. 抬高水肿的下肢，穿宽松的衣服，保持床单位整洁。

d. 病情允许时适当进行活动，经常变换体位。

（2）治疗过程中的应急护理措施

① 心律失常：与交感神经兴奋、心房扩大、心外膜炎症、心肌缺血以及机械性压迫等有关。多为房性心律失常、窦性心动过速、室性期前收缩，也可并发束支传导阻滞等。其应急护理措施参见心律失常相关内容。

② 心肌缺血：心包炎可并发心肌缺血，这是因为以下几点。a. 冠状动脉痉挛：可能与心包炎症刺激心外膜冠状动脉及心包积液时心包腔内具有扩张血管作用的前列环素的浓度降低有关。b. 增厚、钙化的心包膜压迫冠状动脉。c. 心脏压塞时冠状动脉血流减少。d. 药物对心肌的毒性作用等。

具体处理措施如下。

a. 卧床休息，情绪上要注意不要大喜大悲，保持睡眠充足。养成良好生活习惯，定时排便，不能过度劳累。

b. 预防性应用药物：冠心病一级预防的 ABCDE。A 为阿司匹林，B 为 β 受体阻滞药，C 为钙通道阻滞药，D 为他汀类调血脂药，E 为血管紧张素转换酶抑制药。

c. 饮食护理：注意低盐、低脂、清淡饮食，多吃红薯、番茄、胡萝卜等蔬菜，这些都是能提高患者身体抵抗能力的食物。喝些绿茶，茶叶中含有少量的茶碱，有一定的利尿作用，对患者心肌缺血的治疗有一定的帮助，茶叶中还有维生素 C，有防治动脉硬化的作用，但不宜过浓。每日坚持吃些黑木耳，能有助于降低血黏度，改善心肌缺血。

d. 适度运动，促进心肌侧支循环的建立。

③ 心房内血栓形成：慢性缩窄性心包炎时，由于心房显著扩大、心室充盈受限，心房血流缓慢，加上易并发房颤导致血液在心房内淤积，容易形成血栓并发症，血栓可达到几乎填满整个心房的程度。患者可表现为肺循环或体循环栓塞的症状，可反复多次发作。

a. 密切观察患者有无咳嗽、胸闷、胸痛、呼吸困难等，注意心率、脉搏、心电图等的改变，口唇有无发绀等。

b. 注意休息，保持情绪安定。进食清淡、易消化、营养丰富的饮食。

c. 遵医嘱应用抗凝药物。

d. 必要时手术治疗。

④ 蛋白丢失性肠病：慢性缩窄性心包炎时体循环静脉压升高，肠黏膜淋巴管因回流受阻而扩张，淋巴液渗漏于肠腔内，淋巴液中的蛋白质或乳糜微粒丢失即造成大量蛋白质的丢失。患者表现为重度水肿，有腹胀、腹泻等胃肠道症状以及全身乏力、贫血、抽搐等表现。

a. 给予高蛋白、高热量饮食，对于高度水肿者给予限盐饮食；对于淋巴管阻塞性疾病患者，给予低脂或中链三酰甘油饮食治疗，以降低肠道淋巴管的负荷。

b. 可联合应用保钾利尿药与排钾利尿药，如螺内酯和噻嗪类药物，以减轻水肿。

c. 纠正低蛋白血症：静脉滴注人血白蛋白可快速纠正低蛋白血症，但不能仅依靠白蛋白，应同时进行病因治疗和饮食调节来提高血浆蛋白质浓度。

d. 有感染者应用抗生素，维生素缺乏者补充维生素族，有抽搐应补充钙、镁等。

第二十二章　周围血管疾病的护理

第一节　颈动脉狭窄

一、定义

颈动脉狭窄（CAS）病因多为动脉硬化闭塞症，其次为头臂型多发性大动脉炎。颈动脉狭窄可导致严重的脑缺血症状，甚至脑卒中，使患者生活严重受限，甚至日常生活均不能自理，致残率和死亡率很高。如合并锁骨下动脉缺血综合征和（或）椎动脉病变，更将加重病情。因此，改善患者脑部血供对延长患者寿命及提高生活质量甚为重要。

二、病因

颈动脉狭窄的病因主要有动脉粥样硬化、大动脉炎及纤维肌性发育不良等，其他病因如外伤、动脉扭转、先天性动脉闭锁、肿瘤、动脉或动脉周围炎、放疗后纤维化等较少见。

三、临床表现

动脉粥状硬化所致的颈动脉狭窄多见于中老年人，常伴有肥胖、高血压、糖尿病和高血脂等多种心血管危险因素。临床上依据颈动脉狭窄是否产生脑缺血症状，分为有症状性和无症状性两大类。

1. 有症状性颈动脉狭窄

（1）脑部缺血症状　表现为耳鸣、眩晕、黑矇、视物模糊、视力下降、偏盲、复视、头昏、头痛、失眠、记忆力减退、嗜睡、多梦、抑郁、不明原因的认知功能障碍等症状。

（2）短暂性脑缺血发作（TIA） 表现为一侧肢体感觉或运动功能短暂障碍，一过性单眼失明或失语等，一般仅持续数分钟，发病后 24 小时内完全恢复正常，影像学检查无局灶性病变。

（3）缺血性脑卒中 表现为一侧肢体感觉障碍、偏瘫、失语、脑神经损伤，严重者出现昏迷等，并具有相应的神经系统体征和影像学特征。

2. 无症状性颈动脉狭窄 许多颈动脉狭窄患者临床上无任何神经系统的症状和体征，有时仅在体格检查时发现颈动脉搏动减弱或消失，颈根部或颈动脉行经处闻及血管杂音。无症状性颈动脉狭窄，尤其是重度狭窄或斑块溃疡被认为"高危病变"。

四、辅助检查

1. 多普勒超声检查 为目前首选的无创性颈动脉检查手段，具有简便、安全和费用低廉的特点。它不仅可显示颈动脉的解剖图像，进行斑块形态学检查，如区分斑块内出血和斑块溃疡，而且还可显示动脉血流量、流速、血流方向及动脉内血栓等。

2. 磁共振血管造影（MRA） 是一种无创性的血管成像技术，能清晰地显示颈动脉及其分支的三维形态和结构，并且能够重建颅内动脉影像。

3. CT 血管造影（CTA） 能直接显示钙化斑块。三维血管重建可获得类似血管造影的图像，并能显示钙化和附壁血栓。

4. 数字减影血管造影（DSA） 是诊断颈动脉狭窄的"金标准"，可以详细地了解病变的部位、范围和程度以及侧支形成情况；帮助确定病变的性质如溃疡、钙化病变和血栓形成等；了解并存血管病变如动脉瘤、血管畸形等，从而为手术和介入治疗提供有价值的影像学依据。

五、治疗

颈动脉狭窄的治疗目的在于改善脑供血，纠正或缓解脑缺血的症状，防止 TIA 和脑卒中的发生。

六、观察要点

术后观察患者的心肺功能及引流、切口情况。

七、护理措施

1. 术前护理

（1）完善术前各项检查，了解机体的功能状态。

（2）术前准备

① 术前应补充高蛋白、高热量、高维生素的低脂饮食或输血，改善其营养状况。

② 对于术后卧床的患者，应指导患者进行床上排尿、排便功能锻炼，以适应术后床上生活。

③ 对有吸烟习惯的患者，应鼓励教育患者戒烟，并教会患者正确有效的卧位咳嗽、咳痰方法，以防术后出现肺部感染。

④ 药物过敏试验，术前应做抗生素过敏试验，以备术中、术后使用。

⑤ 术前 6 小时禁食，术前 30 分钟肌内注射苯巴比妥 0.1g、阿托品 0.5mg。

2. 术后护理

（1）体位　颈部血管重建术者，头部置于正中位，下肢血管移植手术患者应取平卧位或半卧位，避免关节过度屈曲、挤压、扭曲血管，避免剧烈活动。

（2）心肺功能监测　严密监测患者的血压、脉搏及呼吸功能情况，并根据监测指标，随时予以处理，直至度过危险期。

（3）注意引流、切口情况　监测各引流管引流液的性质、颜色及量，了解患者有无活动性出血，记录每小时尿量。一般血管手术中多应用肝素抗凝，术后继续抗凝治疗。因此，术后应严密观察引流液的颜色、性质、量；注意有无切口渗血或出血。若切口出血或引流液量过多时，应及时通知医生，做相应的处理。清醒后应观察患者有无声音嘶哑、咳痰困难等脑神经麻痹症状。

3. 心理护理　患者对手术存在有不同的心理障碍，如焦虑、畏惧及悲哀等心理，这些将影响患者神经内分泌系统的正常生理功能，降低机体免疫能力及对手术的耐受力。为使手术取得预期的良好效果，必须重视手术前的各项准备工作。充分的术前准备和深入细致的心理护理，可减少患者对手术的恐惧心理。护士应用护理心理学理论，运用护理手段去影响患者的心理活动，解除或减轻患者的各种消极心理因素，增强患者对医务人员的信任感及战胜疾病的信心，使患者以良好的心态主动配合医护人员做好各种术前准备工作。

第二节　主动脉夹层

一、定义

主动脉夹层是在胸主动脉瘤病理改变的基础上，主动脉内膜破损，主动脉腔内的血液从主动脉内膜撕裂口进入主动脉中膜，使中膜分离，并沿主动脉长轴方向扩展，从而造成主动脉真假两腔分离的一种病理改变。好发于50～70岁，男性明显高于女性，近年来发病率有逐年增长的趋势，其常见原因为高血压、主动脉中层囊性变性、动脉粥样硬化，其他如外伤等。

二、病因

正常成人的主动脉壁可耐受巨大的压力，当主动脉壁有病变或缺陷时，使内膜与中层之间的附着力降低。在血流冲击下，先形成内膜破裂，继之，血液从裂孔冲入动脉中层，形成血肿，并不断向近心端和（或）远心端扩展，引起主动脉壁裂开和相应内脏供血不足等严重症状。其相关病因如下。

1. 高血压　主动脉夹层患者中约50%以上有高血压。尤其是长期和重度高血压可增加血流动力对主动脉壁的冲击，并使主动脉营养血管处于痉挛受压状态，引起中层平滑肌缺血、变性、坏死和弹性纤维断裂、纤维化及内膜破裂，最后形成夹层血肿。

2. 结缔组织遗传缺陷性疾病　如马方（Marfan）综合征、

埃-当（Ehlers-Danlos）综合征、先天性主动脉缩窄、二叶主动脉瓣及二尖瓣脱垂等患者常有主动脉壁结缔组织遗传性缺陷，表现为主动脉中层胶原和纤维组织变性，继之发生囊性坏死和内膜缺乏支撑，易致内膜破裂和形成夹层血肿。

3. 动脉粥样硬化　常发生于高血压、高血脂、高血糖和高龄患者，动脉粥样硬化斑块从内腔破溃，可形成夹层血肿。

4. 其他　严重主动脉外伤、炎症（梅毒性主动脉炎、系统性红斑狼疮等）、妊娠末期和介入性心血管诊疗操作时等，均可引起主动脉夹层血肿。

三、临床表现

1. 疼痛　夹层分离突然发生时，多数患者突感胸部疼痛，向胸前及背部放射，随夹层涉及范围可以延至腹部、下肢及颈部。疼痛剧烈难以忍受，起病后即达高峰，呈刀割样或撕裂样。少数起病缓慢者疼痛不显著。

2. 高血压　患者因剧痛而有休克外貌，焦虑不安、大汗淋漓、面色苍白、心率加速，如外膜破裂出血则血压降低。不少患者原有高血压，起病后剧痛使血压更高。

3. 心血管症状

（1）主动脉瓣关闭不全　夹层血肿涉及主动脉瓣或影响心瓣一叶的支撑时发生，故可突然在主动脉瓣区出现舒张期吹风样杂音，脉压增大，急性主动脉瓣反流可以引起心力衰竭。

（2）脉搏改变　通常见于颈动脉、肱动脉或股动脉，一侧脉搏减弱或消失，反映主动脉的分支受压迫或内膜裂片堵塞其起源。

（3）胸锁关节处出现　搏动或在胸骨上窝可触及搏动性肿块。

（4）心包摩擦音　夹层破裂入心包腔可引起心脏压塞。

（5）胸腔积液　夹层破裂入胸膜腔内引起。

4. 神经症状　主动脉夹层延伸至主动脉分支颈动脉或肋间

动脉，可造成脑或脊髓缺血，引起偏瘫、昏迷、神志模糊、截瘫、肢体麻木、反射异常、视力下降与大小便障碍。

5. 压迫症状　主动脉夹层压迫腹腔动脉、肠系膜动脉时可引起恶心、呕吐、腹胀、腹泻、黑粪等症状；压迫颈交感神经节引起霍纳综合征；压迫喉返神经致声嘶；压迫上腔静脉致上腔静脉综合征；累及肾动脉可有血尿、尿闭及肾缺血后血压增高。

四、辅助检查

1. 心电图　可示左心室肥大，非特异性 ST-T 改变。病变累及冠状动脉时，可出现心肌急性缺血甚至急性心肌梗死改变。心包积血时可出现急性心包炎的心电图改变。

2. 胸部 X 线平片　可见上纵隔或主动脉弓影增大，主动脉外形小规则，有局部隆起。如见主动脉内膜钙化影，可准确测量主动脉壁的厚度。正常在 2~3mm，增厚到 10mm 时则提示夹层分离可能性，若超过 10mm 则可肯定为本病。

3. 超声检查

（1）在 M 型超声检查中可见主动脉根部扩大，夹层分离处主动脉壁由正常的单条回声带变成两条分离的回声带。

（2）在二维超声中可见主动脉内分离的内膜片呈内膜摆动征，主动脉夹层分离形成主动脉真假双腔征。有时可见心包积液或胸腔积液。

（3）多普勒超声不仅能检出主动脉夹层分离管壁双重回声之间的异常血流，而且对主动脉夹层的分型、破口定位及主动脉瓣反流的定量分析都具有重要的诊断价值。

4. 磁共振成像（MRI）　MRI 能直接显示主动脉夹层的真假腔，清楚显示内膜撕裂的位置和剥离的内膜片或血栓。能确定夹层的范围和分型，以及与主动脉分支的关系。

5. 数字减影血管造影（DSA）　无创伤性 DSA 可发现夹层的位置及范围，有时还可见撕裂的内膜片。还能显示主动脉的血流动力学和主要分支的灌注情况。易于发现血管造影不能检测到的钙化。

6. 血和尿检查   白细胞计数常迅速增高。可出现溶血性贫血和黄疸。尿中可有红细胞，甚至肉眼血尿。

五、治疗

1. 非手术治疗

（1）镇静   给予地西泮、氯丙嗪、异丙嗪等。

（2）镇痛   根据疼痛程度及体重可选用布桂嗪（强痛定）、哌替啶（杜冷丁）或吗啡，一般哌替啶 100mg 或吗啡 5～10mg，静脉注射效果好，必要时可每 6～8 小时一次。

（3）降压   对合并有高血压的患者，可采用普萘洛尔 5mg 静脉间歇给药与硝普钠静脉滴注 25～50μg/min，调节滴速，使血压降低至临床治疗指标，保持收缩压为 100～120mmHg。血压下降后疼痛明显减轻或消失是夹层分离停止扩展的临床指征。需要注意的问题是合并有主动脉大分支阻塞的高血压患者，因降压能使缺血加重，不可采用降压治疗。对血压不高者，也不应用抗高血压药，但可用普萘洛尔减低心肌收缩力。

（4）补充血容量   胸腔或主动脉破裂者需输血治疗。

（5）对症处理   如制动、防止腹压增加、处理并发症等。疼痛缓解是夹层动脉瘤停止发展、治疗显效的指标，只有疼痛缓解后，才可行主动脉造影检查。

2. 手术治疗   对近端主动脉夹层、已破裂或濒临破裂的主动脉夹层，伴主动脉瓣关闭不全的患者应进行手术治疗。微创是腔内隔绝术最突出的特点，手术仅需在股部做一个 3cm 长的小切口即可完成，患者术后恢复快，并发症率、死亡率低，并且使许多因高龄及不能耐受传统手术的患者获得了治疗机会。

六、观察要点

术后安置 ICU 病房，严密监测血压、心率、尿量、疼痛等变化，继续控制血压在（90～100）/（60～70）mmHg，5 日后改为口服抗高血压药。密切观察切口处渗血情况，保持敷料干燥。

七、护理要点

1. 术前护理

（1）一般护理　绝对卧床休息，严密监测心率、血压、心律、呼吸等生命体征变化，发现异常及时报告医生。记24小时出入水量，给予清淡、易消化的半流质或软饭食，给予通便药以保持大便通畅，忌用力排便，以免加重病情。

（2）防止瘤体破裂　卧床休息，适当活动，避免体位不当、外伤及剧烈运动导致瘤体破裂；严密监测生命体征变化，特别是血压、脉搏的监测，急性主动脉夹层时夹层范围尚未定型，在强有力血流的冲击下，夹层仍可能发展，并对分支动脉的血流造成影响，术前有效控制血压有利于夹层的稳定；预防感冒，避免剧烈咳嗽、打喷嚏等。高度重视胸背部疼痛的主诉，若血压先升后降、脉搏加快，提示破裂，应立即报告医生。

（3）对症处理　由于主动脉夹层血肿不断延伸常导致剧烈疼痛，焦虑者夜间可适量应用镇静药，胸痛明显者在严格监测生命体征的条件下适量应用镇痛药物，如哌替啶50~100mg肌内注射，或吗啡5~10mg静脉推注或静脉滴注。当疼痛缓解，示夹层血肿停止延伸；如疼痛反复出现，应警惕夹层血肿扩展。

（4）控制血压　主动脉夹层主要病因是高血压，主动脉夹层发生后早期血压正常或升高，由于夹层血肿压迫造成一侧血压降低或上肢血压高于下肢形成四肢血压不对称，所以应严密观察四肢血压变化并详细记录，在测压时应左、右上肢及左、右下肢血压同时测量，为医生提供诊断及鉴别诊断依据之一。如血压升高者可用硝普钠滴注，加血管紧张素转换酶抑制药（卡托普利）12.5mg，3次/日。

（5）完善术前检查　完善术前各项检查，全面评估各脏器的功能，积极处理其他并发症。

（6）术前准备

① 吸烟患者应严格戒烟，指导患者进行呼吸功能锻炼。

② 术前3日给予软食，术前禁食12小时，禁饮水6小时。

③ 术前一天常规药物过敏试验、备皮、备血，测体重。

2. 术后护理

（1）预防肢体活动障碍　术后患者穿刺侧肢体平伸制动24小时，48小时后床上轻微活动，应注意做好皮肤护理，定时给予全身皮肤按摩、翻身，并协助加强肢体活动锻炼。

（2）预防血栓形成　因血管内膜受损，有血栓形成的倾向，术后常规给予抗凝治疗，注意观察下肢皮温、皮色、感觉及动脉搏动情况，发现异常及时通知医生给予相应处理。

（3）预防感染　术中严格无菌操作，术后静脉给予抗生素治疗，保持环境整洁及空气清新，病室空气消毒每日2次。

3. 心理护理　主动脉夹层的最大危险是瘤体破裂大出血，多数患者对此背负沉重的思想包袱，护理人员应关心、体贴患者，耐心解释，详细介绍手术过程，着重强调手术的正面效果，使患者消除恐惧、焦虑心情，积极配合手术。

第三节　急性动脉栓塞

一、定义

动脉栓塞是指血块或进入血管系统的异物成为栓子，随着血流，停顿在口径相近的动脉内，造成血流障碍，使受其供应的组织缺氧缺血，甚至坏死。特点是发病突然，症状明显，进展迅速，预后严重，迫切需要积极处理。

二、病因

造成动脉急性栓塞的栓子根据来源分为以下几类。

1. 心源性栓子　约90%的栓子来源于心脏，心房颤动与栓塞关系密切，房颤造成的栓塞大部分来源于左心房附壁血栓。

2. 非心源性栓子　血管源性，比如动脉瘤或人工血管腔内的血栓脱落、动脉粥样硬化斑块、胆固醇栓子。

3. 来源不明的栓子。

三、临床表现

动脉栓塞的症状轻重决定于栓塞的位置、程度、侧支循环的多寡和是否发挥作用、新的血栓形成情况以及对全身影响等因素。

1. 局部症状 动脉栓塞的肢体常具有特征性的所谓 "5P" 征：疼痛、苍白温冷、无脉、麻木、运动障碍。

（1）疼痛 最早出现的症状，大多数患者的主要症状是剧烈、持久的疼痛，疼痛部位低于栓塞动脉平面，以后渐向远处延伸。动脉栓塞后期，疼痛减轻常提示病情加重。

（2）苍白温冷 由于组织缺血，皮肤呈蜡样苍白。后期，在苍白皮肤间可出现散在大理石样青紫花斑，进一步发展引起皮肤坏死脱落。肢体周径缩小，浅表静脉萎瘪。缺血进一步发展，肌肉可僵直，患肢皮温下降，以肢体远段部分最明显。

（3）无脉 栓塞部位的动脉有压痛，栓塞以下动脉搏动消失或减弱。

（4）麻木 患肢远端呈袜套型感觉丧失区，还可以有针刺样感觉。

（5）运动障碍 肌力减弱，可出现不同程度的足和腕下垂，足下垂与腓总神经缺血有关。

2. 全身症状 动脉栓塞后加重对心血管系统的扰乱，重者可并发心力衰竭，最常见的是急性充血性心力衰竭合并全身水肿、急性心肌梗死、慢性阻塞性肺疾病。

四、辅助检查

1. 皮温测定 能精确测定皮温正常与降低交界处，从而推测栓塞发生部位。

2. 超声波检查 多普勒超声波检查能测定动脉血流情况，

能更精确地做出栓塞的定位，而且可以提供供血不足基线，便于术前和术后比较，达到了解血管重建情况和监测血管通畅等。

3. 动脉造影检查　造影是栓塞定位最正确的方法，大多数患者根据临床症状和体征以及多普勒超声就能作出诊断。仅在诊断上有疑问，或在取栓术后必须了解动脉是否通畅才进行动脉造影。

4. 实验室检查　血常规和肝肾功能检查有助于判断急性动脉栓塞严重程度。当 CPK 和 LDH 明显升高时，提示可能已发生肌肉坏死。

五、治疗

周围动脉栓塞后，治疗的早晚与肢体的存活有密切关系。肢体急性动脉栓塞应尽早手术取栓，并予溶栓抗凝治疗。治疗原则是首先要考虑治疗严重心肺疾病，如心肌梗死、心力衰竭、严重心律失常和（或）休克等以挽救生命，其次是积极治疗动脉栓塞，解除肢体急性缺血。

六、观察要点

1. 术后严密观察生命体征变化　定时测量血压、脉搏及呼吸，并注意神志变化。

2. 术后密切监护心功能变化　继续治疗心脏疾病，恢复正常心律。

3. 术后观察患肢足背动脉搏动、末梢血运及皮温情况　在动脉搏动不清时，用多普勒血流仪探测血流，怀疑有患肢动脉供血不良时，应及时通知主管医生。

七、护理要点

1. 术前护理

（1）卧床休息　患者入院后应绝对卧床休息，患肢应低于心脏水平约15°，下肢动脉栓塞患者应抬高床头15°，而上肢动脉栓塞患者则应采取半卧位。

（2）完善术前检查和准备　对伴有心功能不全患者应做好心

电监护，并准备急救物品及药品。

（3）注意患肢保暖　禁用热水袋，以免加重患肢的缺血性变化。

（4）术前用药　应用抗生素预防感染，使用肝素和右旋糖酐40静脉滴注，以预防血栓繁衍，诊断明确者可使用哌替啶类镇痛药，以减轻患者痛苦。

2. 术后护理

（1）血管再通综合征的护理　临床常出现重度酸中毒、高钾血症、低血压休克及肾衰竭，因此术后应密切注意患者的全身状况、精神状态、呼吸情况及尿量改变。

（2）骨筋膜室综合征的护理　骨筋膜室综合征是急性动脉栓塞的一种严重并发症，表现为小腿前方骤然剧痛、局部水肿、皮肤呈紫红色、局部压痛明显、足和足趾不能弯曲，出现胫前神经麻痹，第一趾间感觉障碍。对于此类患者应早期发现，进行深筋膜切开减压术，以避免截肢。

（3）抗凝及溶栓治疗的护理　应遵医嘱按时用药，严密检测各项凝血指标，注意观察刀口有无渗血及皮下血肿，拔针时注意针眼渗血情况，有无齿龈出血及血尿等表现，以观察药物对凝血功能的影响，发现异常及时通知医生，以调整药物的剂量和间隔时间，防止出血并发症的发生。

（4）卧位时避免被子对患肢末梢的压迫　可在床尾使用支被架，肢体保暖可保证末梢血管扩张，但局部不可热敷，以免组织代谢增高，加重缺血缺氧。

3. 心理护理　理解同情患者，运用治疗性沟通技巧，消除患者的紧张及恐惧感，更好地配合手术。

第四节　动脉硬化闭塞症

一、定义

动脉硬化闭塞症为一种全身性疾病，主要侵犯腹主动脉、髂动脉、股动脉、腘动脉等大中型动脉。随着人民生活水平不断提高，人口老年化，本病发病率有增高趋势。

二、病因及发病机制

本病的确实病因尚未明确，可能与多种因素有关，大致可归纳为两方面。

1. **外来因素**　主要有吸烟，寒冷与潮湿的生活环境，慢性损伤和感染。

2. **内在因素**　自身免疫功能紊乱，性激素和前列腺素失调以及遗传因素。

上述众因素中，主动或被动吸烟是参与本病发生和发展的重要环节。患者中大多数有吸烟史，烟碱能使血管收缩，烟草浸出液可致实验动物的动脉发生炎性病变，戒烟可使病情缓解，再度吸烟病情常复发。在患者的血清中有抗核抗体存在，罹患动脉中发现免疫球蛋白及 C3 复合物，因而免疫功能紊乱在本病的发病原因中的重要性已引起更多的关注。

三、临床表现

该病以 50～70 岁男性发病者居多，女性患者占 10%。临床症状取决于肢体缺血的发展速度和程度。闭塞性病变的范围不论何等广泛，只要动脉阻塞发展速度缓慢，虽动脉主干的管腔进行性变小，但侧支循环有效地建立，分支血流却相应增加，血液供应得以补偿。因此，组织遭受缺血和缺氧的程度可以缓和，临床上甚至没有任何明显症状，如果病理演变进展非常快，侧支循环不能及时建立，补偿有限，患者便开始有典型的间歇性跛行和肢体疼痛出现。

间歇性跛行典型症状是肌肉疼痛、痉挛及疲乏无力，被迫停止活动。当患者在一定速度下行走相当路程时，即在下肢的一组肌肉（最常见者为小腿部）因血液供应不足而引起缺氧反应，产生痉挛痛或剧痛，以致不能行走，迫使患者需要站立或休息1～5

分钟后，疼痛才可消失。如再行走一段路程，疼痛又复出现。行走速度相等，间歇性跛行距离亦常相同（200～500m）。通常发病开始时，一侧肢体先有症状，然后累及健侧。肌肉疼痛位置有时有助于确定阻塞性病变的水平。小腿负荷最重，最早出现症状，而后相应肌组也出现症状。

静息痛是最突出的症状，在晚期，当患者平卧后 10～15 分钟发生，这是缺血程度严重的表现，使患肢在休息时也感到疼痛、麻木和感觉异常，最初在足趾发生难以忍受的疼痛，而后逐渐发展至足底部，甚至足踝部。如将肢体抬高，疼痛加剧；放低或稍作活动，站起来行走片刻，症状减轻或消失。再次平卧时，疼痛又出现，夜间由于全身血压低下，使疼痛更剧烈，常抱足而坐，彻夜难眠，严重影响患者的睡眠和日常生活。

其他常见症状还有肢体怕冷，沉重无力，麻木感，刺痛感，甚至烧灼感。有时患者感到一阵剧痛。这些症状起自缺血性神经炎，其严重性取决于局部缺血的程度和患者痛阈的高低。发绀、瘀黑、冰冷、持续静息痛，夜间更为剧烈，甚至肢端出现坏疽或溃疡感染，严重者出现全身中毒症，往往导致心、脑、肾等血管病变。

四、辅助检查

首先进行抬高下垂试验：患者在暖室中 20 分钟后，平躺于床上，把肢体抬高 45°，1～2 分钟后观察足底面的皮色，正常人保持粉红色，如有缺血显示苍白，然后令患者坐起，使肢体下垂，观察足背静脉充盈时间及足部发红时间，正常人的静脉充盈时间在 20 秒以内，发红时间在 10 秒以内。如果延长至 15 秒发红为中度缺血，延长到 30 秒为缺血明显，延长至 60 秒为重度缺血。这种检查应当在温室内进行，以消除交感神经因素，并排除静脉曲张症。

1. 血脂测定　血胆固醇和（或）三酰甘油升高［胆固醇正常值 2.83～6.00mmol/L(110～230mg/dL) 以下，三酰甘油正常值 0.23～1.24mmol/L(20～110mg/dL)］。

2. 脂蛋白醋酸纤维薄膜电泳测定　α-脂蛋白正常值为 30%～40%，β-脂蛋白为 60%～70%，前 β-脂蛋白为 0～14.5%。一般说来，血清前 β-脂蛋白含量的变化常与三酰甘油含量的变化相一致，而 β-脂蛋白含量的变化则与血清总胆固醇的含量相一致。

3. 心电图检查　运动前、后的检查，证实有无冠状动脉粥样硬化而受累情况。

4. 眼底检查　直接观察有无动脉硬化，并确定硬化程度和进展程度。心电图及眼底检查的目的是除外血栓闭塞性脉管炎，确定是否有动脉硬化症。

5. X 线检查　X 线平片如发现有动脉钙化阴影，在腹主动脉或下肢动脉显示有不规则斑点分布，在诊断上有特殊价值。整个动脉出现弥散而均匀的钙化或齿状钙化阴影，乃是动脉中层钙化的征象。X 线检查可同时发现骨质疏松，尤其对有坏死或溃疡的患者，必须做足部摄片，以确定有无骨萎缩、骨髓炎或关节破坏等病变。这些病变都可能影响预后的好坏，并可作为选定治疗方法的依据。

动脉造影术或数字减影血管造影可显示动脉闭塞的正确部位及其涉及的范围，价值很大。对手术适应证和手术方法的选择具有决定性意义。它不但显示出闭塞或狭窄的部位和侧支循环，而且能了解病变上下端血管直径大小，尤其是远段血管床的情况。在下肢动脉硬化性闭塞的患者，动脉造影术最为理想，能显示从腘肌平面至足趾整个动脉系统的硬化情况。

6. 其他检查　动脉硬化性闭塞病的患者，应用皮肤测温、多普勒超声波、血压和流量测定，以及示波计测定等，可以估计下肢的血流情况。这些无损伤性检查可以反复进行，而且操作简单易行，通过这些无损伤性检查可以明确病变部位，目前已广泛应用。

一般情况下，如临床上已经证实了下肢血液流通不畅，患者年龄又超过了 40 岁，约 95% 被认为由动脉硬化性闭塞病所引起。如果患者年龄较轻，则确定引起闭塞的病因就比较困难。若在 X 线平片中显示动脉斑状钙化，同时血浆中脂质含量显著增高，或兼有糖尿病，一侧股动脉或腹主动脉搏动减弱或消失，听诊发现杂音等体征，则有助于作出闭塞性动脉硬化病的诊断。

五、治疗

可根据情况采用非手术治疗和手术治疗。一般要注意饮食、戒烟、运动和药物治疗；50 岁以上健康人要注意预防，定期健康体检，多食清淡饮食。一旦发现血脂增高，要及时就诊，防止病情加重。

六、观察要点

1. 术后观察切口渗血情况，如切口出现较多鲜红色渗血或渗血范围加大，应通知医生及时处理。

2. 术后观察肢体远端血运变化，观察内容包括患肢远端的皮色、皮温、足背动脉搏动情况，了解动脉供血程度。

七、护理要点

1. 术前护理

（1）生活调理　穿宽松鞋袜，经常更换，避免摩擦和受压。患肢注意保温，脚部保持干燥清洁，修剪趾甲，避免足部损伤，避免用冷水或温度过高的水洗脚。睡觉时取头高脚低位，使血液易灌注至下肢。

（2）饮食调理　饮食以清淡为主，可吃易消化的营养品，多食水果、蔬菜、豆类食品。忌食高脂、油腻、不易消化、刺激性及胆固醇高的食物。

（3）精神调理　该类患者多为中老年人，病程长，多呈进行性加重，故患者对该病感到十分恐惧，害怕肢体坏疽或截肢。应向患者详细解释，鼓励开导，使他们树立战胜疾病的信心，以积极的态度配合治疗。

（4）运动调理　走路步伐不宜过快，以免引起缺血症状发作。适当运动可增加侧支循环。但不能搬动重物。

2. 术后护理

（1）患肢保持合适体位，避免旁路血管受压，从而影响动脉供血，甚至导致手术失败。髋关节人工血管旁路术后肢体制动3周。

（2）加强尿管护理，防止泌尿系感染的发生，鼓励患者多饮水以起到冲洗尿路的作用，会阴擦洗每日2次，更换尿袋每周2次，保持引流袋低于耻骨联合水平。

（3）加强皮肤护理，防止压疮发生，保持床铺平整、干燥、无皱褶，每2小时协助患者翻身一次。

（4）加强肺部护理，指导患者正确的咳嗽、咳痰，防止呼吸道并发症的发生。

第五节　血栓闭塞性脉管炎

一、定义

血栓闭塞性脉管炎是我国慢性周围血管疾病中最常见的一种。它是一种周围血管的慢性进行性闭塞性炎症疾病，伴有继发性神经改变，主要发生于四肢的中、小动脉和静脉，以下肢尤为多见。其临床特点为患肢缺血、疼痛、间歇性跛行、受累动脉搏动减弱或消失，伴有游走性血栓性浅表静脉炎，严重者有肢体溃疡或坏死。

二、病因

目前认为本病是由于小动脉痉挛和血栓形成造成闭塞，致使局部缺血。半数伴有雷诺现象，男性多见，以吸烟者为多。吸烟与本病的经过和预后关系密切。

三、临床表现

本病主要表现为肢体缺血，以及因缺血所致的游走性静脉炎、缺血性神经性病变和继发感染。病程演变可分为三期。

1. Ⅰ期——局部缺血期。

（1）**间歇性跛行** 患肢发凉、麻木或足底发紧感。当行走一定距离时，小腿或足底出现抽痛或胀痛，休息可缓解。随着病情发展，间歇性跛行症状加重。

（2）**游走性血栓静脉炎** 患肢浅静脉呈红色条索状，数周后可消退。一段时间后又可在不同或同一部位出现，伴有疼痛和触痛。

（3）足背动脉或胫后动脉搏动减弱或消失。

2. Ⅱ期——营养障碍期。

（1）**静息痛** 休息状态患肢仍疼痛不可忍耐，尤以夜间为甚，疼痛呻吟不止，彻夜不眠。

（2）**肢体营养障碍** 皮肤干燥变薄，汗毛脱落，小腿肌肉萎缩，皮肤发冷，肤色苍白或潮红，动脉搏动消失。

3. Ⅲ期——组织坏死期。

（1）具有Ⅰ、Ⅱ期症状。

（2）**肢端发生溃疡或坏疽**：初期为干性坏疽，常先在一个或两个趾端或趾甲旁出现干枯发黑，逐渐累及整个足趾，脱落后常形成难愈的溃疡。如继发感染，干性坏疽可转为湿性坏疽。

四、辅助检查

1. **扣诊法检查肢体皮肤温度** 应注意检查者用尺侧的三个手指背侧对肢体的对称部位，由远到近进行触摸，如果明显较对侧低，表明该肢体供血不足。同一肢体远端和关节处的皮温较近心端和肌肉丰厚之处略低，但如果远端肢体皮温明显低于近心端肢体，同样说明远端肢体供血不足。

2. **皮肤营养状况检查** 包括皮肤质地、弹性，汗毛、趾甲及肌肉情况。严重慢性缺血导致的营养障碍表现为皮肤光薄、干燥、脱屑、失去弹性，趾甲生长缓慢、增厚，汗毛稀疏或全脱，肌肉萎缩；后期则肢体末端出现溃疡或坏疽。

3. **周围动脉搏动检查** 要注意同时触摸两侧肢体动脉搏动，

如一侧减弱或消失、另一侧正常说明减弱侧肢体动脉狭窄或闭塞，如双侧动脉均弱或触不到，还要考虑除外由于肥胖、水肿或先天变异的原因所致。

五、治疗

基本治疗原则为改善肢体动脉供血，防止肢体缺血坏死。

六、观察要点

1. 术后观察患肢远端的皮肤温度、色泽、感觉和脉搏强度来判断血管通畅度。

2. 术后密切观察患者体温变化和伤口局部情况。

七、护理要点

1. 术前护理

（1）绝对戒烟　尼古丁可使血管收缩及动脉痉挛，也可造成坏疽，应帮助患者了解吸烟对肢体及生命的威胁，同时避免各种类型的被动吸烟。

（2）适当的营养　避免肥胖，进食低热量、低碳水化合物、低脂且富含 B 族维生素、维生素 C 的饮食，鼓励多摄入水分。

（3）保持足部清洁干燥　有足癣者宜及时治疗，对已发生坏疽的部位，应保持干燥，局部用消炎液湿敷。

（4）加强运动锻炼　可促进患肢侧支循环的建立，缓解症状，保存肢体，主要适用于病变较早期的患者。

（5）适当保暖　患肢应注意保暖，防止受寒，但不可局部热敷，因为会加重组织缺氧，并容易烫破表皮导致溃破经久不愈，甚至坏疽。若要使四肢保暖，可将热水袋放于腹部，使血流增加，反射性扩张，四肢也可穿棉脚套或盖棉被保暖。

（6）镇痛　疼痛是脉管炎最痛苦的症状，尤其在并发感染或坏疽时，可适当应用镇痛药，但应注意避免滥用具成瘾性的镇痛药，如吗啡、哌替啶等。

（7）控制感染　术前应严格控制局部和全身感染。对有溃疡者应加强局部创面换药，控制感染；全身应用抗生素。

（8）完善术前各项检查　全面评估患者各脏器的功能。

2. 术后护理

（1）体位与活动　静脉手术后需抬高患肢 30°，以利于静脉血液的回流，动脉手术后患肢平放即可。对血管重建者，静脉重建术后卧床制动 1 周，动脉重建术后卧床制动 2 周。自体血管移植者如愈合较好，卧床制动的时间可适当缩短。卧床期间，应鼓励患者做足背伸屈活动，以利小腿深静脉血液回流。

（2）观察血管再通度　在血管重建术后的吻合处及动脉血栓内膜剥脱术后，需观察患肢远端的皮肤温度、色泽、感觉和脉搏强度判断血管通畅度。如动脉重建后出现肢端麻木、疼痛、皮色苍白、皮温降低、动脉搏动减弱或消失；静脉重建术后出现肢体肿胀、皮色淤紫、皮温降低或静脉怒张，应考虑血管重建部位发生痉挛或继发性血栓形成，必要时需考虑再次手术探查。

（3）防治感染　术后密切观察患者体温变化和伤口局部情况，如发现伤口有红肿，应及早用红外线照射，并尽早使用抗生素控制感染。

第六节　腹主动脉瘤

一、定义

腹主动脉是主动脉在腹部的延续，是人体最大的动脉，主要负责腹腔内脏和腹壁的血液供应。当腹主动脉某段动脉中层结构破坏，动脉壁不能承受血流冲击的压力而形成局部或广泛性的永久性扩张或膨出，使该段血管的直径超过正常腹主动脉直径的50％以上时，医学上就称之为腹主动脉瘤。

二、病因

常见的病因有动脉粥样硬化，其他少见病因包括动脉中层囊性变性、梅毒、先天性发育不良、创伤、感染、结缔组织病等。

腹主动脉瘤的常见致病危险因素包括吸烟、高血压、高龄、男性等。

三、临床表现

1. **疼痛** 疼痛是腹主动脉瘤较为常见的临床症状，约有 1/3 的患者表现出疼痛。其部位多位于腹部脐周、两肋部或腰部，疼痛的性质可为钝痛、胀痛、刺痛或刀割样疼痛。一般认为疼痛是瘤壁的张力增加，引起动脉外膜和后腹膜的牵引，压迫邻近的躯体神经所致。当巨大的腹主动脉瘤瘤体侵蚀脊柱，亦可引起神经根性疼痛。

2. **压迫症状** 随着腹主动脉瘤瘤体的不断扩大，可以压迫邻近的器官而引起相应的症状。

（1）**肠道压迫症状** 肠道是腹主动脉瘤最常压迫的器官，可出现腹部不适、饱满感、食欲下降，重者会出现恶心、呕吐、排气排便停止等不全肠梗阻或完全性肠梗阻等症状。

（2）**泌尿系压迫症状** 由于腹主动脉瘤压迫或炎症性腹主动脉瘤侵犯到输尿管时可以出现输尿管梗阻，肾盂积液。由于解剖学的关系，左侧输尿管最易受累。

（3）**胆管压迫症状** 临床上比较少见。

3. **栓塞症状** 腹主动脉瘤的血栓一旦发生脱落便成为栓子，栓塞其供血的脏器或肢体而引起与之相应的急性缺血性症状。如栓塞部位为肠系膜血管，表现为肠缺血，严重者可引起肠坏死。患者出现剧烈的腹痛和血便，继而表现为低血压和休克以及全腹的腹膜刺激症状。栓塞至肾动脉，则可引起肾脏相应部位的梗死，患者表现为剧烈的腰痛和血尿。栓塞至下肢主要动脉时，则出现相应肢体的疼痛，脉搏减弱以致消失，肢体瘫痪，面色苍白以及感觉异常等。

4. **腹部搏动性包块** 腹部搏动性包块是腹主动脉瘤最常见、最重要的体征。肿块多位于左侧腹部，具有持续性和多方向性的搏动和膨胀感。腹部触诊也是诊断腹主动脉瘤最简单而有效的方法，其准确率在 30%～90%。

5. 破裂症状　腹主动脉瘤破裂是一种极其危险的外科急症。死亡率高达 50%～80%。动脉瘤的直径是决定破裂的最重要的因素。

四、辅助检查

1. 腹部 X 线正侧位片　有 67%～75% 的患者腹主动脉壁可有钙化影，并且有 2/3 的患者可通过其钙化的影像来粗略判断动脉瘤的大小，但阴性病例也不能否定腹主动脉瘤的存在。

2. 腹主动脉造影　对于了解动脉瘤的大小，腔内管壁的病变情况以及所属分支血管是否有病变，在一定的情况下有不可代替的作用。有选择地使用主动脉造影是非常必要的。

3. 血管超声　避免了电离辐射，为无痛性的非创伤检查，检查费用相对比较低，在血管横向及纵向上均能探测成像，患者检查方便。目前已被作为腹主动脉瘤的首选检测方法。据资料报道，直径 3cm 以上的动脉瘤即可被超声检查发现。

4. CT 检查　CT 获得的是关于主动脉和身体其他结构的横截面图像，是目前检查主动脉瘤的最好方法之一。

5. MRI 检查　MRI 是一种无创伤性检查，可以得到冠状面、矢状面和横断面等任何断层像。

6. DSA 检查　比血管造影更为先进完善的检查方法，能测得各种血管口径，为动脉瘤腔内隔绝术提供准确的数据。

五、治疗

1. 非手术治疗　瘤体直径＜5cm 时，视各种情况可保守治疗，但应密切随诊观察。

2. 手术治疗　瘤体直径＞5cm 的患者应手术修复，对较小的病灶可进行修补，尤其是超声图显示动脉瘤有进行性增大且患者在其他方面是健康的，应手术治疗。理想的治疗方法是手术将动脉瘤切除及血管重建手术，手术死亡率＜5%。血管重建可选用涤纶或真丝人造血管，效果良好。

3. 介入治疗　为微创技术，创伤小，患者痛苦少，只需在一侧腹股沟处行 5cm 切口，游离出股动脉，另一侧行股动脉穿刺即可，用支架型人工血管行瘤体隔绝术，从而可消除腹主动脉瘤破裂及其他危险情况。

六、观察要点

1. 严密观察生命体征变化　持续心电、血压及氧饱和度的监测，观察动脉瘤术后早期破裂征象。

2. 下肢血运的观察　注意双下肢皮温、皮色、感觉及动脉搏动情况，观察是否有血栓形成及内支架堵塞现象发生。正常皮肤呈淡红色，有光泽，富有弹性，皮肤温度与通过皮肤的血流量成正比，双下肢足背动脉和胫后动脉搏动对称有力。鼓励患者早期下床活动可减少血栓发生率。

七、护理要点

1. 术前护理

(1) 防止腹主动脉瘤破裂　对较大的或疼痛严重的腹主动脉瘤患者，要警惕随时破裂的可能，应嘱患者卧床休息，减少活动范围，减少引起腹内压增高的因素，预防感冒，防止咳嗽，保持大便通畅，避免用力过猛、屏气等；控制血压增高是预防动脉瘤破裂的关键，对原有高血压病史者应严密监测并控制血压。

(2) 双下肢血运观察　腹主动脉瘤常伴有附壁血栓形成，造成管腔狭窄，有时血栓脱落，出现急慢性下肢缺血症状，因此应注意观察下肢有无疼痛、皮肤苍白、皮温下降、感觉减退、运动障碍和末梢动脉搏动减弱或消失等缺血症状。

(3) 做好患者的术前准备　对有营养不良的患者，术前应补充维生素、高蛋白、高热量及低脂饮食，必要时输血浆，以改善其营养状况，提高对手术的耐受力；对心力衰竭、糖尿病患者应调整饮食，并给予药物治疗，待心功能改善、血糖控制在

10mmol/L 以下方可手术；对于吸烟的患者，应劝患者戒烟，并教会患者正确有效的卧位咳嗽、咳痰方法；帮助患者掌握肌肉收缩运动的训练方法，预防术后肺部感染及静脉血栓形成。

（4）完善术前各项检查　常规完成三大常规、凝血四项、D-二聚体、3P 试验、乙醇凝胶试验、肝肾功能、生化、心血管功能及结构检查，肺功能检查，全面评估患者的脏器功能。

（5）术前准备　术前 1 周开始口服肠溶阿司匹林 50mg 每日1 次，双嘧达莫 25mg，每日 3 次，术前应用抗生素。术前 1 天穿刺部位皮肤消毒，做碘过敏试验。术前留置导尿管，测量基础尿量。心功能不全者，术前避免使用阿托品，只用镇静药。

2. 术后护理

（1）呼吸道管理　患者术后常规气管插管应用人工呼吸机辅助呼吸，防止术后 ARDS 的发生，应注意做好呼吸道内的湿化和吸痰，保持呼吸道通畅。停用呼吸机后给予持续吸氧，有利于增加组织氧供，避免缺氧和二氧化碳蓄积。严密观察患者的呼吸动度，常规监测血氧饱和度，及时行血气检查，必要时拍摄肺部 X 线片。

（2）预防肝肾衰竭

① 术后留置尿管，在严密监测 CVP 下，持续动态观察尿量、尿比重、pH，使尿量不少于 50mL/h。

② 补足液体量，术后患者的血红蛋白应保持在 90g/L 以上，贫血者应适当输血，维持稳定血压，血压应将其维持在 (140～150)/(80～90)mmHg，必要时可使用硝普钠降压，但血压不能低于 140/90mmHg，必须保持稳定的肾动脉灌注压。

③ 血压过低者可使用多巴胺静脉滴注，以提高血压、扩张肾血管，并可口服妥拉唑林 25～50mg，每日 3 次，以防止肾动脉痉挛。

（3）术后抗凝药物的使用　为预防血栓形成，术中及术后应使用抗凝药及抗血小板聚集药，应使用输液泵静脉补液，以便准确调整抗凝药物进入人体内的速度。应定期检测有关凝血指标，注意有无出血倾向，发现异常及时通知医生，以调整使用药物的剂量及间隔时间。

（4）内漏及破裂的护理　术后内漏是目前腔内隔绝术后存在的主要问题，其原因主要来自复合体近端与颈主动脉壁之间的裂隙，复合体远端与主动脉壁间的反流，人造血管的微破损以及腰动脉和肠系膜下动脉的反流等。部分内漏可发生血栓栓塞而自行封闭，继而腹主动脉瘤缩小，部分内漏如不治疗可逐渐增大直至破裂，对于可能诱发动脉瘤破裂者，应及时行传统的开腹手术治疗。护理中应密切观察血压和腹痛情况，及时发现病情变化，及时处理。

3. 心理护理　患者术前对手术能否成功治愈、手术后并发症及家庭经济条件等出现担忧心理，护理人员应关心体贴患者，加强心理护理，解除或减轻患者各种消极的心理负担，避免精神紧张致血压升高。详细介绍手术过程，着重强调手术的正面效果，使患者积极配合手术。

第七节　下肢深静脉血栓形成

一、定义

深静脉血栓形成是指血液在深静脉不正常的凝结，好发于下肢，其发病率为上肢的 10 倍，深静脉血栓形成在急性阶段如不及时诊断和处理，一些患者可因血栓脱落造成肺动脉栓塞，此外，未能及时处理者，多数不能幸免慢性血栓形成后遗症的发生，造成患者长期病痛，影响生活和工作能力，严重者可以致残。下肢深静脉血栓形成，属于中医学的"股肿""脉痹"范畴。

二、病因

静脉损伤、血流缓慢、血液高凝状态是深静脉血栓形成的三大因素。

三、临床表现

1. **症状** 深静脉血栓形成的临床症状可能有部分局部症状，部分患者无明显临床症状，发病时即以肺栓塞为首发症状。深静脉血栓形成多为单侧，患肢局部肿胀、发热，沿血管走向可有压痛，可触及条索样改变；部分患者可见皮肤呈蓝紫色，为静脉内淤积的还原血红蛋白所致，称之为蓝色炎症疼痛症；亦有部分患者腿部出现明显的水肿使组织内压超过微血管灌注压而导致局部皮肤发白，称之为白色炎症疼痛症，可能伴有全身症状。浅静脉血栓可见静脉壁可能有不同程度的炎性病变。

2. **体征** 静脉压测定，患肢静脉压升高，提示其测量处近心端静脉有阻塞。

四、辅助检查

1. **肢体多普勒超声及成像检测** 是种无创检查，可提供血流动力学和血管影像方面的资料，判断静脉的通畅性和是否存在血液反流。

2. **肢体光电容积描记仪检查** 通过记录下肢静脉容积减少和静脉再充盈时间来反映静脉血容量的变化，判别深浅静脉和穿通静脉瓣膜功能和反流情况。

3. **静脉压测定** 可间接了解瓣膜功能，常作为筛查检查。正常时，站立位活动后足背浅动脉压平均为 $10\sim30$ mmHg，原发性下肢静脉曲张为 $25\sim40$ mmHg。深静脉瓣膜关闭不全时，可高达 $55\sim85$ mmHg。

4. **静脉造影**

（1）**顺行性造影** 主要了解深静脉的通畅情况，当行 Valsalva 动作时可以观察瓣膜的功能。

（2）**逆行性造影** 是观察瓣膜反流的最好方法。反流程度的分级目前主要按照 Kistner 标准判断分为以下 5 级。

0 级：平静呼吸时，无对比剂通过瓣膜向远端泄漏。

1 级：仅有少量对比剂通过股浅静脉最高一对瓣膜泄漏，不超过大腿近端。

2级：少量对比剂通过瓣膜而倒流至腘窝平面。

3级：多量对比剂通过瓣膜而倒流至小腿。

4级：对比剂向远端逆流至踝部。

一般认为1级为轻度反流，2、3级为中度，4级为重度。

五、治疗

1. 非手术治疗　该方法适用于以下情况。

(1) 病变局限，症状较轻。

(2) 妊娠期间发病，不能耐受手术者。

患肢穿着医用循序减压袜或用弹性绷带，医用循序减压袜的压力差远侧高而近侧低，以利于静脉血液回流。此外，还应避免久站，间歇抬高患肢。

2. 硬化剂注射　该方法是将硬化剂注入曲张的浅静脉内造成化学性静脉内皮损伤和炎症，导致静脉内血栓形成和纤维性闭塞。适用于病变小而局限者，亦可作为手术的辅助疗法，以处理残留的曲张静脉。

3. 手术治疗　适于3~4级反流者。手术方法很多，可根据患者情况选择。

(1) 股浅静脉腔内瓣膜成形术　适用于较狭窄、瓣膜破坏不严重者。通过缝线，将松弛的瓣膜游离缘缩短，恢复其正常的单向开放功能。

(2) 股浅静脉腔外瓣膜成形术　通过静脉壁的缝线，将两个瓣叶附着线形成的夹角，由钝角恢复至正常的锐角，恢复闭合功能。

(3) 股静脉壁环形缩窄术　在正常情况下，瓣窦宽径大于非瓣窦部位静脉的宽径，因而利用缝线、组织片或人工血管补片包绕于静脉外，缩小其管径，修复瓣窦与静脉的管径比例，瓣膜关闭功能随之恢复。

(4) 带瓣膜静脉段移植术　适应于下行性静脉造影示原发性

深静脉瓣膜关闭不全Ⅲ～Ⅳ级或因瓣膜缺如或松弛过多无法做瓣膜成形术者。在股浅静脉近侧植入一段带有正常瓣膜的静脉，替代失去功能的瓣膜，阻止血液倒流。

(5) 半腱肌-股二头肌袢腘静脉瓣膜代替术　用于治疗原发性深静脉瓣膜功能不全及血栓形成后遗症完全再通后瓣膜遭破坏者。手术适应证广，血管外操作，损伤小。手术原理是构建半腱肌-股二头肌 U 形腱袢，置于腘动静脉之间，利用肌袢间歇收缩与放松，使腘静脉获得瓣膜样功能。由于深静脉瓣膜关闭不全同时伴有静脉曲张，因此需要同时做大隐静脉高位结扎、曲张静脉剥脱，已有足靴区色素沉着或溃疡者，尚需做交通静脉结扎术。

六、观察要点

1. 注意观察下肢静脉剥脱术后弹力绷带加压情况，若患肢疼痛是因绷带过紧，应及时松开弹力绷带，重新包扎不宜过紧。

2. 术后观察刀口渗血情况，如局部渗血范围加大，颜色加深，应及时通知医生。

3. 术后观察肢体远端血运，观察的内容包括皮色、皮温、足背动脉搏动、感觉和运动。

七、护理要点

1. 术前护理

(1) 饮食护理　多食青菜、水果，多饮水。应少吃猪肉、少饮酒、少吃刺激性食物以防病情加重，有皮炎或溃疡者尤需注意不要吃鱼、虾等。

(2) 预防便秘　保持大便通畅，便秘时行腹部环形按摩，养成定时排便的习惯，必要时遵医嘱服用缓泻药。

(3) 预防血管痉挛　严格戒烟，因烟中尼古丁刺激血管引起痉挛，患者应戒烟并远离吸烟环境。患肢保暖，避免寒冷刺激引起血管痉挛。

(4) 患肢有水肿者　术前数日嘱患者卧床，抬高患肢 30°～

40°，使患肢位置高于心脏水平，有利于静脉、淋巴回流，从而减轻患肢肿胀。避免长期站立，必要时行膝踝关节功能锻炼，促进静脉回流，严禁按摩、推拿患肢。

（5）皮肤慢性炎症或皮炎者　需应用抗生素及局部外敷抗感染药物，直至炎症消退后再安排手术。无皮炎及溃疡者每晚洗脚是一个良好习惯，可以促进血液回流，排泄淤积的毒素。下肢皮肤薄弱处应加以保护，以免破损。

2. 术后护理

（1）早期活动中，下肢静脉剥脱术后即用弹力绷带加压包扎，卧床期间指导患者做足背伸屈运动，术后借助于腓肠肌收缩和舒张挤压静脉血液回流。24～48小时后鼓励患者下床活动，应避免静坐或静立不动，促进下肢静脉回流，以免下肢深静脉血栓形成。一般2周后拆去绷带。

（2）鼓励患者及早小便，以免膀胱过度充盈，出现尿潴留。

（3）卧床时抬高患肢30°～40°，以利于静脉回流。

（4）维持良好姿势，坐时双膝勿交叉过久，以免压迫腘窝静脉、影响腘窝静脉回流。

（5）避免引起腹内压和静脉压增高的因素，保持大便通畅防止便秘，避免长时间站立，肥胖者应有计划地减轻体重。

（6）保护患肢血管，除平时不要长时间站立、行走及久坐不动外，还应应用弹力绷带或弹力袜进行进一步保护，其大小及力度应根据具体情况而定，开始应由医生指导，自己熟练后自我应用及维护。

第八节　原发性下肢深静脉瓣膜功能不全

一、定义

原发性深静脉瓣膜功能不全属于慢性下肢静脉功能不全的范畴，指深静脉瓣膜缺陷不能对抗近侧血柱重力，静脉腔内压力持久升高，从而引起的血液倒流性疾病。本病不同于下肢深静脉血栓形成后遗症，虽然二者的临床表现相类似，但无论病因、病理解剖和病理生理都不尽相同。下肢深静脉瓣膜功能不全远比血栓形成后遗症更为常见。

二、病因

原发性下肢深静脉瓣膜功能不全的发病原因至今还不明确，可能与下列因素有关。

1. 瓣膜结构薄弱，在持久的逆向血流及血柱重力作用下，瓣膜游离缘松弛，因而不能紧密闭合，造成静脉血经瓣叶间的裂隙向远侧逆流。

2. 由于持久的超负荷回心血量，导致静脉管腔扩大，以致造成瓣膜相对短小而关闭不全，故又称"相对性下肢深静脉关闭不全"。

3. 如果深静脉瓣膜发育异常，仅有单叶或虽有三叶但不在同一平面，或瓣膜缺如，导致静脉高压和瓣膜关闭不全。

三、临床表现

1. 深静脉血栓形成的患者中有相当一部分并无症状，当血栓导致血管壁及其周围组织炎症反应，以及血栓堵塞静脉管腔，造成静脉血液回流障碍后，依据病变部位不同，可出现不同的临床表现，急性期主要表现为下肢肿胀、疼痛、代偿性浅静脉曲张，一般认为急性深静脉血栓形成 3～6 个月后，即进入后遗症期。

2. 下肢深静脉血栓形成有三种类型，即周围型、中央型和混合型。

(1) 周围型　也称小腿肌肉静脉丛血栓形成，是手术后深静脉血栓的好发部位，血栓形成后，因血栓局限，全身症状不明显，主要表现为小腿疼痛和轻度肿胀、活动受限，经治疗多数可溶解，也可自溶，少数未治疗或治疗不当，可向大腿扩展而成为混合型，小栓子脱落可引起轻度肺动脉栓塞。

（2）**中央型** 也称髂股静脉血栓形成，是指髂总、髂外到股总静脉范围内血栓形成，以左侧多见，表现为臀部以下肿胀，下肢、腹股沟及患侧腹壁浅静脉怒张，深静脉走向压痛，皮肤温度升高。血栓向上可延伸至下腔静脉，向下可累及整个下肢深静脉，成为混合型，血栓脱落可导致肺动脉栓塞，威胁患者生命。

（3）**混合型** 即全下肢深静脉主干均充满血栓，可以由周围型扩展而来，开始症状较轻，以后肿胀平面逐渐上升，直至全下肢水肿，也可以由中央型向下扩展所致，其临床表现不易与中央型鉴别。

四、辅助检查

1. **肢体容积描记** 最常用的是组抗容积描记（IPG），其原理是使下肢静脉达到最大充盈后，观察静脉最大流出率。

2. **多普勒超声** 利用多普勒信号观察血流频谱，以及超声成像系统对血管不同方向的扫描，能相当可靠地判断主干静脉内是否有血栓，是一种简便有效的无创性检查方法。

3. **静脉压力测定** 穿刺足背静脉，与压力传感器和记录仪连接，以测量静脉压，正常人站立时，患者心脏至地面的垂直距离代表静息静脉压力。

4. **^{125}I纤维蛋白原摄入检查** 利用放射性核素，^{125}I的人体纤维蛋白原能被再形成的血栓所摄取，每克血栓中的含量要比等量血液多5倍以上，因而形成放射显像。

5. **静脉造影检查** 静脉造影检查被认为是诊断的"金标准"，其缺点是侵入性和需使用对比剂，碘过敏和肾功能不全者不能施行此项检查，虽然这是一种创伤性检查，但能使静脉直接显像，可以有效地判断有无血栓，血栓的位置、范围、形态和侧支循环的情况。

五、治疗

非手术疗法适用于周围型及超过3日以上的中央型和混合

型，包括卧床休息和抬高患肢、抗凝疗法、溶栓疗法及去聚疗法。手术疗法包括静脉血栓取出术、下腔静脉结扎或滤网成形术、原位大隐静脉移植术、大隐静脉转流移植术及带蒂大网膜移植术。

六、观察要点

1. 观察患肢皮温、脉搏的变化，每日测量并记录患肢不同平面的周径，以判断治疗效果。

2. 观察有无出血倾向、肺栓塞等并发症的发生。

七、护理要点

1. 术前护理

（1）病房安静、整洁、减少不良刺激，使患者保持良好的精神状态，有利于血液运行及疾病的康复。

（2）饮食宜清淡，忌食油腻、辛辣等食物，进食低脂且富含纤维素的饮食，保持大便通畅，减少用力排便而致腹压增高，影响下肢静脉回流。说服患者严格戒烟。烟草中的尼古丁可使血管强烈收缩，指（趾）皮温降低 2.5～3.5℃。

（3）体位疗法　急性期患者应绝对卧床休息 10～14 日，患肢抬高，高于心脏水平 20～30cm，床上活动时避免动作过大，禁止按摩患肢，待血栓机化黏附于静脉内壁，以防血栓脱落发生肺动脉栓塞。膝关节屈曲 15°，使髂股静脉呈松弛不受压状态，并可缓解静脉牵拉。避免膝下垫枕，以免影响小腿静脉回流。

（4）中药肿消散外敷的护理

① 防止药物聚集成堆，以保证皮肤与药物的有效接触面积，湿后及时更换，以保证药物的渗透作用，避免发生皮肤湿疹和皮肤压伤。

② 药物外敷要保持连续性，不能间断。

③ 药物外敷过程中要密切观察患肢血运情况，每日行患肢定点周径测量，测量部位为髌骨上缘上 15cm、髌骨下缘下 10cm

以及踝上 5cm。

2. 术后护理

（1）体位　术后需抬高患肢 30°，以利于静脉回流，减轻肢体肿胀。

（2）活动　深静脉血栓取栓术后，鼓励患者尽早活动，以免血栓再次形成、延伸而并发肺栓塞。

（3）血管通畅度的观察　血管取栓术后需观察患肢远端的皮肤温度、色泽、感觉和脉搏强度来判断血管通畅情况。如患肢高度肿胀，皮肤苍白或是暗紫色，皮温降低，足背动脉搏动消失，说明有发生股白肿或股青肿的可能，应立即通知医生紧急处理。

（4）置管溶栓的护理　将溶栓导管与微量注射泵连接，根据凝血指标，经溶栓导管泵入溶栓、抗凝药物，导管引出皮肤处每日用 0.05％聚维酮碘消毒，更换无菌敷料，全身性应用抗生素，防止局部感染和导管菌血症发生。

（5）抗凝及溶栓治疗的护理　溶栓或抗凝治疗过程中，无论采用何种给药途径，均应常规在给药前 1 小时用试管法测定凝血时间，以调节下次注射剂量。

（6）并发症的观察

① 出血倾向的观察：出血是 DVT 最常见的并发症，在治疗护理过程中，除定时检测凝血时间及凝血酶原时间外，还应严密观察生命体征变化，观察切口、穿刺点、鼻、牙龈部有无异常出血及有无血尿、黑粪等，必要时做尿常规、粪便潜血检查，严格遵医嘱用药，用药剂量准确。发现异常报告医生并及时处理。

② 肺栓塞的观察：肺栓塞是下肢深静脉血栓形成最严重的并发症之一。一般在血栓形成 1~2 周发生，多发生在久卧开始活动时，因此在血栓形成后的 1~2 周内及溶栓治疗早期，应绝对卧床休息，床上活动时避免动作过大，禁止按摩、挤压或热敷患肢，保持大便通畅，避免屏气用力的动作。肺动脉栓塞发生率一般为 10％，也有报道为 51％。发生时间多在血栓形成后 1~2 周。主要症状有胸闷、胸痛、呼吸困难、咳嗽、咯血、发绀、血

压下降。

（7）医用循序减压袜和弹力绷带的应用　急性期过后，开始下床活动时，需要穿医用循序减腿袜或医用弹力绷带，能够提供不同程度的外部压力。通过将外部压力作用于静脉管壁来增加血液流速和促进血液回流，以及维持最低限度的静脉压有利于肢体肿胀的消退。

（8）增加活动量　鼓励恢复期的患者逐渐增加活动量，如增加行走距离和锻炼下肢肌肉的活动量，以促进下肢深静脉再通和建立侧支循环。

第四篇
心血管内科常用药物

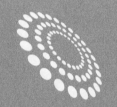

第二十三章　抗高血压药

第一节　中枢性抗高血压药

可 乐 定

【药理作用】

本品为选择性作用于延髓腹外侧网状核的 I_1 咪唑啉受体，使外周交感神经的兴奋性降低，外周血管阻力下降，引起降压作用的中枢性抗高血压药。另外，也能激动外周交感神经突触前膜的 α_2 受体，通过负反馈调节，减少去甲肾上腺素的释放，参与降压效应。常用其盐酸盐。对多数高血压病有效，对原发性高血压疗效较好。在降压明显时不出现直立性低血压。与利尿药（如氢氯噻嗪）或其他抗高血压药（如利血平）合用，比单服本品疗效有明显提高。

【适应证】

用于治疗原发性高血压，偏头痛，青光眼。

【用法及用量】

1. 高血压　常用量，每次口服 0.075～0.15mg，每日 3 次。可逐渐增加剂量，通常维持剂量为每日 0.2～0.8mg，极量，每次 0.6mg。缓慢静脉注射：每次 0.15～0.3mg，加于 50% 葡萄糖注射剂 20～40mL 中（多用于三期高血压及其他危重高血压病）注射。

2. 预防偏头痛　每日 0.1mg，分 2 次服，8 周为一疗程（第 4 周以后，每日量可增至 0.15mg）。

3. 治青光眼　用 0.25% 液滴眼。低血压患者慎用。

【不良反应】

1. 消化系统症状　口干、恶心、便秘、食欲缺乏等。

2. 神经系统　嗜睡、乏力、心动徐缓、头痛、头晕等。

3. 内分泌系统　男性偶有阳痿主诉，停药后很快消失。

4. 长期使用可由于钠潴留而下肢水肿。

【禁忌】

对本品过敏者、孕妇、哺乳期妇女禁用。

【注意事项】

1. 长期用药由于液体潴留及血容量扩充，可出现耐受性，降压作用减弱，加利尿药同用可以减少耐受性并增强疗效。

2. 为减少局部皮肤刺激，每次换贴片时应更换贴用部位。注意预防儿童误服。

3. 超量误服者应及时洗胃处理。低血压时应平卧，抬高床脚，必要时静脉补液，给多巴胺以提高血压。

4. 为保证控制夜间血压，每天末次给药宜在睡前服。

5. 下列情况应慎用：脑血管病，冠状动脉供血不足，精神抑郁史，近期心肌梗死，雷诺病，慢性肾功能障碍，窦房结或房室结功能低下，血栓闭塞性脉管炎。

甲基多巴

【药理作用】

本品的降压作用与可乐定相似，属中等偏强的中枢性抗高血压药。激动中枢 α 受体，从而抑制对心、肾和周围血管的交感冲动输出，与此同时，周围血管阻力和血浆肾素活性也降低，血压因而下降。

【适应证】

用于中度、重度或恶性高血压，尤适用于肾性高血压。

【用法及用量】

1. 成人常用量　口服，每次 0.25g，每日 2～3 次，每 2 天调整剂量一次，至疗效达到。维持量一天 0.5～2g，分 2～4 次服，但不宜超过一天 3g。

2. 小儿常用量 口服，每日按体重 10mg/kg 或按体表面积 300mg/m²，分 2～4 次给，以后每 2 天调整剂量一次至达到疗效。每日量不宜超过 65mg/kg。

【不良反应】

1. 较常见的不良反应 水钠潴留所致的下肢水肿、乏力（始用或增量时）、口干、头痛。

2. 少见的不良反应 肝功能损害，溶血性贫血，白细胞或血小板减少，帕金森病样表现。

3. 较少见的不良反应 药物热或者嗜酸粒细胞增多，肝功能变化（可能属免疫性或过敏性），精神改变（抑郁或焦虑、梦呓、失眠），性功能减低，腹泻，乳房增大，恶心，呕吐，眩晕等。

4. 血氨基转移酶及胆红素可能增高，提示肝损害。

【禁忌】

有活动性肝病者禁用本品。

【注意事项】

1. 本品与利尿药合用时后者剂量无须改变，若与其他抗高血压药同用则本品起始剂量宜减少。

2. 如需手术不必撤用本品，但麻醉医师应了解本品的应用。

3. 用药 2～3 个月后可引水钠潴留而产生耐受，但给利尿药后疗效可恢复。

4. 递增本品剂量宜从晚间一剂开始，以避免过度镇静作用。

5. 如因本品引起发热、黄疸、肝功能异常，应停药不再用。

6. 用药期间随访检查血常规和肝功能试验。

7. 下列情况慎用本品：冠心病心绞痛，可能使症状加重；自身免疫性疾病，溶血性贫血史；肝病史或肝功能异常；帕金森病或抑郁症史，本品可能使其加重；嗜铬细胞瘤，有报道本品可能升高血压；肾功能障碍。

胍 那 苄

【药理作用】

本品为中枢性 α_2 受体激动药。此外，尚具有类似胍乙啶的抑制去甲肾上腺素释放的外周性作用。它具有良好的降压作用，总外周阻力下降，但对心功能无显著影响，不改变心排血量及肾小球滤过率。

【适应证】

用于轻度及中度高血压患者。

【用法及用量】

口服日剂量为 8～64mg，一般初用剂量每次 4mg，每日 2 次。每 1～2 周增加 4～8mg，最大不超过 64mg。

【不良反应】

少数人可有口干、便秘、嗜睡、乏力、心动过缓、幻听、幻视。个别病例头痛、头晕，可引起恶心、呕吐、食欲缺乏、腹胀、腹泻、性功能障碍（或性欲下降）、水钠潴留。

胍 法 辛

【药理作用】

胍法辛为中枢性 α_2 受体激动药，作用于延脑及脑干血管运动中枢，减少交感神经向周围血管的输出，向心脏输出的影响较弱。其作用与可乐定相似，但较轻，维持时间较长。因而在降压有效剂量时，中枢性不良反应也小。降压时心率减慢，但心排血量一般并不减少。对肾小球滤过率无明显影响。

【适应证】

本品主要用于轻中度高血压病，其疗效与可乐定或 α-甲基多巴相同，也可用于妊娠毒血症或高血压危象的治疗。本品一般作为三线药物，常与利尿药合用。

【用法及用量】

初用剂量每次 0.5～1mg，每日 1 次，睡前服。以后可逐渐增至每日 3mg。

【不良反应】

口干、便秘、嗜睡、乏力、心动过缓、幻听、幻视。个别病例头痛、头晕。可引起恶心、呕吐、食欲缺乏、腹胀、腹泻。性功能障碍（或性欲下降）、水钠潴留。

【禁忌】

对本品过敏者及 12 岁以下儿童禁用。

莫索尼定

【药理作用】

莫索尼定是新型的中枢抗高血压药，它是一种对咪唑啉 I_1 受体具有高度亲和力的选择性激动药。根据不同的种属、组织和所用的配体，本品对咪唑啉 I_1 受体的选择性比对 α_2 受体的选择性可高达 600 倍，在体内与中枢咪唑啉 I_1 受体的结合明显与血压下降程度有关。

【适应证】

临床多用于高血压。

【用法及用量】

本品应采用个体化用药原则。一般从最低剂量开始，即 0.2mg，每天 1 次，于早晨服用。若不能达到预期效果，可在 3 周内将剂量调至每日 0.4mg，早晨服用或早晚各 0.2mg。单次剂量不得超过 0.4mg 或日剂量不超过 0.6mg。轻中度肾功能不全者，单次剂量不得超过 0.2mg 或日剂量不超过 0.4mg。

【不良反应】

本品不良反应发生率较低，有 15%～20% 的患者主诉口干，通常发生于治疗开始的数周内，继续用药可逐渐消失。此外，还有疲劳、多动、头痛、头晕、自发性肌张力障碍等。

【禁忌】

病窦综合征，二度和三度窦房或房室传导阻滞，心动过缓（休息状态下脉搏在每分钟 50 次以下），严重心律失常，严重心功能不全，不稳定型心绞痛，严重肝病，中度以上肾功能不全患者（肾小球滤过率在 30mL/min 以下），血管神经性水肿，间歇性跛行，雷诺综合征，帕金森综合征，癫痫，青光眼，孕妇及哺乳期妇女及 16 岁以下儿童禁用。

【注意事项】

1. 对本品过敏时应停药。

2. 轻度肾功能不全的患者，在服用本品时应监控其降压效果。

3. 开车或操作机器者应谨慎，可能影响其驾驶或操作能力。

4. 尽管在使用本品中迄今尚未发生过血压升降的异常变化，但建议长期服用本品时，勿采取突然停药的措施。

5. 老年患者须慎用，初始剂量宜小，因为他们对药物的敏感性有时难以估计。

6. 与β受体阻滞药合用时，应先服用β受体阻滞药，然后隔一定时间再服本品。

利美尼定

【药理作用】

本品是第二代中枢抗高血压药中的代表药物，在高血压、室性心律失常、心力衰竭治疗中发挥重要作用。通过作用于咪唑受体和肾上腺素 α_2 受体发挥降压作用，莫索尼定和可乐定在结构上很相似。α_1 受体主要分布于交感神经末梢突触前膜，当其兴奋时，可使血管和其他非血管平滑肌收缩，使血压升高。α_2 受体主要分布于延髓心血管中枢、孤束核、迷走核及外周交感神经末梢突触前膜和突触后膜。中枢 α_2 受体兴奋后，产生下列 4 种主要效应：①交感神经发放冲动减少，心率减慢，血管平滑肌舒张。②机体出现嗜睡状态。③唾液分泌减少。④生长激素分泌增加。突触前膜 α_2 受体兴奋后，使去甲肾上腺素释放减少。突触后膜 α_2 受体兴奋后，产生很弱的血管收缩作用。所以 α_2 受体兴奋后，其主要作用是使交感神经发放冲动减少，血压降低。对比可乐定是一种选择性的 α_2 受体激动药，其对 α_2 受体兴奋作用较对 α_1 受体兴奋作用强，而利美尼定的选择性远比可乐定为强，它们几乎只兴奋 α_2 受体而对 α_1 受体无作用。研究表明，当肾上腺素 α_2 受体数目减少时，可使第二代中枢抗高血压药物的降压作用减弱。

【适应证】

在高血压、室性心律失常、心力衰竭治疗中发挥重要作用。

【用法及用量】

口服，每天 1 次 1mg。

【不良反应】

副作用少而轻微，偶有口干、乏力、胃痛、心悸、头晕、失眠等。

【禁忌】

对本品过敏者、孕妇、哺乳期妇女禁用。

【注意事项】

1. 在大中手术前不使用本品，如原来使用本品的，应在术前 3 日停药，改用其他抗高血压药。

2. 长期应用时可引起失眠，可与安眠药合并使用。

3. 服用较长时间后，要逐渐减量再停药，否则可引起焦虑、出汗、心动过速、血压过高等，如出现上述作用，可再使用本品或使用拉贝洛尔使症状缓解。

第二节　外周性抗高血压药

利　血　平

【药理作用】

利血平是肾上腺素能神经元阻断性抗高血压药。本品通过耗竭周围交感神经末梢的肾上腺素，以及心、脑及其他组织中的儿茶酚胺和 5-羟色胺达到抗高血压、减慢心率和抑制中枢神经系统的作用。降压作用主要通过减少心排血量和降低外周阻力、部分抑制心血管反射实现。减慢心率的作用对正常心率者不明显，但对于窦性心动过速者则明显。利血平作用于下丘脑部位产生镇静作用，但无致嗜睡和麻醉作用，不改变睡眠时脑电图，可缓解高血压患者焦虑、紧张和头痛。

【适应证】

轻度至中等度早期高血压。

【用法及用量】

1. 每日 0.25～0.5mg，一次顿服或 3 次分服。

2. 如长期应用，必须酌减剂量以维持药效即可。可作安定药，每日量 0.5～5mg。

3. 亦可肌内注射或静脉注射。

【不良反应】

1. 大量口服容易出现的不良反应有过度镇静，注意力不集中，抑郁（可致自杀，且可出现于停药之后数月），反应迟钝；嗜睡，晕厥，偏执性焦虑，失眠，多梦，梦呓，头痛，神经紧张，帕金森症（停药后可逆转），倦怠，乏力，阳痿，性欲减退，排尿困难，乳房充血，非产褥期泌乳。

2. 较少见的有柏油样黑色大便，呕血，腹部痉挛；心绞痛，心律失常，室性期前收缩，心动过缓，支气管痉挛，手指强硬颤动。

3. 偶见体液潴留，水肿和充血性心力衰竭；血栓性血细胞减少型紫癜，前列腺术后出血过多；鼻衄，鼻充血，对寒冷敏感；瘙痒，皮疹，皮肤潮红；体重增加，肌肉疼痛；瞳孔缩小，视神经萎缩，色素层炎，耳聋，青光眼，视物模糊，肌肉疼痛，鼻衄，对寒冷敏感。

4. 不良反应持久出现时需加以注意。以腹泻，眩晕（直立性低血压），口干，食欲减退，恶心，呕吐，唾液分泌增加，大剂量时胃酸分泌增加，鼻塞较多见。下肢水肿较少见。

5. 停药后仍可以出现的中枢或心血管反应有眩晕，倦怠，晕倒，阳痿，性欲减退，心动过缓，乏力，精神抑郁，注意力不集中，神经紧张，焦虑，多梦，梦呓或清晨失眠。精神抑郁的发生较隐匿，可致自杀，且可出现于停药后数月。

【禁忌】

1. 活动性胃溃疡，溃疡性结肠炎，抑郁症，尤其是有自杀倾向的抑郁症。

2. 除非非常必要，利血平不可用于孕妇和哺乳妇女。

【注意事项】

1. 大剂量可引起帕金森症。

2. 长期应用则引起精神抑郁症。

3. 老年患者可根据情况减量慎用。

胍 乙 啶

【药理作用】

本品选择性作用于交感神经节后肾上腺素能神经末梢，促使在神经末梢贮存的去甲肾上腺素缓慢地被本品所取代而释出，神经末梢和组织中应有的去甲肾上腺素耗竭缺失。本品还能阻止神经刺激时去甲肾上腺素的正常释放，结果为血管收缩作用减弱，尤其在体位改变时。交感神经反应迟钝，应有的兴奋减弱，因而血压降低。

【适应证】

高血压。不用作第一线药，常在其他抗高血压药疗效不满意时采用或与其他药物合用。

【用法及用量】

1. 成人常用量　门诊患者起始口服 10～12.5mg，每日 1 次，以后每 5～7 天递增 10～12.5mg，直到血压控制；维持量为 25～50mg，每日 1 次。住院患者起始口服 25～50mg，每日 1 次，以后逐日或隔日递增 25～50mg，直至血压控制。

2. 小儿常用量　口服按体重 0.2mg/kg 或按体表面积 6mg/m²，每日 1 次；以后每隔 7～10 日递增按体重 0.2mg/kg 或按体表面积 6mg/m²，直至血压控制。

【不良反应】

1. 较多的是由液体潴留所致的下肢水肿；较少见的有心绞痛，气短；如有出现应予处理。

2. 下列反应持久存在应加以注意，以腹泻、眩晕、头晕、晕厥（直立性低血压）、鼻塞、乏力、心跳缓慢较多见，视力模糊、口干、睑下垂、头痛、脱发、骨痛、震颤、恶心、呕吐、夜尿、皮疹者较少见。

【禁忌】

对本品过敏者、哺乳者、嗜铬细胞瘤患者禁用。

【注意事项】

1. 老年人对降压作用敏感，且可随增龄而肾功能减低，故用量易酌减。

2. 长期用本品，因液体潴留，血容量增加而发生耐受性，降压作用减弱，此时宜加用利尿药。

3. 直立性低血压及腹泻出现时减量。

4. 下列情况慎用：有哮喘史者，可能对儿茶酚胺耗失而至发病后加重；脑血管供血不全者，可因血压低而使脑缺血加重；非高血压所致的心力衰竭，可因液体潴留而加重；冠状动脉供血不足者，以及新近发生心肌梗死者，可因血压降低而致心肌缺血加重。

5. 糖尿病时本品增加降血糖药的作用。

6. 肝功能不全时本品代谢减慢，易致体内蓄积。

7. 消化性溃疡患者，可因本品使副交感张力相对增加而加重病情。

8. 嗜铬细胞瘤患者，可因本品初期使儿茶酚胺释出较多而使病情加重。

9. 肾功能不全时，本品减低肾小球滤过率及肾血流减少，由于本品蓄积而使血压过低，也可引起暂时性尿潴留。

10. 本品可能加重窦性心动过缓。

胍 那 决 尔

【药理作用】

本品为口服有效的节后交感神经阻滞药，为二线抗高血压药，是能同时降低动脉血管舒张压和收缩压的抗高血压药。其降压机制是干扰交感神经末梢去甲肾上腺素的释放，也耗竭去甲肾上腺素的贮存。因而，当肾上腺素能神经冲动到达末梢时，不再有足量的介质传递，交感收缩受抑制，平滑肌松弛，致使周围血管压下降，静脉回流降低。

【适应证】

高血压。为二线抗高血压药。

【用法及用量】

初始剂量为每天 10mg，分 2 次服，再根据病情调整，大多数高血压患者每天需 20～75mg，分 2 次服用，需要时可分 3 次或 4 次服用。本品最大剂量为一天 400mg。

【不良反应】

最常见的副作用是直立性晕厥、阳痿、射精障碍、腹泻和瞌睡。

【禁忌】

患嗜铬细胞瘤、充血性心力衰竭的患者及对本品过敏者禁用。

【注意事项】

1. 长期服用本品会产生轻微的耐受性，这就需要增加每天的用药剂量。

2. 不适于应用噻嗪类利尿药的高血压患者。

帕 吉 林

【药理作用】

本品属单胺氧化酶抑制药，具有较强的抑制交感神经末梢兴奋冲动传导，产生明显的降压作用。其降压机制可能是由于对单胺氧化酶的抑制，使肾上腺素能神经末梢的酪胺的正常代谢发生变化，产生 β-多巴胺（后者是一种"假介质"），与去甲肾上腺素一样能被贮存、释放并与受体结合，但因引起的反应较弱，不能起到节后交感神经冲动的传导作用，以致血管扩张，血压下降。

【适应证】

用于重度高血压。

【用法及用量】

开始剂量每次 10mg 口服，每日 1～2 次。适应以后，可逐渐增加至每日 30～40mg，分 1～2 次服。当血压下降过多时，则适当减量。

【不良反应】

1. 服用量过大时，可引起直立性低血压，有时有口干、胃口不适、失眠、多梦等症状。

2. 服药期间，忌食含酪胺含量高的食物（如扁豆、红葡萄酒、干酪等），因食物的酪胺在正常情况下被肝和肠内的单胺氧化酶破坏，但当此酶被本品抑制时，酪胺即在体内大量贮积，因而可引起高血压危象甚至死亡。

【禁忌】

患有甲状腺功能亢进、肝肾功能障碍及嗜铬细胞瘤患者忌用。

【注意事项】

降压作用出现较慢，作用时间较长，患者反应有较大的个体差异，故治疗开始时用量宜小，以后逐渐加大，并随时增减，以保持适当的血压水平。

第三节　肾上腺素受体阻滞药

一、α受体阻滞药

哌　唑　嗪

【药理作用】

本品为选择性突触后 α_1 受体阻滞药，作用特点：①能拮抗 α_1 受体阻滞药引起的血管收缩和血压升高等反应，对 α_2 受体的阻滞作用很弱，与 α_2 受体的亲和力约为 α_1 受体的 1/1000。②降压时很少引起反射性心动过速，因此对心排血量影响小。③不增加肾素的分泌，对肾血流量与肾小球滤过率影响也小。④既能扩张容量血管，降低心脏前负荷，又能扩张阻力血管，降低心脏后负荷，从而使左心室舒张末压下降，心功能改善，故可用于治疗心力衰竭。⑤本品长期服用可改善脂质代谢，降低三酰甘油及低密度脂蛋白，明显升高高密度脂蛋白和高密度脂蛋白/胆固醇比值。⑥此外，本品还能阻断前列腺、尿道和膀胱颈的 α_1 受体，从而减轻前列腺增生症患者的排尿困难。

【适应证】

1. 适用于轻中度高血压病，尤其适用于高血压合并高脂血症，常作为第二线药物，在第一线药物疗效欠佳时采用或与其他抗高血压药合用。嗜铬细胞瘤患者手术前亦可用本品控制血压。

2. 用于充血性心力衰竭及心肌梗死后心力衰竭也有效。

3. 也可用于治疗麦角胺过量。

【用法及用量】

成人常规剂量口服给药：每次 0.5～1mg，每日 2～3 次（首剂为 0.5mg，睡前服），按疗效逐渐调整为每日 6～15mg，分2～3 次服用。日剂量超过 20mg 后，疗效不进一步增加。

【不良反应】

1. 心血管系统　在服首剂后 0.5～2 小时容易出现直立性低血压，加大剂量时也可发生，表现为从卧位或坐位起立时发生眩晕、头昏甚至晕厥，运动可使反应加重。血容量小或限钠过度者、老年人更容易发生。少见心绞痛或使原有心绞痛加重、心悸、心动过速等。

2. 消化系统　常见口干、恶心、食欲缺乏及胃肠不适等。

3. 神经系统　偶见头痛，另可有手足麻木、失眠、疲劳、嗜睡、多梦、抑郁、情绪改变、定向力障碍及幻觉等。

4. 呼吸系统　常见鼻充血。

5. 泌尿生殖系统　很少见尿频、尿失禁，有报道少数患者发生阳痿，偶见阴茎异常勃起。

6. 过敏反应　曾有出现急性多发性关节炎、结节性红斑、反复发作性荨麻疹、面部水肿及哮喘的个案报道。

7. 其他　偶见皮疹，也可引起瘙痒、视物模糊等。

【禁忌】

1. 对本品过敏者。

2. 精神病患者、机械性梗阻引起的心力衰竭（如主动脉瓣或左心房室瓣狭窄、肺动脉栓塞、限制性心包疾病等）、心绞痛患者慎用。

3. 老年人对降压作用敏感，并且本品可能引起老年人体温过低，故使用本品时应注意。

4. 尚未发现本品对胎儿及新生儿有异常影响的报道。相关结果表明，本品可以单独或与其他药物联合应用于控制妊娠期严重高血压。但美国食品和药品管理局（FDA）对本品的妊娠安全性分级为 C 级。

5. 对哺乳期妇女妇女未见不良反应。

【注意事项】

1. 服用本品期间，不宜驾车和操作机械。

2. 剂量必须个体化，以降压反应为准。

3. 首次给药及以后加大剂量时，均建议在卧床时给药，不做快速起立动作，以免发生直立性低血压反应。

4. 在治疗心力衰竭时可出现耐受性。早期耐受是由于降压后反射性交感兴奋，后期耐受是由于水钠潴留。前者可暂停给药而改用其他血管扩张药。

5. 本品过量引起低血压循环衰竭时，必须补充血容量及给予拟交感类药物。

多沙唑嗪

【药理作用】

本品为选择性突触后 α_1 受体阻滞药，通过阻滞突触后 α_1 受体而引起周围血管扩张，外周阻力下降而降低血压；其 α_1 受体阻滞作用可使膀胱颈、前列腺、前列腺包膜平滑肌松弛，从而使尿道阻力和压力、膀胱阻力减低，可用于治疗良性前列腺增生症。此外本品可轻度降低总胆固醇、低密度脂蛋白及三酰甘油，刺激脂蛋白酶活性和减少胆固醇吸收率。

【适应证】

1. 用于轻中度原发性高血压。对于单独用药难以控制血压的患者，可与利尿药、肾上腺素能受体阻滞药、钙通道阻滞药或血管紧张素转换酶抑制药合用。

2. 用于良性前列腺增生症的对症治疗。

3. 也可用于慢性心力衰竭。

【用法及用量】

为减少直立性低血压反应，首剂及增量后的第一剂，都宜睡前服用。调整剂量的时间间隔以 1～2 周为宜。剂量超过 4mg 易引起过度体位性反应（包括晕厥、直立性头晕/眩晕和直立性低血压）。此外，如停药数日，应按初始治疗方案重新开始用药。

1. 高血压病　初始剂量 1mg，每日 1 次。根据患者的立位血压反应（基于服药后 2～6 小时和 24 小时的测定值），可增量至 2mg，每日 1 次。以后可根据需要增至 4mg，每日 1 次，然后 6mg，每日 1 次，以获得理想的降压效果。国外研究资料提示本品最大日剂量为 16mg，国内目前尚无此临床经验。

2. 良性前列腺增生症　初量 1mg，每日 1 次。根据患者的尿动力学和症状，可增至 2mg，每日 1 次。以后可根据需要增至 4mg，每日 1 次。国外研究资料提示本品最大日剂量为 8mg，国内目前尚无此临床经验。

常规剂量的本品可用于肾功能受损者、老年患者。

【不良反应】

1. 心血管系统　最常见直立性低血压（很少伴有晕厥），可见心悸、心动过速、外周性水肿。

2. 神经系统　可见头晕、头痛、眩晕、虚弱、嗜睡，较少见神经质。曾有易激惹和震颤（罕见）的报道。

3. 消化系统　可见口干、腹痛、腹泻、恶心、呕吐、胃肠炎，偶见胆汁淤积、黄疸及肝功能异常。

4. 呼吸系统　可见支气管炎、咳嗽、胸痛及鼻炎，较少见呼吸困难。

5. 泌尿生殖系统　可见尿失禁、血尿、膀胱炎，偶有与包括本品在内的 α_1 受体阻滞药相关的阴茎异常勃起和阳痿报道。

6. 过敏反应　偶见皮疹、瘙痒。

7. 血液　偶见血小板减少、白细胞减少、紫癜、鼻出血。

8. 其他　①视物模糊、乏力、肌痛。②在上市后还有下列不良事件报道，但这些事件一般与服用本品时出现的症状难以区分，包括心动过速、心悸、胸痛、心绞痛、心肌梗死、脑血管意外、心律失常。

【禁忌】

1. 对本品或其他同类药过敏者。

2. 服用本品后发生严重低血压者。

3. 近期发生心肌梗死者。

4. 有胃肠道梗阻。食管梗阻或任何程度胃肠道腔镜缩窄病史者。

【注意事项】

1. 应随个体血压反应而调整本品剂量。

2. 前列腺癌和良性前列腺增生症的症状表现可能相同，在治疗前应首先排除前列腺癌。

3. 虽然 α_1 受体阻滞药（包括本品）引起阴茎异常勃起（持续数小时，性生活和自淫均不能解决）极少见，但处理不及时可导致永久性阳痿，需特别注意。

4. 本品过量多表现为直立性低血压、头晕、头痛、疲劳、嗜睡，严重者出现休克或死亡。轻者置患者于卧位，取头低位。血压低者给予补液、升压治疗；严重者应立即用药用炭洗胃，同时给予抗休克治疗。血液透析不能将其排出体外。因本品与血浆蛋白结合率高，透析方法无效。

5. 用药后不宜从事驾驶或机械操作工作。

特拉唑嗪

【药理作用】

本品为突触后 α_1 受体阻滞药，降压作用与哌唑嗪相似，但持续时间较长。其药理作用表现为：①本品的 α_1 受体阻断作用能使膀胱颈、前列腺、前列腺包膜平滑肌松弛，尿道阻力和压力及膀胱阻力减低，减轻尿道症状，临床用于治疗良性前列腺增生症。②通过阻断周围 α_1 受体使血管扩张、周围血管阻力下降而降低血压。本品对心排血量影响极小，不引起反射性心跳加快，也不减少肾血流量或肾小球滤过率。③本品还可降低血浆总胆固醇、低密度脂蛋白、极低密度脂蛋白及提高高密度脂蛋白，故可降低冠心病的易患性与危险性。

【适应证】

1. 用于改善良性前列腺增生症患者的排尿症状（如尿频、尿急、尿线变细、排尿困难、夜尿增多、排尿不尽感等），适合于不具备手术指征或等待手术期间的患者。

2. 也用于高血压，可单用或与其他抗高血压药物联用。

【用法及用量】

成人常规剂量口服给药。

1. 良性前列腺增生症　初始剂量为一日 1mg，睡前服用。缓慢增量至达理想疗效，通常推荐量为每日 5～10mg。

2. 高血压病　首剂 1mg，以后剂量逐渐增至每次 1～5mg，每日 1 次。每日最多不超过 20mg。临床用药期间，除首剂睡前服用外，其他剂量均在清晨服用。

【不良反应】

1. 与其他 α_1 受体阻滞药一样，本品可以引起明显的直立性低血压，特别是首次服药和最初几次服药时可能发生晕厥，在服药后突然停药也可发生晕厥。这种晕厥主要是由于体位改变导致血压降低引起，也有些晕厥是因发生心率超过 120～160 次/分的阵发性室上性心动过速所致。

2. 其他常见的不良反应有头痛、头晕、乏力、鼻塞、颜面潮红、口干、眼睑水肿、视物模糊、心悸、恶心等。这些反应通常轻微，继续治疗多可自行消失，必要时可减量。少见肢端水肿和嗜睡等。

3. 偶见胃肠不适、呕吐、腹泻、便秘、水肿、瘙痒、皮肤反应、阴茎异常勃起、情绪不稳定等。

4. 其他　可有便秘、肢体疼痛、皮肤反应；血细胞比容、血红蛋白、白细胞计数及总血浆蛋白与白蛋白在用药时可能减低；体内外检查均未发现潜在致突变作用。

【禁忌】

1. 对本品过敏者。

2. 严重肝肾功能不全患者。

3. 肠梗阻患者。

4. 胃肠道出血患者。

5. 阻塞性尿道疾病患者。

6. 12 岁以下儿童。

7. 孕妇。

8. 哺乳期妇女。

【注意事项】

1. 由于前列腺癌与良性前列腺增生症的症状相似，因此在使用本品治疗前列腺疾病前应首先排除前列腺癌。

2. 剂量应随血压反应而定。

3. 为减少首剂直立性低血压反应，开始用 1mg，以后逐渐递增，初剂及增加后第一剂都宜在睡前服。停用本品一段时间后重新给药时仍应从小剂量开始服用。

4. 当加用利尿药或其他抗高血压药物时，应减低本品的剂量并需重新确定最佳剂量。

5. 患者在开始治疗及增加剂量时应避免突然的姿势变化或行动。

6. 服首剂及增加剂量后 12 小时内或在停药时，应避免驾驶及操作机器。

7. 药物过量处理　过量可引起低血压，处理措施中最重要的是对心血管系统进行支持治疗。处理时首先将患者置于平卧位，这样往往能恢复正常血压及使心率恢复正常。如仍未见改善，应使用血容量扩张药以治疗休克。必要时可随后用血管加压药物，同时应监测及支持肾功能。实验室数据示本品与蛋白高度结合，故血液透析治疗无效。

阿 夫 唑 嗪

【药理作用】

本品为一种新的喹那唑啉衍生物，是神经突触后膜 α_1 受体的选择性阻滞药，其作用特点为：①体外药理研究证实，本品可通过抑制膀胱三角区、尿道和前列腺的 α_1 受体，降低尿道张力，减低尿流阻力，从而缓解排尿梗阻。②具有类似哌唑嗪和罂粟碱的作用，既能阻滞 α_1 受体，又能直接舒张血管平滑肌，故有良好的降压效果。③对慢性肾功能不全甚至严重肾功能不全（肌酐清除率 $15\sim40\text{mL/min}$）患者无不良影响。

【适应证】

1. 用于缓解良性前列腺增生的症状。

2. 用于高血压病。

【用法及用量】

成人常规剂量口服给药。

1. 良性前列腺增生症　每次 2.5mg，每日 3 次。每日最大剂量为 10mg。

2. 高血压病　每日 7.5～10mg，分 3 次服用。

【不良反应】

1. 消化系统　偶见口干、恶心、呕吐、腹泻、晕厥。

2. 心血管系统　原发性高血压患者可能发生心悸、直立性低血压、水肿等，偶见潮热。

3. 神经系统　常见眩晕、头痛，偶见晕厥、困倦。

4. 皮肤　偶见皮疹、瘙痒。

5. 其他　常见乏力，少见胸痛。

【禁忌】

1. 对本品或其他同类药过敏者。

2. 血压过低或有直立性低血压病史者。

3. 严重肝功能不全者。

4. 哺乳妇女、孕妇。

5. 儿童。

【注意事项】

1. 首次服用本品存在首剂反应，睡前服用首剂可减少这种危险。用药剂量大或高血压患者，服药后数小时可能出现直立性低血压，此时患者应平卧直到症状完全消失为止。

2. 冠脉疾病患者不应单独使用本品，必须合用治疗冠状动脉功能不全的药物；在心绞痛发作期间和恶化时应停用本品。

3. 患者在需要麻醉时，应先于麻醉前停用本品，以免引起血压不稳定。

4. 前列腺癌和良性前列腺增生症的临床症状可能相同，在用本品治疗前应先排除前列腺癌。

5. 药物过量的处理　患者应平卧并进行常规抗低血压治疗（补充血容量、使用升压药）。最适宜的解救药可能是具有直接作用的血管收缩药。本品不能经透析清除。

6. 服用本品初期可能出现眩晕、虚弱等症状，驾驶车辆和操作机器者应慎用。

乌 拉 地 尔

【药理作用】

本品为 α 受体阻滞药，具有外周和中枢双重降压作用，降压幅度与剂量相关，无耐受性。①外周作用主要阻断突触后 α_1 受体，使血管扩张，显著降低外周阻力；同时也有弱的突触前 α_2 受体阻断作用，可阻断儿茶酚胺的缩血管作用而发挥降压作用。②中枢作用主要通过激动 5-羟色胺-1A（$5-HT_{1a}$）受体，降低延髓心血管中枢的交感反馈调节而降压。

本品对静脉的舒张作用大于对动脉的作用，降压时并不影响颅内压，对血压正常者没有降压效果。本品还可降低心脏前后负荷和平均肺动脉压，改善心排血量，降低肾血管阻力，对心率无明显影响。此外，本品不引起水钠潴留，不干扰血糖和血脂代谢。

【适应证】

1. 用于治疗高血压（可与利尿抗高血压药、β 受体阻滞药合用），包括高血压危象、重度和极重度高血压、难治性高血压，以及控制围术期高血压。

2. 用于儿茶酚胺过多时，如嗜铬细胞瘤、服用单胺氧化酶抑制药时的酪胺食品反应和可乐定撤药反应。

3. 用于充血性心力衰竭、肺水肿。

4. 也用于肾功能不全和前列腺增生症引起的排尿困难。

【用法及用量】

1. 成人常规剂量口服给药 使用本品缓释制剂。开始每日30mg，如效果不明显，可在1～2周内逐渐增加至每日60mg或120mg，分2次口服，早、晚各1次。并可根据年龄、症状做适当增减，如血压下降，改为一次30mg。维持量为每日30～180mg。

2. 静脉注射

（1）一般剂量 每日25～50mg。如用50mg，应分2次给药，间隔5分钟。

（2）高血压危象、重度和极重度高血压及难治性高血压 缓慢静脉注射10～50mg，监测血压变化，降压效果通常在5分钟内显示。若效果不明显，可重复用药。

（3）围术期高血压 先注射25mg，2分钟后如血压下降则以静脉滴注维持血压，如血压无变化则再注射25mg，如2分钟后血压还无变化则再缓慢静脉注射50mg。

3. 静脉滴注 高血压危象、重度和极重度高血压及难治性高血压：将本品250mg加入静脉输液中，如生理盐水、5%或10%葡萄糖、5%果糖或含右旋糖酐40的生理盐水。如使用输液泵维持剂量，可加入本品注射剂20mL（相当于本品100mg），再用上述液体稀释至50mL。静脉滴注的最大药物浓度为4mg/mL。滴注速度根据患者血压酌情调整。推荐初始速度为2mg/min，维持速度为9mg/h（若将本品250mg溶解于500mL液体中，则1mg相当于44滴或2.2mL输入液）。静脉滴注或用输液泵输入应当在静脉注射后使用，以维持血压稳定。血压下降的程度由前15分钟内输入的药物剂量决定，然后用低剂量维持。

【不良反应】

1. 心血管系统 有心悸、直立性低血压和水肿的报道。少见反射性心动过速。无首剂低血压反应的报道。

2. **中枢神经系统** 眩晕十分常见；也常见头痛、疲劳、神经质；偶见睡眠障碍；有引起颅内压增高的个案报道。

3. **代谢/内分泌系统** 有引起血清钾水平轻度升高的报道，继续治疗多数患者可趋于正常。

4. **呼吸系统** 本品对患有慢性阻塞性肺疾病的高血压患者的换气功能无不良影响。在某些患者中观察到本品有剂量依赖性的支气管扩张作用。就对呼吸功能的影响而言，本品优于 β 受体阻滞药，因而对患有气道阻塞性疾病的患者，本品是一种合适的替代药物。

5. **泌尿生殖系统** 有引起老年患者遗尿的个案报道。

6. **肝脏** 某些患者出现 AST、ALT 升高。尚不清楚这些不良反应是否由本品引起。

7. **胃肠道** 恶心十分常见，也常见胃胀，偶见腹泻。持续治疗这些不良反应可消失，与食物同服可减少胃肠道不良反应。

8. **血液** 体外研究报道，本品能抑制血小板凝集（这种凝集作用由 5-羟色胺、肾上腺素、血小板活化因子和胶原引起）。但其研究结果的临床相关性尚不清楚。此外，本品口服治疗期间有嗜酸粒细胞增多的报道。

【禁忌】

对 α 受体阻滞药过敏的患者禁用本品。

正在服用抗高血压药物的患者应慎重使用本品。对冠心病患者，不应单独服用本品，应继续对冠状动脉供血不全进行特殊治疗。如果心绞痛复发或加重时，应停用本品。

【注意事项】

1. 本品注射剂不能与碱性溶液混合，因其酸性性质可能引起溶液混浊或絮状物形成。

2. 本品不宜与血管紧张素转换酶抑制药合用。

3. 本品缓释制剂不宜咀嚼或咬碎服用，以防止一过性血药浓度上升。

4. 本品注射剂单次、重复静脉注射及长时间静脉输入均可，亦可在静脉注射后持续静脉输入以维持血压的稳定，静脉给药时患者应取卧位，疗程一般不超过 7 日。

5. 如果本品不是最先使用的抗高血压药，则在使用本品前应间隔相应的时间，使前药显示效应，必要时调整本品的剂量，否则导致的血压骤然下降可能引起心动过缓甚至心脏停搏。

6. 本品可影响驾驶或操作能力，故开车或操作机器者应谨慎。

7. 本品过量的表现　头晕、直立性低血压、虚脱等心血管系统症状以及疲劳、虚脱、反应迟钝等中枢神经系统症状。

8. 本品过量的处理　发生严重低血压可抬高下肢，补充血容量。如果无效，可缓慢静脉注射 α 受体激动药，不断监测血压变化。个别病例需使用常规剂量及稀释度的肾上腺素（100～1000μg）。

二、β 受体阻滞药

醋丁洛尔

【药理作用】

本品为选择性 $β_1$ 受体阻滞药，具有内在拟交感活性和膜稳定性作用，其 $β_1$ 受体选择性不如阿替洛尔，β 受体阻断强度约为普萘洛尔的 1/2，内在拟交感活性介于氧烯洛尔和阿普洛尔之间。对静息时心率的减慢作用较小，增加外周阻力的作用也比普萘洛尔为弱。对血浆肾素活性的降低作用不如非选择性 β 受体阻滞药。本品是一种相对亲水性的药物，不易透过血脑屏障，服用后进入脑组织较少，因此对于中枢神经方面的不良反应相对较少。

【适应证】

1. 用于治疗高血压，减少心绞痛发作次数。

2. 也可用于治疗心肌梗死和甲状腺功能亢进症，心律失常如窦性心动过速、房性或室性早搏、心房颤动、心房扑动等疾病。

【用法及用量】

口服，每次 200～300mg，每日 1 次。静脉注射，每次 10～20mg，每日 1 次。

【不良反应】

1. 可见乏力、嗜睡、头晕、失眠、恶心、腹胀、晕厥、低血压、心动过缓等。

2. 偶见过敏反应，表现为皮疹、结膜炎和过敏性肺炎等。

3. 免疫反应有狼疮样综合征、抗核抗体升高等。

4. 个别患者有心力衰竭等出现。

【禁忌】

1. 过敏性鼻炎患者忌用。

2. 心脏功能不全、循环衰竭者忌用。充血性心力衰竭患者（继发于心动过速者除外），必须等心衰得到控制后始可用本品。

3. 忌用于窦性心动过缓、重度房室传导阻滞、心源性休克、低血压症患者。

4. 支气管哮喘患者慎用。

【注意事项】

1. 用于高血压时，口服，开始剂量为 400mg/d，于早餐时 1 次服下或于 1 日内分为两次服用，需要时可于 2 周后增加剂量至每次 400mg，2 次/日。

2. 用于心绞痛时，口服，剂量为 400mg/d，于早餐时 1 次服下或于 1 日内分为两次服用，可根据情况增量至每次 300mg，3 次/日。

3. 老年人 1 日剂量不宜超过 800mg。

4. 缓慢静注，24 小时内总量不得超过 95～100mg。

5. 本品剂量的个体差异较大，宜从小到大试用以选择适宜的剂量。长期用药时不可突然停药。

阿替洛尔

【药理作用】

本品为选择性 β_1 受体阻滞药，可阻断心脏 β_1 受体，而对血

管和支气管的 β_2 受体影响较小，不具有膜稳定作用和内在拟交感活性，不抑制异丙肾上腺素的支气管扩张作用，只有微量可透过血脑屏障。其降压与减少心肌耗氧量的机制与普萘洛尔相同，治疗剂量对心肌收缩力无明显抑制。

【适应证】

用于治疗高血压、心绞痛、心肌梗死，也可用于心律失常、甲状腺功能亢进症、嗜铬细胞瘤。

【用法及用量】

口服，开始每次 6.25～12.5mg，2 次/日，按需要及耐受量渐增至 50～200mg/d。

【不良反应】

1. 在心肌梗死患者中，最常见的不良反应为低血压和心动过缓。

2. 可有头晕、四肢冰冷、疲劳、乏力、肠胃不适、精神抑郁、脱发、血小板减少症、牛皮癣样皮肤反应、牛皮癣恶化、皮疹等。

3. 罕见引起敏感患者的心脏传导阻滞、睡眠不宁、紫癜等。

【禁忌】

1. 二至三度心脏传导阻滞患者忌用。

2. 窦性心动过缓、充血性心力衰竭、心源性休克患者忌用。

3. 孕妇禁用。

【注意事项】

1. 儿童应从小剂量开始，0.25～0.5mg/kg，2 次/日，用药期间注意监测心率、血压。

2. 本品的临床效应与血药浓度可不完全平行，剂量调节应以临床效应为准。

3. 有心力衰竭症状的患者用本品时，如心力衰竭症状仍存在，应逐渐减量使用。本品的停药过程至少 3 天，常可达 2 周，如有撤药症状，如心绞痛发作，则暂时再给药，待稳定后渐停。

4. 肾功能损害时剂量必须减少,肌酐清除率小于 15mL/(min·1.73m²)者,每日 25mg;15～35mL/(min·1.73m²)者,每日最多 50mg。

5. 本品在乳汁中有明显的聚集作用,哺乳期妇女服用时应谨慎小心。

6. 肾功能不全、糖尿病、甲亢及伴慢性阻塞性肺部疾病的高血压患者慎用。

倍 他 洛 尔

【药理作用】

盐酸倍他洛尔为优异的心脏选择性 β 受体阻滞药,β 受体阻滞作用为普萘洛尔的 4 倍、阿替洛尔的 5 倍,并且对 β_1 受体的选择性比阿替洛尔和美托洛尔高,基本无内在拟交感活性,膜稳定作用也很弱。倍他洛尔片剂临床主要用于治疗轻中度原发性高血压。0.5% 或 0.25% 的盐酸倍他洛尔滴眼剂用于开角型青光眼或高眼压症患者。

【适应证】

1. 高血压病、预防运动期间出现的心绞痛发作。

2. 适用于慢性开角型青光眼、高眼压症;对闭角型青光眼引起的高眼压时需与缩瞳药合用。

【用法及用量】

口服,常用剂量每次 10～20mg,1 次/日。滴眼,1～2 滴/次,2 次/日。

【不良反应】

1. 易疲劳、四肢冷、心跳减慢、胃功能紊乱、性欲降低。

2. 罕见心功能不全、血压突然降低、支气管痉挛、低血糖、雷诺综合征、皮疹。

3. 失眠、眩晕、头昏、头痛、忧郁、嗜睡、中毒性表皮坏死、脱毛、舌炎等。

4. 滴眼可能会有暂时性的不适感。偶有视物模糊、点状角膜炎、异物感、畏光、流泪、痒、干燥、红斑、发炎、分泌物增多、视力敏锐度降低、过敏反应、水肿、角膜敏感性降低及瞳孔大小不一。

【禁忌】

1. 对本品过敏者禁用。

2. 窦性心动过缓、一度以上房室传导阻滞、有明显心衰患者禁用。

3. 严重哮喘和慢性阻塞性支气管肺疾病禁用。

4. 未经治疗的嗜铬细胞瘤性高血压禁用。

【注意事项】

1. 通常在用药7～14日达到良效,如需要也可增加剂量至1日1次40mg。

2. 停药时必须经1～2周或以上的时间,逐渐减少剂量停药。

3. 老年患者开始剂量宜酌减。

4. 肾功能不全、糖尿病患者、妊娠和哺乳妇女使用本品时应格外小心。

5. 使用滴眼剂时如本品尚不足以控制患者眼内压时,可并用毛果芸香碱、肾上腺素或服用碳酸酐酶抑制剂(如乙酰唑胺)等。

6. 糖尿病、甲亢、肌无力、肺功能不全患者慎用。

比 索 洛 尔

【药理作用】

本品为选择性 β_1 受体阻滞药,无内在拟交感活性及膜稳定性,其与 β_1 受体的亲和力比 β_2 受体大 11～34 倍,是阿替洛尔的 4 倍。对支气管 β_2 受体也有一定程度的阻滞,但仅在大剂量时可能出现,一般无明显临床意义。

【适应证】

1. 用于原发性高血压的治疗。作为一线抗高血压药,可单用或与其他药物(如利尿药和血管扩张药)联合应用。

2. 用于心绞痛及心肌梗死。

3. 用于心律失常，如快速性室上性心律失常、室性期前收缩等。

4. 用于心力衰竭的治疗。对接受 ACE 抑制药、利尿药和强心苷类药物治疗的伴有心室收缩功能减退（射血分数≤35％）的中度至重度慢性稳定性心力衰竭有效。

【用法及用量】

本品口服给药。

1. 高血压　初始剂量为每次 5mg，每日 1 次，可增至每日 10～20mg。

2. 心绞痛　起始剂量 2.5mg，每日 1 次，最大日剂量不超过 10mg。

3. 心力衰竭　慢性、稳定性心力衰竭应从小剂量开始，逐渐递增（每 2～4 周剂量加倍）至最大耐受量或靶剂量。最大推荐靶剂量为每日 10mg，起始剂量一般为靶剂量的 1/8。

【不良反应】

1. 可有下肢水肿，少见胸闷、心悸，罕见心动过缓、心脏传导阻滞，对间歇性跛行或有雷诺现象的患者，服药初期，病情可能加重，原有心肌功能不全者也可能病情加剧。

2. 可有嗜睡、麻刺感、四肢发凉感、睡眠欠佳、多梦、抑郁等，少见乏力、头晕、头痛。

3. 偶见气道阻力增加及泪液减少。

4. 对伴有糖尿病的年老患者，其糖耐量可能降低，并掩盖低血糖表现（如心跳加快）。

5. 罕见心功能不全加重、低血压、恶心、腹痛、腹泻、便秘、肌无力、肌痛性痉挛、红斑、瘙痒。

【禁忌】

1. 对本品过敏者。

2. 严重支气管哮喘或严重慢性肺梗阻。

3. 严重窦性心动过缓、病态窦房结综合征和窦房传导阻滞、二至三度房室传导阻滞、心源性休克、急性或难治性心力衰竭患者。

4. 低血压［收缩压低于 13.3kPa（100mmHg）］患者。

5. 外周动脉阻塞型疾病晚期和雷诺综合征患者。

6. 代谢性酸中毒患者。

7. 儿童、孕妇及哺乳妇女不宜使用本品。

【注意事项】

1. 孕妇不宜使用本品。必须用药时，为防止新生儿心动过缓、低血糖，也应在预产期 72 小时前停用本品。如需继续服用，新生儿在娩出后的 48～72 小时内应密切监护。

2. 用药前后及用药时应当检查或监测心功能（心率、血压、心电图、胸部 X 线片）、肝肾功能。

3. 糖尿病患者应定期查血糖。

4. 首次用药后，在 4 小时内应密切观察患者耐受情况（尤其是血压、心率、传导障碍、心衰恶化迹象等）。

卡 替 洛 尔

【药理作用】

卡替洛尔是一类非选择性的具有内在拟交感活性和膜稳定作用的 β 受体阻滞药，对 $β_1$ 和 $β_2$ 受体均有阻断作用。盐酸卡替洛尔可用于原发性高血压，可单独使用或与其他抗高血压药共用，特别是噻嗪类。也可用于心脏神经官能症、心律不齐、二尖瓣狭窄或心绞痛的辅助治疗。本品对高眼压和正常眼压患者均有降眼压作用，可使眼压下降 22%～25%，其主要代谢产物 8-羟基-卡替洛尔是一种眼部 β 受体阻滞药，也有降眼压作用，本品降眼压的机制主要是减少房水生成，临床上主要用于开角型青光眼及其他高眼压症。

【适应证】

1. 临床上主要用于开角型青光眼及其他高眼压症。

2. 也可以用于治疗心律失常及原发性高血压。

3. 可用于心脏神经官能症、心律不齐、二尖瓣狭窄或心绞痛的辅助治疗。

【用法及用量】

口服：每次 5～10mg，1 次/日。滴眼，滴于眼睑内，1 滴/次，2 次/日。

【不良反应】

1. 可见心率减慢及血压下降。

2. 偶见心律失常、心悸、呼吸困难、无力、头痛、头晕、失眠、鼻窦炎等。

3. 罕见晕厥、心脏传导阻滞、心衰、抑郁、脱发、支气管痉挛、呼吸衰竭。

4. 眼部　偶有刺痛感、发痒、发干、发热等刺激性症状，偶在眼底黄斑部出现水肿、混浊。

【禁忌】

1. 对本品有过敏症病史的患者。

2. 有支气管哮喘、支气管痉挛可能的患者。

3. 窦性心动过缓、二或三度房室传导阻滞、明显心衰、心源性休克及难以控制的心脏器质性病变患者。

【注意事项】

1. 本品对于孕妇及儿童的安全性尚未确立，应慎用。

2. 长期连续用于无水玻璃体眼或眼底有病变患者时，偶在眼底黄斑部出现水肿、混浊，故需定期测定视力，进行眼底检查。

3. 本品含氯化苯烷铵，戴软性角膜接触镜者不宜使用。

4. 用前应摇匀，避免容器尖端接触眼睛，防止滴眼剂污染。

5. 难以控制的糖尿病患者慎用。

塞利洛尔

【药理作用】

塞利洛尔是第三代 β 受体阻滞药，它具有高度 $β_1$ 受体选择性阻滞作用，高选择性地和心肌细胞膜上 $β_1$ 受体结合，其亲和力比支气管和血管平滑肌 $β_2$ 受体强 20～30 倍。本品具有内在拟交感活性，作用为普萘洛尔的 0.3～1 倍，不增加呼吸道阻力，可扩张外周血管，改善血液循环，也不抑制心肌收缩力，比其他无内源拟交感活性的 β 受体阻滞药引起窦性心动过缓的可能性要小。可部分激动 β_2 受体，无膜稳定作用，能微弱地阻滞 α_2 受体。

【适应证】

轻中度高血压、冠心病、心绞痛。

【用法及用量】

口服，每次 200～400mg，1 次/日。

【不良反应】

1. 可有头痛、头晕、乏力、困倦、低血压、嗜睡及恶心，一般反应轻微。

2. 偶见心悸、震颤，通常无需停药。

3. 罕见抑郁症及过敏反应。

【禁忌】

1. 窦性心动过缓、二度以上的房室传导阻滞、心源性休克及严重心衰患者禁用。

2. 继发于肺动脉高压的右心室衰竭者禁用。

3. 哮喘急性发作期禁用。

4. 正在服用能增强肾上腺素能活性的抗精神病药物和停用此类药物不满 2 周者禁用。

5. 肌酐清除率低于 15mL/min 的肾功能不全者禁用。

【注意事项】

1. 本品剂量的个体差异较大，宜从小剂量开始试用，以选择适宜的剂量。

2. 长期用药时不可突然停药。

3. 心绞痛和缺血性心脏病患者长期服用本品时，突然停药可能会出现心绞痛加重和心肌梗死。因此，对于这类患者，应在 1～2 周内逐渐减量，直至停用。

艾 司 洛 尔

【药理作用】

艾司洛尔常用其盐酸盐，为极短效的 β_1 受体阻滞剂，其心脏选择性与美托洛尔相当。大剂量时选择性逐渐消失，对血管及支气管平滑肌的肾上腺素 β_2 受体也有作用。本品无膜稳定性，也无内在拟交感活性。

本品通过抑制肾上腺素对心脏起搏点的刺激以及减慢房室结传导而发挥抗心律失常的功能，其主要作用部位是窦房结与房室结传导系统。静脉给药产生的血流动力学效应如降低心率与收缩压等与普萘洛尔相似，对静息时或运动高峰时的左、右心室功能如心率血压乘积、左心室射血分数、心脏指数以及右心室射血分数的影响也相近。

本品抗高血压机制目前尚未完全阐明，可能通过以下几个方面发挥作用：①阻断心脏 β_1 受体，降低心排血量。②抑制肾素释放，降低血浆肾素浓度。③阻断中枢 β 受体，降低外周交感神经活性。④减少去甲肾上腺素释放以及促进前列环素生成。除此之外，本品在产生同等 β 受体阻滞作用时，比美托洛尔、普萘洛尔等其他选择性和非选择性的 β 受体阻滞药更能降低血压，提示本品的降压效应还可能存在其他的未知机制。

【适应证】

1. 用于快速性室上性心律失常，如心房颤动、心房扑动或窦性心动过速的快速控制。

2. 用于围术期出现的心动过速和（或）高血压。

3. 也可作为测试其他 β 受体阻滞药效果的试验用药。

【用法及用量】

1. 快速性室上性心律失常　成人先静脉注射负荷量 $0.5mg/(kg \cdot min)$，约 1 分钟，随后静脉滴注维持量，一般自 $0.05mg/(kg \cdot min)$ 开始，4 分钟后若疗效理想则继续维持，若疗效不佳可重复给予负荷量并将维持量以 $0.05mg/(kg \cdot min)$ 的幅度递增。维持量最大可加至 $0.3mg/(kg \cdot min)$。

2. 围术期高血压或心动过速　即刻控制剂量为 $1mg/kg$，30 秒内静注，继续予 $0.15mg/(kg \cdot min)$ 静脉滴注，最大维持量为 $0.3mg/(kg \cdot min)$。

【不良反应】

1. 大多数不良反应为轻度的和一过性的，最常见的是低血压，可见头晕、头痛、嗜睡、恶心、呕吐、注射部位局部皮肤可出现水肿、红斑或硬结等。

2. 偶见潮红、心动过缓、胸痛、晕厥、心脏传导阻滞、乏力、感觉异常、焦虑或抑郁、幻想、支气管哮喘、气短、鼻充血、口干、便秘、腹部不适或味觉异常、血栓性静脉炎、尿潴留、语言障碍、视力异常、肩背痛、寒战、发热等。

【禁忌】

1. 对本品过敏者。

2. 严重支气管哮喘或严重慢性肺梗阻者。

3. 严重窦性心动过缓、病态窦房结综合征和窦房传导阻滞、二至三度房室传导阻滞（安置心脏起搏器者除外）、心源性休克、急性或难治性心力衰竭患者。

4. 外周动脉阻塞型疾病晚期和雷诺综合征患者。

5. 代谢性酸中毒患者。

6. 儿童、孕妇及哺乳妇女不宜使用本品。

【注意事项】

1. 老年人对降压、降心率作用敏感，肾功能较差，应用本品时需慎重。

2. 静脉给药时可能需要大量液体，对于储备心力降低的患者应注意。

3. 本品作用快而强，因此推荐开始剂量宜小，严格控制输注速度，最好采用定量输液泵。

4. 低血压、甲状腺功能亢进、肾功能不全患者慎用。

拉 贝 洛 尔

【药理作用】

拉贝洛尔为兼具 α 受体和 β 受体阻断作用的药物，有较弱的内在活性及膜稳定作用。阻断 β 受体的作用为阻断 α 受体作用的 4～8 倍，阻断 β_1 受体的作用为普萘洛尔的 1/4，阻断 β_2 受体的

作用为普萘洛尔的 $1/17 \sim 1/11$。本品阻断 β_1 受体的作用比阻断 β_2 受体的作用略强。在等效剂量下,其心率减慢作用比普萘洛尔轻,降压作用出现较快。本品阻断 α 受体所致的血管舒张作用也参与降压和抗心绞痛机制,与单纯的 β 受体阻滞药相比,该药在立位和运动试验时的降压作用较强。此外还可使肾血流量增加,而普萘洛尔使之减少。

【适应证】

本品适用于治疗轻度至重度高血压、心绞痛、嗜铬细胞瘤及控制性降压,静注能治疗高血压危象。

【用法及用量】

1. 静脉注射　首次 20mg,以后每 10min 注入 40～80mg,直到血压降到理想水平或总量达到 300mg。

2. 口服　开始 1 次 100mg,每日 2～3 次。如疗效不佳,可增至 1 次 200mg,每日 3～4 次。通常对轻、中、重度高血压的每日剂量相应为 300～800mg、600～1200mg、1200～2400mg,加用利尿药时可适当减量。

【不良反应】

1. 常见有眩晕、乏力、幻觉、胃肠道障碍等,对哮喘患者致支气管痉挛和头皮麻刺感是本品的特殊反应。

2. 少数患者可发生直立性低血压。

3. 用于嗜铬细胞瘤时,个别患者可出现血压上升。

【禁忌】

1. 心动过缓、传导阻滞患者禁用。

2. 支气管哮喘患者禁用。

【注意事项】

1. 注射剂不能加入葡萄糖盐水中作静脉注射或静脉滴注。

2. 给药期间患者应保持仰卧位,用药后要平卧 3 小时,以防直立性低血压发生。

3. 脑出血患者慎用。

4. 心脏及肝肾功能不全者慎用。

左布诺洛尔

【药理作用】

左布诺洛尔为非选择性 β 受体阻滞药，对 $β_1$ 受体和 $β_2$ 受体均有阻断作用，其阻断受体作用比它的右旋异构体强 60 倍，但直接心肌抑制作用相同。无明显局部麻醉作用及内在拟交感作用。

【适应证】

1. 用于高血压、心律失常、心绞痛、嗜铬细胞瘤（手术前准备）等。

2. 用于开角型青光眼。

【用法及用量】

1. 高血压、心律失常等　口服，每次 1～5mg，3 次/日。

2. 用于开角型青光眼　滴眼，1 滴/次，1～2 次/日。滴于结膜囊内，滴后用手指压迫内眦角泪囊部 3～5 分钟。

【不良反应】

1. 可见乏力、嗜睡、头晕、失眠、恶心、腹胀、晕厥、低血压、心动过缓、荨麻疹等。

2. 罕见胸痛、心力衰竭、脑血管意外、腹泻、抑郁、精神错乱、感觉异常、脱发、呼吸衰竭、呼吸困难、鼻腔充血、阳痿。

【禁忌】

1. 对本品过敏者禁用。

2. 过敏性鼻炎、支气管哮喘及痉挛、严重慢性阻塞性肺部疾病患者禁用。

3. 心脏功能不全、循环衰竭者忌用，充血性心力衰竭患者（继发于心动过速者除外），必须等心衰得到控制后始可用本品。

4. 窦性心动过缓、重度房室传导阻滞、心源性休克、低血压症患者禁用。

5. 糖尿病性酮症酸中毒及代谢性酸中毒患者禁用。

【注意事项】

1. 对有明显心脏疾病患者应用本品应监测脉搏。

2. 本品对于孕妇的安全性、儿童的安全性和疗效尚未确立，孕妇和儿童应慎用。哺乳期妇女应权衡利弊，在医生指导下方可使用。

美 托 洛 尔

【药理作用】

美托洛尔为选择性 β_1 受体阻滞药，它对 β_1 受体有选择性阻断作用，无膜稳定作用。其阻断 β 受体的作用约与普萘洛尔相等，对 β_1 受体的选择性稍逊于阿替洛尔。美托洛尔对心脏的作用如减慢心率、抑制心肌收缩力、降低自律性和延缓房室传导时间等与普萘洛尔、阿替洛尔相似，其降低运动试验时升高的血压和心率的作用与普萘洛尔、阿替洛尔相似。其对血管和支气管平滑肌的收缩作用较普萘洛尔为弱，因此对呼吸道的影响也较小，但仍强于阿替洛尔。美托洛尔也能降低血浆肾素活性。

美托洛尔抗高血压机制尚未完全阐明，可能与其阻断心脏 β_1 受体而降低心排血量、阻断中枢 β 受体而降低外周交感神经活性、抑制肾素释放、减少去甲肾上腺素释放以及促进前列环素生成等作用有关。其还通过阻滞 β 受体，使心肌收缩力下降、收缩速度以及传导速度减慢，从而降低心肌氧耗、增加患者的运动耐量，有效治疗心绞痛。另外，本品可通过阻止儿茶酚胺对窦房结、心房起搏点及浦肯野纤维 4 期自发除极，减慢房室结及浦肯野纤维的传导速度，临床可用于心律失常。其拮抗儿茶酚胺的效应，也用于治疗嗜铬细胞瘤及甲状腺功能亢进，可使甲亢症状得到控制，但甲状腺激素的分泌并不减少。本品较大剂量时心脏选择性作用逐渐消失，对血管及支气管平滑肌的 β_2 受体也有作用。

【适应证】

1. 用于高血压、心律失常、心绞痛、心肌梗死、梗阻性肥厚型心肌病、稳定性慢性心力衰竭。

2. 用于甲状腺功能亢进症、嗜铬细胞瘤。

【用法及用量】

1. 高血压　口服，普通片（酒石酸盐）每次 25～50mg，每日 2～3 次；缓释片（琥珀酸盐）每次 47.5～95mg，每日 1 次。

2. 心律失常、肥厚型心肌病、甲状腺功能亢进症　口服，一般每次 25～50mg，每日 2～3 次，或每次 100mg，每日 2 次。

3. 心肌梗死　口服，每次 50～100mg，每日 2 次。

4. 心绞痛　口服，普通片（酒石酸盐）每次 25～50mg，每日 2～3 次；缓释片（琥珀酸盐）每次 95～190mg，每日 1 次。

5. 心力衰竭　口服，普通片（酒石酸盐），起始每次 6.25mg，每日 2～3 次，根据临床情况渐增至每次 6.25～12.5mg，每日 2～3 次，可用至每次 50～100mg，每日 2 次，最大量不应超过每日 300～400mg。

6. 快速性室上性心律失常　静脉注射，开始时以 1～2mg/min 的速度静脉注射，用量可达 5mg（5mL）；如病情需要，可间隔 5 分钟重复注射，总剂量为 10～15mg。心律失常症状控制后，改用口服制剂维持，剂量不超过每次 50mg，每日 2～3 次。

【不良反应】

1. 可见心率减慢、传导阻滞、血压降低、心衰加重、外周血管痉挛导致的四肢冰冷或脉搏不能触及、雷诺现象、疲乏、眩晕、头痛、多梦、失眠、腹泻等。

2. 偶见恶心、胃痛、便秘、关节痛、瘙痒等。

3. 罕见血小板减少、抑郁、记忆力损害、精神错乱、神经质、焦虑、幻觉、味觉改变、氨基转移酶升高、耳聋、耳鸣、皮肤过敏、多汗、脱发、银屑病加重、光敏感、可逆性性功能异常。

【禁忌】

1. 对本品过敏者禁用。

2. 过敏性鼻炎、支气管哮喘及痉挛、严重慢性阻塞性肺部疾病患者禁用。

3. 不稳定的、失代偿性心力衰竭及急性或难治性心力衰竭患者禁用。

4. 窦性心动过缓、二至三度房室传导阻滞、病态窦房结综合征、心源性休克、低血压症患者禁用。

5. 急性心肌梗死患者出现以下任何一项时应禁用：心率低于 45 次/分、P-R 间期大于或等于 0.24 秒、收缩压低于 13.33kPa（100mmHg）。

【注意事项】

1. 用药前后及用药时应当检查或监测，用药期间应定期检查血常规、血压、心肝肾功能。

2. 糖尿病患者应定期检查血糖。

3. 严重的周围血管疾病、末梢循环灌注不良患者慎用。

纳 多 洛 尔

【药理作用】

纳多洛尔的作用与普萘洛尔相似但比普萘洛尔强 2～4 倍，主要呈现心肌收缩力减弱、心率减慢、心排血量减少、血压降低和血浆肾素活性降低。纳多洛尔目前应用较少，因其可致严重心动过缓，但其有降低肾血管阻力，增加肾小球滤过率和肾血流量的特点，对伴有心率较快者可以应用。纳多洛尔不在肝脏代谢，不影响肾血流，较普萘洛尔副作用小。

【适应证】

1. 用于高血压、心绞痛及心律失常。

2. 可用于甲状腺功能亢进、偏头痛等。

【用法及用量】

口服，开始时每次 40mg，1 次/日，以后可视效应渐增剂量至 80～320mg/d。

【不良反应】

1. 可见疲倦、眩晕、头痛、耳鸣、视力模糊、面部水肿、言语不清、行为异常、恶心、呕吐、腹泻、便秘等。

2. 个别病例有心力衰竭。

【禁忌】

1. 对本品过敏者禁用。

2. 过敏性鼻炎患者忌用，支气管哮喘患者禁用。

3. 心脏功能不全、循环衰竭患者禁用。

4. 窦性心动过缓、重度房室传导阻滞、心源性休克、低血压症患者禁用。

【注意事项】

充血性心力衰竭患者（继发于心动过速者除外）必须等心衰得到控制后方可应用本品。

吲哚洛尔

【药理作用】

吲哚洛尔为 β 受体阻滞药，作用类似普萘洛尔，对 $β_1$、$β_2$ 受体的阻断作用无选择性，但心肌 β 受体阻滞作用较普萘洛尔强 10～20 倍。在离体动物实验上，其强度是普萘洛尔的 5 倍，但其"奎尼丁样"作用则比普萘洛尔小得多，且其中等程度的内源性拟交感活性对减少心率及心排血量的作用较弱，一般剂量下不产生心肌抑制作用，耐受性较好，未见发生心力衰竭等严重后果。其降低血浆肾素活性的作用比普萘洛尔弱。

【适应证】

1. 主要用于窦性心动过速、阵发性室上性心动过速和早搏等。

2. 对手术麻醉及甲状腺功能亢进症引起的心律失常也有效。

3. 也用于心绞痛及高血压。

【用法及用量】

1. 口服　用于高血压，每次 5～10mg，15～30mg/d；用于心绞痛和心律失常，每次 2.5～5mg，3 次/日，某些患者可达每次 10mg，3 次/日。

2. 静脉注射或静脉滴注　每次 0.2～1mg。

【不良反应】

1. 可见乏力、嗜睡、头晕、失眠、恶心、腹胀、皮疹、晕厥、低血压、心动过缓等。

2. 个别哮喘患者可出现支气管痉挛及房室传导阻滞等反应。

【禁忌】

1. 对本品过敏者禁用。

2. 过敏性鼻炎、支气管哮喘及痉挛患者禁用。

3. 心脏功能不全、循环衰竭者忌用。充血性心力衰竭患者（继发于心动过速者除外）必须等心衰得到控制后始可用本品。

4. 窦性心动过缓、重度房室传导阻滞、心源性休克、低血压症患者禁用。

【注意事项】

1. 本品剂量个体差异较大，宜从小剂量开始，以选择适宜的剂量。

2. 长期用药时不可突然停药。

普萘洛尔

【药理作用】

普萘洛尔为非选择性 β 受体阻滞药，具有膜稳定性而无内在拟交感活性。可通过阻断心脏、中枢的 β 受体，使心肌收缩力下降、收缩速度减慢，降低心排血量，减慢传导速度，从而降低心肌耗氧量，增加患者运动耐量，降低外周交感神经活性，有效治疗心绞痛，发挥降压作用。本品能发挥膜稳定作用，减慢房室结及浦肯野纤维的传导速度，临床上可用于治疗心律失常。本品拮抗儿茶酚胺的效应可用于治疗嗜铬细胞瘤及甲状腺功能亢进症。

本品抗高血压的机制目前尚未完全阐明，可能通过以下几个方面发挥降压作用：阻断心脏 β_1 受体，降低心排血量；抑制肾素释放，降低血浆肾素浓度；阻断中枢 β 受体，降低外周交感神经活性；减少去甲肾上腺素释放以及促进前列环素生成。本品能阻止儿茶酚胺对窦房结、心房起搏点及浦肯野纤维 4 期自发除极，从而降低自律性。还能通过增加 K^+ 外流、抑制 Na^+ 内流而发挥膜稳定作用，减慢房室结及浦肯野纤维的传导速度，因而临床可用于治疗心律失常。本品通过阻滞 β 受体，使心肌收缩力下降、收缩速度减慢；并通过减慢传导速度，使心脏对运动或应激的反应减弱，从而降低心肌氧耗、增加患者运动耐量，可有效治疗心绞痛。

本品能拮抗儿茶酚胺的效应，也用于治疗嗜铬细胞瘤及甲状腺功能亢进。甲亢的许多症状是 β 受体活性过高引起，应用本品后，甲亢症状可得到控制，甲状腺激素的分泌并不减少，但外周组织中甲状腺素（T_4）、三碘甲状腺原氨酸（T_3）的转变减少，$β_1$ 受体和 $β_2$ 受体的活动均处于抑制状态。

本品抗偏头痛的机制尚不明确，治疗震颤的机制可能与 $β_2$ 受体有关，也可能是中枢作用的结果。

【适应证】

1. 用于高血压、心律失常、心绞痛、心肌梗死、梗阻性肥厚型心肌病、主动脉瓣下狭窄、左心房室瓣脱垂综合征。

2. 用于甲状腺功能亢进症、嗜铬细胞瘤。

3. 用于偏头痛、面神经痛和原发性震颤。

4. 肝硬化患者食管静脉曲张破裂所致消化道出血的早期预防及治疗。

【用法及用量】

本品口服给药。

1. 高血压　每次 5mg，每日 4 次，在严密观察下可逐渐增至每日总量 100mg。或开始每次 10mg，每日 3～4 次，按需要及耐受程度逐渐调整，直至血压得到控制。每日最大剂量为 200mg。

2. 心律失常　每次 10～30mg，每日 3～4 次。

3. 心绞痛、心肌梗死　开始每次 10mg，每日 3～4 次，每 3 日可增加 10～20mg，渐增至每日 200mg，分次服。心肌梗死后预防，可用至每日 160mg。

4. 肥厚型心肌病　每次 10～20mg，每日 3～4 次，按需要及耐受程度调整剂量。

5. 嗜铬细胞瘤　每次 10～20mg，每日 3～4 次，常用每日总量 60mg，分 3 次服用。

6. 偏头痛、面神经痛或震颤 每日 40～120mg。

7. 肝硬化上消化道出血预防及治疗 开始剂量为每日 160mg，以后调整剂量。

【不良反应】

1. 诱发或加重充血性心力衰竭是本品最常见的不良反应。较常见轻度心动过速，少见心动过缓、高血压。

2. 可见眩晕、头昏、头痛、意识模糊、感觉异常、幻觉、抑郁、焦虑、注意力分散、反应迟钝、倦怠、嗜睡、失眠、多梦、恶心、呕吐、腹胀、腹泻、便秘、咽痛、口干、皮肤干燥、皮疹。

3. 少见支气管痉挛及呼吸困难，极少见发热。

【禁忌】

1. 对本品过敏者禁用。

2. 支气管哮喘及痉挛、慢性阻塞性支气管疾病患者禁用。

3. 不稳定的、失代偿性心力衰竭及急性或难治性心力衰竭患者禁用。

4. 窦性心动过缓、二至三度房室传导阻滞、病态窦房结综合征、心源性休克、低血压症患者禁用。

5. 代谢性酸中毒患者禁用。

【注意事项】

1. 用药前后及用药时应当检查或监测，用药期间应定期检查血常规、血压、心肝肾功能。

2. 糖尿病患者应定期检查血糖。

3. 治疗心律失常时应饭前、睡前服用，用量根据心律、心率及血压变化及时调整。

4. 长期禁食后的患者慎用。

索他洛尔

【药理作用】

本品常用其盐酸盐，是唯一兼有Ⅱ类和Ⅲ类抗心律失常药特点的非选择性β受体阻滞药。其左旋及右旋异构体均有Ⅲ类抗心律失常药作用，左旋异构体还具有 β 受体阻滞作用。本品无内在拟交感活性和膜稳定性。在低浓度时以肾上腺素 β 受体阻断作用为主，高浓度时才表现出Ⅲ类抗心律失常药（延长动作电位间期）作用。

同其他 β 受体阻滞药一样，本品可抑制肾素释放，减慢心率，轻度减弱心肌收缩力，降低心肌耗氧和做功；同时还与胺碘酮相似，具有延长动作电位间期的作用；通过延长复极相而均一地延长心脏组织的动作电位时程，延缓房室结传导，使心房、心室肌及传导系统（包括旁路）有效不应期延长。

【适应证】

用于心律失常、心绞痛、心肌梗死及高血压的治疗。

【用法及用量】

1. 口服　起始剂量为每日 160mg，每日 2 次，剂量可增至每日 240～320mg。极量为每日 640mg。

2. 静脉给药　每次 0.5～1.5mg/kg，10 分钟内静脉注射，继以每小时 10mg 的速度静脉滴注。

【不良反应】

1. 致心律失常作用为其最重要的不良反应，表现为加重已有的心律失常或诱发新的心律失常，还有心动过缓、胸痛、心悸、晕厥、低血压、呼吸困难、心力衰竭加重、水肿等。

2. 可见恶心、呕吐、腹泻、消化不良、腹痛、胃肠胀气、发热、哮喘、皮疹、视力障碍、味觉异常、听力障碍、肌肉痉挛或肢体疼痛、性功能紊乱等。

【禁忌】

1. 对本品过敏者禁用。

2. 过敏性鼻炎、支气管哮喘及痉挛、严重慢性阻塞性肺部疾病患者禁用。

3. 不稳定的、失代偿性心力衰竭及急性或难治性心力衰竭患者禁用。

4. 窦性心动过缓、二至三度房室传导阻滞（安置心脏起搏器者除外)、病态窦房结综合征、心源性休克、低血压症患者禁用。

【注意事项】

用药前后及用药时应当检查或监测。在开始治疗或调整剂量期间均应仔细监测心电图（每次给药后应监测 Q-T 间期 2～4 小时）、血压、肾功能和电解质（如血钾、血镁、血钙），如有可能还应监测血药浓度。

噻吗洛尔

【药理作用】

噻吗洛尔常用其马来酸盐，为非选择性 β 受体阻滞药，无膜稳定作用、内源拟交感活性及直接抑制心脏作用，有低至中度的脂溶性。其降血压与减少心肌氧耗量的机制与普萘洛尔相同，作用强度为普萘洛尔的 8 倍。临床试验显示，本品可减少急性心肌梗死的死亡率，可使偏头痛的发生率降低 50%。本品有明显的降眼压作用，据报道，主要通过减少房水生成降低眼压。本品优于传统的降眼压药，特点为起效快、副作用小、耐受性好，对瞳孔大小、对光反射及视力无影响。但有国外资料表明本品可通过阻滞位于视神经、脉络膜与视网膜血管处的 β_2 受体导致血管收缩，从而影响视觉。

【适应证】

1. 用于原发性高血压，对轻中度高血压疗效较好。

2. 冠心病，可用于心绞痛和心肌梗死后的治疗。

3. 预防偏头痛。

4. 滴眼剂用于治疗青光眼，尤其适用于原发性开角型青光眼，也可用于闭角型青光眼术后、无晶体性青光眼、某些继发性青光眼、高眼压症以及对药物和手术无效的青光眼。

【用法及用量】

1. 高血压　口服，开始剂量每次 2.5～5mg，每日 2～3 次，1 周后按需要及耐受量可逐渐加量至每日 20～40mg，最大量可为每日 80mg。

2. 冠心病 口服，开始每次 2.5mg，每日 2 次，可渐增至总量每日 20mg。

3. 偏头痛 口服，每次 10mg，每日 2 次，根据临床反应及耐受性可渐增至总量 30mg/d，或减至每日 10mg。6～8 周无效则应停用。

4. 青光眼 经眼给药。0.25％滴眼剂，每次 1 滴，每日 2 次；0.5％滴眼剂，每次 1 滴，每日 1～2 次；1％滴眼剂，每次 1 滴，每日 1～2 次。如眼压已控制，可改为每日 1 次。药液应滴于结膜囊内，滴后用手指压迫内眦泪囊部 3～5 分钟。

【不良反应】

1. 一般较轻且较短暂。可见心动过缓、心悸、血压下降、心力衰竭加重、传导阻滞、心脏停搏、雷诺综合征、消化不良、恶心、眩晕、头痛、乏力、肢端疼痛、感觉异常、嗜睡，失眠、梦魇、抑郁、精神错乱、幻觉、重症肌无力加重、支气管痉挛、呼吸困难、呼吸衰竭、鼻腔充血、咳嗽、上呼吸道感染等。

2. 可掩盖糖尿病患者应用胰岛素或降糖药后的低血糖症状。

3. 经眼给药后最常见眼烧灼感及刺痛，可见眼干、结膜炎、眼睑炎、角膜炎、角膜敏感度下降、屈光度改变、复视及眼睑下垂等。

【禁忌】

1. 对本品过敏者禁用。

2. 严重支气管哮喘或慢性阻塞性支气管疾病患者禁用。

3. 严重窦性心动过缓、病态窦房结综合征和窦房传导阻滞、二至三度房室传导阻滞、心源性休克、急性或难治性心力衰竭患者禁用。

4. 儿童、孕妇及哺乳妇女不宜使用本品。

【注意事项】

1. 本品的临床效应与血药浓度可不完全平行，剂量调节以临床效应为准。

2. 用药前后及用药时应当检查或监测，用药期间应定期复查眼压，根据眼压变化调整用药方案。

3. 泪腺功能低下者应用本品前最好作泪腺功能测定。

4. 如与其他滴眼药合用，用本品前应间隔 10 分钟。

5. 本品滴眼剂中所含防腐剂可能会在角膜接触镜上沉淀，因而在滴药前应先取出镜片，且在用药后 15 分钟内不应再戴。

6. 甲状腺功能亢进、糖尿病、重症肌无力、雷诺综合征或其他周围血管疾病患者慎用。

7. 肝功能不全、肾功能减退患者慎用。

8. 代谢性酸中毒患者慎用。

卡 维 地 洛

【药理作用】

卡维地洛为 α_1、β 受体阻滞药，其 β 受体阻断作用较强，为拉贝洛尔的 33 倍，为普萘洛尔的 3 倍。本品通过阻断突触后膜 α_1 受体扩张血管，降低外周血管阻力，同时阻滞 β 受体，抑制肾素分泌，阻断肾素-血管紧张素-醛固酮系统，产生降压作用。无内在拟交感活性，与普萘洛尔相似，具有膜稳定特性。对心排血量及心率影响不大，极少产生水钠潴留。动物实验及体外多种人体细胞试验证实，本品还具有抗氧化特性，在高浓度时尚具有钙通道阻滞作用。

【适应证】

1. 轻中度原发性高血压。

2. 心绞痛。

3. 有症状的充血性心力衰竭。

【用法及用量】

1. 高血压　口服，125mg/d，1～2 次/日。最大日剂量一般不超过 50mg。

2. 心绞痛　口服，25mg/d，顿服。最大日剂量一般不超过 100mg。

3. 有症状的充血性心力衰竭　口服，3.125～6.25mg，2 次/日。逐渐增加剂量到患者能耐受的最高限度，最大日剂量一般不超过 100mg。

【不良反应】

1. 偶见轻度头晕、头痛、乏力、心动过缓、直立性低血压、胃肠不适、哮喘、呼吸困难倾向、皮疹、眼干、四肢疼痛等。

2. 罕见抑郁、睡眠紊乱、感觉异常、外周循环障碍（四肢发凉）、水肿、心绞痛、鼻塞、便秘、呕吐、排尿障碍、性功能减退等。

【禁忌】

1. 对本品过敏者禁用。

2. 孕妇、计划妊娠的妇女及哺乳期妇女禁用。

3. 哮喘、伴有支气管痉挛的慢性阻塞性肺疾病、过敏性鼻炎患者禁用。

4. 严重心动过缓、窦房结综合征、二至三度房室传导阻滞患者禁用。

5. 严重心力衰竭、心源性休克、心肌梗死伴并发症患者禁用。

6. 严重低血压（收缩压低于 85mmHg）患者禁用。

【注意事项】

1. 用药前后及用药时应当检查或监测肾功能及血糖，如有异常应减少用量或停药。

2. 剂量必须个体化，增加剂量期间需密切观察。

3. 服药时间与用餐无关，但对充血性心力衰竭患者必须饭中服用本品，以减缓吸收，降低直立性低血压的发生。

4. 本品一般需长期使用，应避免突然停药，宜用 1～2 周以上的时间逐渐停药，这对合并冠心病的患者尤其重要。停药后 2～3 周内应尽量减少体力活动，以避免心绞痛恶化或出现其他严重的心血管疾病。

5. 本品可能影响驾驶和操作机器的能力，在用药开始、剂量改变或饮酒时更为明显。

6. 肝功能不全者慎用。

7. 手术前 48 小时内慎用。

贝 凡 洛 尔

【药理作用】

贝凡洛尔是第二代选择性的 β 受体阻滞药，对 $β_1$ 受体有高度选择性作用，无内在拟交感活性，具有脂溶性。它同时具有对 α 受体的阻滞作用和可能对钙离子通道的拮抗作用，能平行地阻滞 α 和 β 受体来降低血压并可抵消相互不利影响，达到联合用药的效果。其选择性 $β_1$ 阻滞效果与美托洛尔相近，$α_1$ 阻滞作用略弱于拉贝洛尔，且无内因性交感神经刺激作用。贝凡洛尔和美托洛尔相比，后者心率减慢的幅度大于前者，贝凡洛尔比美托洛尔有更好的耐受性。

【适应证】

用于轻度或中度高血压、心绞痛的治疗。

【用法及用量】

1. 高血压　口服，每次 200mg，每日 1～2 次。

2. 心绞痛　口服，每次 50mg，每日 1～2 次。

【不良反应】

本品常见的副作用为疲劳、头痛、头晕、水肿、胃肠道不适等，但均很轻微，仅少数患者停药后发生。

【禁忌】

1. 对本品过敏者禁用。

2. 过敏性鼻炎、支气管哮喘及痉挛患者禁用。

3. 心脏功能不全、循环衰竭者忌用。充血性心力衰竭患者（继发于心动过速者除外）必须等心衰得到控制后始可用本品。

4. 窦性心动过缓、重度房室传导阻滞、心源性休克、低血压症患者禁用。

【注意事项】

1. 高血压患者常用量为每日口服 200mg，可单次或与利尿药合用，最大剂量不应超过 400mg/d。

2. 心绞痛患者每日总剂量一般不应超过 400mg。

奈必洛尔

【药理作用】

奈必洛尔是一种新型、强效、选择性的第三代 β 受体阻滞药。可以提高一氧化氮的水平，具有舒张血管效应。比目前已知的选择性 β_1 受体阻滞药如阿替洛尔、美托洛尔、比索洛尔等的特异性更强。其对 β_1 受体阻滞作用的强度为 β_2 受体的 290 倍，而比索洛尔为 26 倍，阿替洛尔为 15 倍，普萘洛尔为 1.9 倍。因此，本品具有更高的选择性，不会引起支气管平滑肌和血管平滑肌收缩，无内源性拟交感活性，无膜稳定作用，且不与 5-羟色胺受体、多巴胺受体、α_1 受体、α_2 受体结合。

【适应证】

临床上用于治疗原发性高血压，亦可用于心绞痛及慢性心衰的治疗。

【用法及用量】

口服，每次 5mg，每日 1 次。

【不良反应】

1. 可见头痛、头昏、鼻塞、肢冷、乏力及心动过缓等。

2. 可诱发心力衰竭或引起严重缓慢性心律失常，但很少发生。

【禁忌】

对本品过敏者。

【注意事项】

老年患者服用本品较易发生副作用。

第四节　血管扩张药

肼 屈 嗪

【药理作用】

本品主要扩张小动脉，使外周阻力降低，血压下降，以舒张压下降明显，立位血压降低较卧位明显，并能增加肾血流量，具有选择性扩血管作用，对冠状动脉、脑、肝、肾血管的扩张作用超过皮肤及肌肉的血管床。本品能增加心排血量，降低血管阻力与心脏负荷的作用，可用于治疗心力衰竭。

【适应证】

用于治疗肾性高血压及舒张压较高的患者，妊娠高血压及心力衰竭。

【用法及用量】

口服、静脉注射、肌内注射。一般开始时用小剂量，每次10～25mg，每日 2～3 次，逐渐增加剂量到每次 25～50mg，每日 3～4 次。

【不良反应】

1. 常见的不良反应　头痛、恶心、呕吐、腹泻、心悸、心动过速等。

2. 少见的不良反应　便秘、低血压、脸潮红、流泪、鼻塞。

3. 罕见的不良反应　长期大量应用（400mg/d 以上），可引起皮疹、瘙痒；胸痛；淋巴结肿大；周围神经炎；水肿；类风湿关节炎；红斑狼疮综合征。

【禁忌】

1. 冠心病、心绞痛患者禁用。

2. 对本品过敏者禁用。

3. 严重肾功能障碍禁用。

【注意事项】

1. 对中度原发性高血压，肼屈嗪合并应用利尿药和 β 受体阻滞药可以获得良好疗效。本品不宜单独应用，老年患者应用本品时必须特别注意，老年人对本品的降压作用较敏感，并易发生肾功能减低，故应减少剂量。

2. 合并冠心病患者因可致心肌缺血，亦应慎用。

3. 动物研究中发现本品大剂量有致肿瘤作用。

4. 用药期间随访检查抗核抗体、血常规，必要时查红斑狼疮。长期给药可产生血容量增大、液体潴留、反射性交感兴奋而心率加快、心排血量增加，使本品的降压作用减弱。缓慢增加剂量或合用 β 受体阻滞药可使副作用减少。

5. 停用本品必须缓慢减量，以免血压突然升高。

6. 食物可增加本品生物利用度，故宜在餐后服用。

7. 冠心病、脑动脉硬化、心动过速及心功能不全患者慎用。

双肼屈嗪

【药理作用】

双肼屈嗪降压作用的确切机制尚未明确，一般认为与肼屈嗪相似，主要扩张小动脉，对静脉作用小，使周围血管阻力降低，心率增快，心每搏量和心排血量增加。长期使用可致肾素分泌增加、醛固酮增加、水钠潴留而降低效果。本品能增加心排血量，降低血管阻力与后负荷。

【适应证】

适用于治疗肾性高血压及舒张压较高的患者。

【用法及用量】

口服，每次 12.5～25mg，每日 3 次。以后按需要增至每次 50mg，每日 3 次。

【不良反应】

1. 多见的不良反应　腹泻、心悸、心动过速、头痛、呕吐、恶心。

2. 少见的不良反应　便秘、低血压、面潮红、流泪、鼻塞。

3. 罕见的不良反应　免疫变态反应所致的皮疹、瘙痒、胸痛、淋巴结肿大、周围神经炎、水肿、系统性红斑狼疮。

【禁忌】

有主动脉瘤、脑卒中、冠心病、脑动脉硬化、心动过速及严重肾功能障碍的患者禁用。

【注意事项】

1. 合并冠心病患者因可致心肌缺血，宜慎用。

2. 本品可透过胎盘，但缺少在人体的研究，本品长期使用可产生血容量增大，液体潴留，反射性交感兴奋而心率加快、心排血量增加，使本品的降压作用减弱。缓慢增加剂量或合用 β 受体阻滞药可使副作用减少。停用本品应缓慢减量以免血压突然升高。

3. 食物可增加其生物利用度，故宜在餐后服用。

卡　屈　嗪

【药理作用】

本品化学结构与肼屈嗪略有不同，但降压作用、作用机制、临床应用及不良反应等均与肼屈嗪相仿。通过扩张小动脉，使外周阻力降低，血压下降。

【适应证】

用于高血压的治疗。

【用法及用量】

口服，每次 10～20mg，每日 1 次。

【不良反应】

与肼屈嗪相似，常见的有头痛、恶心、呕吐、腹泻、心悸、心动过速等。少见便秘、低血压、脸潮红、流泪、鼻塞等。罕见皮疹、瘙痒、胸痛、淋巴结肿大、周围神经炎水肿、红斑狼疮综合征等。

【禁忌】

1. 对本品过敏者。

2. 严重肾功能障碍。

【注意事项】

1. 对中度原发性高血压，合并应用利尿药和 β 受体阻滞药则可以获得良好疗效。但本品不宜单独应用，老年患者应用本品时必须特别注意，老年人对本品的降压作用较敏感，并易发生肾功能减低，故应减少剂量。

2. 合并冠心病患者因可致心肌缺血，亦应慎用。

3. 动物研究中发现本品大剂量有致肿瘤作用。

4. 用药期间随访检查抗核抗体、血常规，必要时查红斑狼疮。长期给药可产生血容量增大、液体潴留，反射性交感兴奋而心率加快、心排血量增加，使本品的降压作用减弱。缓慢增加剂量或合用 β 受体阻滞药可使副作用减少。

5. 停用本品必须缓慢减量，以免血压突然升高。

6. 食物可增加其生物利用度，故宜在餐后服用。

硝 普 钠

【药理作用】

本品为一种速效、短时作用的血管扩张药，对动脉和静脉平滑肌均有直接扩张作用，但不影响子宫、十二指肠或心肌的收缩。血管扩张使周围血管阻力减低，因而有降压作用。同时血管扩张使心脏前、后负荷均减低，心排血量改善，故对心力衰竭有益。后负荷减低可减少瓣膜关闭不全时主动脉和左心室的阻抗而减轻反流。

【适应证】

1. 用于高血压急症，如高血压危象、高血压脑病、恶性高血压、嗜铬细胞瘤手术前后阵发性高血压等的紧急降压，也可用于外科麻醉期间进行控制性降压。

2. 用于急性心力衰竭，包括急性肺水肿。亦用于急性心肌梗死或瓣膜（二尖瓣或主动脉瓣）关闭不全时的急性心力衰竭。

【用法及用量】

用前将本品 50mg（1 支）溶解于 5% 葡萄糖溶液 5mL 中，再稀释于 5% 葡萄糖液 250~1000mL 中，在避光输液瓶中静脉滴注。

静脉滴注，开始每分钟按体重 $0.5\mu g/kg$。根据治疗反应以每分钟 $0.5\mu g/kg$ 递增，逐渐调整剂量，常用剂量为每分钟按体重 $3\mu g/kg$，极量为每分钟按体重 $10\mu g/kg$。总量为按体重 $3.5\mu g/kg$。用作麻醉期间短时间的控制性降压，滴注最大量为每分钟按体重 $0.5mg/kg$。

【不良反应】

1. 本品不良反应来自其代谢产物氰化物和硫氰酸盐，氰化物是中间代谢物，硫氰酸盐为最终代谢产物，如氰化物不能正常转换为硫氰酸盐,则硫氰酸盐血浓度虽正常也可发生中毒。

2. 麻醉中控制降压时突然停用本品,尤其血药浓度较高而突然停药时,可能发生反跳性血压升高。

3. 皮肤 光敏感与疗程及剂量有关,皮肤石板蓝样色素沉着,停药后经较长时间(1~2 年)才渐退。其他过敏性皮疹,停药后消退较快。

【禁忌】

1. 代偿性高血压如动静脉分流或主动脉缩窄时禁用。

2. 孕妇禁用。

【注意事项】

1. 本品对光敏感,溶液稳定性较差,滴注溶液应新鲜配制并注意避光。新配溶液为淡棕色,如变为暗棕色、橙色或蓝色,应弃去。溶液的保存与应用不应超过 12 小时。溶液内不宜加入其他药品。

2. 用本品时血二氧化碳分压、pH 值、碳酸氢盐浓度可能降低;血浆氰化物、硫氰酸盐浓度可能因本品代谢后产生而增高,本品逾量时动脉血乳酸盐浓度可增高,提示代谢性酸中毒。

3. 应用本品过程中,应经常测血压,最好在监护室内进行;肾功能不全而本品应用超过 48~72 小时者,每天必须测定血浆中氰化物或硫氰酸盐,保持硫氰酸盐不超过 $100\mu g/mL$;氰化物不超过 $3\mu mol/mL$,急性心肌梗死患者使用本品时须测定肺动脉舒张压或嵌压。

4. 药液有局部刺激性,谨防外渗,推荐自中心静脉给药。

二 氮 䓬

【药理作用】

本品为噻嗪类衍生物,激活 ATP 敏感性钾通道,松弛小动脉平滑肌,扩张血管,降低外周阻力,使血压急剧下降,能对抗多种物质收缩血管作用。能反射性增快心率,增加心排血量,脑、肾、冠状动脉的血流量不变。可引起血浆肾素活性升高,影响降压效果。能抑制胰岛 B 细胞分泌胰岛素而增加血糖浓度。

【适应证】

适用于恶性高血压、高血压危象时紧急降压，但对嗜铬细胞瘤或单胺氧化酶抑制药所引起的高血压无效。

【用法及用量】

快速静注，每次 200～400mg，在 15～20 秒内注完。抢救高血压危象时，可在 0.5～3 小时内再注射 1 次，每日总量不超过 1200mg。症状缓解后再改以口服抗高血压药维持。

【不良反应】

1. 可见水钠潴留、水肿、充血性心力衰竭。

2. 可致静脉炎。

3. 可致血糖、血尿酸升高，一过性脑或心肌缺血、头痛、恶心、失眠、便秘、听觉异常、皮疹、神志丧失或抽搐等。

4. 可有味觉改变、食欲减退、恶心、呕吐、胃痛、便秘等。

5. 少见白细胞及血小板减少。

【禁忌】

1. 妊娠、哺乳期妇女禁用。

2. 充血性心力衰竭、糖尿病、肾功能不全的重型高血压。

3. 对本品、噻嗪类利尿药或磺胺类药过敏者。

【注意事项】

1. 本品不宜与其他药物及输液配伍。

2. 长期口服，不良反应有锥体外系综合征、多毛症等。

3. 注射时防止漏出血管外，以免引起疼痛和炎症。

4. 不宜与噻嗪类利尿药合用，可加剧高血糖和高尿酸血症。

5. 脑血管、冠状动脉供血不足、心肌梗死、主动脉夹层的高血压患者慎用。

6. 对单胺氧化酶抑制药和嗜铬细胞瘤引起的高血压无效。

米 诺 地 尔

【药理作用】

米诺地尔能直接扩张小动脉，因而降压，但具体机制未明。本品不扩张小静脉。周围血管阻力减低后引起反射性心率加快、心排血量增加。降压后肾素活性增高，引起水钠潴留。本品不干扰血管运动反射，故不发生直立性低血压。

【适应证】

治疗高血压，为第二线或第三线用药。

【用法及用量】

1. 成人常用量　口服，开始每次 2.5mg，每日 2 次，以后每 3 日将剂量加倍，逐渐增至出现疗效，维持量每日 10～40mg，单次或分次服用。最多每日不能超过 100mg。

2. 小儿常用量　口服按体重每日 0.2mg/kg，每日一次给药。以后每 3 日调整剂量，每次每日按体重增加 0.1mg/kg，12 岁以下每日最多为 50mg。维持量按体重每日 0.25～1mg/kg，每日单次或分次服用。

【不良反应】

1. 反射性交感兴奋可引起心率加快、心律失常、皮肤潮红。

2. 水钠潴留引起体重增加、下肢水肿。

3. 毛发增生，以脸、臂及背部较著，常在用药后 3～6 周内出现，停药 1～6 个月后消退。为减少这些不良反应宜与利尿药或 β 受体阻滞药合用。

4. 较少见的有心绞痛、胸痛（心包炎）、头痛（血管扩张所致）。

5. 少见的有过敏反应、皮疹、瘙痒。

【禁忌】

对本品过敏者禁用。

【注意事项】

1. 使用本品治疗后初期血尿素氮及肌酐增高，但继续治疗后下降至用药前水平。

2. 血浆肾素活性、血清碱性磷酸酶、血钠可能增高。

3. 血细胞计数及血红蛋白可能因血液稀释而减低。

4. 应用本品时应定时测量血压、体重。

5. 突然停药可致血压反跳，故宜逐渐撤药。

6. 肾功能不全者需加用利尿药。

7. 临用时将本品溶于专用溶剂中，不宜与其他药物及输液配伍。

第五节　钙通道阻滞药

硝苯地平

【药理作用】

在第一代钙通道阻滞药中，只有硝苯地平具有血管选择性，本品对冠状动脉和外周血管平滑肌的舒张作用强，舌下含服吸收迅速，小剂量即能使正常心肌和冠状动脉狭窄区的血流量均有增加。同时具有对抗乙酰胆碱、5-羟色胺、去甲肾上腺素及强心苷等引起的冠脉痉挛，以及保护血管内皮细胞、抑制血管平滑肌增生肥厚的重要药理作用。

另外硝苯地平还具有很强的抗血小板聚集作用和明显的利尿作用，对辅助治疗和预防冠心病有益。

【适应证】

用于治疗或预防冠心病心绞痛，特别是变异型心绞痛、高血压伴冠心病患者。

【用法及用量】

1. 口服

① 高血压：速释剂，每次 10mg，每日 3 次。缓释剂，每次 30～60mg，每日 1 次。

② 心绞痛：速释剂，初始剂量为每次 10mg，每日 3 次；维持剂量为每次 10～20mg，每日 3 次；每日最大剂量不超过 120mg。缓释剂，初始剂量为每次 30～60mg，每日 1 次。

2. 静脉给药　每次 2.5～5mg，加入 5% 葡萄糖注射液 250mL 中在 4～8 小时内缓慢静脉滴注。24 小时最大剂量为 15～30mg。

3. 咽部喷药　每次 1.5～2mg。

【禁忌】

1. 对本药或其他钙通道阻滞药过敏。

2. 心源性休克。

3. 孕妇及哺乳期妇女、儿童。

4. 低血压。

5. 严重主动脉狭窄。

【不良反应】

1. 常见的有服药后出现外周水肿、头晕、头痛、恶心、乏力和面部潮红、一过性低血压，多不需要停药。个别患者发生心绞痛，可能与低血压反应有关。还可见心悸、鼻塞、胸闷、气短、便秘、腹泻、胃肠痉挛、腹胀、骨骼肌发炎、关节僵硬、肌肉痉挛、精神紧张、颤抖、神经过敏、睡眠紊乱、视力模糊、平衡失调等。

2. 少见的有贫血、白细胞减少、血小板减少、紫癜、过敏性肝炎、齿龈增生、抑郁、偏执等。

3. 可能产生的严重不良反应　心肌梗死和充血性心力衰竭发生率；肺水肿、心律失常和传导阻滞等。

4. 本品过敏者可出现过敏性肝炎、皮疹甚至剥脱性皮炎等。

【注意事项】

1. 对诊断的干扰。应用本品时偶可有碱性磷酸酶、肌酸磷酸激酶、乳酸脱氢酶、天冬氨酸氨基转移酶和丙氨酸氨基转移酶升高，一般无临床症状。

2. 用药后患者可发生轻中度外周水肿，与动脉扩张有关。水肿多初发于下肢末端，用利尿药可消退。

3. 本药速释剂不适宜用于高血压长期治疗。

戈 洛 帕 米

【药理作用】

通过扩张周围血管，可见周围阻力减小，血压下降，心脏负荷减轻，心肌氧耗减少，冠脉血流获得改善。

【适应证】

防治心绞痛，充血性心力衰竭（慢性心功能不全），治疗心肌梗死后的无节律性心动过速和一般心律失常。

【用法及用量】

口服，每次 25～50mg，每日 2～3 次，每日最大剂量400mg，肝病患者注意减量。

【不良反应】

胃肠道不适、便秘、心动过缓及传导阻滞。

【禁忌】

孕妇、哺乳者、心功能不全、严重肝肾功能不全、低血压及传导阻滞。

【注意事项】

1. 最常用的剂量为 50mg，2～3 次/日，开始治疗 4 周可获得充分的疗效。

2. 据报道，有 4 例因发生心脏不良反应而停药。

3. 密封、避光贮于室温下。

维 拉 帕 米

【药理作用】

本品属苯烷胺类钙通道阻滞药，在阻滞心肌细胞膜钙通道使钙内流受阻方面具有较强的选择性。其抑制窦房结和房室结慢反应细胞舒张期的除极化，延长房室传导时间，使房室结有效不应期显著延长，传导由单向阻滞变为双向阻滞等具有较强的作用，因而在治疗折返型心律失常方面疗效显著。其负性频率、负性肌力、负性传导作用较其他钙通道阻滞作用更明显。本品同时具有增加冠脉血流量，扩张外周血管，降低外周阻力，使平均动脉压下降，心脏负荷降低，耗氧下降等方面具有明显作用。

【适应证】

多用于快速性室上性心律失常，也用于心绞痛的预防和治疗。

【用法及用量】

1. 口服 每次 40～80mg，每日 2～3 次，依病情可逐步增加剂量，最大剂量每日240～320mg，维持剂量每次40mg，每日3次；老年人、肥胖、长期用药控制的患者，注意调整剂量；缓释剂型一般每次240mg，每日1～2次。

2. 静脉用药　缓慢注射，每次5～10mg，儿童剂量每次3～5mg。

【不良反应】

易引起心力衰竭、房室传导阻滞、低血压、心悸、眩晕、皮疹、瘙痒、阳痿、恶心呕吐及便秘等。

【禁忌】

病窦综合征、二至三度房室传导阻滞、心动过缓、晚期心力衰竭、心源性休克禁用。

【注意事项】

1. 高龄患者以及心肾功能异常患者应严格掌握剂量或选用其他类抗心律失常药。

2. 一般用量引起的心力衰竭、低血压，可用多巴胺或多巴酚丁胺治疗。大量或快速应用易引起心动过缓、房室传导阻滞甚至心脏停搏等急症，应立即停药，同时根据情况即可静注阿托品、异丙肾上腺素、钙剂等救治，必要时使用临时心脏起搏。

地尔硫䓬

【药理作用】

本品为苯噻氮䓬类钙通道阻滞药，药理作用与维拉帕米类似，但抗快速性心律失常作用相对较弱，而临床用于慢性稳定型心绞痛作用明显。特点是对心脏有抑制作用，表现为轻度的负性肌力和负性频率作用，降低心脏耗氧量，对缺血心肌有保护作用。其抑制房室传导的作用对房室结折返性心律失常患者有治疗意义。直接扩张冠状动脉，解除冠脉痉挛。对大的冠状动脉血管和侧支循环均有扩张作用，对变异型心绞痛和慢性稳定型心绞痛均有显著效果。同时降低收缩压和舒张压。扩张外周血管，降低全身血管阻力，血压降低，对脉压无明显影响。

【适应证】

用于治疗快速性室上性心律失常，如阵发性室上性心动过速、频发房性及交界性早搏、阵发性房颤等。另外应用于冠心病心绞痛，特别是因血管痉挛而引发的心绞痛发作；对轻中度老年人高血压病有效；适宜于不能应用 β 受体阻滞药的老年人，如伴发慢性喘息性支气管炎、慢阻肺、哮喘的冠心病心绞痛患者。

【用法及用量】

1. 口服　初次剂量为每次 30～60mg，每日 2～4 次，每日 60～240mg，可根据治疗需要进行调整。老年人一般维持剂量 30mg，每日 2 次。

2. 静脉注射　0.25～0.35mg/kg 稀释后缓慢注射。

【不良反应】

本品不良反应较少，且多发生在用药早期，长期应用合理剂量未见严重不良反应。一般的不良反应有低血压、头晕、头痛、面色潮红、口干、胃部不适、水肿、关节痛、胸痛、皮疹、疲劳感等，偶见有房室传导阻滞、严重心动过缓、窦性停搏及血 GOT、GPT 水平升高。与其他抗心律失常药合用时不良反应明显增多，应慎重合用。

【禁忌】

1. 病态窦房结综合征未安装起搏器者禁用。

2. 窦性心动过缓患者禁用。

3. 二度以上房室传导阻滞、心源性休克患者禁用。

4. 对本品过敏、急性心肌梗死、肺充血患者禁用。

【注意事项】

本品如出现过量应用，可导致心动过缓、低血压、心脏传导阻滞和心力衰竭。此时应及时求助医生依据情况采取相应措施，可在通过胃肠道清除本品的同时，给以相应处置：如出现高度房室传导阻滞、心动过缓，给予阿托品 0.6～1mg，如无效可谨慎地使用异丙肾上腺素，如出现持续的高度房室传导阻滞则应用起搏器治疗；出现心力衰竭时，应用正性肌力药物异丙肾上腺素、多巴胺、多巴酚丁胺和利尿药；出现持续低血压时，应用升压药多巴胺或去甲肾上腺素。

在妊娠妇女中应用尚缺乏对照试验资料，故孕妇应用本品必须权衡利弊。本品可经过乳汁排出，其浓度接近血药浓度，如哺乳期确有必要应用本品，必须改变婴儿喂养方式。儿童应用本品的安全性和有效性尚未确定。

尼群地平

【药理作用】

本品为二氢吡啶类钙通道阻滞药，能抑制血管平滑肌和心肌的跨膜钙离子内流，但以血管作用为主，故其血管选择性较强。还能引起冠状动脉、肾小动脉等全身血管的扩张，产生降压作用。本品能降低心肌耗氧量，对缺血性心肌有保护作用。可显著增加尿钠排泄，有利尿作用，但尿钾排泄不增加。

【适应证】

高血压，可单用或与其他抗高血压药合用。

【用法及用量】

口服给药，开始每次 10mg，每日 1 次，以后可根据情况调整为每次 20～40mg，每日 1 次。

【不良反应】

较少见的有头痛、面部潮红。少见的有头晕、恶心、低血压、足踝部水肿、心绞痛发作、一过性低血压。本品过敏者可出现过敏性肝炎、皮疹甚至剥脱性皮炎等。

【禁忌】

1. 对本品或其他钙通道阻滞药过敏者。

2. 严重主动脉瓣狭窄患者。

【注意事项】

少数接受 β 受体阻滞药的患者在开始服用本品后可发生心力衰竭，有主动脉狭窄的患者这种危险性更大。

尼索地平

【药理作用】

本品属于第二代二氢吡啶类钙通道阻滞药，结构类似硝苯地平，具有高度的血管平滑肌选择性，通过抑制钙离子流入血管平滑肌细胞内而发挥血管扩张作用，从而使血压下降。本品也可引起左心室舒张末压和肺毛细血管楔压间接下降。还可明显扩张心血管疾病患者的冠状动脉，降低冠状血管阻力，但不改变心肌耗氧。本品还可促进尿钠排泄，长期用药一般可以代偿。

【适应证】

1. 用于高血压的治疗，可单独应用或与其他抗高血压药物联合使用。

2. 治疗心绞痛。

【用法及用量】

口服给药，开始每次 10mg，每日 1 次，于餐前 15 分钟服用。必要时 2 周后可增加至每次 20mg，每日 1 次。

【不良反应】

不良反应与其扩血管作用有关。常见的有头痛、面部潮红、头晕、恶心、低血压、足踝部水肿、心悸、心动过速。偶见胃肠道反应、皮疹、疲劳、嗜睡。罕见出现低血压。

【禁忌】

1. 对二氢吡啶类钙通道阻滞药过敏的患者。

2. 不稳定型心绞痛。

3. 严重肝肾功能不全者。

4. 孕妇及哺乳期妇女、儿童。

5. 1 个月内发生过心肌梗死者。

6. 未经治疗的充血性心力衰竭者。

【注意事项】

尼索地平缓释片需整个吞服，不能咀嚼、分散和压碎服用。本品不应与高脂肪饮食同用。西柚汁可显著增加尼索地平和其他二氢吡啶类钙通道阻滞药的生物利用度，不应与本品同服。

非 洛 地 平

【药理作用】

本品为选择性钙通道阻滞药，主要抑制小动脉平滑肌细胞外钙的内流，选择性扩张小动脉，对静脉无此作用，不引起直立性低血压；对心肌亦无明显抑制作用。本品在降低肾血管阻力的同时，不影响肾小球滤过率和肌酐清除率，肾血流量无变化甚至稍有增加，有促尿钠排泄和利尿作用。本品可增加心排血量和心脏指数，显著降低后负荷，而对心脏收缩功能、前负荷及心率无明显影响。

【适应证】

1. 用于高血压的治疗，可单独应用或与其他抗高血压药物联合使用。

2. 也可用于治疗心绞痛。

【用法及用量】

口服，起始剂量每日 5mg，按个体反应情况进行调整（用量调整间隔一般应大于 2 周），最大剂量为每日 20mg。

【不良反应】

1. 本品和其他钙通道阻滞药相同，在某些患者身上会导致面色潮红、头痛、头晕、心悸和疲劳，这些反应大部分具有剂量依赖性，而且是在剂量增加后开始的短时间内出现，是暂时的，应用时间延长后消失。

2. 本品与其他二氢吡啶类药物相同，可引起与剂量有关的踝肿、牙龈增生或牙周炎，患者用药后可能会引起轻微的牙龈肿大。

3. 也可见皮疹、瘙痒。

4. 在极少数患者中可能会引起显著的低血压伴心动过速。

【禁忌】

1. 对本品或其他钙通道阻滞药过敏者。

2. 严重低血压。

3. 主动脉狭窄。

4. 孕妇。

【注意事项】

1. 药物过量可引起外周血管过度扩张，伴有显著的低血压，有时还可能出现心动过缓。如出现严重低血压应给予对症处理，如患者平卧，抬高下肢。如伴有心动过缓时，应静脉滴注阿托品

0.5～1.0mg，如效果不明显，应输注葡萄糖、生理盐水和右旋糖酐扩充血容量。

2. 本品缓释片需整个吞服，不能咀嚼、分散和压碎服用。

3. 保持良好的口腔卫生可降低齿龈增生的发生。

伊 拉 地 平

【药理作用】

为二氢吡啶类钙通道阻滞药，对血管的选择性高，能舒张外周血管、冠状血管和脑血管，对心脏的作用较小，仅抑制窦房结的自发活动。可使血压下降，生效较慢（2～4周），持续时间较久。

【适应证】

1. 用于高血压、冠心病和心绞痛。

2. 也可用于充血性心力衰竭。

【用法及用量】

口服，每次 2.5mg，每日 2 次；必要时可将剂量递增至 1 次 5mg，每日 2 次。

【不良反应】

1. 本品和其他钙通道阻滞药相同，在某些患者身上会导致面色潮红、头痛、头晕、心悸和疲劳，这些反应大部分具有剂量依赖性，而且是在剂量增加后开始的短时间内出现，是暂时的，应用长时间后消失。

2. 本品与其他二氢吡啶类药物相同，可引起与剂量有关的踝肿，牙龈或牙周炎患者用药后可能会引起轻微的牙龈肿大。

【禁忌】

1. 对本品及钙通道阻滞药过敏者。

2. 严重肝肾功能不全者。

3. 孕妇及哺乳期妇女。

【注意事项】

1. 其不良反应主要是由于血管舒张所致的头痛、眩晕、心悸、面部潮红等，多不需停药。

2. 肝功能异常多为短暂性。

3. 主动脉狭窄、病态窦房结综合征及低收缩压患者慎用。

4. 用于心绞痛时，勿突然停药。

氨氯地平

【药理作用】

本品是二氢吡啶类钙通道阻滞药，在生理性 pH 值下呈离子化状态。pH 值较低时，其与钙离子通道受体的结合增加，呈紧密结合。本品选择性抑制钙离子跨膜进入平滑肌细胞和心肌细胞，对平滑肌的作用大于心肌。本品是外周动脉扩张药，直接作用于血管平滑肌，降低外周血管阻力，从而降低血压。轻中度高血压患者每日服药一次，可以 24 小时降低卧位和立位血压，长期使用不引起心率或血浆儿茶酚胺显著改变。降压效果平稳。降压效果和剂量相关，降压幅度与治疗前血压相关，中度高血压者（舒张压 105～114mmHg）的疗效比轻度高血压者（舒张压 90～104mmHg）高，血压正常者服药后没有明显作用。本品降低舒张压的作用在老年人和年轻人中相似，降低收缩压的作用对老年人更强。

【适应证】

1. 高血压（单独或与其他药物合并使用）。

2. 心绞痛，尤其自发性心绞痛（单独或与其他药物合并使用）。

【用法及用量】

1. 治疗高血压　通常口服起始剂量为 5mg，每日 1 次，最大不超过 10mg，每日一次。瘦小者、体质虚弱者、老年患者或肝功能受损者从 2.5mg、每日一次开始用药；合用其他抗高血压药者也从此剂量开始用药。用药剂量根据个体需要进行调整，调整期应不少于 7～14 天。

2. 治疗心绞痛　推荐剂量是每次 5～10mg，每日 1 次，老年患者或肝功能受损者需减量。

【不良反应】

1. 最常见的不良反应有头痛、水肿、头晕、潮红和心悸。

2. 较少见的有疲倦、恶心、腹痛和嗜睡。

3. 心血管　心律失常（包括心动过速、心动过缓或房颤），胸痛，低血压，外周缺血，昏厥，体位性头晕，直立性低血压和脉管炎。

4. 中枢和外周神经系统　感觉减退，外周神经病，感觉异常，震颤，眩晕。

5. 胃肠道　厌食症，便秘，消化不良，吞咽困难，腹泻，胃胀气，胰腺炎，呕吐，牙龈增生。

6. 骨骼肌系统　关节痛，关节炎，肌肉痛性痉挛，肌痛。

7. 皮肤及附属物　血管性水肿，红斑，瘙痒，皮疹，斑丘疹。

8. 特殊感觉　视觉异常，结膜炎，复视，眼痛，耳鸣。

【禁忌】

1. 对本品及钙通道阻滞药过敏者。

2. 严重低血压。

3. 哺乳期妇女。

【注意事项】

1. 由于本品逐渐产生扩血管作用，口服一般很少出现急性低血压。但本品与其他外周扩血管药物合用时仍需谨慎，特别是对于有严重主动脉瓣狭窄的患者。

2. 本品对突然停用 β 受体阻滞药所产生的反跳症状没有保护作用。因此，停用 β 受体阻滞药仍需逐渐减量。

左氨氯地平

【药理作用】

本品是二氢吡啶类钙通道阻滞药。心肌和平滑肌的收缩依赖于细胞外钙离子通过特异性离子通道进入细胞。本品选择性抑制钙离子跨膜进入平滑肌细胞和心肌细胞，对平滑肌的作用大于心肌。本品是外周动脉扩张剂，直接作用于血管平滑肌，降低外周血管阻力，从而降低血压。治疗剂量下，体外实验可观察到负性肌力作用，但在整体动物实验中未见。本品不影响血浆钙浓度。本品不影响窦房结功能和房室传导。高血压或心绞痛患者合用本品和β受体阻滞药，未发现心电图异常。本品不改变心绞痛患者的心电图，不加重房室传导阻滞。

【适应证】

1. 高血压（单独或与其他药物合并使用）。

2. 心绞痛　尤其自发性心绞痛（单独或与其他药物合并使用）。

【用法及用量】

口服：起始剂量为 5mg，每日一次，最大不超过 10mg，每日一次。瘦小者、体质虚弱者、老年患者或肝功能受损者从 2.5mg，每日一次开始用药；合用其他抗高血压药者也从此剂量开始用药。用药剂量根据个体需要进行调整，调整期应不少于 7～14 天。治疗心绞痛的推荐剂量是 5～10mg，老年患者或肝功能受损者需减量。

【不良反应】

同其他二氢吡啶类钙通道阻滞药一样最常见的不良反应是头痛、水肿、头晕、潮红和心悸，较少见的有疲倦、恶心、腹痛和嗜睡等。

【禁忌】

1. 对本品二氢吡啶类钙通道阻滞药过敏者。

2. 严重低血压。

3. 哺乳期妇女。

【注意事项】

1. 由于本品逐渐产生扩血管作用，口服一般很少出现急性低血压。但本品与其他外周扩血管药物合用时仍需谨慎，特别是对于有严重主动脉瓣狭窄的患者。

2. 肾衰患者的起始剂量可以不变。

3. 本品对突然停用β受体阻滞药所产生的反跳症状没有保

护作用。因此，停用β受体阻滞药仍需逐渐减量。

尼 伐 地 平

【药理作用】

为二氢吡啶类钙通道阻滞药，其与钙通道特异部位的结合力比硝苯地平强 10 倍，作用持续时间亦较之长 2～3 倍。血管扩张作用选择性强，对心脏的作用较小，故降低血压作用明显。此外，尚有抗心绞痛及抗动脉粥样硬化作用。

【适应证】

可用于防治心绞痛、高血压、脑血管痉挛及缺血性心脏病。

【用法及用量】

口服，每次 2～4mg，每日 2 次。

【不良反应】

常见的不良反应有面部潮红及发热感，心悸。偶见氨基转移酶升高、头痛、眩晕、腹部不适及过敏反应。

【禁忌】

对本品二氢吡啶类钙通道阻滞药过敏者。

【注意事项】

1. 其不良反应主要是由于血管舒张所致的头痛、眩晕、心悸、面部潮红等，多不需停药。

2. 主动脉狭窄、病态窦房结综合征及低收缩压患者慎用。

3. 用于心绞痛时，勿突然停药。

乐 卡 地 平

【药理作用】

本品属新一代二氢吡啶类钙通道阻滞药，作用机制与同类药类似，具有高度的血管平滑肌选择性，通过抑制钙离子流入血管平滑肌细胞内而发挥血管扩张作用，从而使血压下降。本品还具有抗动脉粥样硬化和保护终末器官的作用。本品在治疗剂量时不干扰高血压患者的正常心脏兴奋性和传导性。本品血管选择性强于氨氯地平、非洛地平、尼群地平及拉西地平；而选择性血管扩张作用所致的负性肌力作用较硝苯地平、尼群地平、非洛地平弱。

【适应证】

用于治疗轻中度原发性高血压及老年收缩期高血压。

【用法及用量】

口服，起始剂量为每次 10mg，每日 1 次，于餐前 15 分钟服用。必要时 2 周后可增加至每次 20mg，每日 1 次。

【不良反应】

不良反应与其扩血管作用有关，如面部潮红、头痛、眩晕、恶心、踝部水肿、心悸、心动过速；偶见胃肠道反应、皮疹、疲劳、嗜睡；罕见低血压。

【禁忌】

1. 对二氢吡啶类钙通道阻滞药过敏者。

2. 不稳定型心绞痛。

3. 严重肝肾功能不全者。

4. 孕妇及哺乳期妇女、儿童。

5. 1 个月内发生过心肌梗死者。

6. 未经治疗的充血性心力衰竭者。

7. 左心室流出道梗阻者。

【注意事项】

老年患者一般不需要调整剂量，但在治疗初期应特别小心。

拉 西 地 平

【药理作用】

本品为二氢吡啶类钙通道阻滞药，具高度选择性作用于平滑肌的钙通道，主要扩张周围动脉，减少外周阻力，降压作用强而持久。对心脏传导系统和心肌收缩功能无明显影响。并可改善受损肥厚左心室的舒张功能及抗动脉粥样硬化作用。可使肾血流量增加而不影响肾小球滤过率，可产生一过性但不明显的利尿和促尿钠排泄作用，因此能防止移植患者出现环孢素诱发的肾脏灌注不足。本品为高度脂溶性，它在脂质部分沉积并在清除阶段不断释放到结合部位。这一特点使本品明显不同于其他钙通道阻滞药，其他钙通道阻滞药脂溶性低因而作用时间短。

【适应证】

用于治疗高血压，可单独或与其他抗高血压药合用。

【用法及用量】

口服，起始剂量，每次 4mg，每日 1 次，在早晨服用较好，饭前、饭后均可。如需要 3～4 周可增加至 6mg，每日 1 次。肝病患者初始剂量为每次 2mg，每日 1 次。

【不良反应】

最常见的有头痛，皮肤潮红，水肿，眩晕和心悸；少见无力，皮疹，胃纳不佳，恶心，多尿；极少数有胸痛和齿龈增生。

【禁忌】

对本品成分过敏者。

【注意事项】

1. 肝功能不全者需减量或慎用，因其生物利用度可能增加，而加强降血压作用。

2. 本品不经肾脏排泄，肾病患者无需修改剂量。

3. 一般不明显影响的实验室检查或血液学。但曾有一例可逆性碱性磷酸酯酶增加的报告。

4. 虽然本品不影响传导系统和心肌收缩，但理论上钙通道阻滞药影响窦房结活动及心肌储备，应予注意。窦房结活动不正常者尤应关注，有心脏储备较弱患者亦应谨慎。

第六节　血管紧张素转换酶抑制药（ACEI）

卡 托 普 利

【药理作用】

本品为竞争性血管紧张素转换酶抑制药，使血管紧张素Ⅰ不能转化为血管紧张素Ⅱ，从而降低外周血管阻力，并通过抑制醛固酮分泌，减少水钠潴留。本品还可通过干扰缓激肽的降解扩张外周血管。对心力衰竭患者，本品也可降低肺毛细血管楔压及肺血管阻力，增加心排血量及运动耐受时间。

【适应证】

1. 高血压。

2. 心力衰竭。

【用法及用量】

1. 高血压　口服每次 12.5mg，每日 2～3 次，按需要 1～2 周内增至 50mg，每日 2～3 次，疗效仍不满意时可加用其他抗高血压药。

2. 心力衰竭　开始每次口服 12.5mg，每日 2～3 次，必要时逐渐增至 50mg，每日 2～3 次，若需进一步加量，宜观察疗效 2 周后再考虑；对近期大量服用利尿药、处于低钠/低血容量而血压正常或偏低的患者，初始剂量宜用 6.25mg，每日 3 次，以后通过测试逐步增加至常用量。

【不良反应】

1. 较常见的不良反应　皮疹，可能伴有瘙痒和发热，常发生于治疗 4 周内，呈斑丘疹或荨麻疹，减量、停药或给抗组胺药后消失，7%～10% 伴嗜酸粒细胞增多或抗核抗体阳性；心悸、心动过速，胸痛；咳嗽；味觉迟钝。

2. 较少见的不良反应　蛋白尿，常发生于治疗开始 8 个月内，其中 1/4 出现肾病综合征，但蛋白尿在 6 个月内渐减少，疗程不受影响；眩晕、头痛、昏厥。由低血压引起，尤其在缺钠或血容量不足时；血管性水肿，见于面部及手脚；心率快而不齐；面部潮红或苍白。

3. 少见的不良反应　白细胞与粒细胞减少，有发热、寒战，白细胞减少与剂量相关，治疗开始后 3～12 周出现，以 10～30 天最显著，停药后持续 2 周。

【禁忌】

对本品或其他血管紧张素转换酶抑制药过敏者禁用。

【注意事项】

1. 胃中食物可使本品吸收减少 30%～40%，故宜在餐前 1

小时服药。

2. 本品可使血尿素氮、血肌酐浓度增高，常为暂时性，在有肾病或长期严重高血压而血压迅速下降后易出现，偶有血清肝脏酶增高；可能增高血钾，与保钾利尿药合用时尤应注意检查血钾。

3. 肾功能差者应采用小剂量或减少给药次数，缓慢递增。若必须同时用利尿药，建议用呋塞米而不用噻嗪类。血尿素氮和血肌酐增高时，将本品减量或同时停用利尿药。

4. 用本品时蛋白尿若渐增多，暂停本品或减少用量。

依 那 普 利

【药理作用】

本品为血管紧张素转换酶抑制药。口服后在体内水解成依那普利拉，后者强烈抑制血管紧张素转换酶，降低血管紧张素Ⅱ含量，造成全身血管舒张，引起降压。对Ⅱ肾型高血压、Ⅰ肾型高血压及自发性高血压大鼠模型均有明显降压作用。

【适应证】

用于治疗原发性高血压。

【用法及用量】

口服，开始剂量为每日 5～10mg，分 1～2 次服，肾功能严重受损患者（肌酐清除率低于 30mL/min）为每日 2.5mg。根据血压水平，可逐渐增加剂量，一般有效剂量为每日 10～20mg，每日最大剂量一般不宜超过 40mg，本品可与其他抗高血压药特别是利尿药合用，降压作用明显增强，但不宜与潴钾利尿药合用。

【不良反应】

可有头昏、头痛、嗜睡、口干、疲劳、上腹不适、恶心、心悸、胸闷、咳嗽、面红、皮疹和蛋白尿等，必要时减量。如出现白细胞减少，需停药。如咳嗽不能耐受，可改用其他抗高血压药。

【禁忌】

1. 对本品过敏者禁用。

2. 孕妇禁用。

【注意事项】

1. 个别患者，尤其是在应用利尿药或血容量减少者，可能会引起血压过度下降，故首次剂量宜从 2.5mg 开始，遵循个体化原则。

2. 定期做白细胞计数和肾功能测定。

3. 双侧性肾动脉狭窄患者忌用，肾功能严重受损者慎用。

赖 诺 普 利

【药理作用】

本品为竞争性的血管紧张素转换酶抑制药，使血管紧张素 I 不能转换为血管紧张素 II，减少醛固酮分泌，升高血浆肾素活性，同时还抑制缓激肽的降解，降低血管阻力。本品降压的同时不引起反射性的心动过速。本品扩张动脉与静脉，降低周围血管阻力或后负荷，减低肺毛细血管楔嵌压或前负荷，也降低肺血管阻力，从而改善心功能不全患者的心排血量，延长运动耐量和时间。

【适应证】

1. 原发性高血压及肾性高血压。

2. 充血性心力衰竭。

3. 急性心肌梗死后。

【用法及用量】

1. 高血压　口服，每日 1 次，一般常用剂量为 10～40mg，初始剂量 10mg，早餐后服用，根据血压反应调整用量，最大剂量为 80mg。

2. 充血性心力衰竭　每次 2.5～5mg，每日 1 次，2～4 周后逐渐增至 10～20mg，每日 1 次。

3. 急性心肌梗死　在心肌梗死 24h 内应用，首次 5mg，24h 及 48h 再分别给予 5mg 和 10mg，随后每日 10mg。

【不良反应】

1. 大多数患者对本品的耐受性良好，较常见轻微且短暂的头痛、眩晕、疲乏、嗜睡、恶心、咳嗽。最常见的停药原因为头痛和咳嗽。

2. 少见的不良反应　直立性低血压、晕厥、红斑和乏力、过敏/血管神经性水肿［偶尔发生于面部、四肢、唇舌、声门和（或）喉部］。

3. 偶见下列副作用　①心血管系统：缺血性心脏病或脑血管病（患者于血压过度下降时，导致心肌梗死或脑血管意外，心悸、心动过速）。②消化系统：腹痛、口干、肝细胞性或胆汁淤积性肝炎、肝硬化。③神经系统：情感变化，神志不清。④皮肤：风疹、皮疹、出汗、对光敏感或其他皮肤症状。⑤泌尿生殖系统：尿毒症、尿量减少/无尿、肾功能不全、急性肾衰竭、性无能。⑥其他：发热、血管炎、肌痛、关节神经痛/关节炎。

4. 实验室检查　血尿素氮和血清肌酐升高、血红蛋白和血细胞比容轻度减少、抗核抗体阳性、血沉加快、嗜伊红血细胞及白细胞增多、高钾血症。

【禁忌】

1. 对本品过敏者。

2. 有双侧肾动脉狭窄、孤立肾有肾动脉狭窄者。

3. 高钾血症患者。

4. 孕妇。

【注意事项】

1. 应用利尿药或有心力衰竭、脱水及钠耗竭患者对本品极敏感，必须从小剂量开始，以避免低血压。

2. 肾功能衰竭患者要减少剂量或延长给药时间。

3. 本品应用期间应定期测白细胞、尿常规，肾功能损害患者测血钾、血尿素氮及血肌酐。

4. 本品必须在医生指导下应用。

贝 那 普 利

【药理作用】

1. 降压　本品在肝内水解为苯那普利拉，成为一种竞争性的血管紧张素转换酶抑制药，阻止血管紧张素Ⅰ转换为血管紧张素Ⅱ，使血管阻力降低，醛固酮分泌减少，血浆肾素活性增高。苯那普利拉还抑制缓激肽的降解，也使血管阻力降低，产生降压作用。

2. 减低心脏负荷　本品扩张动脉与静脉，降低周围血管阻力或心脏后负荷，降低肺毛细血管嵌压或心脏前负荷，也降低肺血管阻力，从而改善心排血量，使运动耐量和时间延长。

【适应证】

1. 高血压（可单独应用或与其他抗高血压药如利尿药合用）。

2. 心功能不全（可单独应用或与强心药、利尿药同用）。

【用法及用量】

1. 降压　未服用利尿药者，开始推荐剂量为口服 10mg，每天 1 次；已服用利尿药者（严重和恶性高血压除外），用本品前应停用利尿药 2～3 天，小剂量给药，在观察下小心增加剂量。如每天给药 1 次不能满意控制血压，可增加剂量或分 2 次给药，维持量可达每天 20～40mg。肾功能不良或有水、钠缺失者开始用 5mg 每天 1 次。

2. 心功能不全　开始推荐剂量为口服 5mg，每天 1 次，首次服药需监测血压。维持量可用 5～10mg，每天 1 次。严重心功能不全者较轻中度心功能不全者需更小的剂量。

【不良反应】

1. 常见的不良反应　头痛、头晕、疲乏、嗜睡、恶心、咳嗽。最常见的为头痛和咳嗽。

2. 少见的不良反应　症状性低血压、直立性低血压、晕厥、心悸、周围性水肿、皮疹、皮炎、便秘、胃炎、焦虑、失眠、感觉异常、关节痛、肌痛、哮喘等。

3. 罕见血管神经性水肿，如出现即应停药。

【禁忌】

1. 对贝那普利或其他血管紧张素转换酶抑制药过敏者。

2. 有血管神经性水肿史者。

3. 孤立肾、移植肾、双侧肾动脉狭窄而肾功能减退者。

4. 孕妇禁用。

【注意事项】

1. 老年患者服用本品有较好的疗效和耐受性，但老年患者及伴心功能不全、冠状动脉及脑动脉硬化患者服用本品时均应注意血压，血压突然降低会引起重要脏器的供血不足。

2. 其他　偶见血钾升高，尤其在肾功能不全和并用治疗低血钾的药物时。偶见氨基转移酶升高。脑或冠状动脉供血不足，可因血压降低而加重。肝功能障碍时本品在肝内的代谢降低。

3. 妊娠期间不宜服用本品。本品可透过胎盘，在妊娠第二、三期服用，可导致胎儿损害甚至死亡。若发现妊娠，应立即停药。

西 拉 普 利

【药理作用】

本品为血管紧张素转换酶抑制药，口服吸收后转化为有药理活性的西拉普利拉，它使血管紧张素Ⅰ不能转换为血管紧张素Ⅱ，并使血浆肾素活性增高，醛固酮分泌减少，从而使血管舒张，血管阻力降低而产生降压作用。

【适应证】

1. 用于治疗原发性高血压和肾性高血压。

2. 也可与洋地黄和（或）利尿药合用治疗慢性心力衰竭。

【用法及用量】

1. 原发性高血压　通常剂量是 2.5～5.0mg，每日 1 次。推荐的起始剂量为 1mg 片剂，每日 1 次。起始剂量很少能达到所需的疗效，应根据每个患者的血压情况分别调整剂量。如每日 1 次，每次 5mg 仍不能控制血压时，则可加用非潴钾利尿药以增强其降压效果。

2. 肾性高血压　与原发性高血压相比，血管紧张素转换酶抑制药能更显著地减低肾性高血压。所以治疗肾性高血压时，起始剂量应为 0.5mg 或 0.25mg，每日 1 次。维持剂量应按个体调整。

3. 服用利尿药的高血压患者　在治疗前 2~3 天，应停用利尿药以减少可能发生的症状性低血压。但如需要，以后可再恢复使用。这类患者的推荐起始剂量为每次 0.5mg，每日 1 次。

4. 慢性心力衰竭　可与洋地黄和（或）利尿药联合使用治疗慢性心力衰竭，起始剂量应以 0.5mg，每日 1 次，并在严格的医生指导下进行。可根据耐受情况及临床状况将剂量增加至 1mg，每日 1 次的最大维持剂量。此外，若需要把维持剂量调整至 1~2.5mg，应根据患者的反应、临床状况及耐受性而进行调整。通常最大剂量为 5mg，每日 1 次。

【不良反应】

1. 不良反应　最常见头痛与头晕。其他发生率少于 2% 的不良反应包括乏力、低血压、消化不良、恶心、皮疹和干咳。大多数不良反应是短暂性的，轻度或中度，无需中止用药。

2. 特异性反应　与其他血管紧张素转换酶抑制药一样，罕见血管神经性水肿。但由于此症可能伴有喉头水肿，故一旦波及面部、口唇、舌、声带和（或）喉头时，必须立刻停用并进行适当治疗。

3. 某些患者中有血红蛋白、血细胞比容和（或）白细胞计数降低的报告，但尚无病例证明与本品有明确关系。

【禁忌】

1. 对该药或其他血管紧张素转换酶抑制药过敏或患有腹水的患者。

2. 主动脉瓣狭窄或心脏流出道阻塞患者。

3. 单侧或双侧肾动脉狭窄患者。

【注意事项】

1. 用血管紧张素转换酶抑制药治疗偶见症状性低血压。特别是因呕吐、腹泻，先已服用利尿药、低钠饮食或血透后腹水低钠或低血容量的患者。

2. 急性低血压患者必须平卧休息，必要时静脉滴注氯化钠注射剂或扩容药。

3. 慢性心力衰竭患者使用本品，可能会导致血压显著降低。

4. 外科麻醉　血管紧张素转换酶抑制药与具有降压作用的外科麻醉药合用时，能导致动脉性低血压，发生这种情况时，则应以静脉输液法扩大血容量。无效时，应静脉滴注血管紧张素Ⅱ。

5. 过敏样反应　虽然过敏样反应机制尚未确立，但已有临床显示，患者在服用血管紧张素转换酶抑制药期间，若使用高流量多丙烯腈膜继续血透、血过滤或 LDL 分离性输血，可导致过敏性反应或过敏样反应，包括危及生命的休克。故正在接受血管紧张素转换酶抑制药的患者一定要避免以上各种治疗。

6. 此外，若患者在服用血管紧张素转换酶抑制药期间，同时接受用黄蜂或蜜蜂毒液作脱敏治疗，可能发生过敏性反应。因此，在接受脱敏治疗前一定要停止服用。

培哚普利

【药理作用】

本品为含羧基的血管紧张素转换酶抑制药，口服吸收后转化为药理活性的西拉普利拉，它使血管紧张素Ⅰ不能转换为血管紧张素Ⅱ，抑制缓激肽降解，减低交感神经活动，扩张血管，同时抑制醛固酮分泌，减少血容量，从而降低血压。

【适应证】

1. 原发性高血压及肾性高血压。

2. 充血性心力衰竭。

【用法及用量】

1. 高血压　开始剂量每次 2mg，每日 1 次，清晨顿服。以后按需要可递增至每次 4mg，每日 1 次。最大剂量每次 8mg，每日 1 次。

2. 心力衰竭　起始剂量为 2mg，每日 1 次，清晨顿服。维持剂量为每次 4mg，每日 1 次。

【不良反应】

1. 较常见的不良反应 头痛、眩晕、疲乏、嗜睡、恶心、咳嗽。最常见的停药原因为头痛和咳嗽。

2. 少见的不良反应 直立性低血压、皮疹、乏力、味觉异常、失眠等。

3. 罕见的不良反应 高钾血症、血管神经性水肿等。

【禁忌】

1. 对本品或其他血管紧张素转换酶抑制药过敏者。

2. 有血管神经性水肿史者。

3. 孤立肾、移植肾、双侧肾动脉狭窄而肾功能减退者。

4. 儿童、孕妇、哺乳期妇女。

【注意事项】

1. 对低血压、血容量不足、主动脉瓣狭窄或肥厚型心肌病，严重肾功能不全患者慎用。

2. 发生血管神经性水肿应立即停用本品。皮下注射肾上腺素，静脉注射氢化可的松。

喹那普利

【药理作用】

本品为含羧基的血管紧张素转换酶抑制药。口服吸收后在肝脏转化为有药理活性的喹那普利拉，阻止血管紧张素Ⅰ转换为血管紧张素Ⅱ，从而使血管紧张素Ⅱ所介导的血管收缩作用减弱，降低动脉的血管阻力；同时抑制醛固酮的合成，减少醛固酮所产生的水钠潴留，使血压下降。

【适应证】

1. 中重度高血压。

2. 充血性心力衰竭。

【用法及用量】

1. 高血压 开始剂量每次 10mg，每日 1 次，可与食物同服。以后按需要可递增至每次 20～30mg，每日 1 次。最大剂量每次 4mg，每日 1 次。

2. 心力衰竭 起始剂量为每次 5mg，每日 1 次。维持剂量为每次 10~20mg，每日 2 次。

【不良反应】

1. 较常见的不良反应 头痛、眩晕、疲劳、感觉异常及鼻炎、咳嗽、感冒等上呼吸道反应。

2. 偶见的不良反应 恶心、呕吐、消化不良、腹痛、腹泻、肌痛、皮疹、水肿、低血压及血肌酐和血尿素氮升高等。

3. 罕见的不良反应 血管神经性水肿、白细胞减少、血钾升高等。

【禁忌】

1. 对本品过敏者。

2. 有血管神经性水肿史者。

3. 孕妇。

【注意事项】

1. 对严重高血压及药物增量后血压控制仍不满意者，可加用小剂量的利尿药或钙通道阻滞药。

2. 发生血管神经性水肿应立即停用本品。皮下注射肾上腺素，静脉注射氢化可的松。

3. 对主动脉瓣狭窄、肥厚型心肌病或慢性肾功能不全患者慎用。

福辛普利

【药理作用】

本品为第三代含磷酰基的血管紧张素转换酶抑制药，属前体药，口服吸收后在肝脏转化为有药理活性的福辛普利拉而发挥作用。

【适应证】

1. 原发性高血压及肾性高血压。

2. 充血性心力衰竭。

3. 急性心肌梗死。

【用法及用量】

1. 高血压 每次 10mg，每日 1 次。以后按需要可递增至每日 20～40mg，1～2 次给药。最大剂量每日 80mg。

2. 心力衰竭　每次 10mg，每日 1 次。可递增至每次 20～40mg，每日 1 次。

3. 急性心肌梗死　起始剂量为每次 5mg，一般用量为每日 5～20mg，最大剂量为每日 20mg。

【不良反应】

1. 较常见的不良反应　头痛、眩晕、疲乏、嗜睡、恶心、咳嗽。最常见的停药原因为头痛和咳嗽。

2. 少见的不良反应　症状性低血压、直立性低血压、晕厥、心悸、周围性水肿、皮疹、皮炎、便秘、胃炎、焦虑、失眠、感觉异常、关节痛、肌痛、哮喘等。

3. 血管神经性水肿罕见，如出现即应停药。

【禁忌】

1. 对本品或其他血管紧张素转换酶抑制药过敏者忌用本品。

2. 孤立肾、移植肾、双侧肾动脉狭窄而肾功能减退者忌用。

【注意事项】

1. 本品的降压作用在立位与卧位相同。

2. 对原用利尿药治疗者，开始用本品前停用利尿药 2～3 天，但严重或恶性高血压例外，此时用本品小剂量，在观察下小心增加剂量。

3. 用药期间发生血管性水肿时应停药，并皮下注射肾上腺素，静脉注射氢化可的松。

雷 米 普 利

【药理作用】

本品为含羧基的血管紧张素转换酶抑制药，属前体药，口服吸收后在肝脏转化为药理活性的雷米普利拉而发挥作用。阻止血管紧张素Ⅰ转换为血管紧张素Ⅱ，从而使血管紧张素Ⅱ所介导的血管收缩作用减弱，降低动脉的血管阻力；同时抑制醛固酮的合成、肾素活性升高、抑制缓激肽降解，从而起到降低血压的作用。

【适应证】

1. 高血压。

2. 充血性心力衰竭。

3. 急性心肌梗死。

【用法及用量】

1. 高血压 开始剂量为每次 10mg，每日 1 次晨服。如有必要，间隔 2～3 周后将药量加倍。一般维持量每次 2.5～10mg，每日 1 次，最大剂量每次 20mg。

2. 心力衰竭 起始剂量为每次 1.25mg，每日 1 次。根据需要 1～2 周后将药量加倍，每日 1 次或分 2 次给药，每日最大剂量不超过 10mg。

3. 心肌梗死 起始剂量为每次 2.5mg，每日 2 次，最大剂量为每日 10mg。

【不良反应】

1. 可能会出现头晕，伴注意力不集中、疲乏、虚弱、肝肾功能损害。

2. 皮肤发红伴有灼热感、瘙痒、荨麻疹、其他皮肤或黏膜疹、结膜炎，有时大量脱发，雷诺现象可能突发或加重，很少出现血管神经性水肿。

3. 患者可发生刺激性干咳。

4. 消化道不良反应，如口渴、口腔炎、便秘、腹泻、恶心及呕吐、胃痛、上腹不适。

【禁忌】

1. 对本品过敏者禁用。

2. 双侧性肾动脉狭窄患者忌用。

3. 孕妇、哺乳妇女禁用。

【注意事项】

1. 严重、恶性高血压、伴有严重的心力衰竭、已有或可能发展为液体或盐缺乏、已使用利尿药的患者慎用。

2. 肾功能严重受损者慎用。

莫昔普利

【药理作用】

本品是一种不含巯基的脂类化合物，可提高血浆肾素活性，减少血浆醛固酮含量，减少血管收缩，起到整体抗高血压作用。

【适应证】

抗高血压药，该药单一应用，也可与利尿药或钙通道阻滞药合用。

【用法及用量】

口服给药，每次 5～10mg，每日 2 次。维持量每日10～20mg。

【不良反应】

常见不良反应有干咳、头痛、眩晕、疲劳、潮红或红疹等。

【禁忌】

有血管性水肿病史的患者及妊娠期、哺乳期的患者禁用。

【注意事项】

肾功能不全者应慎用。

佐芬普利

【药理作用】

本品为含巯基的血管紧张素转换酶抑制药，是前体药，在体内代谢为有活性的代谢物而起作用。使血管紧张素Ⅰ不能转化为血管紧张素Ⅱ，从而降低外周血管阻力，并通过抑制醛固酮分泌，减少水钠潴留，使血压降低。

【适应证】

原发性高血压，心力衰竭。

【用法及用量】

口服给药，每日 7.5～60mg，分 1～2 次口服，维持量每日30～60mg。

【不良反应】

1. 较常见的不良反应 皮疹、心悸、心动过速、胸痛、咳嗽、味觉迟钝。

2. 较少见的不良反应 蛋白尿、眩晕、头痛、昏厥、血管性水肿、心率快而不齐、面部潮红或苍白。

3. 少见的不良反应　白细胞与粒细胞减少，有发热、寒战。

【禁忌】

1. 对本品过敏者禁用。

2. 孕妇、哺乳妇女禁用。

【注意事项】

1. 胃中食物可使本品吸收减少 30％～40％，故宜在餐前 1 小时服药。

2. 本品可使血尿素氮、血肌酐浓度增高，常为暂时性，在有肾病或长期严重高血压而血压迅速下降后易出现，偶有血清肝脏酶增高；可能增高血钾，与保钾利尿药合用时尤应注意检查血钾。

3. 下列情况慎用本品　自身免疫性疾病、骨髓抑制、脑动脉或冠状动脉供血不足、血钾过高、肾功能障碍而致血钾增高、主动脉瓣狭窄。

4. 用本品期间随访检查白细胞计数及分类计数、尿蛋白。

5. 肾功能差者应采用小剂量或减少给药次数，缓慢递增。

6. 用本品时蛋白尿若渐增多，应暂停本品或减少用量。

7. 用本品时若白细胞计数过低，应暂停用本品，待白细胞计数正常可以恢复。

第七节　血管紧张素 Ⅱ 受体阻滞药

氯 沙 坦

【药理作用】

本品为血管紧张素 Ⅱ 受体（AT1 型）阻滞药。可以阻断内源性及外源性的血管紧张素 Ⅱ 所产生的各种药理作用（包括促使血管收缩，醛固酮释放等作用）；本品可选择性地作用于 AT1 受体，不影响其他激素受体或心血管中重要的离子通道的功能，也不抑制降解缓激肽的血管紧张素转换酶（激肽酶 Ⅱ），不影响血管紧张素Ⅱ及缓激肽的代谢过程。

【适应证】

本品适用于治疗原发性高血压，可单用或与其他抗高血压药（如利尿药）合用。心力衰竭，可单用或与强心药、利尿药合用。高血压伴左心室肥厚患者发生脑卒中。减慢伴有肾病和高血压的2型糖尿病患者的肾病进程。

【用法及用量】

对大多数患者，通常起始和维持剂量为每天1次50mg。治疗3～6周可达到最大降压效果。在部分患者中，剂量增加到每天一次100mg可产生进一步的降压作用。

对血容量不足的患者（例如应用大剂量利尿药治疗的患者），可考虑采用每天一次25mg的起始剂量。

对老年患者或肾损害患者包括做血液透析的患者，不必调整起始剂量。对有肝功能损害病史的患者应考虑使用较低剂量。

【不良反应】

1. 全身　乏力/疲劳、腹痛/胸痛、水肿/肿胀。

2. 心血管系统　心悸、心动过速。

3. 消化系统　腹泻、消化不良、恶心、肝炎（少有报道）、肝功能异常。

4. 肌肉骨骼系统　背痛、肌肉痉挛、肌痛。

5. 神经/精神系统　头晕、头痛、失眠、偏头痛。

6. 呼吸系统　咳嗽、鼻充血、咽炎、窦性失调、上呼吸道感染。

7. 过敏反应　血管性水肿，包括导致气道阻塞的喉及声门肿胀及面、唇、咽、舌肿胀，在极少数服用氯沙坦治疗的患者中有报道。

8. 脉管炎　包括亨诺克-舍恩莱因紫癜，已有极少数报道。

9. 血液系统　贫血。

10. 皮肤　荨麻疹，瘙痒。

11. 高钾血症罕见。ALT升高较罕见，在停药后可恢复正常。

【禁忌】

1. 对本品任何成分过敏者禁用。

2. 妊娠及哺乳期妇女慎用。

3. 儿童用药的安全性和有效性尚未建立。

4. 老年患者用药在临床研究中本品的有效性和安全性没有年龄差异。

缬 沙 坦

【药理作用】

本品为血管紧张素Ⅱ受体阻滞药。本品可选择性作用于已知与血管紧张素Ⅱ作用相关的 AT1 受体亚型，选择性阻断血管紧张素Ⅱ与肾上腺和血管平滑肌等组织细胞 AT1 受体的结合，抑制血管收缩和醛固酮分泌，产生降压作用。本品对 AT1 受体的亲和力比对 AT2 受体约高 20000 倍。本品不影响缓激肽的作用和离子通道功能，也不与其他对心血管功能发挥重要调节作用的激素的受体结合。本品无致癌、致畸、致突变毒性，无生殖毒性。

【适应证】

轻中度原发性高血压。尤其适用于对 ACEI 不耐受的患者。可单独或与其他抗高血压药物联合应用。

【用法及用量】

口服，每日 1 次，每次 80mg，对血压控制不满意者可增至 160mg 或遵医嘱。本品可单独使用，也可与其他抗高血压药物或利尿剂联合使用。抗高血压作用通常在服药 2 周内出现，4 周时达到最大疗效。肾功能不全或非胆汁淤积型肝功能不全患者无需调整剂量。

【不良反应】

不良反应少见、轻微且为一过性。

1. 偶见轻度头痛、头晕、疲乏、腹痛、干咳，体位性血压改变少见。

2. 偶见血钾增高、中性粒细胞减少、血红蛋白和血细胞比容降低、血肌酐和转氨酶增高。

3. 有腹泻、鼻炎、咽炎、关节痛、恶心等不良反应的报道。

【禁忌】

1. 对本品过敏者禁用。

2. 妊娠妇女禁用。

【注意事项】

1. 对存在血容量和电解质异常的患者，应当注意预防低血压。

2. 本品过量的主要症状可能是低血压和心动过速，由于副交感刺激还可能出现心动过缓。如出现症状性低血压，应进行支持治疗。若服药时间不长，应予催吐治疗或给予生理盐水静脉滴注。血液透析不能清除本品。

3. 如出现喉喘鸣或面、舌、声门的血管性水肿，应停用。

4. 与其他抗高血压药一样，可影响患者驾驶和操作机器的能力。

5. 严重肾衰竭患者慎用。

厄 贝 沙 坦

【药理作用】

本品为血管紧张素Ⅱ（AngⅡ）受体阻滞药，能抑制 AngⅠ转化为 AngⅡ，能特异性地拮抗血管紧张素转换酶 1 受体（AT1），对 AT1 的拮抗作用大于 AT2 8500 倍，通过选择性地阻断 AngⅡ与 AT1 受体的结合，抑制血管收缩和醛固酮的释放，产生降压作用。本品不抑制血管紧张素转换酶（ACE）、肾素、其他激素受体，也不抑制与血压调节和钠平衡有关的离子通道。

【适应证】

原发性高血压。

【用法及用量】

口服，推荐起始剂量为 0.15g，每日 1 次。根据病情可增至 0.3g，每日 1 次。可单独使用，也可与其他抗高血压药物合用。

对重度高血压及药物增量后血压下降仍不满意时，可加用小剂量的利尿药（如噻嗪类）或其他抗高血压药物。年龄超过75岁或血液透析的患者，初始剂量应考虑用75mg。患有2型糖尿病的高血压患者，初始剂量应为每次0.15g，每日1次，可增量至每次0.3g，每日1次，作为治疗肾脏疾病较好的维持量。

【不良反应】

1. 消化系统　腹泻、腹痛、消化不良、胃热、便秘、胃肠炎、胃肠胀气、腹胀。

2. 循环系统　心动过速、晕厥、直立性低血压、面部发红、高血压、心脏杂音、心衰、高血压危象、心绞痛、心律失常、传导功能紊乱、短暂性缺血。

3. 中枢神经系统　失眠、焦虑、神经过敏、眩晕、麻木、嗜睡、情绪异常、抑郁、感觉异常、震颤。

4. 关节肌肉　肢端膨大、肌痉挛、关节炎、肌肉痛、肌肉骨骼痛、关节僵直、滑囊炎、肌无力。

5. 呼吸系统　鼻出血、气管炎、肺充血、呼吸困难、哮喘、上呼吸道感染、鼻炎、咽炎。

6. 泌尿生殖系统　排尿异常、前列腺功能紊乱、泌尿系统感染、性功能障碍、性欲改变。

7. 皮肤　瘙痒、皮炎、瘀斑、面部红斑、荨麻疹。

8. 其他　视力异常、结膜炎、听力异常、耳部感染、耳痛、痛风、发热、疲劳、寒战、面部红肿、上肢水肿、头痛等。

【禁忌】

1. 对本品过敏者禁用。

2. 妊娠和哺乳期妇女禁用。

3. 尚没有小于18岁患者用药安全性的资料，儿童禁用。

【注意事项】

1. 开始治疗前应纠正血容量不足和（或）钠的缺失。

2. 肾功能不全的患者可能需要减少本品的剂量。并且要注意血尿素氮、血清肌酐和血钾的变化。作为肾素-血管紧张素-醛固酮系统抑制的结果，个别敏感的患者可能产生肾功能变化。

3. 肝功能不全、老年患者使用本品时不需调节剂量。

4. 厄贝沙坦不能通过血液透析被排出体外。

5. 过量服用本品后可出现低血压、心动过速或心动过缓，应采用催吐、洗胃及支持疗法。

坎地沙坦西酯

【药理作用】

坎地沙坦西酯在体内迅速被水解成活性代谢物坎地沙坦，坎地沙坦为选择性血管紧张素Ⅱ受体（AT1）阻滞药，通过与血管平滑肌 AT1 受体结合而拮抗血管紧张素Ⅱ的血管收缩作用，从而降低末梢血管阻力。坎地沙坦不抑制激肽酶Ⅱ，不影响缓激肽降解。在高血压患者进行的试验显示：患者多次服用本品可致血浆肾素活性、血管紧张素Ⅰ浓度及血管紧张素Ⅱ浓度升高；本品2～8mg 每日 1 次连续服用，可使收缩压、舒张压下降，左心室心肌重量、末梢血管阻力减少，而对心排血量、射血分数、肾血管阻力、肾血流量、肾小球滤过率无明显影响；对有脑血管障碍的原发性高血压患者的脑血流量无影响。

【适应证】

用于治疗原发性高血压。本品可单独使用，也可与其他抗高血压药物联用。用于治疗充血性心力衰竭。

【用法及用量】

口服，一般成人每次 4～8mg，每日 1 次，必要时可增加剂量至每次 12mg。对于肝肾功能正常的老年人起始剂量为 4mg，用于肾功能或肝功能不全患者时建议起始剂量为 2mg，剂量需根据病情而增减。

【不良反应】

1. 严重的不良反应（发生率不明）　血管性水肿、晕厥和失去意识、急性肾功能衰竭、高血钾、肝功能恶化或黄疸、粒细胞缺乏症、横纹肌溶解、间质性肺炎。

2. 其他的不良反应（<5%）　①过敏：皮疹、湿疹、荨麻

疹、瘙痒、光过敏。②循环系统：头晕、蹒跚、站起时头晕、心悸、期前收缩、心房颤动。罕见的不良反应有心绞痛、心肌梗死。③精神神经系统：头痛、头重、失眠、嗜睡、舌部麻木、肢体麻木。④消化系统：恶心、呕吐、食欲缺乏、胃部不适、腹泻、口腔炎、味觉异常。⑤肝脏：GOT、GPT、ALP、LDH升高。⑥血液：贫血、白细胞减少、白细胞增多、嗜酸粒细胞增多、血小板计数降低。⑦肾脏：血尿素氮、血肌酐升高、蛋白尿、血尿。⑧其他：倦怠、乏力、鼻出血、尿频、水肿、咳嗽、钾、总胆固醇、CPK、CPR、尿酸升高，血清总蛋白减少，低钠血症。

【禁忌】

1. 对本制剂的成分有过敏史的患者禁用。

2. 妊娠或可能妊娠的妇女禁用。

3. 哺乳期妇女避免用药，必须服药时应停止哺乳。

【注意事项】

1. 为防止脑梗死的发生，一般对于高龄患者都不应过度降压，应根据患者的状态慎重用药。

2. 血液透析、严格限盐、服用利尿抗高血压药的患者应从小剂量开始用药。

3. 用药前应检查电解质（血钠、血钾、总碳酸盐）、血尿素氮、血肌酐及尿常规。

4. 给药后2周和4周以及每次调整剂量后2周应复查血肌酐和血钾。

5. 在使用高效利尿药、充血性心力衰竭加剧和调整用药剂量期间，应每周或更频繁地监测血肌酐和血钾。

6. 监测血压，低血钠、碱中毒或血尿肌酐/尿素氮升高的患者，应防止初次服药后低血压的发生。在剂量调整的初始阶段应每周监测卧位血压。3期和4期高血压患者，在剂量调整初始阶段应更频繁（每周2次）地监测血压。

7. 对儿童用药的安全性尚未确定（无使用经验）。一般认为对老年人不应过度的降压（有可能引起脑梗死等）。应在观察患者的状态下慎重服用。

替 米 沙 坦

【药理作用】

血管紧张素Ⅰ（AngⅠ）经血管紧张素转换酶（ACE，激肽酶Ⅱ）催化生成血管紧张素Ⅱ（AngⅡ）。AngⅡ是肾素-血管紧张素系统（RAS）的主要升压物质，有收缩血管、促进醛固酮合成和释放、促进心脏兴奋及肾脏对钠的重吸收等作用。替米沙坦选择性阻断AngⅡ与大多数组织上（如血管平滑肌和肾上腺）AT1受体的结合，从而抑制AngⅡ的血管收缩及醛固酮分泌作用。大多数组织中还存在AT2受体，AT2对心血管的作用还不清楚，替米沙坦与AT1的结合力远高于AT2（大于3000倍）。

【适应证】

用于治疗原发性高血压。

【用法及用量】

推荐剂量每日1次，每次40mg（2片）至80mg（4片）。本品可与噻嗪类利尿药如氢氯噻嗪合用，此类利尿药与本品有协同降压作用。因替米沙坦在用药4～8周后才能发挥最大药效，因此在考虑增加药物剂量时需注意用药时间。

肾功能不全的患者：轻或中度肾功能损害的患者，服用本品不需调整剂量。替米沙坦不能通过血液透析消除。透析患者有可能发生直立性低血压，应严密监测血压。

肝功能不全的患者：轻或中度肝功能不全的患者，本品每日用量不应超过40mg。

【不良反应】

1. 自主神经系统　如阳痿、多汗、潮红；全身性如过敏、发热、腿痛和感觉不适。

2. 心血管　心悸、依赖性水肿、心绞痛、心动过速、腿肿和腹水。

3. 中枢神经系统　失眠、嗜睡、偏头痛、晕眩、感觉异常、自发性肌肉收缩、感觉减退。

4. 胃肠道　胃肠胀气、便秘、胃炎、呕吐、口干、痔疮、胃肠炎、肠炎、胃食管反流、牙痛、非特异性胃肠不适。

5. 代谢　痛风、血胆固醇高、糖尿病。

6. 肌肉和骨骼　关节炎、关节痛和腿痛。

7. 神经系统　精神焦虑、抑郁、神经质。

8. 抵抗机制　感染、真菌感染、化脓性中耳炎。

9. 呼吸系统　哮喘、支气管炎、鼻炎、呼吸困难和鼻出血。

10. 皮肤　皮炎、皮疹、湿疹和瘙痒症。

11. 泌尿系统　尿频、膀胱炎。

12. 血管　脑血管疾病。

13. 特殊的感觉　视觉异常、结膜炎、耳鸣和耳痛。

14. 偶有血管神经性水肿。

【禁忌】

1. 对本品及其他血管紧张素Ⅱ受体阻滞药高度敏感者禁用。

2. 妊娠及哺乳期妇女禁用。

3. 新生儿禁用。

4. 胆道阻塞性疾病患者禁用。

5. 严重肝功能不全者禁用。

6. 严重肾功能不全者禁用。

依普罗沙坦

【药理作用】

依普沙坦与 Ang Ⅱ 受体具有高亲和力，可选择性、竞争性地与其结合，从而阻滞 Ang Ⅱ 的活性。应用依普沙坦可使心排血量和心率增加，而外周血管阻力明显下降（$P < 0.05$）。对尿中钠的排泄量增加以及平均动脉压降低均呈剂量依赖性。效果强于洛沙坦钾。

【适应证】

用于高血压的治疗。

【用法及用量】

口服：每次 600mg，每日 1 次或每日 400～800mg，分 1～2 次服用。每日极量为 800mg。2～3 周达最高疗效。中重度肾功能不全患者每日极量为 600mg。

【不良反应】

呼吸困难、面部水肿、荨麻疹、少尿或无尿、肌肉痛、痛性痉挛、腹泻、胃部不适、眩晕、头痛、水肿、失眠，极少发生咳嗽。

【禁忌】

1. 孕妇禁用。

2. 肝肾功能异常者禁用。

3. 高钾血症患者禁用。

4. 正在补钾或服用保钾利尿药的患者禁用。

【注意事项】

1. 没有医嘱，不能随意停药。

2. 服药期间不得驾驶车辆、操作机器。

第八节　神经节阻滞药

樟磺咪芬

【药理作用】

本品属于神经节阻滞药。

【适应证】

高血压危象，外科手术中诱导控制性低血压，紧急处理伴有全身高血压的肺动脉高压所引起的肺水肿。

【用法及用量】

静脉滴注：250mg 加入 5％葡萄糖液 250mL 内（1mg/mL），每分钟静脉滴注 1～4mg，根据血压变化随时调整。

【不良反应】

1. 胃肠蠕动减退、便秘，长期给药可能发生肠梗阻。

2. 尿潴留、睫状肌麻痹、瞳孔散大、心动过速、突然心绞痛、胃肠障碍可能发生。

3. 直立性低血压可能严重。

4. 还可能发生眼内压升高、口干、视物模糊、低血糖、低血钾、液体潴留、乏力、荨麻疹、瘙痒。

5. 本品可透过胎盘，引起新生儿麻痹性或胎粪便性肠梗阻。

【禁忌】

1. 对本品过敏者、孕妇和哺乳妇女禁用。

2. 肺功能不全或具有窒息的患者、未纠正的贫血、休克或低血容量、严重动脉硬化、严重缺血性心脏病或幽门狭窄患者禁用。

3. 肝肾功能不全、中枢神经系统退化、艾迪生病、前列腺增生症、青光眼、脑或冠脉供血不足和糖尿病患者应特别慎用。

4. 老年人或体弱者应慎用。

【注意事项】

1. 输注药物期间，应持续监测血压，随时调整滴速，过快输入可能抑制呼吸。

2. 在使用本品中，不应在手术切口部位使用肾上腺素浸润，因其可拮抗本品的作用。

3. 应定期检查血钾。

4. 稀释本品可用 0.9% 氯化钠注射剂或 5% 葡萄糖注射剂。

美 卡 拉 明

【药理作用】

亦为神经节阻滞药。临床用其盐酸盐。作用类似樟磺咪芬。

【适应证】

重症高血压。

【用法及用量】

开始口服每次 2.5mg，每日 2 次，根据效应调整剂量。

【不良反应】

本品可致口干，便秘，直立性低血压，心动过速，胃肠麻痹，恶心，性功能障碍（或性欲下降），眩晕，视物模糊（复视），肌肉震颤，排尿困难，运动障碍。

【禁忌】

1. 对本品过敏者、孕妇和哺乳妇女禁用。

2. 肺功能不全或有窒息的患者、未纠正的贫血、休克或低血容量、严重动脉硬化、严重缺血性心脏病或幽门狭窄患者禁用。

3. 肝肾功能不全、中枢神经系统退化、艾迪生病、前列腺增生症、青光眼、脑或冠脉供血不足和糖尿病患者应特别慎用。

4. 老年人或体弱者应慎用。

第九节　利　尿　药

氢氯噻嗪

【药理作用】

氢氯噻嗪是噻嗪类利尿药的代表药物，它的降压作用机制是通过利尿排钠而导致血浆容量及心排血量减少，主要抑制远端小管前段和近端小管对氯化钠的重吸收，从而增加远端小管和集合管的 Na^+-K^+ 交换，K^+ 分泌增多；抑制肾小管对 Na^+、Cl^- 的主动重吸收。但本品的利尿作用远不如祥利尿药。

【适应证】

用于治疗原发性高血压、水肿性疾病、中枢性或肾性尿崩症。

【用法及用量】

1. 成人　治疗高血压，每日 25～100mg，分 1～2 次，根据血压水平调整剂量；治疗水肿性疾病，每次 25～50mg，每日 1～2 次，或隔日 1 次，或每周 3～5 次。

2. 儿童　每日按体重 1～2mg/kg 或按体表面积 30～60mg/m²，分 1～2 次服用，并按疗效调整剂量。

【不良反应】

1. 循环系统 水、电解质紊乱，低 K^+、低 Na^+、低 Cl^- 及低 K^+ 所致心律失常。

2. 神经系统 因水、电解质紊乱导致口干、烦渴、肌肉痉挛、恶心、疲乏无力等。

3. 内分泌系统 降低糖耐量，使血糖升高。

4. 血液系统 白细胞、血小板减少，较少见。

5. 过敏反应 皮疹、荨麻疹，亦较少见。

【禁忌】

1. 肝肾功能明显损害者禁用。

2. 对磺胺药过敏者及孕妇、哺乳妇女慎用。

【注意事项】

1. 应从最小有效剂量开始用药，以减少不良反应的发生，减少反射性肾素和醛固酮分泌。

2. 每日用药 1 次时，应在早晨用药，以免夜间排尿次数增多。

3. 用药时应多食用含钾食物或钾盐，以防止血钾过低。

呋 塞 米

【药理作用】

呋塞米为髓袢利尿药。它是一种强效利尿药。主要抑制髓袢升支髓质部和皮质部对 Cl^- 和 Na^+ 的重吸收，使肾髓质渗透压降低，管腔内渗透压增大，干扰尿的浓缩过程，导致集合管及降支中水分不易弥散外出而产生强大的利尿作用。同时本品还可刺激肾素分泌，扩张肾血管，增加肾血流量。

【适应证】

1. 水肿性疾病 心性水肿、肾性水肿、肝硬化腹水、功能障碍或血管障碍所引起的周围性水肿。

2. 尤适用于急需消除水肿的紧急情况，如急性肺水肿、脑水肿和高血压危象等。

3. 预防急性肾功能衰竭，治疗高钾血症、高钙血症及急性药物、毒物中毒。

【用法及用量】

1. 口服给药

（1）水肿性疾病　起始剂量为每次 20～40mg，每日 1 次，必要时 6～8 小时后追加 20～40mg，直至出现满意利尿效果。每日最大剂量可达 600mg，但一般应控制在 100mg 以内，分 2～3 次服用。部分患者可减少至每次 20～40mg，隔日 1 次（或每日 20～40mg，每周连续服药 2～4 日）。

（2）高血压　起始剂量为每日 40～80mg，分 2 次服用，并酌情调整剂量。

（3）高钙血症　每日 80～120mg，分 1～3 次服用。

2. 静脉注射

（1）水肿性疾病　①一般剂量：开始剂量为 20～40mg，必要时每 2 小时追加剂量，直至出现满意疗效。维持用药阶段可分次给药。②急性左心衰竭：起始剂量为 40mg，必要时每小时追加 80mg，直至出现满意疗效。③慢性肾功能不全：每日剂量一般为 40～120mg。

（2）高血压危象　起始剂量为 40～80mg，伴急性左心衰竭或急性肾衰竭时，可酌情增加用量。

（3）高钙血症　每次 20～80mg。

3. 静脉滴注　急性肾衰竭时以本品 200～400mg 加入氯化钠注射剂 100mL 中，滴注速度不超过 4mg/min。有效者可按原剂量重复应用或酌情调整剂量，每日总量不超过 1g。利尿效果差时不宜再增加剂量，以免出现肾毒性而对急性肾衰竭功能恢复不利。

【不良反应】

1. 代谢/内分泌系统　水、电解质紊乱，如低钾血症、低氯血症、低氯性碱中毒、低钠血症、低钙血症以及与此有关的口渴、乏力、肌肉酸痛、心律失常等。高血糖症较少见，可致血糖升高、尿糖阳性，尤其是糖尿病或糖尿病前期患者，可使原有糖尿病加重。

2. 心血管系统　大剂量或长期应用时可见直立性低血压、休克。

3. 消化系统　食欲减退、恶心、呕吐、腹痛、腹泻、胰腺炎等较少见。长期应用还可致胃及十二指肠溃疡。

4. 泌尿生殖系统　高尿酸血症较少见，过度脱水可使血尿酸和血尿素氮水平暂时性升高。在高钙血症时用本品，可引起肾结石。

5. 血液系统　可使骨髓抑制而导致粒细胞减少、血小板减少性紫癜和再生障碍性贫血，但较少见。

6. 中枢神经系统　少见头晕、头痛、指（趾）感觉异常。

【禁忌】

1. 对本品过敏者、哺乳妇女禁用。

2. 低钾血症、肝昏迷、足量使用洋地黄、有氮质血症者禁用。

【注意事项】

1. 快速注射大剂量本品可引起暂时性耳聋。

2. 儿童、老年人、晚期肝硬化及痛风患者慎用。

螺 内 酯

【药理作用】

本品为低效利尿药，结构与醛固酮相似，为醛固酮的竞争性抑制剂。作用于远曲小管和集合管的皮质段部位，阻断 Na^+-K^+-H^+ 交换，使 Na^+、Cl^- 和水排泄增多，K^+、Mg^{2+} 和 H^+ 排泄减少，但对 Ca^{2+} 和 P^{3+} 的作用不定。由于本品仅作用于远曲小管和集合管，对肾小管其他各段无作用，故利尿作用较弱。此外，本品对肾小管以外的醛固酮靶器官也有作用，对血液中醛固酮增高的水肿患者作用较好，反之，醛固醇浓度不高时则作用较弱。

【适应证】

1. 与其他利尿药合用，治疗心源性水肿、肝硬化腹水、肾性水肿等（其目的在于纠正上述疾病伴发的继发性醛固酮分泌增多）。也用于特发性水肿的治疗。

2. 用于原发性醛固酮增多症的诊断和治疗。

3. 用于高血压的辅助治疗。

4. 与噻嗪类利尿药合用，增强利尿效应，预防低钾血症。

【用法及用量】

成人常规剂量口服给药。

1. 水肿性疾病　开始时，一日 40～120mg，分 2～4 次服用，至少连服 5 日，以后酌情调整剂量。

2. 高血压　开始时，一日 40～80mg，分次服用，至少用药 2 周，以后酌情调整剂量（但不宜与血管紧张素转换酶抑制药合用，以免增加高钾血症的发生率）。

3. 原发性醛固酮增多症　手术前患者，一日 100～400mg，分 2～4 次服用。不宜手术的患者，则选用较小剂量维持。

4. 诊断原发性醛固酮增多症　长期试验，一日 400mg，分 2～4 次服用，连用 3～4 周。短期试验，一日 400mg，分 2～4 次服用，连用 4 日。

【不良反应】

1. 常见的不良反应　①高钾血症最为常见，尤其是单独用药、进食高钾饮食、与钾剂或含钾药物（如青霉素钾等）合用以及存在肾功能损害、少尿、无尿时。②胃肠道反应，如恶心、呕吐、胃痉挛和腹泻；尚有报道可致消化性溃疡。

2. 少见的不良反应　①低钠血症：单用时少见，与其他利尿药合用时发生率增高。②抗雄激素样作用或对其他内分泌系统的影响：如长期服用本品可致男性乳房发育、阳痿、性功能低下；可致女性乳房胀痛、声音变粗、毛发增多、月经失调、性功能下降。③中枢神经系统：如长期或大剂量服用本品可发生行走不协调、头痛等。

3. 罕见的不良反应　①过敏反应，出现皮疹、呼吸困难。②暂时性血清肌酐、血尿素氮升高，主要与过度利尿、有效血容量不足、肾小球滤过率下降有关。③轻度高氯性酸中毒。④有长期服用本品和氢氯噻嗪后发生乳腺癌的报道。

4. 此外，本品尚可使血浆肾素、血镁、血钾升高，尿钙排泄可能增多，而尿钠排泄减少。

【禁忌证】

1. 高钾血症。

2. 肾衰竭。

【注意事项】

1. 老年人用本品较易发生高钾血症和利尿过度，应慎用。

2. 本品可透过胎盘，但对胎儿的影响尚不清楚，孕妇慎用为宜，且用药时间宜短。美国食品和药品管理局（FDA）对本品的妊娠安全性分级为C级。

3. 本品的代谢物坎利酮可从乳汁分泌，哺乳妇女慎用。

4. 用药前后及用药时应当检查或监测　用药前应检查患者血钾浓度（但在某些情况血钾浓度并不能代表机体内钾含量，如酸中毒时钾从细胞内转移至细胞外而易出现高钾血症，酸中毒纠正后血钾即可下降）。用药期间也必须密切随访血钾浓度和心电图。

吲 达 帕 胺

【药理作用】

本品是一种带有吲哚环的磺胺衍生物，具有利尿作用和钙拮抗作用，其降压作用机制尚不明确。本品调节血管活动的机制包括：①通过调节跨膜离子转运机制，尤其是调节钙离子的跨膜转运，松弛血管平滑肌，使外周血管阻力下降，产生降压效应（而其利尿作用则不能解释降压作用，因出现降压作用时的剂量远远小于利尿作用的剂量）。②刺激前列腺素 PGE_2 和前列环素 PGI_2 的合成，这两种物质为血管扩张因子和抗血小板因子。③与其他利尿药一样，本品能逆转左心室肥厚。本品降压时对心排血量、心率及心律影响小或无，不抑制心肌收缩力，亦不影响脂肪代谢（包括三酰甘油、低密度脂蛋白胆固醇、高密度脂蛋白胆固醇）

和碳水化合物代谢（包括糖尿病性高血压患者），长期用药很少影响肾小球滤过率或肾血流量。

本品利尿作用机制在于通过抑制远端肾小管皮质稀释段再吸收水和钠，增加尿液中钠和氯的排泄量，并且在一定程度上增加钾和镁的排泄量，从而发挥利尿作用。

【适应证】

用于治疗高血压。

【用法及用量】

1. 片剂、胶囊　每次 2.5mg，每日 1 次，早晨服用。每日不应超过 2.5mg。维持量为每次 2.5mg，隔日 1 次。

2. 缓释片　每次 1.5mg，每日 1 次。加大剂量并不能提高本品抗高血压疗效，只能增加利尿作用。

老年人用量应酌减。

【不良反应】

1. 心血管系统　较少见直立性低血压。

2. 精神神经系统　较少见失眠，很少见头痛、疲劳、眩晕、感觉异常等。肝功能不全的患者，有可能诱发肝性脑病（应立即停药）。

3. 代谢/内分泌系统　可见低血钠、低血钾、低氯性碱中毒、血容量减少、蛋白结合碘降低、血糖增高、血浆肾素活性增高、血尿酸增加（常在正常范围内），罕见高钙血症。

4. 消化系统　较少见腹泻、食欲缺乏、反胃等，很少见口干、恶心、便秘、胰腺炎等。

5. 血液　罕见血小板、白细胞减少、粒细胞缺乏症、骨髓发育不全及溶血性贫血。

6. 过敏反应　少见皮疹、瘙痒等过敏反应（有过敏和哮喘病史的患者更易发生）。

【禁忌】

1. 对本品及磺胺类药过敏。

2. 严重肾功能不全。

3. 肝性脑病或严重肝功能不全。

4. 低钾血症。

【注意事项】

本品大部分不良反应呈剂量依赖性，可采用最低有效剂量来减少不良反应。用于利尿时，最好每晨给药 1 次，以免夜间起床排尿。

第十节 其他抗高血压药

酮 色 林

【药理作用】

本品为 5-羟色胺受体阻滞药。对外周 5-HT$_2$ 具有高度的亲和力，因而可抑制 5-HT 引起的血管缩窄、支气管缩窄和血小板聚集。它还有某种程度的 α_1 受体阻断作用和抗组胺 H$_1$ 作用。有降低高血压患者的外周阻力，降低肾血管阻力，对正常人无降压作用。静脉注射后可降低右心房压、肺动脉压及肺毛细血管楔压。

【适应证】

用于各型高血压，也可用于充血性心力衰竭。

【用法及用量】

1. 口服 开始剂量 20mg，每日 2 次。1 个月后如效果不满意可增至 40mg，每日 2 次。剂量超过 40mg 时降压作用不再增强。肝功能不全时应适当减量。

2. 静脉注射 开始剂量为 10mg，最大剂量为 30mg，以每分钟 3mg 的速度注射。

【不良反应】

1. 常见镇静、乏力、头痛、头晕、口干和胃肠道障碍。罕见发生水肿。

2. 易感患者长期给药可能发生室性心律失常，多由本品引起的低血钾所致。

【注意事项】

1. 因本品可引起嗜睡，用药者不能驾驶或操作机械。

2. 老年人比年轻人更易于耐受本品。

3. 患者正在使用抗心律失常药时，应慎用本品。二、三度心脏传导阻滞也应慎用。

【禁忌】

1. 孕妇和哺乳妇女禁用。

2. 有明显心动过缓、Q-T 间期≥0.445 毫秒，有低钾血症和低镁血症的患者禁用。

吡 那 地 尔

【药理作用】

本品为钾通道开放药。对周围小动脉直接产生扩张作用，降低外周阻力和血压并产生水潴留。可引起心率加快、心排血量增加。

【适应证】

主要用于高血压。

【用法及用量】

口服，常用维持量每次 25mg，1 日 2 次。

【不良反应】

其不良反应主要是水肿，尤其在服用大剂量时更易发生。其他不良反应为头痛、心悸、心动过速、乏力、直立性低血压、鼻塞等。

【禁忌】

对本品过敏者、孕妇和哺乳妇女禁用。

【注意事项】

1. 增加剂量时应逐渐小量，突然大量增加易导致更多的不良反应出现。

2. 儿童暂不使用。

3. 具有症状的缺血性心脏病、脑血管供血不足、肝肾功能不全或有快速性心律失常史者慎用。

非诺多泮

【药理作用】

本品为快速血管扩张药，能激活多巴胺-1（DA-1）受体，与 α_2 受体有中度结合力。通过激活 DA_1 受体，可诱导小动脉扩张，从而降低动脉压，扩张肾血管致肾血流量增加。此外还具有促尿钠排泄和利尿作用，对高血压患者此作用更为明显。本品未表现出对中枢神经多巴胺能受体的明显激活，提示其不容易透过血-脑脊液屏障。

【适应证】

用于严重高血压、高血压危象。

【用法及用量】

1. 口服　每次 100mg，每日 4 次。但在口服本品治疗的高血压患者中，可观察到短暂（2～4 小时）且多变的临床症状，故高血压患者常局限于静脉给药。

2. 静脉　严重高血压，初始剂量常为 $0.1\mu g/(kg \cdot min)$，有效剂量范围 $0.1\sim1.6\mu g/(kg \cdot min)$。

【不良反应】

1. 低血压、面红、头晕、头痛、反射性心动过速、心律不齐、恶心、呕吐、腹泻。

2. 心电图异常和低钾血症。

【禁忌】

1. 对本品过敏者、哺乳妇女禁用。

2. 本品可升高眼内压，青光眼患者禁用。

【注意事项】

1. 治疗期间，应常测血压，并定时监测血钾。

2. 脑梗死或脑出血者必须慎用，因为低血压对这些患者是有害的。

第二十四章　抗心律失常药物

第一节　Ⅰ类——Na⁺通道阻滞药

一、ⅠA类药物

它们能适度减少除极时 Na^+ 内流，降低 0 相上升最大速率，降低动作电位振幅，减慢传导速度。也能减少异位起搏细胞 4 相 Na^+ 内流而降低自律性。也延长钠通道失活后恢复开放所需的时间，即延长 ERP 及 APD，且以延长 ERP 为显。这类药还能不同程度地抑制 K^+ 和 Ca^{2+} 通道。

奎　尼　丁

【药理作用】

本品是茜草科植物金鸡纳树皮所含的一种生物碱，是奎宁的右旋体，它对心脏的作用比奎宁强 5～10 倍。其基本作用是与钠通道蛋白质相结合而阻滞之，适度抑制 Na^+ 内流，除这种对钠通道的直接作用外，奎尼丁还通过自主神经而发挥间接作用。

1. 降低自律性　治疗浓度奎尼丁能降低浦肯野纤维的自律性，对正常窦房结则影响微弱。对病窦综合征者则明显降低其自律性。在自主神经完整无损的前提下，通过间接作用可使窦性频率增加。

2. 减慢传导速度　奎尼丁能降低心房、心室、浦肯野纤维等的 0 相上升最大速率和膜反应性，因而减慢传导速度。这种作用可使病理情况下的单向传导阻滞变为双向阻滞，从而取消折返。

3. 延长不应期　奎尼丁延长心房、心室、浦肯野纤维的

ERP 和 APD。延长 APD 是其减慢减少 K^+ 外流所致,在心电图上表现为 Q-T 间期延长;ERP 的延长更为明显,因而可以取消折返。此外,在心脏局部病变时,常因某些浦肯野纤维末梢部位 ERP 缩短,造成邻近细胞复极不均一而形成折返,此时奎尼丁使这些末梢部位 ERP 延长而趋向均一化,从而减少折返的形成。

4. 对自主神经的影响 动物实验见奎尼丁有明显的抗胆碱作用,阻抑迷走神经的效应。同时,奎尼丁还有阻断 α 受体的作用,使血管舒张、血压下降而反射性兴奋交感神经。这两种作用结合,使窦性频率增加。

【适应证】

适用于治疗房性、室性及房室结性心律失常。对心房纤颤及心房扑动,目前虽多采用电转律术,但奎尼丁仍有应用价值,转律前合用强心苷和奎尼丁可以减慢心室频率,转律后用奎尼丁维持窦性节律。预激综合征时,用奎尼丁可以中止室性心动过速或用以抑制反复发作的室性心动过速。

【用法及用量】

1. 口服 成人应试服 0.2g,观察过敏及特异质反应。成人常用量为每次 0.2~0.3g,每日 3~4 次。阵发性室上性心动过速、心房颤动、心房扑动,口服第 1 天,每次 0.2g,每 2 小时 1 次,连续 5 次;如无效而又无明显不良反应,第 2 天增至每次 0.3g,第 3 天每次 0.4g,每 2 小时 1 次,连续 5 次。每日总量一般不宜超过 2g。恢复正常心律后,改给维持量,每日 0.2~0.4g。若连服 3~4 日无效或有不良反应者,应停药。

2. 静注 必要时采用,并必须在心电图观察下进行。每次 0.25g,以 5% 葡萄糖液稀释至 50mL 缓慢静注。小儿每次 2mg/kg。

【不良反应】

1. 奎尼丁应用过程中约有 1/3 患者出现各种不良反应,使其应用受到限制。常见的有胃肠道反应,多见于用药早期,久用后,有耳鸣失听等金鸡纳反应及药物热、血小板减少等过敏反应。心脏毒性较为严重，治疗浓度可致心室内传导减慢（$Q\text{-}T_C$间期延长），延长超过 50% 表明是中毒症状，必须减量。高浓度可致窦房传导阻滞、房室传导阻滞、室性心动过速等，后者是传导阻滞而浦肯野纤维出现异常自律性所致。

2. 奎尼丁治疗心房纤颤或心房扑动时，应先用强心苷抑制房室传导，否则可引起心室频率加快，因奎尼丁可使房性冲动减少而加强，反而容易通过房室结而下传至心室。

3. 奎尼丁晕厥或猝死是偶见而严重的不良反应。发作时患者意识丧失，四肢抽搐，呼吸停止，出现阵发性室上性心动过速甚至心室颤动而死。一般认为这是过量时心室内弥漫性传导障碍及 $Q\text{-}T_C$ 间期过度延长所致。也有治疗量对个别敏感者及过长 $Q\text{-}T$ 综合征者所引起的尖端扭转型心律失常（室颤前室性心动过速）。后者是一种早后除极，发生机制可能与 APD 延长及复极的不均一有关。发作时宜立即进行人工呼吸、胸外心脏按压、电除颤等抢救措施。药物抢救可用异丙肾上腺素及乳酸钠，后者提高血液 pH 值，能促使 K^+ 进入细胞内，降低血钾浓度，减少 K^+ 对心肌的不利影响。同时，血液偏于碱性可增加奎尼丁与血浆蛋白的结合而减少游离奎尼丁的浓度，从而减低毒性。

【禁忌】

1. 对本品或金鸡纳生物碱过敏者。

2. 洋地黄中毒致二或三度房室传导阻滞（已安装起搏器者除外）。

3. 病态窦房结综合征。

4. 心动过缓。

5. 严重的心肌损伤。

6. 严重的肝或肾功能不全。

7. 使用本品曾引起血小板减少性紫癜。

【注意事项】

1. 饭后 2 小时或饭前 1 小时服药并多次饮水可加快吸收，血药浓度峰值的出现提早、升高。与食物或牛奶同服可减少对胃肠道的刺激，不影响生物利用度。

2. 当每日口服量超过 1.5g 或高危患者用药，应住院，监测心电图及血药浓度。每天超过 2g 时应特别注意心脏毒性。

3. 长期用药需监测肝肾功能，若出现严重电解质紊乱或肝肾功能异常时需立即停药。

4. 加强心电图检测，QRS 波长超过用药前 20％应停药。

双氢奎尼丁

【药理作用】

抗心律失常作用及机制同奎尼丁，但作用较强。用于房性和室性期前收缩、心房颤动、心房扑动或房性心动过速；预防阵发性室上性和室性心动过速的发生。临床应用的赛利科胶囊，为缓释胶囊，名长效缓释奎尼丁。

【适应证】

适用于治疗房性、室性及房室结性心律失常。

【用法及用量】

口服：早、晚各服 300mg。如心律失常未完全稳定，可早、晚各服 600mg。

【不良反应】

少数服用者可出现腹泻。其他不良反应同奎尼丁。

【禁忌】

1. 对本品、奎尼丁或金鸡纳生物碱过敏者。

2. 严重的心肌损伤。

3. 低位房室传导阻滞未安置心脏起搏器者。

4. 束支传导阻滞。

5. 心功能不全。

6. 肌无力。

7. 洋地黄中毒。

【注意事项】

注意事项同奎尼丁。

普鲁卡因胺

【药理作用】

本品可增加心房的有效不应期，降低心房、浦肯野纤维和心室肌的传导速度，通过升高阈值而降低心房、浦肯野纤维、乳头肌和心室的兴奋性，延长不应期及抑制舒张期除极，降低自律性。对心肌收缩性的抑制作用较弱，可轻度减低心排血量。间接抗胆碱作用弱于奎尼丁，小量即可使房室传导加速，用量偏大则直接抑制房室传导。它仅有微弱的抗胆碱作用，不阻断 α 受体。其代谢产物 N-乙酰卡尼具有药理活性。用量＞12μg/mL 时产生不良反应。

【适应证】

本品曾用于各种心律失常的治疗，但因其促心律失常作用和其他不良反应，现仅推荐用于危及生命的室性心律失常。

【用法及用量】

1. 口服　每日 3～4 次，每次 0.5～0.75g，心律正常后逐渐减至每日 2～6 次，每次 0.25g。

2. 静脉滴注　每次 0.5～1g，溶于 5％～10％葡萄糖溶液 100mL 内；开始 10～30 分钟内静脉滴注速度可适当加快，于 1 小时内滴完。无效者，1 小时后再给 1 次，24 小时内总量不超过 2g，静脉滴注仅限于病情紧急情况，如室性阵发性心动过速，尤其在并发有急性心肌梗死或其他严重心脏病者，应经常注意血压、心率改变，心律恢复后，即可停止静脉滴注。

3. 静脉注射　每次 0.1～0.2g。

4. 肌内注射　每次 0.25～0.5g。

小儿用量尚未确定。

【不良反应】

1. 心血管　产生心脏停搏、传导阻滞及室性心律失常。心电图出现 QRS 波增宽、P-R 期间及 Q-T 间期延长，R 波在 T 波上诱发多型性室性心动过速（扭转型室性心动过速）或室颤，但较奎尼丁少见。快速静注可使血管扩张产生严重低血压、室颤、心脏停搏。血药浓度过高可引起心脏传导异常。

2. 胃肠道 大剂量较易引起厌食、恶心、呕吐、腹泻、口苦、肝大、氨基转移酶升高等。

3. 过敏反应 少数人可有荨麻疹、瘙痒、血管神经性水肿及斑丘疹。

4. 红斑狼疮样综合征 发热、寒战、关节痛、皮肤损害、腹痛等。长期服药者较易发生，但也有仅服数次药即出现者。

5. 神经 少数人可有头晕、精神抑郁及伴幻觉的精神失常。

6. 血液 溶血性或再生不良性贫血、粒细胞减少、嗜酸粒细胞增多、血小板减少及骨髓肉芽肿，血浆凝血酶原时间及部分凝血活酶时间延长。

7. 肝肾 偶可产生肉芽肿性肝炎及肾病综合征。

【禁忌】

1. 病态窦房结综合征（除非已有起搏器）。

2. 二或三度房室传导阻滞（除非已有起搏器）。

3. 对本品过敏者。

4. 红斑狼疮（包括有既往史者）。

5. 低钾血症。

6. 重症肌无力。

7. 地高辛中毒。

【注意事项】

1. 该药静脉应用时需有心电和血压监测。

2. 该药并不增加室性心律失常患者的存活率。

3. 交叉过敏反应 对普鲁卡因及其他有关药物过敏者，可能对本品也过敏。

4. 肾功能受损者应酌情调整剂量。

5. 用药期间一旦心室率明显减低，应立即停药。

6. 血液透析可清除本品，故透析后可加用一剂药。

7. 用于治疗房性心动过速时需在使用地高辛的基础上应用。

8. 静脉应用易出现低血压，故静脉用药速度要慢。

9. 下列情况应慎用　过敏患者，尤以对普鲁卡因及有关药过敏者；支气管哮喘；肝或肾功能障碍；低血压；洋地黄中毒；心脏收缩功能明显降低者。

10. 干扰依酚氯铵的诊断试验，因本品有抗胆碱作用；碱性磷酸酶、胆红素、乳酸脱氢酶及天冬氨酸氨基转移酶升高；心电图 QRS 波增宽、P-R 间期及 Q-T 间期延长、QRS 波群及 T 波电压降低。

丙　吡　胺

【药理作用】

其电生理及血流动力学类似奎尼丁，具有抑制快钠离子内流作用，延长动作电位及有效不应期，减低心房和附加束的传导速度，降低心肌传导纤维的自律性，抑制心房及心室肌的兴奋性，减低心肌收缩力。此外有较明显的抗胆碱作用，故可能使窦房结频率及房室交界区传导速度加快，但原有病态窦房结综合征或房室传导障碍者病情仍可加重。

【适应证】

用于房性早搏、阵发性房性心动过速、房颤、室性早搏等，对室上性心律失常的疗效较好。现主要用于其他药物无效的危及生命的室性心律失常。

【用量及用法】

1. 口服　每次 100mg，每日 3 次，最大剂量每日不超过 800mg。

2. 静脉注射　每次 50～100mg，最大剂量每次不超过 150mg，5～10 分钟内注完。

静脉滴注：每次 100～200mg，以 5% 葡萄糖液 500mL 稀释，一般滴注量为每小时 20～30mg。

小儿常用量尚未确定。

老年人及肾功能受损者应依据肾功能适当减量。

【不良反应】

1. 心血管　过量可致呼吸暂停、神志丧失、心脏停搏、传导阻滞及室性心律失常,心电图出现 P-R 间期延长、QRS 波增宽及 Q-T 间期延长,扭转型室速及室颤;负性肌力作用是本品最重要的副作用,可使 50% 患者心力衰竭复发或加重,无心力衰竭史者发生心力衰竭的机会少于 5%,可致低血压甚至休克;已有报道静注可产生明显的冠状动脉收缩。

2. 抗胆碱作用　是本品最常见的副作用,有口干、尿潴留、尿频、尿急、便秘、视力模糊、青光眼加重等。

3. 胃肠道　恶心、呕吐、厌食、腹泻。

4. 肝脏　肝脏胆汁淤积或肝功能不正常。

5. 血液系统　粒细胞减少。

6. 神经系统　失眠、精神抑郁或失常。

7. 其他　低血糖、阳痿、水潴留、静注时血压升高、过敏性皮疹、光敏性皮炎、潮红及紫癜也偶有发生。

【禁忌】

心力衰竭、心脏扩大、心脏传导阻滞、青光眼、低钾血症、未经治疗的尿潴留、Q-T 间接延长综合征和对本药过敏者。

【注意事项】

1. 避免与负性肌力作用药物（β受体阻滞药、钙通道阻滞药）或抑制窦房结功能药物并用。

2. 妊娠期或哺乳妇女忌用。

3. 与Ⅲ类抗心律失常药、三环类抗抑郁药和红霉素并用有增加引发扭转型室性心动过速的危险。

4. 与巴比妥、利福平和苯妥英钠并用,可降低本品的血药浓度;与西咪替丁并用,可提高血药浓度。

5. 治疗房颤或房扑时,宜先行洋地黄化,以免心室率增快。

二、ⅠB类药物

轻度降低 0 相上升最大速率,略能减慢传导速度,在特定条件下且能促进传导;也能抑制 4 相 Na^+ 内流,降低自律性。由于它们还有促进 K^+ 外流的作用,因而缩短复极过程,且以缩短

APD更较显著。

利 多 卡 因

【药理作用】

利多卡因是局部麻醉药。现广泛用于治疗危及生命的室性心律失常。其对心脏的直接作用是抑制 Na^+ 内流，促进 K^+ 外流，但仅对希-浦系统发生影响，对其他部位心组织及自主神经并无作用。

1. 降低自律性　治疗浓度（$2\sim5\mu g/mL$）能降低浦肯野纤维的自律性，对窦房结没有影响，仅在其功能失常时才有抑制作用。由于4相除极速率下降而提高阈电位，又能减少复极的不均一性，故能提高致颤阈。

2. 传导速度　利多卡因对传导速度的影响比较复杂。治疗浓度对希-浦系统的传导速度没有影响，但在细胞外 K^+ 浓度较高时则能减慢传导。血液趋于酸性时将增强其减慢传导的作用。心肌缺血部位细胞外 K^+ 浓度升高而血液偏于酸性，所以利多卡因对之有明显的减慢传导作用，这可能是其防止急性心肌梗死后心室纤颤的原因之一。对血 K^+ 降低或部分（牵张）除极者，则因促 K^+ 外流使浦肯野纤维超极化而加速传导速度。大量高浓度（$10\mu g/mL$）的利多卡因则明显抑制0相上升速率而减慢传导。

3. 缩短不应期　利多卡因缩短浦肯野纤维及心室肌的 APD、ERP，且缩短 APD 更为显著，故为相对延长 ERP。这些作用是阻止2相少量 Na^+ 内流的结果。

【适应证】

窄谱抗心律失常药，仅用于室性心律失常，特别适用于危急病例。治疗急性心肌梗死及强心苷所致的室性早搏，室性心动过速及心室纤颤有效。也可用于心肌梗死急性期以防止心室纤颤的发生。

【用法及用量】

1. 常用量

（1）静脉注射　$1\sim1.5mg/kg$（一般用 $50\sim100mg$）作首次

负荷量，静注 2～3 分钟，必要时每 5 分钟后重复静脉注射 1～2 次，但 1 小时之内的总量不得超过 300mg。

（2）静脉滴注　一般以 5％葡萄糖注射剂配成 1～4mg/mL 药液滴注或用输液泵给药。在用负荷量后可继续以每分钟 1～4mg 速度静脉滴注维持，或以每分钟 0.015～0.03mg/kg 速度静脉滴注。老年人、心力衰竭、心源性休克、肝血流量减少、肝或肾功能障碍时应减少用量。以每分钟 0.5～1mg 静脉滴注。或可用本品 0.1％溶液静脉滴注，每小时不超过 100mg。

2. 极量　静脉注射，1 小时内最大负荷量 4.5mg/kg（或 300mg），最大维持量为每分钟 4mg。

老年人用药应根据需要及耐受程度调整剂量，＞70 岁患者剂量应减半。

【不良反应】

1. 本品可作用于中枢神经系统，引起嗜睡、感觉异常、肌肉震颤、惊厥昏迷及呼吸抑制等不良反应。

2. 可引起低血压及心动过缓。血药浓度过高可引起心房传导速度减慢、房室传导阻滞以及抑制心肌收缩力和心排血量下降。

【禁忌】

1. 对局部麻醉药过敏者禁用。

2. 阿-斯综合征（急性心源性脑缺血综合征）、预激综合征、严重心传导阻滞（包括窦房传导阻滞、房室传导阻滞及心室内传导阻滞）患者不得静脉给药。

【注意事项】

1. 肝肾功能障碍、肝血流量减低、充血性心力衰竭、严重心肌受损、低血容量及休克等患者慎用。

2. 对其他局麻药过敏者，可能对本品也过敏，但利多卡因与普鲁卡因胺之间尚无交叉过敏反应的报道。

3. 本品严格掌握浓度和用药总量，超量可引起惊厥及心跳骤停。

4. 其体内代谢较普鲁卡因慢，有蓄积作用，可引起中毒而发生惊厥。

5. 某些疾病如急性心肌梗死患者常伴有 α_1 酸性蛋白及蛋白结合率增加，也增加利多卡因蛋白结合而降低了游离血药浓度。

6. 用药期间应注意检查血压、监测心电图，并备有抢救设备；心电图 P-R 间期延长或 QRS 波增宽，出现其他心律失常或原有心律失常加重者应立即停药。

7. 本品透过胎盘，且与胎儿蛋白结合高于成人，故应慎用。

8. 新生儿用药可引起中毒，早产儿较正常儿半衰期长，故应慎用。

美　西　律

【药理作用】

ⅠB 类抗心律失常药，化学结构与利多卡因相似。对心肌电生理特性的影响也与利多卡因相似。可以抑制心肌细胞钠内流，降低动作电位 0 相除极速度，缩短浦肯野纤维的有效不应期。在心脏传导系统正常的患者中，美西律对心脏冲动的产生和传导作用不大，临床试验中未发现美西律引起二度或三度房室传导阻滞。美西律不延长心室除极和复极时程，因此可用于 Q-T 间期延长的室性心律失常。该药具有抗心律失常、抗惊厥及局部麻醉作用。对心肌的抑制作用较小。其有效血药浓度 $0.5 \sim 2 \mu g/mL$，中毒血药浓度与有效血药浓度相近，为 $2 \mu g/mL$ 以上。少数患者在有效血药浓度时即可出现严重不良反应。

【适应证】

主要用于慢性室性心律失常，如室性早搏、室性心动过速。

【用法及用量】

口服：首次 $200 \sim 300mg$，必要时 2 小时后再服 $100 \sim 200mg$。一般维持量为每日 $400 \sim 800mg$，分 $2 \sim 3$ 次服。成人极量为每日 1200mg。儿童口服用量每次 7.5g/kg，1 日 3 次。

【不良反应】

20%～30%患者口服发生不良反应。

1. 胃肠反应 最常见。包括恶心、呕吐等，有肝功能异常的报道，包括 GOT 增高。

2. 神经系统 为第二位常见不良反应。包括头晕、震颤（最先出现手细颤）、共济失调、眼球震颤、嗜睡、昏迷及惊厥、复视、视物模糊、精神失常、失眠。

3. 心血管 窦性心动过缓及窦性停搏一般较少发生。偶见胸痛，促心律失常作用如室性心动过速，低血压及心力衰竭加剧。治疗包括停药、用阿托品、升压药、起搏器等。

4. 过敏反应 皮疹。

5. 极个别有白细胞及血小板减少。

【禁忌】

心源性休克和有二或三度房室传导阻滞，病窦综合征者禁用。

【注意事项】

1. 本品在危及生命的心律失常患者中有使心律失常恶化的可能。

2. 美西律可用于已安装起搏器的二度和三度房室传导阻滞患者，一度房室传导阻滞患者应用较安全，但要慎用。

3. 美西律可引起严重心律失常，多发生于恶性心律失常患者。

4. 低血压和严重充血性心力衰竭患者慎用。

5. 肝功能异常者慎用。

6. 室内传导阻滞或严重窦性心动过缓者慎用。

7. 用药期间注意随访检查血压、心电图、血药浓度。

8. 在怀孕大鼠、小鼠和兔中应用人体最大口服量 4 倍的剂量未发现致畸和影响生育的作用，但在人体没有相关报道，因此仅用于对胎儿有益的治疗。在母乳内的浓度与母体血液中相同，因此建议哺乳期妇女禁用该药。

9. 老年人用药需监测肝功能。

妥 卡 尼

【药理作用】

ⅠB类抗心律失常药，为利多卡因同系物，是利多卡因脱去二个乙基加一个甲基而成。作用及应用与利多卡因相似，然口服有效，也较持久。不良反应与美西律相似。主要作用于浦肯野纤维和心室肌，抑制 Na^+ 内流，促进 K^+ 外流；降低 4 相除极坡度，从而降低自律性；明显缩短动作电位时程，相对延长有效不应期及相对不应期；降低心肌兴奋性；减慢传导速度；提高室颤阈。不影响窦房结功能；不影响心室除极和复极时间。

【适应证】

用于严重的室性心律失常的治疗，包括室性早搏、室性心动过速。

【用法及用量】

1. 口服　每次 0.2～0.4g，每 8～12 小时 1 次。或先用0.4g，3～4 小时后再重复一次，以后以每次 0.2～0.4g、每 8～12 小时 1 次维持。

2. 静脉注射　0.1～0.6g，在 15～30 分钟缓慢推注。或遵医嘱。

【不良反应】

不良反应多轻微、短暂，一般不影响治疗。常见者胃肠道系统有厌食、恶心、呕吐、便秘等；神经系统有眩晕、头痛、嗜睡、出汗、耳鸣、震颤等。偶见皮疹。上述反应在停药后均可自行消失。

【禁忌】

对妥卡尼、酰胺酶类局麻药过敏者禁用。未安装起搏器的二至三度房室传导阻滞患者禁用。不用于治疗有致死性室性心律失常的患者。

【注意事项】

1. 有报道发生粒细胞缺乏、骨髓抑制、白细胞减少症、中性粒白细胞减少症、再生障碍性贫血、血小板减少症等，多在用药 12 周内发生。因此建议用药 3 个月每周查血常规。

2. 有报道发生肺纤维化、间质性肺炎、纤维性肺泡炎、肺水肿等，多发生于重症患者，有致死报道。因此要经常做胸部 X 线检查。如果肺部疾病加重，要及时停药。

3. 在房扑或房颤患者中应用时，该药有时可加快心室率。

4. 妥卡尼没有在人体孕妇应用的相应试验报道。妥卡尼是否存在于母乳内尚无相关报道。

5. 儿童用药的安全性和有效性尚无定论。

阿普林定

【药理作用】

ⅠB 类抗心律失常药。其局部麻醉作用约为利多卡因的 24 倍，电生理效应类似利多卡因。主要缩短心肌传导纤维的动作电位时程与延长不应期，降低 0 相最大上升速率和 4 相舒张期自动除极，减慢传导速度，延长心房、心室的有效不应期、房室结的功能性不应期和有效不应期。阻滞旁路传导，对前向阻滞较逆向阻滞更为显著。并有轻度抑制心肌收缩力和轻度降压作用。

【适应证】

可用于室性及房性早搏、阵发性室上性心动过速、房颤等，对各种快速性心律失常有较好疗效。主要用于防治室性心律失常。对洋地黄中毒引起的心律失常也有效。尤适用于急性心肌梗死早期预防室性早搏、室性心动过速和心室颤动。也适用于预激综合征伴室上性心动过速。对顽固性室性早搏效果显著。由于本品不良反应较多，且有致心律失常作用，因此，目前多作为二线的抗心律失常药物。

【用法及用量】

1. 口服　每次 50mg，每日 3 次，有效后改为每次 25mg，每日 4 次，以后改为 25mg，每日 3 次，再改为每次 25mg，每日 1～2 次维持。静脉推注，每次 25～50mg。

2. 静脉滴注　以 200mg 加于 5% 葡萄糖液 500mL 中，按 2mg/min 的速度滴注。

【不良反应】

眩晕，肌肉震颤，共济失调，精神失常或错乱，癫痫样抽搐，胃肠道反应，轻度或暂时性粒细胞减少。个别病例有黄疸，转氨酶升高，心动过缓，房室传导阻滞。本品的治疗剂量与中毒剂量相当接近，副作用相当多见。如恶心、呕吐、腹泻等胃肠道症状。当血药浓度在 $2\mu g/mL$ 时，可出现头晕、神经过敏、记忆障碍等。血药浓度在 $3\mu g/mL$ 时，可出现共济失调、颤抖、复视、幻觉、癫痫发作等。此外，还可引起胆汁淤积性黄疸和粒细胞缺乏症，也可见暂时性肝功能减退。

【禁忌】

1. 癫痫患者忌用。

2. 老年、帕金森病、肝肾功能不全者慎用。

3. 窦性心动过缓、二或三度房室传导阻滞、严重的室内传导障碍、束支传导阻滞、重症癫痫、黄疸和白细胞减少者禁用。心力衰竭者为相对禁忌。

【注意事项】

服药前应详细询问病史，应注意有无黄疸或癫痫史。如有这些病史宜慎用。服药期间应同时口服地西泮与维生素 B_6，以防止癫痫样抽搐发作。如有癫痫发作，立即肌内注射地西泮，同时减量服用。

三、IC 类药物

这类药物阻滞钠通道作用明显，能较强降低 0 相上升最大速率而减慢传导速度，主要影响希-浦系统；也抑制 4 相 Na^+ 内流降低自律性；对复极过程影响很少。近年报道这类药有致心律失常作用，增高病死率，应予注意。

氟 卡 尼

【药理作用】

氟卡尼抑制希-浦系统的传导速度，降低自律性，能缩短其 APD，对 ERP 则低浓度时缩短，增加浓度又恢复正常。能减慢心室肌的传导，延长其 ERP、APD。这种对浦肯野纤维和心肌 ERP、APD 作用的不同可能是氟卡尼的致心律失常作用的基础。

【适应证】

适用于室上性心动过速，房室结或房室折返心动过速，心房颤动，儿童顽固性交界性心动过速及伴有应激综合征者。用于治疗室性早搏、室性心动过速效果良好。

【用量及用法】

1. 口服 成人开始时每次 100mg，每日 2 次，然后每隔 4 日，每次增加 50mg，最大剂量每次 200mg，每日 2 次；儿童每次 50～100mg，1 日 2 次。

2. 静脉滴注 成人每千克体重 2mg 于 15 分钟滴完；儿童每千克体重 2mg 于 10 分钟内滴完。

【不良反应】

1. 不良反应较轻，但易疏忽而导致中毒。

2. 常见的不良反应有感觉异常、嗜睡、头昏、视力障碍、恶心、低血压、心动过缓等。严重时可出现心力衰竭。

3. 有致快速性心律失常作用。

4. 心源性休克、传导阻滞、严重肝肾功能不全者，孕妇和哺乳期妇女忌用。

【禁忌】

禁用于有心衰发作史与心脏传导系统有明显病变者。

【注意事项】

1. 患者服药的间隔时间宜均匀，避免漏服。即使自觉良好，也应遵医嘱服药。

2. 为减少胃肠不良反应，可在进食时服药。

3. 应定期就诊，以了解治疗效果。

恩 卡 尼

【药理作用】

ⅠC 类抗心律失常药。抗心律失常作用较强，能降低浦肯野纤维动作电位 0 相去极速度及幅度；延缓希-浦系统及心肌的传导；延长心房肌、希氏束、心室肌及部分病例房室旁道的不应期；抑制浦氏纤维 0 相去极速率。其抑制心肌的作用较弱。不影响房室结传导。短期或长期应用后对血流动力学无明显影响，对慢性心功能不全患者，这些效应比其他 I 类抗心律失常药物的作用为佳。其安全范围亦较大。

【适应证】

适用于室性早搏、室性心动过速及心室颤动。也可用于室上性心动过速，对折返性心动过速也有效。

【用法及用量】

口服 1 次 25～75mg，每日 3～4 次。静脉注射 0.5～1mg/kg，于 15～20 分钟注完。小儿口服 1 日剂量 60～120mg/m² 或 2～7.5mg/kg，分 3～4 次服。通常从小剂量开始，在严密观察下逐渐增量。

【不良反应】

1. 因可抑制室内传导，不宜与奎尼丁或丙吡胺合用。

2. 不良反应有室内传导阻滞、窦性心动过缓、暂时性低血压、胃肠道不适、口舌金属味、头昏、头痛、视力模糊、复视、小腿痉挛、震颤、共济失调等。

氯　卡　尼

【药理作用】

属 I C 类抗心律失常药。能延长有效不应期、Q-T 间期，对 P-R 间期无明显影响。此外尚有局部麻醉作用。

【适应证】

用于室性心律失常，特别是室性早搏和复发性室性心动过速，疗效显著。对房性早搏和室上性心动过速也有效，但对心房颤动或扑动无效。对顽固性心律失常也有效。但由于其副作用，使用受到一定限制。

【用量及用法】

1. 口服　每次 50～100mg，每日 2～3 次。亦可增至 1 次 100mg，每日 3～4 次。

2. 静脉注射 每次每千克体重 1～2mg，于 5～10 分钟内缓慢注射，可隔 8～12 小时重复 1 次，一般最大总量为 200mg。

【不良反应】

1. 主要不良反应有失眠、噩梦、出汗、口干；静脉注射有头晕、震颤。

2. 有房室结或室内传导阻滞者慎用。

普罗帕酮

【药理作用】

ⅠC 类抗心律失常药。电生理效应是抵制钠离子内流，减慢收缩除极速度，使传导速度减低，轻度延长动作电位间期及有效不应期，并可提高心肌细胞阈电位，明显减少心肌的自发兴奋性。既作用于心房、心室，也作用于兴奋的形成及传导，且对房室旁路的前向及逆向传导速度也有延长作用。还有轻度抗交感、轻度钙通道阻滞、轻至中度抑制心肌收缩力、增加末期舒张压、减少搏出量、轻度降压、减慢心率、松弛冠状动脉和支气管平滑肌等作用。此外，还具有与普鲁卡因相似的局部麻醉作用。

【适应证】

用于预防或治疗室性或室上性异位搏动、室性或室上性心动过速、预激综合征、电转复律后室颤发作等，具有疗效确切、起效迅速、作用持久、不良反应小等特点。对冠心病、高血压引起的心律失常也有较好疗效，但对心房颤动或心房扑动效果较差。

【用法及用量】

1. 口服 成人每次 100～200mg，间隔 6～8 小时服用 1 次，成人极量每日 900mg。小儿 5～7mg/(kg·d)，每日 3 次，起效后以半量维持疗效。宜饭后吞服，不得嚼碎。

2. 静脉给药 成人 0.5～2mg/kg，在严密监护下作静脉注射（静注时间 5 分钟以上），必要时 20 分钟后可重复 1 次，或每 8 小时静脉注射 70mg，或在一次静注后继以 20～40mg/h 静脉滴注。

【不良反应】

1. 副作用较少，且与剂量相关。

2. 个别患者可有口干、舌唇麻木；早期可见头痛、头晕、目眩、食欲减退、恶心呕吐、便秘等，停药则可自行消失。

3. 老年患者可能出现血压下降；极少患者也有出现房室传导阻滞、Q-T 间期延长、R-P 间期轻度延长、QRS 时间延长等，尤其多见于原有窦房结或房室结功能障碍者。

4. 有个别患者在连续用药 2 周后出现淤积性肝损，停药后 2～4 周各酶的活性均恢复正常。

【禁忌】

窦房结功能障碍、二度或三度房室传导阻滞及双束支传导阻滞、心源性休克患者禁用；严重心动过缓、一度房室传导阻滞、低血压、肝肾功能障碍者慎用。

第二节　Ⅱ类——β 受体阻滞药

作为 Ⅱ 类药的 β 受体阻滞药，主要通过阻断 β 受体，同时还能阻断钠通道，使 4 相 K^+ 通道开放，Ca^{2+} 内流及 3 相 K^+ 外流减慢，导致自律性降低，有效不应期延长，传导减慢，心肌收缩力减弱。治疗剂量的本类药物不影响心肌传导纤维传导，但能抑制部分除极心肌的慢反应电活动。有些本类药物可缩短动作电位时程（APD）和功能性不应期（ERP）。

β 受体阻滞药是一类治疗心血管疾病（包括心律失常、心绞痛和高血压）的重要药物。不过，这一类药物由于对心脏 $β_1$ 受体的选择性、内源性拟交感活性、亲脂性、膜稳定等作用存在差异，因而产生的临床作用也不尽相同，通过表 24-1 简作区分。

表 24-1　主要 β 受体阻滞药的药效学特性

药名	$β_1$ 受体选择性	内在活性	膜稳定作用
醋丁洛尔	+	+	

续表

药名	β_1受体选择性	内在活性	膜稳定作用
阿普洛尔	0	+	0
阿替洛尔	+	0	0
倍他洛尔	+	0	0
比索洛尔	+	0	0
卡替洛尔	0	+	0
塞利洛尔	+	+	—
艾司洛尔	+	0	0
拉贝洛尔	0	0	0
左布诺洛尔	0	0	0
布拉洛尔	—	—	+
美替洛尔	0	0	0
美托洛尔	+	0	0
纳多洛尔	0	0	0
氧烯洛尔	0	+	+
喷布洛尔	+	0	0
吲哚洛尔	0	++	0
普萘洛尔	0	0	++
索他洛尔	0	0	0
噻吗洛尔	0	0	0

注：还有α受体阻断作用。表中 0—没有或很低，+—中度，++—高度。——尚无依据。

其详细叙述和用法可参见第二十三章第三节。

第三节　Ⅲ类——延长动作电位时程药

胺　碘　酮

【药理作用】

本品主要电生理效应是延长各部心肌组织的动作电位及有效

不应期，有利于消除折返激动。同时具有轻度非竞争性的 α 受体及 β 受体阻滞和轻度 Ⅰ 类及 Ⅳ 类抗心律失常药性质。减低窦房结自律性。对静息膜电位及动作电位高度无影响。对房室旁路前向传导的抑制大于逆向传导。由于复极过度延长，口服后心电图有 Q-T 间期延长及 T 波改变。静注有负性肌力作用，但通常不抑制左心室功能。对冠状动脉及周围血管有直接扩张作用。可影响甲状腺代谢。本品特点为半衰期长，服药次数少，疗效确切，具有广谱抗心律失常效应。

【适应证】

口服适用于危及生命的阵发性室性心动过速及室颤的预防，也可用于其他药物无效的阵发性室上性心动过速、阵发性心房扑动、心房颤动，包括合并预激综合征者及持续性心房颤动、心房扑动电转复后的维持治疗。可用于持续房颤、房扑时室率的控制。静脉滴注适用于利多卡因无效的室性心动过速和急诊控制房颤、房扑的心室率。

【用法及用量】

1. 口服

① 治疗室上性心律失常：成人常用量每日 0.4～0.6g，分 2～3 次服，1～2 周后根据需要改为每日 0.2～0.4g 维持。部分患者可减至 0.2g 每周 5 天或更小剂量维持。

② 治疗严重室性心律失常：成人常用量每日 0.6～1.2g，分 3 次服，1～2 周后根据需要逐渐改为每日 0.2～0.6g 维持。

2. 静脉注射　负荷量 3mg/kg，然后以 1～1.5mg/min 静脉滴注维持，6 小时后减至 0.5～1mg/min，每日总量 1200mg。以后逐渐减量，静脉滴注胺碘酮最好不要超过 3～4 天。

【不良反应】

1. 心血管　较其他抗心律失常药对心血管的不良反应要少。包括窦性心动过缓、一过性窦性停搏或窦房传导阻滞，阿托品不能对抗此反应；房室传导阻滞；偶有 Q-T 间期延长伴扭转型室性心动过速；促心律失常作用，特别是长期大剂量和伴有低钾血症时发生；静脉注射时产生低血压。

2. 甲状腺　甲状腺功能亢进，可发生在停药后，除眼球突出以外可出现典型的甲亢征象，也可出现新的心律失常，化验 T_3、T_4 均增高，TSH 下降。发病率约为 2%，停药数周至数月可完全消失，少数需用抗甲状腺药、普萘洛尔或肾上腺皮质激素治疗；甲状腺功能低下，发生率 1%～4%，老年人较多见，可出现典型的甲状腺功能低下征象，化验 TSH 下降，停药后数月可消退，但黏液性水肿可遗留不消，必要时可用甲状腺素治疗。

3. 胃肠道　便秘，少数人有恶心、呕吐、食欲下降，负荷量时明显。

4. 眼部　服药 3 个月以上者在角膜中基底层下 1/3 有黄棕色色素沉着，与疗程及剂量有关，儿童发生较少。这种沉着物偶可影响视力，但无永久性损害。少数人可有光晕，极少因眼部副作用停药。

5. 肝　肝炎或脂肪浸润，氨基转移酶增高，与疗程及剂量有关。

6. 肺　肺部不良反应多发生在长期大量用药者（每日 0.8～1.2g），仅个别在服药 1 个月后发生。主要产生过敏性肺炎，肺间质或肺泡纤维性肺炎，肺泡及间质有肺泡沫样巨噬细胞及Ⅱ型肺细胞增生，并有纤维化，少数淋巴细胞及中性粒细胞，小支气管腔闭塞。临床表现有气短、干咳及胸痛等，限制性肺功能改变，血沉增快及血液白细胞增高，严重者可致死。需停药及用肾上腺皮质激素治疗。

7. 其他　偶可发生低血钙及血清肌酐升高。静脉注射用药时局部刺激产生静脉炎，宜用氯化钠注射剂或注射用水稀释，或采用中心静脉注射用药。

【禁忌】

1. 甲状腺功能异常或有既往史者。

2. 碘过敏者。

3. 二或三度房室传导阻滞，双束支传导阻滞（除非已安装起搏器），病态窦房结综合征禁用。

【注意事项】

1. 交叉过敏反应，对碘过敏者对本品可能过敏。

2. 下列情况应慎用：窦性心动过缓，Q-T 间期延长综合征，低血压，肝功能不全，肺功能不全，严重充血性心力衰竭。

3. 用药期间注意定期随访检查：血压，心电图（口服时应特别注意 Q-T 间期），肝功能，甲状腺功能（包括 T_3、T_4）及促甲状腺激素，肺功能，肺部 X 线片，眼科。

4. 本品口服作用的发生及消除均缓慢，临床应用根据病情而异。对危及生命的心律失常易用短期较大负荷量，必要时静脉给药。对于非致命性心律失常，应用小量缓慢负荷。

5. 多数不良反应与疗程及剂量有关，故需长期服药者尽可能用小量有效维持量，并应定期随诊。

溴 苄 胺

【药理作用】

本品作用机制为阻断心房及心室的钾离子通道，延缓心脏的复极化过程，其电生理特点为延长心室肌及心肌传导纤维的动作电位时程及有效不应期，从而消除室内折返性心律失常。对自律性及传导速度无影响。但在肾上腺素阻滞前由于交感神经释放去甲肾上腺素，可产生暂时的自律性心率加快、心肌收缩力增加和血压升高（同时用升压药时更明显），使部分除极的心肌传导纤维及缺血损伤的心肌轻度增高静息时膜电位及 0 相除极速率及振幅，故可能加重原有心律失常或产生其他严重心律失常，包括室性心动过速或室颤。本品可扩张周围血管使血压下降。

【适应证】

适用于增加电转复室性心动过速或室颤的成功机会。也用于常规抗心律失常药及电转复治疗无效的复发性室性心动过速，可阻止或终止其发作。

【用法及用量】

1. 静脉注射治疗室颤，紧急情况可不必稀释，按体重 5mg/kg

快速静脉注射，然后电除颤，如室颤仍维持可每15～30分钟按体重注射10mg/kg。每日总量按体重不超过30mg/kg。为减少不良反应，最好以5％葡萄糖注射剂或氯化钠注射剂稀释至40～50mL，静脉注射10～20分钟。

2. 静脉注射　稀释后以每分钟0.5～1mg速度滴入或按体重5～10mg/kg，每6～8小时一次缓慢滴注。治疗室性心动过速，可用500mg加入5％葡萄糖注射剂或氯化钠注射剂50mL中缓慢静脉滴注。

3. 肌内注射　按体重5～10mg/kg肌内注射，必要时1～2小时后重复一次，然后以每6～8小时一次维持治疗。

4. 成人处方极量　每日按体重30mg/kg，分次给药。

【不良反应】

危急情况时用药的不良反应较少。正常治疗剂量常出现的不良反应有：①低血压，由于阻断交感神经节后纤维，50％～70％患者可产生直立性低血压。②肌内注射可产生局部坏死和肌萎缩。③静脉注射过快时可发生恶心及呕吐。④其他较少见的有心动过缓，心律失常，心绞痛发作，腹泻及腹痛，过敏性皮疹，潮红，发热，出汗，鼻充血及轻度结膜炎，头晕，头痛等。

【禁忌】

低血压时禁用本品。

【注意事项】

1. 不宜口服给药，因吸收不完全也不规则，肌内注射局部有刺激，可产生组织坏死，每次肌内注射不宜超过5mL，并应变换注射部位。静脉注射时患者应取卧位。

2. 用药时严密监测血压及心电图。

3. 开时用药时可能产生一过性心律失常加重或出现其他心律失常、血压升高、心绞痛发作等。

4. 主动脉狭窄、肺动脉高压及其他有心排血量减低的情况和肾功能障碍应慎用。

多非利特

【药理作用】

本品为选择性Ⅰ型钾通道阻滞药，属于Ⅲ类抗心律失常药。能延迟整复钾离子流（I_K）在心肌细胞复极过程中发挥重要作用。I_K又分为快速成分（I_{Kr}）和缓慢成分（I_{Ks}）。通过电压钳技术在豚鼠离体心肌上观察到多非利特选择性地抑制I_{Kr}，这种抑制作用是电压和时间依赖性的。研究还表明，多非利特不抑制钠离子内流，无第Ⅰ类抗心律失常药物作用。多非利特也不与细胞膜受体结合或抑制其他物质与细胞膜受体结合。体外研究表明，多非利特可延长动作电位时程，延长各种心肌组织的有效不应期。这种抑制作用和浓度成正相关。多非利特对静息膜电位和动作电位0相最大除极速率无影响，对冲动在心肌细胞之间的传导速度也无影响。

【适应证】

用于心房扑动、心房颤动、室上性心动过速。

【用法及用量】

治疗房颤（AF）和AFL可静脉注射多非利特$8\mu g/kg$，3小时可以缓解。或口服本品每次$0.125\sim0.5mg$，2次/日。治疗阵发性室上性心动过速，口服本品0.5mg，2次/日。

【不良反应】

可引起室性心律失常，诱发尖端扭转型室性心动过速。

【禁忌】

禁用于低钾、心动过缓以及已应用延长Q-T间期药物的患者。

【注意事项】

1. 由于本品有可能导致危及生命的室性心律失常，因此，建议只给有严重症状的房颤和房扑患者使用。

2. 本品剂量必须根据患者的肌酐清除率和心率修正$Q-T_C$确定，因人而异。初次或再次治疗时应进行至少3天的持续心电图监测，并应有受过培训、能处理严重室性心律失常的医师在场。

3. 尖端扭转型室性心动过速的发生率与剂量有关。使用推荐剂量治疗室上性心律失常的患者，尖端扭转型室性心动过速发生率小于 1％；剂量超过 0.5mg，2 次/日，此种心律失常发生率增至 10.5％。

4. 由于本品血浆浓度和 Q-Tc 呈线性关系，因此，妨碍本品清除的药物会增加心律失常危险。

第四节 Ⅳ类——钙通道阻滞药

钙通道阻滞药是近年来发展迅速的一类药物，在抗高血压、抗心绞痛、抗心律失常方面发挥着重要作用，特别是在抗高血压和抗心绞痛方面应用广泛。在抗心律失常方面的代表药物主要有苯烷胺衍化物维拉帕米、苯噻氮唑衍化物地尔硫䓬和苄普地尔。其抗心律失常共同的电生理特点是通过阻滞 L 型的钙通道，从而使心肌 I_{Ca-L} 下降，Ca^{2+} 内流减少，减慢慢反应细胞的自律性，延长动作电位时程，减轻细胞钙负荷，产生抗快速性心律失常作用。由于其临床效应主要表现为窦房结的兴奋性降低，房室结传导性减弱，不应期延长，属窄谱抗快速性心律失常药。但苄普地尔兼有抑制钠通道阻滞作用，其抗心律失常作用较强，作用广泛，属广谱抗快速性心律失常药。本类药物种类较多，近几年由于各种缓释和控释剂型的应用，其药代动力学和药效学具有了新的特点，在减少药物的副作用、提高临床用药安全性和患者耐受性方面有了较大的提高。

其详细叙述及用法可参考第二十三章第五节。

第五节 其他抗心律失常药

苯妥英钠

【药理作用】

本品为ⅠB类抗心律失常药，作用与利多卡因相似。属抗癫痫药，作为抗心律失常药广泛应用于临床。常规抗心律失常治疗剂量不引起镇静催眠作用。本品抗心律失常作用主要机制是抑制 Na^+ 内流，促进 K^+ 外流，从而缩短动作电位时程及有效不应期，还可抑制钙离子内流，降低心肌自律性，抑制交感中枢，对心房、心室的异位节律点有抑制作用，提高房颤与室颤阈值。另外具有稳定细胞膜作用及降低突触传递作用，可产生抗神经痛及骨骼肌松弛作用。

【适应证】

主要用于洋地黄中毒所致的室性及室上性心律失常，对利多卡因无效的心律失常有效，对其他原因引起的心律失常疗效较差。

【用法及用量】

1. 成人常用量　100～300mg，一次服或分 2～3 次服用，或第 1 日 10～15mg/kg，第 2～4 日 7.5～10mg/kg，维持量 2～6mg/kg。

2. 小儿常用量　开始按体重 5mg/kg，分 2～3 次口服，根据病情调整每日量不超过 300mg，维持量 4～8mg/kg，或按体表面积 250mg/m²，分 2～3 次口服。

【不良反应】

本品副作用小，常见齿龈增生，儿童发生率高，长期服用后或血药浓度达 30μg/mL 可能引起恶心、呕吐甚至胃炎，饭后服用可减轻。神经系统不良反应与剂量相关，常见眩晕、头痛，严重时可引起眼球震颤、共济失调、语言不清和意识模糊，调整剂量或停药可消失；较少见的神经系统不良反应有头晕、失眠、一过性神经质、抽搐、舞蹈症、肌张力不全、震颤、扑翼样震颤等。可影响造血系统，致粒细胞和血小板减少，罕见再障；常见巨幼红细胞性贫血，可用叶酸加维生素 B_{12} 防治。可引起过敏反应，常见皮疹伴高热，罕见严重皮肤反应如剥脱性皮炎、系统性红斑狼疮等。一旦出现症状立即停药并采取相应措施。小儿长期服用可加速维生素 D 代谢造成软骨病或骨质异常；孕妇服用偶致畸胎；可抑制抗利尿激素和胰岛素分泌使血糖升高，有致癌的报道。

【禁忌】

对乙内酰脲类药有过敏史、阿-斯综合征、二至三度房室传导阻滞、窦性心动过缓、低血压患者禁用。

【注意事项】

1. 对其他乙内酰脲类药过敏者，对本品也过敏。

2. 有酶诱导作用，可对某些诊断产生干扰，如地塞米松试验、甲状腺功能试验，使血清碱性磷酸酶、谷丙转氨酶、血糖浓度升高。

3. 用药期间需检查血象、肝功能、血钙、口腔、脑电图、甲状腺功能并经常随访血药浓度，防止不良反应；妊娠期每月测定一次、产后每周测定一次血药浓度以确定是否需要调整剂量。

4. 下列情况应慎用：嗜酒，使本品的血药浓度降低；贫血，增加严重感染的危险性；心血管病（尤其老人）；糖尿病，可能升高血糖；肝肾功能损害，改变本品的代谢和排泄；甲状腺功能异常者。

5. 本品能透过胎盘，可能致畸，应权衡利弊。凡用本品能控制发作的患者，孕期应继续服用，并保持有效血药浓度，分娩后再重新调整。产前1个月应补充维生素K，产后立即给新生儿注射维生素K减少出血危险。本品可分泌入乳汁，一般主张服用苯妥英的母亲避免母乳喂养。

6. 由于分布容积与消除半衰期随年龄而变化，因此小儿用药应鉴别血药浓度。新生儿或婴儿期对本品的药动学较特殊，临床对中毒症状评定有困难，一般不首先采用。学龄前儿童肝脏代谢强，需多次监测血药浓度以决定用药次数和用量。

7. 老年人慢性低蛋白血症的发生率高，治疗上合并用药又较多，药物彼此相互作用复杂，应用本品时必须慎重，用量应偏低，并经常监测血药浓度。

8. 本品注射剂具有强碱性，宜用注射用水或生理盐水稀释；

由于对组织刺激性大，不宜肌内注射或静脉注射。

门冬氨酸钾镁

【药理作用】

本品分子中含两个羧基和一个氨基，属酸性氨基酸，广泛存在于所有蛋白质中。天冬氨酸是草酰乙酸前体，在三羧酸循环、鸟氨酸循环及核苷酸合成中都起重要作用。它对细胞亲和力很强，可作为载体使钾离子、镁离于易于进入胞浆和线粒体内，以维持神经组织、心肌、平滑肌等细胞的正常兴奋性和内环境的稳定。向心肌输送电解质，促进肌细胞去极化，维持心肌收缩能力，同时可降低心肌耗氧量，在冠状动脉循环障碍引起缺氧时，对心肌有保护作用。天冬氨酸参与鸟氨酸循环，促进尿素生成，降低血液中氨和二氧化碳含量，增强肝脏功能。

【适应证】

1. 电解质补充药　适用于低钾血症，改善洋地黄中毒引起的心律失常、恶心、呕吐等中毒症状，用于心肌炎后遗症、慢性心功能不全等各种心脏病，亦可用于急慢性肝炎、肝硬化、胆汁分泌不足和肝性脑病等辅助治疗。

2. 心血管系统疾病的辅助治疗　包括各种原因引起的成人、儿童心律失常、心动过速以及洋地黄中毒引起心律失常；心肌梗死、冠心病、心绞痛、高血压等；肿瘤化疗引起的心肌损害；也用于早搏、阵发性心动过速、心绞痛、心力衰竭。

3. 消化系统疾病　急慢性肝炎、黄疸、肝硬化、肝昏迷、药物性肝损害（包括肿瘤化疗引起的）等各种肝病的辅助治疗。

4. 呼吸系统疾病　支气管哮喘、慢性阻塞性肺疾病及慢性肺心病的辅助治疗。

5. 神经系统疾病　脑卒中、缺血性脑血管病、乙型脑炎、急性颅脑损伤、周围神经麻痹等的辅助治疗。

6. 代谢性疾病　低钾血症、低镁血症、糖尿病及外科手术患者代谢紊乱等的辅助治疗。

7. 其他　妊娠呕吐、妊娠中毒症、免疫功能低下、体外循环心脏手术以及疲劳、听力减退等的辅助治疗。

【用法及用量】

1. 口服　每次 150～300mg，每日 3 次，饭后服，预防用药酌减。

2. 静脉滴注　每次 10～20mL，加入 5% 葡萄糖注射剂 250mL 或 500mL 中缓慢滴注，每日 1 次。

【不良反应】

1. 滴注速度太快可引起高钾血症和高镁血症，还可出现恶心、呕吐、颜面潮红、胸闷、血压下降，偶见血管刺激性疼痛。极少数可出现心率减慢，减慢滴速或停药后即可恢复。

2. 大剂量可能引起腹泻。

【禁忌】

高钾血症、急性和慢性肾功能衰竭、艾迪生病、三度房室传导阻滞、心源性休克（血压低于 90mmHg）禁用。

【注意事项】

1. 本品不能肌内注射和静脉推注，静脉滴注速度宜缓慢。

2. 肾功能损害、房室传导阻滞患者慎用。

3. 有电解质紊乱的患者应常规性检查血钾、血镁。

4. 一旦过量应用本品，会出现高钾血症和高镁血症的症状，此时应立即停用本品，并予以对症治疗（静脉推注氯化钙 100mg/min，必要时可应用利尿药）。

腺　苷

【药理作用】

本品为一种辅酶，有改善机体代谢的作用，参与体内脂肪、蛋白质、糖、核酸以及核苷酸的代谢。同时又是体内能量的主要来源，当体内吸收、分泌、肌肉收缩及进行生化合成反应等需要能量时，能释放出能量。动物实验证明本品可抑制慢反应纤维的慢钙离子内流，阻滞或延缓房室结折返途径中的前向传导，大剂量还可能阻断或延缓旁路的前向和逆向传导；另外还具有短暂的增强迷走神经的作用，因而能终止房室结折返和旁路折返机制引起的心律失常。

【适应证】

1. 用于阵发性室上性心动过速，主要用于 QRS 波不宽的室上速，对房室结折返性心动过速可作为首选药物。

2. 作为室上性心动过速的鉴别诊断用药。

【用法及用量】

开始时快速静脉注射 3mg；如无效时可于 1～2 分钟内静脉注射 6mg；如需要时可再于 1～2 分钟后再静脉注射 12mg。

【不良反应】

可引起面色潮红、呼吸困难、支气管哮喘、胸部紧缩感、恶心、头晕等。罕见不适感、出汗、心悸、头部压迫感、焦虑、眩晕、视物模糊、烧灼感、心动过缓、心脏停搏、头痛、颈痛、手臂痛、腹痛、背痛、金属味等。

【禁忌】

1. 严重房室传导阻滞者禁用。

2. 有过敏史者不宜使用。

3. 脑出血初期忌用。

4. 哮喘禁用。

5. 心房颤动或心房扑动伴异常旁路禁用。

【注意事项】

1. 静脉注射宜缓慢，以免引起头晕、头胀、胸闷及低血压等。由于本品在终止室上性发作过程中，可发生多种心律失常和全身反应，尽管是瞬间反应，无需处理，但仍具有一定潜在危险。故使用本品时宜连续心电图监测，密切注意患者全身反应；治疗剂量宜从小剂量开始，无效时逐渐加量，1 次不宜超过 40mg；另外，本品对窦房结有明显抑制，因而对病窦综合征或窦房结功能不全或老年人慎用或不用。

2. 部分疗效不确切，应引起注意，切勿滥用。

3. 以下情况应慎用：高血压、低血压、心肌梗死、不稳定型心绞痛。

4. 在转复为窦性心律时，有 55% 的患者发生短暂的新的心律失常，如房性或室性早搏、窦缓、不同程度的房室传导阻滞。

依地酸二钠

【药理作用】

为络合剂，可与钙离子螯合成可溶的络合物，以降低血浆游离钙浓度。

【适应证】

可用于高钙血症及洋地黄中毒所致的心律失常。

【用法及用量】

1. 静脉注射　每次 1～3g，以 50% 葡萄糖注射剂 20～40mL 稀释后注入。

2. 静脉滴注　每次 4～6g，用 5%～10% 葡萄糖注射剂 500mL 稀释后，在 1～3 小时内滴完。

【不良反应】

静脉注射过快时，可引起恶心、头痛、尿急、血液凝固性降低等不良反应。

【禁忌】

1. 对本品过敏者禁用。

2. 忌用于血友病、凝血功能不良者。

【注意事项】

1. 当心律失常被纠正后，需口服钾盐以维持疗效。

2. 可因血钙剧降致心脏停搏，治疗期间应检查血钙、尿钙。

3. 严重肝肾功能障碍慎用。

卡 马 西 平

【药理作用】

本品常作为抗惊厥药和抗癫痫药。亦具抗心律失常作用。能对抗由地高辛中毒所致的心律失常。使其完全或基本恢复正常心律。这可能与其有轻度延长房室传导、降低 4 相自动除极电位及延长浦肯野纤维的动作电位时程有关。此外，还有奎尼丁样膜稳定作用。

【适应证】

1. 治疗癫痫时对复杂部分性发作（亦称精神运动性发作或颞叶癫痫）、全身强直-阵挛性发作、上述两种混合性发作或其他部分性或全身性发作；对典型或不典型失神发作、肌阵挛或失神张力发作无效。

2. 三叉神经痛和舌咽神经痛发作，亦用作三叉神经痛缓解后的长期预防性用药。也可用于脊髓结核和多发性硬化、糖尿病性周围性神经痛、患肢痛和外伤后神经痛以及疱疹后神经痛。

3. 预防或治疗躁狂-抑郁症；对锂或抗精神病药或抗抑郁药无效的或不能耐受的躁狂-抑郁症，可单用或与锂盐和其他抗抑郁药合用。

4. 抗心律失常。

5. 中枢性部分性尿崩症，可单用或与氯磺丙脲或与氯贝丁酯等合用。

6. 对某些精神疾病包括精神分裂症性情感性疾病，顽固性精神分裂症及与边缘系统功能障碍有关的失控综合征。

【用法及用量】

一般心律失常应用，成人常用量每次 0.1～0.2g，每日 2～3 次。

【不良反应】

1. 较常见的不良反应是中枢神经系统的反应，表现为视力模糊、复视、眼球震颤。

2. 因刺激抗利尿激素分泌引起水潴留和低钠血症（或水中毒），发生率为 10%～15%。

3. 较少见的不良反应有变态反应，Steve-Johon 综合征或中毒性表皮坏死溶解症、皮疹、荨麻疹、瘙痒；儿童行为障碍，严重腹泻，红斑狼疮样综合征（荨麻疹、瘙痒、皮疹、发热、咽喉痛、骨或关节痛、乏力）。

4. 罕见的不良反应有腺体病，心律失常或房室传导阻滞（老年人尤其注意），骨髓抑制，中枢神经系统中毒（语言困难、精神不安、耳鸣、震颤、幻视），过敏性肝炎，低钙血症，直接影响骨代谢导致骨质疏松，肾脏中毒，周围神经炎，急性尿紫质病，栓塞性脉管炎，过敏性肺炎，急性间歇性卟啉病，可致甲状腺功能减退。应注意有一例合并无菌性脑膜炎的肌阵挛性癫痫患者，接受本品治疗后引起脑膜炎复发。偶见粒细胞减少，可逆性血小板减少，再障，中毒性肝炎。

【禁忌】

房室传导阻滞、血清铁严重异常、骨髓抑制、严重肝功能不全等病史者禁用。

对卡马西平和与其结构相似的药物（如三环类抗抑郁药）有过敏史的患者应禁用。

【注意事项】

1. 与三环类抗抑郁药有交叉过敏反应。

2. 用药期间注意检查：全血细胞检查（包括血小板、网织红细胞及血清铁，应经常复查达 2～3 年），尿常规，肝功能，眼科检查；卡马西平血药浓度测定。

3. 一般疼痛不要用本品。

4. 糖尿病患者可能引起尿糖增加，应注意。

5. 癫痫患者不能突然撤药。

6. 已用其他抗癫痫药的患者，本品用量应逐渐递增，治疗 4 周后可能需要增加剂量，避免自身诱导所致血药浓度下降。

安他唑啉

【药理作用】

具有抗心律失常作用，其作用机制是干扰心肌细胞膜对钠、钾离子的渗透，减慢了心肌的传导；同时有轻度的交感神经阻滞作用，从而增加周围血管的阻力及降低心排血量，对血压和心率无影响，作用时间可维持 4～6 小时。

【适应证】

临床多用于房性早搏、室性早搏、室性心动过速、房颤等心律失常及过敏性疾病。

【用法及用量】

1. 口服　每次 1～2 片，每日 3～4 次，饭后服用。

2. 静脉给药　每 5 分钟静脉注射 50mg，直至达最大量 400mg，再改为口服维持。

【不良反应】

偶见恶心、呕吐、嗜睡和粒细胞减少。心力衰竭患者慎用。

【禁忌】

器质性心脏病及心排血量不足的患者慎用。闭角型青光眼患者及新生儿禁用。

【注意事项】

长期服用可致免疫性血小板减少性紫癜。

第二十五章　抗心绞痛药

第一节　有机硝酸酯类

硝酸甘油

【药理作用】

本品可直接松弛血管平滑肌特别是小血管平滑肌，使周围血管舒张，外周阻力减小，回心血量减少，心排血量降低，心脏负荷减低，心肌耗氧量减少；同时可直接扩张冠状动脉增加心肌供氧量，促进侧支循环的形成，使心绞痛得到缓解。对变异型心绞痛患者，应用硝酸甘油还能防止或解除冠脉痉挛。

【适应证】

用于治疗或预防心绞痛；也可用于降低血压或治疗充血性心力衰竭；注射剂可用于治疗高血压急症。

【用法及用量】

1. 舌下含服剂　每次 0.25～0.5mg，按病情需要 5 分钟后可再用，直到症状缓解，连续应用一般不超过 2mg。

2. 静脉滴注剂　可加入 5%葡萄糖液 250～500mL 中，开始滴速 5μg/min，最好使用微量泵静脉推注，根据血压、心率及症状逐渐增加剂量，最大用量 200μg/min，通常有效剂量 50～100μg/min。用于控制高血压急症或治疗心力衰竭，依病情需要可每 3～5 分钟增加 5μg/min 以达到满意效果，如在 20μg/min 时无效可以 10μg/min 递增，达标后则以 20μg/min 维持观察。心导管术中可应用每次 50～100μg，注入冠状动脉中预防冠脉痉挛的发生。由于各个患者对本品反应差异很大，静脉滴注无固定适合剂量，每个患者需依据血流动力学指标来调整其所需剂量，特别是老年人用药应更加密切观察，因此，监测血压、心率及其他血流动力学参数如肺嵌压等不可忽视。应注意：由于许多塑料输液器可吸附硝酸甘油，配液时应采用非吸附本品的输液装置如玻璃输液瓶等。

3. **敷贴剂**　硝酸甘油贮存于特制保护层面和使药物恒速释放的半透膜之间，将药膜敷贴于皮肤上，药物以恒速透入皮肤。每日 1 次，贴皮时间一般在 8～12 时，药物作用时间长，几乎可达 24 小时。注意：切勿修剪敷贴剂，贴敷处避开毛发、瘢痕、破损或易刺激处皮肤。每次贴敷需更换部位以免引起刺激。

4. **气雾剂**　向口腔舌下黏膜喷射 1～2 次，相当硝酸甘油量 0.5～1mg，重复应用应间隔 30 秒。使用前先将罩壳帽取下，将罩壳套在喷雾头上，瓶身倒置，把罩壳对准口腔舌下黏膜揿压阀门，药液即呈雾状喷入口腔内。注意：喷敷时需屏住呼吸。

5. **口颊片**　每次 1mg 放置于口颊犬齿龈上，每日 3～4 次，需要时可增量至每次 2.5mg，每日 3～4 次。注意：勿将药片置于舌下，咀嚼或吞服，用药期间不宜过多进食和饮水，必要时可于进食前取出药片，食后另取一片使用。

【不良反应】

1. 血管扩张性头痛和面部潮红。治疗初期发生率高，随着持续用药可减轻或消失。必要时可对症处理，较严重者需终止治疗。

2. 心动过速。与 β 受体阻滞药合用时可减轻。

3. 初次或大剂量用药时可出现头昏和低血压。此时用药宜卧位并采取头低脚高位以利于静脉血回流，改善脑部供血。

4. 偶见恶心、呕吐、皮肤过敏现象和低血压性晕厥。停药或对症处理恢复良好。

5. 可使青光眼及颅内压增高患者病情加重恶化。需避免使用或立即停药处理。

6. 超剂量使用会引起高铁血红蛋白症。静脉注射维生素 C

50mg/min 即可使之消失。

【禁忌】

1. 对硝酸酯类过敏者；休克期；严重低血压；梗阻性肥厚型心肌病；缩窄性心包炎、心脏压塞禁用。

2. 青光眼、脑出血、颅内压增高患者忌用。

3. 孕妇、急性心肌梗死伴有心力衰竭、原发性肺动脉高压者、主动脉瓣或二尖瓣狭窄者慎用。

【注意事项】

1. 用药期间应向患者交代（特别是老年人）从卧位或坐位突然站起时必须谨慎，以免突发直立性低血压引起晕厥或虚脱。

2. 如静脉注射过量而发生低血压时，应抬高两腿，减缓滴速或暂缓用药，如仍不能纠正，可加用 α 受体激动药如去氧肾上腺素或甲氧明，但不用肾上腺素。

硝酸异山梨酯

【药理作用】

本品抗心绞痛作用与硝酸甘油相似，但较持久，作用能维持 4 小时以上，口服后 30 分钟见效，含服 5～10 分钟见效。舌下含服可用于急性心绞痛发作，口服用于预防发作。遇热或撞击时安全性好于硝酸甘油，且不宜在空气中变性，便于保管和携带。

【适应证】

用于心绞痛的预防和治疗；与洋地黄和（或）利尿药联合应用，治疗慢性充血性心力衰竭。

【用法及用量】

1. 片剂 缓解心绞痛，舌下给药每次 5mg；预防心绞痛，口服每次 5～10mg，每日 2～3 次；治疗心力衰竭，口服每次 5～20mg，6～8 小时一次。

2. 缓释片 口服每次 40～80mg，8～12 小时 1 次。

3. 乳膏 将乳膏按刻度挤出需要的长度，均匀涂布于所给印有刻度的纸上，每格相当硝酸异山梨酯 0.2g。将纸面涂药区全部涂满，即 5cm×5cm 贴在左胸前区（可用胶布固定），每日

1次，可睡前贴用。

4. 气雾剂　向口腔内喷入本品 3～4 次，即可达到治疗量 2.5mg。每次间隔 30 秒。使用时先将罩帽取下，将瓶口对准口腔，揿下喷雾头，药液即呈雾状喷入口腔内。

5. 注射剂　静脉滴注时，将本品注射剂 10mg，加入 5% 葡萄糖注射剂 250mL 静脉滴注，从 40μg/min 开始，根据情况每 4～5分钟增加 10～20μg/min。一般剂量为每小时 2～10mg，剂量需根据患者反应而调节。用药期间，必须密切监测患者心率及血压。

【不良反应】

1. 血管扩张性头痛和面部潮红。治疗初期发生率高，随着持续用药可减轻或消失。必要时可对症处理，较严重者需终止治疗。

2. 心动过速，与 β 受体阻滞药合用时可减轻。

3. 初次或大剂量用药时可出现头昏和低血压。此时用药宜卧位并采取头低脚高位以利于静脉血回流，改善脑部供血。

4. 偶见恶心、呕吐、皮肤过敏现象和低血压性晕厥。停药或对症处理恢复良好。

5. 可使青光眼及颅内压增高患者病情加重恶化。需避免使用或立即停药处理。

6. 超剂量使用会引起高铁血红蛋白症。静脉注射维生素 C 50mg/min 即可使之消失。

【禁忌】

1. 急性循环衰竭，如休克、循环型虚脱。

2. 严重低血压（收缩压<90mmHg）。

3. 急性心肌梗死伴低充盈压。

4. 梗阻性肥厚型心肌病。

5. 缩窄性心包炎或心脏压塞。

6. 严重贫血；青光眼。

7. 颅内压增高。

8. 原发性肺动脉高压。

9. 对硝基化合物过敏者禁用。

【注意事项】

1. 可用于冠心病的长期治疗。应注意采用间歇疗法以克服耐受性。

2. 儿童用药的安全性及效果均不确定。

3. 老年人用药注意调整剂量。长效制剂服用时切勿咬碎。

4. 使用时应遵医嘱注意不同剂型的用法和用量。药物过量会导致颅内压增高、眩晕、心悸、视力模糊、恶心、呕吐、呼吸困难、晕厥、出汗伴皮肤潮红或湿冷、传导阻滞与心动过速、瘫痪、昏迷、癫痫发作或死亡。误服后应及时就医，对症处理一般预后良好。

单硝酸异山梨酯

【药理作用】

单硝酸异山梨酯（ISMN）为硝酸异山梨酯的活性代谢产物。可通过扩张外周血管，减少回心血量，增加静脉血容量，降低心脏前后负荷，从而减少心肌耗氧量保护心肌；同时还通过促进心肌血流重新分布，改善缺血区血流供应；使冠状动脉扩张，冠脉灌注量增加。总的效应共同发挥抗心肌缺血作用。

【适应证】

用于冠心病的长期治疗；也可用于心绞痛的预防，心肌梗死后持续心绞痛的治疗；与洋地黄和（或）利尿药联合应用治疗慢性充血性心力衰竭。

【用法及用量】

口服，成人用量每次 20mg，每日 2 次，采用不对称给药（8Am，2Pm），必要时可增至每日 3 次，饭后服用，不宜嚼碎；缓释片（或胶囊）40mg（50mg），每日清晨服 1 片（粒），病情严重者可在每日清晨 2 片，不可咀嚼或碾碎服用。

【不良反应】

用药初期可能引起血管扩张性头痛，首次应用硝酸酯类药物发生率更高,通常连用数日后,症状可消失。个别病例出现剥脱性皮炎;罕见严重低血压而导致心绞痛症状加重现象;硝酸盐诱导的括约肌松弛所致心口灼热;可使换气不良肺泡的血供增加形成肺"旁路"现象而导致一过性低氧症。其他不良反应参见硝酸甘油。

【禁忌】

1. 急性循环衰竭,如休克、循环型虚脱。

2. 严重低血压(收缩压<90mmHg)。

3. 急性心肌梗死伴低充盈压。

4. 梗阻性肥厚型心肌病。

5. 缩窄性心包炎或心脏压塞。

6. 严重贫血。

7. 青光眼。

8. 颅内压增高。

9. 原发性肺动脉高压。

10. 对硝基化合物过敏者禁用。

11. 妊娠初期 3 个月的妇女禁用,哺乳期间应慎用本品。

【注意事项】

1. 不适用于急性心绞痛发作。

2. 长期使用本品患者不能使用含有西地那非的产品。如突然中断本品使用,会增加心绞痛发作的危险。

3. 使用本品可在一定程度上影响人的反应敏感性,可使驾驶及操作机械的能力受到影响,若同时饮酒影响更会增加此反应。

4. 对儿童的安全性、有效性尚未确立。

5. 老年人长期用药应注意减量。

第二节　β 受体阻滞药

β 受体阻滞药是近代循环系统药理学发展的一大成果,作为重要的抗心绞痛、抗心律失常、抗高血压和治疗慢性心功能不全药物，目前已有 20 余种药品受到临床广泛重视。常用于抗心绞痛的制剂有 10 个品种，如普萘洛尔、纳多洛尔、氧烯洛尔、噻吗洛尔、美托洛尔、比索洛尔、阿替洛尔、阿普洛尔、卡维地洛、醋丁洛尔。其详细叙述和用法可参见第二十三章第三节。

第三节　钙通道阻滞药

钙通道阻滞药也是一类具有抗心绞痛作用的药物，其详细叙述和用法可参见第二十三章第五节。

第四节　其他抗心绞痛药

曲匹地尔

【药理作用】

曲匹地尔，化学名为 7-二乙基-5-甲基 s-三氮唑(1,5-a)嘧啶，系从 S-triezo-[1,5-a]pyrimldin 衍生物中发现的一个化合物。本品为选择性冠状血管扩张药，可增加冠脉流量，作用较双嘧达莫强。具有舒张血管、抑制血小板凝集、抑制组胺释放、松弛平滑肌及正性肌力作用，而且还可能具有抗高血脂和抗动脉粥样硬化的作用。同时，曲匹地尔能有效地抑制损伤血管内膜增生，从而有效地抑制血管再狭窄。成为一种作用广泛的心血管药物。

【适应证】

用于冠心病（心绞痛和心肌梗死）的治疗。

【用法及用量】

成人常规剂量如下。

1. 口服给药　每次 50～100mg，每日 3 次。极量为每次200mg，每日 600mg。

2. 静脉注射 每日 100～150mg。

【不良反应】

不良反应较少见，偶可引起胃肠道反应及血压下降，减量或停药后可缓解。

【禁忌】

对本品过敏、肝脏疾病、严重低血压、休克、妊娠早期禁用。

【注意事项】

1. 本品每 2mL（100mg）应用生理盐水 8mL 稀释。应避免静脉注射速度过快。

2. 出现直立性低血压、颜面潮红或心动过速时，需减少剂量或减慢给药速度。

3. 使用本品期间应避免饮酒。

4. 用药期间应暂停哺乳。

5. 有出血倾向或同时使用抗凝药时慎用。

曲 美 他 嗪

【药理作用】

具有较强的抗心绞痛作用对抗肾上腺素、去甲肾上腺素和加压素的作用。能直接松弛血管平滑肌、降低血管阻力、增加冠脉血流量和外周循环血流量、促进心肌代谢和能量产生、减轻心脏工作负荷、降低心肌耗氧量和能量消耗，从而改善心肌氧的供需平衡；并能改善心内膜下区血液供应。此外，尚能促进侧支循环的形成。故有保护心脏的作用。

【适应证】

1. 用于冠脉功能不全、心绞痛及陈旧性心肌梗死等，可与洋地黄合用于伴有严重心功能不全者。

2. 用于眩晕和耳鸣的辅助性对症治疗。

3. 也可用于血管源性视敏度下降和视野障碍的辅助性治疗。

【用法及用量】

1. 成人常规剂量口服给药

（1）片剂 每次 2～6mg，每日 3 次，饭后服用，每日总剂量不超过 18mg。常用维持量为每次 1mg，每日 3 次。

（2）包衣片剂 每次 20mg，每日 3 次。

（3）缓释片剂 每次 35mg，每日 2 次，于早餐及晚餐时服用。

2. 静脉注射 每次 8～20mg，加入 25％葡萄糖注射剂 20mL 中静脉注射。

3. 静脉滴注 本品 8～20mg 加入 5％葡萄糖注射剂 500mL 中静脉滴注。

【不良反应】

少见恶心、呕吐，个别患者可有头晕、食欲减退、皮疹等。

【禁忌】

1. 对本品过敏者。

2. 新近心肌梗死者。

3. 孕妇。

4. 哺乳妇女。

【注意事项】

本品缓释片仅可用于心绞痛发作的预防性治疗，不能作为心绞痛发作的治疗用药，也不能用于不稳定型心绞痛或心肌梗死的最初治疗。

银杏黄酮苷

【药理作用】

银杏是中药白果的原植物，其主要成分为黄酮苷和萜类（银杏内酯、白果内酯）。本品具有下列作用。

1. 血小板活化因子（PAF）的拮抗作用 竞争性地与 PAF 的膜受体结合而拮抗 PAF 的作用，从而抑制血小板的凝集、内皮细胞渗透性、支气管平滑肌收缩和炎症反应。

2. 自由基的清除作用 清除机体内过多的自由基，抑制细胞膜的脂质发生过氧化反应，从而保护细胞膜，防止自由基对机体造成的血栓、炎症、动脉硬化等一系列伤害。

3. 对循环系统的调整作用 通过刺激儿茶酚胺的释放和抑制其降解，以及通过刺激前列环素和内皮舒张因子的生成而产生动脉舒张作用，共同保持动脉和静脉血管的张力。

4. 血流动力学改善作用 具有降低全血黏稠度，增进红细胞和白细胞的可塑性，改善血液循环的作用。

5. 组织保护作用 增加缺血组织对氧及葡萄糖的供应量，增加脑毒蕈碱受体数量和去甲肾上腺素的更新，以及增强某些中枢胆碱能系统的功能。

【适应证】

主要用于脑部、外周和冠状动脉血液循环障碍。

1. 急慢性脑功能不全及其后遗症（脑卒中、注意力不集中、记忆力衰退、痴呆）。

2. 缺血性心脏病（冠状动脉供血不足、心绞痛、心肌梗死）。

3. 周围循环障碍（各种动脉闭塞、间歇性跛行症、手脚麻痹冰冷、四肢酸痛、阳痿）。

4. 眼部、耳部血流及神经障碍（糖尿病引起的视网膜病变及神经障碍、老年黄斑变性、视力模糊、慢性青光眼、耳鸣、眩晕、听力减退、耳迷路综合征）。

【用法及用量】

成人常规剂量如下。

1. 口服给药 每次 40～80mg，每日 2～3 次。1 个月为一疗程，2～3 个疗程效果较佳。

2. 肌内注射 每日或隔日 17.5mg，深部肌内注射。

3. 静脉注射 每日或隔日 17.5mg，患者需平卧。

4. 静脉滴注 每次 35～70mg，每日 1～2 次，必要时可调整剂量至每次 87.5mg，每日 2 次。给药时可将本品溶于生理盐水、葡萄糖注射剂、右旋糖酐 40 或羟乙基淀粉中，混合比例为 1∶10。若输液为 500mL，则静脉滴注速度应控制在 2～3 小时。病情改善后可改用本品片剂或滴剂口服给药。

【不良反应】

本品耐受性良好，可见胃肠道不适、头痛、血压降低、过敏反应等现象，一般不需要特殊处理即可自行缓解。长期静注时，应改变注射部位以减少静脉炎的发生。

【禁忌】

1. 对本品中任一成分过敏者。

2. 孕妇或心力衰竭患者。

【注意事项】

1. 本品注射剂应尽量避免和其他针剂混合使用，特别是小牛血提取物制剂。

2. 由于本品注射剂不影响糖类代谢，因此适用于糖尿病患者。

3. 长期静脉用药时，应改变注射部位以防发生静脉炎。

4. 本品过量时，应给予对症和支持治疗。

5. 药物对妊娠的影响　关于妊娠期妇女使用本品的报告不多，基于安全性考虑，不建议妊娠期妇女使用本品。

6. 药物对哺乳的影响　尚不明确。

川　芎　嗪

【药理作用】

川芎嗪是从伞形科植物川芎的干燥根茎中提取、分离的生物碱单体，其化学结构为四甲基吡嗪，现已由人工合成。本品为活血化瘀药。现代药理学研究证明，对腺苷二磷酸（ADP）、花生四烯酸及血小板活化因子（PAF）诱导的人血小板聚集有抑制作用，并对已聚集的血小板有解聚作用。此外，还能扩张小动脉、改善微循环、增加脑血流量，从而产生抗血栓和溶血栓的作用。遂制成注射剂广泛应用于临床。

【适应证】

用于缺血性脑血管病（如脑供血不足、脑血栓形成、脑梗死）及其他缺血性血管疾病（如冠心病、脉管炎等）。

【用法及用量】

1. **成人口服给药**　每次 100mg，每日 3 次，1 个月为一疗程。

2. **静脉滴注**　每次 50～100mg，每日 1 次，稀释于 5%～10%葡萄糖注射剂 250～500mL 中，缓慢滴注，宜在 3～4 小时滴完，10～15 日为一疗程。

3. **肌内注射**　每次 50～100mg，每日 1～2 次，宜缓慢推注，15 日为一疗程。

【不良反应】

1. 偶见胃部不适、口干、嗜睡，减量后可缓解。

2. 偶见过敏反应。

【禁忌】

1. 对本品过敏者。

2. 脑水肿患者。

3. 脑出血或有出血倾向的患者。

4. 血压偏低者、孕妇、哺乳妇女慎用。

【注意事项】

1. 本品酸性较强，不宜与碱性药物配伍。

2. 剩余药液切勿贮存后再用。

3. 应严格控制静脉滴注速度。

双 嘧 达 莫

【药理作用】

本品 1961 年首次人工合成，最初作为冠脉扩张药用于治疗心绞痛。因发现其产生"冠脉窃流"现象，被用于冠心病诊断，即双嘧达莫试验。20 世纪 60 年代发现其具有抗血小板作用，抑制血小板黏附和聚集，临床用于防治血栓栓塞性疾病。目前主要为抗血小板聚集药及冠状动脉扩张药，可抑制血小板第一相和第二相聚集。高浓度（50μg/mL）时可抑制胶原、肾上腺素和凝血酶所致的血小板释放反应。其作用机制如下。

1. 可逆性地抑制磷酸二酯酶，使血小板中的环磷腺苷

(cAMP) 增多。

2. 可能增强前列环素 (PGI2) 的活性，激活血小板腺苷酸环化酶。

3. 轻度抑制血小板形成血栓烷 A2 (TXA2) 的功能。

4. 本品注射时可显著增加正常冠状动脉的血流量，增加心肌供氧量。

【适应证】

1. 主要用于香豆素类抗凝药的辅助治疗（适用于植入人工瓣膜者、口服抗凝药后仍有血栓栓塞者、口服抗凝药合用阿司匹林不能耐受或有出血倾向者），以增强抗栓疗效。

2. 用于血栓栓塞性疾病及缺血性心脏病，如慢性冠脉循环功能不全、心肌梗死等，还可用于弥散性血管内凝血。

3. 本品静脉制剂可用于心肌缺血的诊断性试验（双嘧达莫试验）。

【用法及用量】

成人口服给药剂量如下。

1. 心脏人工瓣膜患者的长期抗凝治疗　每日 400mg（与华法林合用），分 3 次给药。

2. 血栓栓塞性疾病

(1) 片剂　每次 100mg，每日总量 400mg。如与阿司匹林合用，则根据后者剂量调整本品用量，每日总量控制在 100～200mg。如口服阿司匹林每日 1000mg，则本品每日剂量不能超过 100mg。

(2) 缓释胶囊　每次 200mg，每日 2 次，单用或与阿司匹林合用。

3. 慢性心绞痛、防止血栓形成　每次 25～50mg，每日 3 次，饭前 1 小时服用。

【不良反应】

本品的不良反应与剂量有关。不良反应持续或不能耐受者少见，停药后可消除。

1. 常见头痛、头晕、眩晕、恶心、呕吐、腹部不适、腹泻、面部潮红、皮疹、荨麻疹、瘙痒。

2. 偶有肝功能异常。

3. 罕见心绞痛、肝功能不全。

4. 其他 长期大量用药可致出血倾向；用于治疗缺血性心脏病时，可能发生"冠状动脉窃血"，导致症状恶化。

【禁忌】

1. 对本品过敏者。

2. 休克患者。

【注意事项】

1. 除葡萄糖注射剂外，本品不宜与其他药物混合注射。

2. 治疗血栓栓塞性疾病时，本品每日剂量不应少于 400mg，并分 4 次口服，否则抗血小板作用不明显。

3. 药物过量的表现 动物实验急性中毒症状的表现为共济失调、运动减少、腹泻、呕吐、抑郁等。因本品与血浆蛋白高度结合，采用透析治疗可能无效。

4. 如用药过量引起低血压，可用血管收缩药纠正。

二磷酸果糖

【药理作用】

本品系葡萄糖代谢过程中的重要中间产物，可在细胞内激活磷酸果糖激酶、丙酮酸激酶及乳酸脱氢酶，调节相应酶促反应，增加细胞内三磷酸腺苷（ATP）和 2,3-二磷酸甘油的浓度，并促进 K^+ 内流，恢复细胞内的极化状态，从而恢复及改善分子水平的细胞代谢。此外，本品可减少机械创伤引起的红细胞溶血、抑制化学刺激引起的氧自由基的产生。因此，本品有利于休克、缺氧、缺血、损伤、体外循环、输血等状态下的细胞能量代谢及对葡萄糖的利用，有利于促进细胞修复、改善功能状态。

【适应证】

适用于心肌缺血的辅助治疗。对心力衰竭、肝肾功能不全等重危病症，作为联合用药亦有一定疗效，同时可用于急性情况

（如输血、体外循环下手术、胃肠外营养等）或慢性疾病（如慢性酒精中毒、长期营养不良、慢性呼吸衰竭等）中出现的低磷酸血症。

【用法及用量】

静脉滴注，推荐的每日剂量为 70～160mg/kg，根据磷酸缺乏程度调整剂量。较大剂量时建议每日分 2 次给药。

【不良反应】

1. 可见口唇麻木、注射部位疼痛。

2. 偶见头晕、胸闷及过敏反应（如皮疹）。

3. 罕见过敏性休克。

4. 静脉输注速度超过 1g/min（10mL/min）时，可引起脸红、心悸、手足蚁走感等。

5. 有报道称可出现急性肾功能衰竭，停药经透析治疗后可部分恢复。

【禁忌】

1. 对本品或果糖过敏者。

2. 高磷酸血症患者。

3. 严重肾功能不全者。

【注意事项】

1. 本品宜单独使用，不能与 pH 值为 3.5～5.8 的不溶性药物共用，也不能与含高钙盐的碱性溶液共用。

2. 使用时，将每瓶 5g 的本品溶于附带的稀释液 50mL 中，配制成 10% 的溶液，以 0.5～1g/min 的速度作快速静脉滴注。

3. 静脉给药时勿使药液漏出血管，以免引起局部疼痛和刺激。

4. 如发生过敏反应，应立即停药，给予抗过敏治疗；如出现过敏性休克，还应监测血压，并进行休克相关治疗。

尼 可 地 尔

【药理作用】

本品为烟酰胺的硝酸衍生物，属于 ATP-敏感性钾（KATP）

通道激动剂，作用与硝酸酯类药物类似，为血管扩张药，对小动脉和大冠状动脉均起作用。因此，本品具有增加冠脉血流，降低血压，减轻心前后负荷的作用。不影响血压、心率及传导。

【适应证】

用于稳定型心绞痛治疗。

【用法及用量】

1. 易致头痛者，开始可口服 5mg，2 次/日。

2. 一般开始给予为 10mg，2 次/日，必要时可加至 20mg，2 次/日。

【不良反应】

1. 用药开始常有头痛、面红、乏力、头晕、耳鸣、失眠。

2. 恶心、厌食、腹泻、便秘、消化不良、肝功能受损、口角炎也有发生。

3. 还可能出现皮疹。

【禁忌】

低血压、心源性休克、左心室衰竭、青光眼、严重肝功能不全、孕妇和哺乳妇女禁用。

【注意事项】

1. 患有血管扩张性头痛的患者不宜使用本品。

2. 有报道指出，极少用药者发生口腔和舌大面积溃疡、疼痛，撤药后可愈合。

3. 老年患者或肝功能受损患者，无需调整剂量。

4. 低血容量、低收缩压或急性肺水肿应慎用或不用。

第二十六章　治疗慢性心功能不全药物

第一节　强心苷类

洋 地 黄

【药理作用】

　　本品是玄参科植物紫花洋地黄的干叶或叶粉。此植物世界各地均栽培，我国长江以南的杭州、上海等地多有种植。叶内有效成分是洋地黄毒苷和吉妥辛等。中欧出产另一种洋地黄即毛花洋地黄，其强心作用比紫花洋地黄强且奏效较快，其中另含有二级苷地高辛，可以提纯，广泛应用于临床，此苷与糖基及乙酰基等的结合物，原存在于毛花洋地黄叶内，也已提纯供临床应用，称为毛花苷C。洋地黄及所含苷类能选择地直接作用于心脏，治疗剂量时可增强心肌收缩力、减慢心率、抑制心脏传导系统，使心排血量增加，改善肺循环及体循环，使慢性心功能不全时的各种临床表现（如呼吸困难及水肿等）得以减轻或消失。中毒剂量时则因抑制心脏的传导系统和兴奋异位节律点而发生各种类型的心律失常。

【适应证】

　　1. 各种心脏病引起的充血性心力衰竭。

　　2. 快速性室上性心律失常如心房颤动、心房扑动、房性心动过速、阵发性房室交界区心动过速、反复性心动过速。

【用法及用量】

　　1. 全效量　口服0.7～12g。全效量的给予有缓给和速给两种方法。

（1）**缓给法** 用于 2 周内未用过洋地黄类药物的轻型慢性心力衰竭患者，成人每次 0.1g，每日 3～4 次，直至全效量；小儿将全效量平均分 2～3 日服完。

（2）**速给法** 用于 2 周内未服用强心苷而病情较急者，成人每次 0.2g，每 4～6 小时 1 次，可在 24 小时内给完全效量；小儿首次服全效量的 1/3，其余分 3～4 次服，每 4～6 小时一次（目前速给法多选用速效强心苷，如毒毛花苷 K 等，因洋地黄快速给药欠安全，今已少用）。

2. **维持量** 成人口服每日 0.07～0.1g；小儿为全效量的 1/10，每日 1 次。

3. **极量** 口服，1 次 0.4g，1 日 1g。

【不良反应】

有恶心、呕吐、眩晕、头痛、皮肤苍白、黄视、厌食、疲倦等，此时应减量或停药。出现严重症状如心动过缓、室性心动过速、早搏、二联律（或三联律）等，应即停药。

【禁忌】

1. **绝对禁忌证** 洋地黄中毒、洋地黄过敏。

2. **相对禁忌证** 梗阻性肥厚型心肌病、室性心动过速、完全性房室传导阻滞、急性心肌梗死发病 72 小时内、病窦综合征、预激综合征并房颤。

【注意事项】

1. 洋地黄排泄缓慢，易于蓄积中毒，故用药前应详询问服药史，原则上 2 周内未用过慢效洋地黄者才能按常规剂量给予，否则应按具体情况调整用量。

2. 强心苷治疗量和中毒量之间相差很小，每个患者对其耐受性和消除速度又有很大差异，而所列各种洋地黄剂量大都是平均剂量，故需根据病情、制剂、疗效及其他因素来摸索不同患者的最佳剂量。

3. 阵发性室性心动过速、房室传导阻滞、主动脉瘤及小儿急性风湿热所引起的心力衰竭，忌用或慎用强心苷。心肌炎及肺心病患者对强心苷敏感，应注意用量。

4. 洋地黄中毒 一般会有恶心、呕吐、厌食、头痛、眩晕等，首先应鉴别是由于心功能不全加重还是洋地黄过量所致，因前者需加量，后者则宜停药。如中毒一旦确诊，必须立即停药，并根据具体情况应用下列药物：①轻者，口服氯化钾，每次 1g，1 日 3 次；若病情紧急，如出现精神失常及严重心律失常，则用 1.5～3g 氯化钾溶于 5％葡萄糖液 500mL 中，缓慢静脉滴注；同时也需补充镁盐，可使用硫酸镁或 L-天门冬氨酸钾镁。但肾功能不全、高钾血症或重症房室传导阻滞者不宜用钾盐。②洋地黄引起的房室传导阻滞、窦性心动过缓、窦性停搏等，可静注阿托品 1～5mg，每 2～3 小时重复 1 次。③洋地黄引起的室性心律失常，用苯妥英钠效果较好。对紧急病例，一般先静脉滴注 250mg，然后再根据病情继续静脉滴注 100mg 或肌内注射 100mg，此后可改口服，每日 400mg 分次服用。对非紧急病例，仅口服给药即可。利多卡因亦可用于洋地黄类引起的室性心律失常和心室颤动。

5. 用药期间忌用钙注射剂。

地 高 辛

【药理作用】

本品为毛花洋地黄中提纯制得的中效强心苷，治疗剂量时有两方面作用。

1. 增加心肌收缩力和速度 由于本品抑制细胞膜上的 Na^+-K^+-ATP 酶，减少钠、钾交换，使细胞内 Na^+ 增加，从而肌膜上 Na^+、Ca^{2+} 交换趋于活跃，使细胞内 Ca^{2+} 增多，作用于收缩蛋白，增加心肌收缩力和速度。

2. 对心肌电生理的影响 通过直接对心肌细胞和间接通过迷走神经的作用，降低窦房结自律性，提高浦肯野纤维自律性，减慢房室结传导速度，缩短心房有效不应期，缩短浦肯野纤维有效不应期。大剂量时，增加交感神经活性，这可能与地高辛的心脏毒性有关。本品具有排泄较快而蓄积性较小的特点，比洋地黄毒苷安全，因此临床上广泛使用。

【适应证】

1. 用于高血压、瓣膜性心脏病、先天性心脏病等引起的急慢性心力衰竭，尤其适用于伴有快速心室率的心房颤动者；对于肺源性心脏病、心肌严重缺血、活动性心肌炎及心外因素（如严重贫血、甲状腺功能减退症及维生素 B_1 缺乏症）所致者疗效差。

2. 用于控制快速性心房颤动、心房扑动患者的心室率及室上性心动过速。

【用法及用量】

1. 口服给药

（1）快速洋地黄化　每 6～8 小时给药 0.25mg，每日总量 0.75～1.25mg。

（2）缓慢洋地黄化　每次 0.125～0.5mg，每日 1 次，共 7 日。

（3）维持量　每次 0.125～0.5mg，每日 1 次。

2. 静脉注射

（1）洋地黄化　不能口服者需静脉注射。每次 0.25～ 0.5mg，用 5% 葡萄糖注射剂稀释后缓慢注射；以后可用 0.25mg，每隔 4～6 小时按需注射，但每日总量不超过 1mg。

（2）维持量　每次 0.125～0.5mg，每日 1 次。

① 肾功能不全时剂量：肾功能不全者对本品耐受性低，在常规剂量及治疗血药浓度时就可有中毒反应，必须用较小剂量。

② 肝功能不全时剂量：肝功能不全者对本品耐受性低，必须用较小剂量。

③ 其他疾病时剂量：电解质平衡失调者对本品耐受性低，必须用较小剂量。虚弱患者用本品时在常规剂量及治疗血药浓度时就可有中毒反应，用量也需慎重。

【不良反应】

由于本品蓄积性小，一般停药 1～2 日，中毒表现即可消失。

1. 常见 出现新的心律失常（可能中毒）、食欲缺乏或恶心、呕吐（刺激延髓中枢）、下腹痛、异常无力软弱（电解质失调）、异常的心动过速或心动过缓（可能为房室传导阻滞）。

2. 少见 视物模糊或"黄视"（中毒症状）、腹泻（电解质失调）、中枢神经系统反应（如抑郁或精神错乱）。

3. 罕见 嗜睡、头痛、荨麻疹等皮疹（过敏反应）。

【禁忌】

1. 对任何强心苷制剂中毒者。

2. 室性心动过速、心室颤动者。

3. 梗阻性肥厚型心肌病（若伴心力衰竭或心房颤动时仍可考虑）。

4. 预激综合征伴心房颤动或扑动者。

【注意事项】

1. 本品不宜与酸类或碱类药物配伍；禁与钙注射剂合用。

2. 不推荐将本品与其他药物混合在同一容器中或在同一静脉通道内同时给药。使用本品可以不稀释，也可以稀释 4～6 倍或更多。如果本品稀释使用，重要的是要稀释适度，防止沉淀析出，并且配好的溶液要立即使用。

3. 本品缺乏正性心肌松弛作用，故不能纠正舒张功能障碍，不应用于只有舒张功能障碍的患者。

4. 用于治疗充血性心力衰竭时，本品对低排血量衰竭的效果比高排血量衰竭好。

5. 本品通常口服。肠道外给药只能在紧急需要快速洋地黄化或患者不能口服时使用。国内多将其口服制剂用于病情较轻者，或由速效洋地黄制剂控制严重病情后再用本品口服维持治疗。

6. 注射给药时最好选用静脉给药，因为肌内注射有明显局部反应，且作用慢、生物利用度差。肌内注射只用于口服或静脉途径不能有效使用时，且应深部肌内注射，每次注射不应超过 2mL，注射部位应充分按摩以减少局部疼痛反应。

洋地黄毒苷

【药理作用】

① 正性肌力作用：抑制肌膜 Na^+-K^+-ATP 酶。增加钙内流，增强心肌收缩力。增加衰竭心脏的心排血量，降低心室充盈压和外周阻力。

② 电生理作用：减慢心室率，中毒量可增加自律性、抑制传导性，出现各种心律失常。主要用于治疗急慢性心力衰竭、房颤、房扑或室上性心动过速（心率 140 次/分以上）。

【适应证】

主要用于充血性心力衰竭，由于其作用慢而持久，适用于维持治疗慢性心功能不全，也适用于伴有肾功能损害的充血性心力衰竭患者。

【用法及用量】

1. 口服给药　洋地黄化，总量 0.7～1.2mg，每 6～8 小时给 0.05～0.1mg。维持量每日 0.05～0.1mg。

2. 肌内注射　维持量为每日 0.05～0.1mg。

3. 静脉注射　维持量为每日 0.05～0.1mg。

【不良反应】

1. 常见的不良反应　新出现的心律失常、胃纳不佳或恶心、呕吐（刺激延髓中枢）、下腹痛、无力等。

2. 少见的反应　视力模糊或"黄视"（中毒症状）、腹泻、中枢神经系统反应如精神抑郁或错乱。

3. 罕见的反应　嗜睡、头痛及皮疹、荨麻疹（过敏反应）。

4. 在洋地黄的中毒表现中，心律失常最重要，最常见者为室性早搏，约占心脏反应的 33%。其次为房室传导阻滞，阵发性或加速性交界性心动过速，阵发性房性心动过速伴房室传导阻滞，室性心动过速、窦性停搏、心室颤动等。儿童中心律失常比其他反应多见，但室性心律失常比成人少见。新生儿可有 P-R 间期延长。

【禁忌】

1. 对任何强心苷制剂中毒者。

2. 室性心动过速、心室颤动者。

3. 梗阻性肥厚型心肌病（若伴心力衰竭或心房颤动时仍可考虑）。

【不良反应】

可见恶心、呕吐、黄疸等，其余参阅地高辛。

【注意事项】

1. 本品不可与酸类或碱类配伍，禁与钙注射剂合用。

2. 本品主要采用口服给药，不宜口服者可以肌内注射，必要时静脉注射。

3. 本品中毒浓度为大于 35ng/mL。

4. 其余参阅地高辛。

去乙酰毛花苷

【药理作用】

本品为毛花苷 C 的脱乙酰基衍生物，为常用的注射用速效洋地黄类药物。其主要药理作用如下。

1. 增加心肌收缩力和速度　由于本品抑制细胞膜上的 Na^+-K^+-ATP 酶，减少 Na^+、K^+ 交换，使细胞内 Na^+ 增加，从而肌膜上 Na^+、Ca^{2+} 交换趋于活跃，使细胞内 Ca^{2+} 增多，作用于收缩蛋白，使心肌收缩力和速度增强。

2. 对心肌电生理的影响　通过直接对心肌细胞和间接对迷走神经的作用，降低窦房结自律性，提高浦肯野纤维自律性，减慢房室结传导速度，缩短心房有效不应期，缩短浦肯野纤维有效不应期。

3. 负性频率作用　本品的正性肌力作用使衰竭心脏的心排血量增加，血流动力学状态改善，消除交感神经张力的反射性增高，并增强迷走神经张力，从而减慢心率、延缓房室传导。此外，小剂量时可提高窦房结对迷走神经冲动的敏感性，可增强其减慢心率作用。由于其负性频率作用，使舒张期相对延长，有利于增加心肌血供，大剂量（通常接近中毒量）则可直接抑制窦房结、房室结、希氏束而呈现窦性心动过缓及不同程度的房室传导阻滞。

本品药理性质与毛花苷 C 相似，但较稳定且作用迅速。其作用较洋地黄、地高辛快，但比毒毛花苷 K 稍慢。

【适应证】

主要用于充血性心力衰竭。由于其作用较快，适用于急性心功能不全或慢性心功能不全急性加重患者。亦可用于控制快速性心室率的心房颤动、心房扑动及阵发性室上性心动过速。

【用法及用量】

洋地黄化应静脉注射，首剂 0.4～0.6mg，此后每 2～4 小时 0.2～0.4mg，总量 1～1.6mg。以 5％葡萄糖注射剂稀释后缓慢静脉注射（时间不少于 5 分钟）。

肝肾功能不全者，对本品耐受性低，应减少剂量；老年患者对本品耐受性低，用药应减量；电解质平衡失调者，对本品耐受性低，必须用较小剂量。

【不良反应】

1. 常见　出现新的心律失常（可能中毒）、食欲缺乏或恶心、呕吐（刺激延髓中枢）、下腹痛、异常无力软弱（电解质失调）、异常的心动过速或心动过缓（可能为房室传导阻滞）。

2. 少见　视物模糊或黄视（中毒症状）、腹泻（电解质失调）、中枢神经系统反应（如抑郁或精神错乱）。

3. 罕见　嗜睡、头痛、荨麻疹等皮疹（过敏反应）。

【禁忌】

1. 对本品过敏者禁用。

2. 强心苷制剂中毒者禁用。

3. 室性心动过速、心室颤动者禁用。

4. 梗阻性肥厚型心肌病患者禁用。

5. 预激综合征伴心房颤动或扑动者禁用。

6. 二至三度房室传导阻滞者禁用。

【注意事项】

1. 常以本品注射给药用于快速饱和，然后用其他慢速、中速类强心苷作维持治疗。

2. 出现与药物高敏性或过量有关的室性兴奋性过高（期前收缩）时应强制性停药。

3. 电复律前建议停用洋地黄类药或其衍生物。

4. 在一度房室传导阻滞情况下应监测心电图。常见心电图ST段呈壶嵴样表明为洋地黄作用，而非药物过量。

5. 本品用于终止室上性心动过速时起效慢，现已少用。

毒毛花苷 K

【药理作用】

本品系从康毗毒毛旋花种子中提取的强心苷，其化学极性高，脂溶性低，为常用的速效、短效强心苷。静脉注射作用较毛花苷C及地高辛快，排泄也快。

【适应证】

用于急性充血性心力衰竭，特别适用于洋地黄无效的患者。亦可用于心率正常或心率缓慢的急性心力衰竭合并心房颤动者。冠状动脉粥样硬化性心脏病患者发生心力衰竭（心率不快）时，也可使用。

【用法及用量】

静脉注射，首剂为 0.125～0.25mg，用 5% 葡萄糖注射剂20～40mL 稀释后缓慢注射（时间不少于 5 分钟），2 小时后可按需重复 1 次。总量为每日 0.25～0.5mg。极量为每次 0.5mg，每日 1mg。病情控制后，可改用洋地黄口服制剂，给予适当的饱和量。

【不良反应】

1. 常见 出现新的心律失常（可能中毒）、食欲缺乏或恶心、呕吐（刺激延髓中枢）、下腹痛、异常无力软弱（电解质失调）、异常的心动过速或心动过缓（可能为房室传导阻滞）。

2. 少见 视物模糊或黄视（中毒症状）、腹泻（电解质失调）、中枢神经系统反应（如抑郁或精神错乱）。

3. 罕见　嗜睡、头痛、荨麻疹等皮疹（过敏反应）。

【禁忌】

1. 强心苷制剂中毒者。

2. 室性心动过速、心室颤动者。

3. 梗阻性肥厚型心肌病患者（若伴收缩功能不全或心房颤动仍可考虑）。

4. 预激综合征伴心房颤动或扑动者。

5. 二度以上房室传导阻滞者。

6. 急性心肌炎患者。

7. 感染性心内膜炎患者。

8. 晚期心肌硬化者。

9. 已用全效量洋地黄者。

10. 近1～2周内使用过洋地黄制剂者不宜应用本品。

【注意事项】

1. 药物对妊娠的影响　本品可透过胎盘屏障，妊娠晚期用药可能需要适当加量，分娩后6周剂量渐减。

2. 药物对哺乳的影响　本品可分泌入乳汁，哺乳妇女用药应暂停哺乳。

3. 不宜与碱性溶液配伍。

4. 皮下或肌内注射本品可引起局部炎症反应，故本品通常仅用于静脉注射。

5. 婴幼儿（尤其是早产儿和未成熟儿）应在血药浓度及心电监测下调整剂量。

6. 用药期间忌用钙剂。

7. 药物过量　本品的成人致死量为10mg。强心苷中毒时可见恶心、呕吐、畏食、头痛、眩晕等，首先应鉴别是由于心功能不全加重，还是强心苷过量所致，因前者需调整剂量，后者则宜停药。

甲 地 高 辛

【药理作用】

本品为地高辛末端的羟基被甲氧基取代的衍生物，因而其分子活性和亲脂性较地高辛强。可选择性作用于心肌细胞，增加心肌细胞内钙离子浓度，继而增强心肌收缩力，使功能不全心脏的心排血量增加，而耗氧量降低，心率减慢。其正性肌力作用与地高辛相似但较强，负性频率作用和对心肌电生理等特性与地高辛相似，具有胃肠吸收好、起效快等特点。

在对离体兔心、正常及衰竭兔心和麻醉猫心电图描记实验中，本品与地高辛在相同剂量时产生的强心效应相似，但所需的时间仅为地高辛的 1/2，且作用较地高辛强 1 倍。而心律失常与死亡率，则地高辛明显较高。表明本品强心作用较地高辛强，但毒性较地高辛小，安全性比地高辛高。

【适应证】

用于急慢性心力衰竭。

【用法及用量】

成人常规剂量如下。

1. 口服给药　每次 0.2mg，每日 2 次，2～3 日后如症状改善、心率稳定后可改用维持量，即每次 0.1mg，每日 1～2 次。

2. 静脉注射　每次 0.1～0.2mg，每日 2～3 次，用 5％葡萄糖注射剂稀释后缓慢注射。按病情需要和耐受情况，2～3 日后可改用维持量，大多数患者维持量为每日 0.2～0.3mg。

【不良反应】

本品不良反应同地高辛，但更易出现神经毒性反应。

1. 常见　新出现的心律失常、食欲缺乏、恶心、呕吐（刺激延髓中枢）、下腹痛、异常无力、软弱（电解质失调）。

2. 少见　视物模糊或黄视（中毒症状）、腹泻（电解质平衡失调）、中枢神经系统反应（如精神抑郁或错乱）。

3. 罕见　嗜睡、头痛、皮疹（如荨麻疹）。

【禁忌】

1. 对洋地黄类药物过敏。

2. 任何强心苷制剂中毒。

3. 室性心动过速、心室颤动。

4. 梗阻性肥厚型心肌病。

5. 预激综合征伴心房颤动或扑动。

【注意事项】

1. 药物对儿童的影响　新生儿对本品的耐受性不定，肾清除减少。早产儿对本品敏感，应按其不成熟程度，结合血药浓度及心电监测调整剂量。按体重或体表面积计，1月以上婴儿比成人需用量略大。

2. 药物对老人的影响　老年患者在常用剂量及血药浓度时即可出现中毒反应。

3. 药物对妊娠的影响　本品可透过胎盘，故妊娠妇女慎用。必须使用时，妊娠后期母体用量可能需适当增加，分娩后6周剂量必须渐减。美国食品和药品管理局（FDA）对本品的妊娠安全性分级为C级。

4. 药物对哺乳的影响　本品可分泌入乳汁，哺乳期妇女用药必须权衡利弊。

5. 用药前后及用药时应当检查或监测：心电图、血压、心率及心律、心功能；电解质（尤其钾、钙、镁）；肾功能；疑有洋地黄中毒时应进行血药浓度测定。

万年青总苷

【药理作用】

本品是由百合科植物万年青的根茎叶中提取的强心总苷，能增强心肌收缩力、减慢心率、扩张冠状动脉；亦可增加肾血流量，有利尿作用。其强心作用类似洋地黄，但强度大3倍；蓄积作用介于洋地黄和毒毛旋花苷之间。

【适应证】

用于各种原因（心肌炎除外）引起的心力衰竭。也用于室上性心动过速及心室率增加的心房颤动等。

【用法及用量】

1. 口服给药　每日 0.3～0.4g，分 3 次空腹服用；必要时可增至每日 0.8g。

2. 肌内注射　每次 1～2mL（0.1～0.2g），必要时可重复。

3. 皮下注射　同肌内注射。

4. 静脉注射　每次 1～4mL（0.1～0.4g），用葡萄糖注射剂5～10mL 稀释后缓慢注射。

5. 舌下给药　本品膜剂，每次 5g，每日 3 次，舌下含服。

【不良反应】

1. 偶见室性期前收缩。

2. 大剂量应用时可出现恶心、呕吐、食欲缺乏等胃肠道反应。

【禁忌】

1. 室性心动过速。

2. 风湿性心肌炎。

3. 心肌炎伴室性期前收缩。

【注意事项】

药物对妊娠、哺乳的影响尚不明确。

第二节　非强心苷类

多巴酚丁胺

【药理作用】

本品为多巴酚丁胺盐酸盐，属儿茶酚胺类，为选择性心脏β_1 受体激动药。具有以下作用特点。

1. 对心肌产生正性肌力作用，主要作用于 β_1 受体，对 β_2 及 α 受体作用相对较小。

2. 能直接激动心脏 β_1 受体以增强心肌收缩和增加搏出量，使心排血量增加。

3. 可降低周围血管阻力（后负荷减少），但收缩压和脉压一般保持不变，或仅因心排血量增加而有所增加。

4. 能降低心室充盈压，促进房室结传导。

5. 心肌收缩力有所增强，冠状动脉血流及心肌耗氧量常增加。

6. 由于心排血量增加，肾血流量及尿量常增多。

7. 与多巴胺不同，本品并不间接通过内源性去甲肾上腺素的释放，而是直接作用于心脏。

临床应用中，本品对心脏外科手术时心排血量低的休克患者有较好疗效，优于异丙肾上腺素，且较为安全；用于心排血量低和心率慢的心力衰竭患者，其改善左心室功能的作用优于多巴胺。

【适应证】

用于器质性心脏病心肌收缩力下降时引起的心力衰竭，如急性心肌梗死伴心力衰竭、陈旧性心肌梗死伴心力衰竭、扩张型心肌病及风湿性瓣膜病引起的心力衰竭、难治性心力衰竭。也包括心脏外科手术后所致的低排血量综合征，作为短期支持治疗。

【用法及用量】

成人常规剂量静脉滴注，将本品 250mg 加入 5% 葡萄糖或 0.9% 氯化钠注射剂中稀释后静脉滴注，滴注速度为 $2.5 \sim 10 \mu g/$ (kg·min)。剂量低于 $15 \mu g/$ (kg·min) 时，心率和周围血管阻力基本无变化。剂量偶可高于 $15 \mu g/$ (kg·min)，但需注意，剂量过大可能增快心率并引起心律失常。

【不良反应】

1. 心血管系统　本品与其他儿茶酚胺相同，可使窦性心率加快或血压升高，尤其是收缩压升高、诱发或加重室性异位搏动。有出现较大幅度的血压升高的报道（尤其在高血压患者中）。也可能引起心律失常，大剂量时更易发生，但较异丙肾上腺素及多巴胺少；可加速心房颤动患者的心室率；1%～3%的患者用药后出现心悸、呼吸短促、胸痛。

2. **神经系统** 少数患者用药后可致头痛。

3. **胃肠道** 少数患者用药后可致恶心、呕吐。

4. **血液** 有血小板减少的个案报道。

5. **其他** 偶有静脉输注部位发生静脉炎的报道。药液渗漏可出现局部的炎性改变，有皮肤组织坏死的个案报道；可使血清钾浓度轻度降低，但达到低钾血症诊断的极少。

【禁忌】

1. 对本品过敏者。

2. 梗阻性肥厚型心肌病患者不宜使用（以免加重梗阻）。

【注意事项】

1. **交叉过敏** 对其他拟交感药过敏的对本品也可能过敏。

2. **慎用** 心房颤动（本品能加快房室传导，使心室率加速）；室性心律失常；心肌梗死（大量用本品可因增加心肌需氧量而加重缺血并扩大心肌梗死面积）；高血压（本品可加重高血压）；严重的机械性梗阻（如重度主动脉瓣狭窄，本品可能无效）；低血容量；最近接受过 β 受体阻滞药治疗的患者（使用本品无效，相反会增加周围血管阻力）。

3. **药物对儿童的影响** 本品已经用于因失代偿性心力衰竭、心脏手术以及心源性和脓毒性休克而导致低排血量、低灌注状态的儿童。在儿童中，本品的某些血流动力学作用在定量和定性方面可能与成人有所不同，出现心率加快和血压升高的频率似乎在儿童中更高且更为严重。同成人一样，儿童的肺楔压可能不会下降或反而升高（特别是婴儿）。因此，在儿童中使用本品时，必须进行严密监测，密切注意其药效变化。

4. **药物对老人的影响** 本品在老年人中的应用尚未进行研究，但应用预期不受限制。

5. **药物对妊娠的影响** 生殖实验表明，给予大鼠的剂量高达正常人体剂量的 3.5 倍（按每分钟 10mg/kg 给药 24 小时，每日总量 14.4mg/kg），或给予家兔的剂量高达正常人体剂量的 2 倍时，均未见本品对胎仔有危害或致畸作用。但在妊娠妇女中尚未进行足够的以及具有良好对照的研究，孕妇还是不宜使用，或仅当本品对孕妇的益处远远超过对胎儿的潜在危险时方可使用。本品对分娩的影响尚不清楚。美国食品和药品管理局（FDA）对本品的妊娠安全性分级为 B 级或 C 级。

6. 药物对哺乳的影响　本品是否分泌入乳汁尚不明确，哺乳妇女用药必须谨慎，治疗期间应停止哺乳。

7. 用药前后及用药时应当检查或监测　用药期间应定时或连续监测心率、心律、心电图、血压、心排血量，必要或可能时监测肺楔压。根据病情调整合适剂量，以保证静脉滴注本品时的安全性和有效性；应监测血清钾（本品可使血清钾浓度轻度降低，偶可达低钾血症水平）。

8. 本品不能与碳酸氢钠等碱性溶液配伍。也不能与其他含有焦亚硫酸钠的制剂或稀释剂合用。

异 波 帕 胺

【药理作用】

本品作用机理与多巴胺相似，激动 D_1、D_2、β、α 受体。主要通过激活 β 受体而增加心肌收缩力，减少外周阻力。口服吸收后被血浆酯酶水解为麻黄宁。麻黄宁可通过兴奋多巴胺受体、β 受体及 α 受体的作用而产生良好的血流动力学效应，可使每搏量、心排血量、心脏指数增加，使右心房压、肺血管阻力降低。此外，还能通过特异的激活肾小管组织的多巴胺受体，增加肾血流量，使肾小球滤过率增加，引起利尿和排钠，与抗利尿激素有拮抗作用。本品为口服有效的多巴胺类似物，能改善左心室收缩功能，是洋地黄或利尿药的一种有效替代药物。长期服用无耐受性和致心律失常作用。

【适应证】

适用于治疗慢性充血性心力衰竭及肾小球滤过率减少所致的水钠潴留。

【用法及用量】

口服给药，每次 100mg，每日 3 次。肾衰竭和肝硬化患者每次 50mg，每日 2～3 次。

【不良反应】

本品毒性小，副作用轻微，有良好的安全性。较常见的有腹痛、腹泻、胃部烧灼感、食欲缺乏，发生率约 10％；个别患者用药后出现头晕、头痛、肺动脉压一过性升高；另见一例应用后发生可逆性白细胞减少症。偶有皮疹、震颤。

【禁忌】

对本品过敏或嗜铬细胞瘤患者禁用。

【注意事项】

孕妇及哺乳期妇女慎用。心肌梗死及心绞痛患者应减量服用。

米 力 农

【药理作用】

本品为氨力农的同类物，系磷酸二酯酶抑制药，作用机制与氨力农相同，兼有正性肌力作用和血管扩张作用，但其作用较强，为氨力农的 10～30 倍。本品的心血管效应还与剂量有关，小剂量时主要表现为正性肌力作用；当剂量加大、逐渐达到稳定状态的最大正性肌力效应时，其扩张血管作用也可随剂量的增加而逐渐加强。

本品增加心脏指数的作用优于氨力农，对动脉血压和心率无明显影响，患者耐受性较好，现已取代氨力农用于严重充血性心力衰竭（CHF）的治疗。

【适应证】

本品可用于各种原因引起的急性心力衰竭及慢性难治性心力衰竭的短期治疗。

【用法及用量】

成人常规剂量如下。

1. 静脉给药　负荷量为 25～75μg/kg，在 10 分钟内缓慢静脉注入（注射过快可能诱发室性期前收缩），然后以每分钟 0.25～1μg/kg 的速度静脉滴注维持（若持续静脉输注，建议使用经校正的电子自动输液装置）。每日最大剂量不超过 1.13mg/kg。用药时间取决于患者的反应，疗程不超过 2 周。

2. 口服给药　每次 2.5～7.5mg，每日 4 次。但因其不良反应大，可导致远期死亡率升高，目前已不再应用。

【不良反应】

本品不良反应较氨力农少见。

1. 心血管系统　在Ⅱ期和Ⅲ期临床试验中，室性心律失常的发生率为 12.1%，室性异位搏动发生率为 8.5%，非持续性室性心动过速发生率为 2.8%，持续性室性心动过速发生率为 1%，心室颤动发生率为 0.2%。致命性心律失常的发生与某些潜在因素，如原有的心律失常、代谢异常（低钾血症）、地高辛血药浓度异常及插管有关。有 3.8% 的患者发生室上性心律失常。室性心律失常和室上性心律失常的发生率与本品血药浓度无关。其他心血管系统不良反应还包括低血压（2.9%）、心绞痛/胸痛（1.2%）。

2. 中枢神经系统　有 2.9% 的患者发生头痛，通常为轻至中度。

3. 其他　尚可引起发热、恶心、呕吐、震颤（0.4%）、低钾血症（0.6%）、血小板减少（0.4%）、肝功能异常、肾功能异常。曾有支气管痉挛的个案报道。

【禁忌】

1. 对本品或氨力农过敏者。

2. 心肌梗死急性期。

3. 严重低血压。

4. 严重室性心律失常。

5. 严重梗阻性主动脉瓣或肺动脉瓣疾病（如肥厚型主动脉瓣狭窄，使用本品可加重左心室流出道梗阻）。

6. 梗阻性肥厚型心肌病（可加重流出道梗阻）。

【注意事项】

1. 本品短期静脉给药能够有效地控制严重慢性充血性心力

衰竭以及急性失代偿性心力衰竭。口服给药引起患者死亡率升高，目前已不再使用口服制剂。

2. 本品不能与呋塞米混合注射（会产生沉淀），也不可与布美他尼配伍。可用0.45%氯化钠注射剂或5%葡萄糖注射剂稀释。

3. 本品可轻度缩短房室结的传导时间，使房颤、房扑患者的心室率增快，故房颤、房扑患者用药之前宜先用洋地黄制剂控制心室率。

4. 若怀疑因使用强利尿药而导致心脏充盈压显著降低，此时应在监测血压、心率和临床症状的条件下谨慎应用本品。

依 诺 昔 酮

【药理作用】

本品为选择性强效的磷酸二酯酶Ⅲ型抑制剂，有明显增加心肌收缩力和扩张血管作用，能增加心排血量、心脏指数、左心室心搏做功指数、降低右心房压、肺毛细血管楔嵌压、平均肺动脉压及平均动脉压，心率增快，另有改善左心室舒张期顺应性的作用。

【适应证】

适用于常规治疗无效的严重充血性心力衰竭；心脏外科手术并发低心排血量的心力衰竭。

【用法及用量】

1. 口服给药　每次50～100mg，每日3次。

2. 静脉给药

（1）严重充血性心力衰竭　首剂0.5mg/kg静脉注射，每隔15min可再注射1次，每次递增0.5mg/kg，最大剂量3mg/kg。

（2）心脏外科手术　最初静脉注射1mg/kg，之后每分钟3～10μg/kg，连续给药25～29小时。

【不良反应】

心血管系统不良反应最常见，发生率为10%，主要为室性和室上性心律失常，2%～3%的患者可出现低血压。中枢神经系统常表现头痛、失眠和焦虑。消化系统为腹泻，也可见恶心、呕吐。少数可发生血小板减少和液体潴留倾向。偶有白细胞增多、高血糖等。

【禁忌】

1. 对本品或亚硫酸氢盐过敏者。

2. 严重低血压。

3. 严重失代偿性循环血容量减少。

4. 室上性心动过速和室壁瘤。

5. 严重肾功能不全。

6. 梗阻性肥厚型心肌病患者不宜使用（本品可增强心肌收缩力而加重流出道梗阻）。

7. 严重的阻塞性心瓣膜病（如主动脉瓣或肺动脉瓣狭窄）患者不宜使用。

【注意事项】

静脉滴注必须慎重，应严密监测动脉压。长期治疗价值尚待进一步研究。

左西孟旦

【药理作用】

本品为西孟旦的光学异构体，作为正性肌力药物用于短程失代偿性心力衰竭的治疗。本品与心肌肌钙蛋白 C 的结合可增加肌钙蛋白 C（心脏肌原纤维细丝）对钙离子的敏感性，增强心肌收缩力，而无需提高细胞内的钙浓度。不影响心率，心肌耗氧量未见明显增加。

本品具有独特的双重作用模式，能增加心脏输出，并使血管扩张，本品在改善心脏泵功能时并不增加心率，能有效缓解症状，改善预后。本品也能使静脉、动脉和脑血管扩张，降低前负荷和后负荷，改善冠脉血流。

【适应证】

急性心力衰竭。

【用法及用量】

以 5% 葡萄糖液稀释，起始以 12mg/kg 负荷剂量静脉注射 10min，而后以每分钟 0.1mg/kg 的剂量滴注。用药 30～60 分钟后，观察药物的疗效，滴注速度可调整为每分钟 0.2～0.5mg/kg。建议进行 6～24 小时的输注。

【不良反应】

本品通常耐受性良好，常见的不良反应为头痛和低血压，发生率 5%，另可见心动过速和心悸。

【禁忌】

尚不明确。

奈西利肽

【药理作用】

奈西利肽是一种由 32 个氨基酸组成的多肽类激素，内源性促尿钠排泄肽（Hbnp）主要由心室肌细胞分泌。不仅可以促进水、电解质经肾的排泄，而且还有诱导血管扩张的作用。γ-BNP 与血管平滑肌和内皮细胞的不溶性鸟苷酸环化酶受体结合，导致细胞内 $3',5'$-环磷酸鸟苷（cGMP）浓度的增加，引起平滑肌细胞松弛。研究显示，γ-BNP 可降低心脏前、后负荷，改善慢性心脏病急性发作时的症状，具有强心和扩张血管作用。对于改善充血性心力衰竭患者的血流动力学如动脉和静脉扩张、增加钠排泄以及抑制肾素-血管紧张素-醛固酮系统和交感神经系统有较好的作用。

【适应证】

用于急性代偿性充血性心力衰竭时呼吸困难的治疗。

【用法及用量】

推荐剂量为静脉推注 $2\mu g/kg$ 后，以 $0.01\mu g/(kg \cdot min)$ 连续滴注，初始用药不应大于推荐剂量。

【不良反应】

本品最常见的不良反应为剂量相关性低血压，通常无症状或症状轻微。输注后 24 小时内可能发生的不良反应有低血压、室性心动过速（异常快速心率）、心绞痛（胸痛）、心搏徐缓（异常慢速心率）、头痛、腹痛、背痛、失眠、头晕、焦虑、恶心、呕吐等。

【禁忌】

低血压、瓣膜狭窄、梗阻性肥厚型心肌病、限制型心肌病、缩窄性心包炎、心脏压塞。

【注意事项】

1. 治疗期间应密切监测血压，出现低血压时立即停用，一旦血压稳定后，可减少 30% 的剂量重新应用。

2. 需要加大剂量时，应逐渐增量，最大量为 $0.03\mu g/(kg \cdot min)$。

3. 肾功能减退者不需调整剂量，因其代谢主要通过受体和酶降解。

氨 茶 碱

【药理作用】

本品是茶碱与乙二胺的复合物，含茶碱为 77%～83%。乙二胺可增强茶碱的水溶性、生物利用度和作用强度。体外实验证明本品能抑制磷酸二酯酶，使环磷酸腺苷（cAMP）的水解速度减慢，升高组织中 cAMP/cGMP 比值。其药理作用主要来自茶碱，表现为：①松弛支气管平滑肌，也能松弛肠道、胆道等多种平滑肌。对支气管黏膜充血、水肿也有缓解作用。②增加心排血量，扩张入球和出球肾小动脉，增加肾小球滤过率和肾血流量，抑制肾小管重吸收钠离子和氯离子，具有利尿作用。③在慢性阻塞性肺疾病时，改善膈肌收缩力，减少呼吸肌疲劳。茶碱加重缺氧时通气功能不全，被认为是过度增加膈肌的收缩而致膈肌疲劳的结果。

【适应证】

1. 用于急性心功能不全和心源性哮喘。

2. 用于支气管哮喘、喘息性支气管炎、阻塞性肺气肿等缓解喘息症状。

3. 也可用于胆绞痛。

4. 还可用于新生儿（早产儿）呼吸暂停（据国外资料）。

【用法及用量】

成人常规剂量如下。

1. 口服给药　每次 100～200mg，每日 300～600mg；极量为每次 500mg，每日 1g。

2. 肌内注射　每次 250～500mg，应加用 2%盐酸普鲁卡因；极量每次 500mg，每日 1g。

3. 静脉注射　每次 125～250mg，每日 500～1000mg，每 125～250mg 用 50%葡萄糖注射剂稀释至 20～40mL，注射时间不得短于 10 分钟；极量每次 500mg，每日 1g。

4. 静脉滴注　每次 250～500mg，每日 500～1000mg，以 5%或 10%葡萄糖注射剂稀释后缓慢滴注；极量为每次 500mg，每日 1g。

5. 直肠给药　栓剂或保留灌肠：每次 250～500mg，每日 1～2次。一般在睡前或便后用。

【不良反应】

1. 常见恶心、呕吐、胃部不适、食欲减退等。也可见头痛、烦躁、易激动、失眠等。

2. 少数患者可出现过敏反应，表现为接触性皮炎、湿疹或脱皮。少数患者由于胃肠道刺激，可见血性呕吐物或柏油样便。

【禁忌】

1. 对本品、乙二胺或茶碱过敏者。

2. 心功能不全及急性心肌梗死伴血压显著降低者。

3. 严重心律失常者。

4. 活动性消化性溃疡患者。

5. 未经控制的惊厥性疾病患者。

【注意事项】

1. 交叉过敏　对本品过敏者对其他茶碱类药物也可能过敏。

2. 慎用　酒精中毒者；心律失常（不包括心动过缓）者；

肺源性心脏病患者；充血性心力衰竭患者；肝脏疾病患者；高血压患者；甲状腺功能亢进症患者；严重低氧血症患者；急性心肌损害者；有消化道溃疡病史者；肾脏疾病患者；持续发热者；使用某些影响茶碱代谢的药物或使茶碱清除率降低的药物时；年龄超过 55 岁，特别是男性和伴发慢性肺部疾病的患者。

3. 本品严禁与下列药物配伍静脉应用　葡萄糖酸钙、异戊巴比妥钠、维生素 B_6、氨苄西林、泛酸钙、盐酸氯酯醌、琥珀酸钠、氯霉素、庆大霉素、溴化钙、盐酸氯丙嗪、头孢噻吩、青霉素、苯巴比妥钠、毒毛花苷 K、四环素及该类盐酸盐、肾上腺素、去甲肾上腺素、促皮质激素、毛花苷 C、万古霉素、水解蛋白、盐酸羟嗪、维生素 C、酒石酸吉他霉素、酚磺乙胺。

4. 空腹时（餐前半小时至 1 小时，或餐后 2 小时）服用，吸收较快；如在用餐时或餐后服用，可减少对胃肠道的刺激，但吸收较慢。肠溶片的吸收延缓，生物利用度极不规则，不宜选用。

5. 栓剂直肠给药因吸收缓慢且生物利用度不够确定，且可引起局部刺激，因此仅偶尔短期用于非急症的治疗。给药后 6～8 小时内应避免再次使用。如在直肠给药后 12 小时内再口服或注射氨茶碱，必须注意观察反应，因本品经直肠给药（特别是栓剂）吸收的快慢不一。

6. 保留灌肠吸收迅速，生物利用度确定，但可引起局部刺激。多次给药还可在体内蓄积，以致引起不良反应，尤其是婴幼儿和老年人。

7. 肌内注射可刺激局部引起疼痛，现已少用，必须肌内注射时与 2% 盐酸普鲁卡因合用。

8. 静脉注射时需稀释成浓度低于 25mg/mL 的稀释液。静脉注射速度一般以不高于 10mg/min 为度，或再度稀释后改作静脉滴注。

第二十七章　周围血管扩张药

尼莫地平

【药理作用】

本品为二氢吡啶类钙通道阻滞药，具有以下药理作用。

1. 对脑血管的作用　正常情况下，平滑肌的收缩依赖于 Ca^{2+} 进入细胞内，引起跨膜电流的去极化。本品通过有选择地阻止 Ca^{2+} 进入细胞内，抑制平滑肌收缩，达到解除血管痉挛的目的。动物实验证明，在全身各部位的动脉中，本品对脑动脉的作用更强，且具有很高的亲脂性，易透过血-脑脊液屏障。当用于蛛网膜下腔出血的治疗时，脑脊液中的浓度可达 12.5ng/mL。

2. 对神经系统的作用　如上所述，本品可选择性扩张脑血管，增加脑血流量，从而起到脑保护作用。且极易通过血-脑脊液屏障，主要分布在与学习、记忆有关的脑皮质和海马等区域。动物实验显示，本品可改善老年鼠的协调功能，并改善学习过程。还可显著降低老化过程中血管周围常见的纤维变性、基底膜变厚、淀粉样多肽和脂质沉积的发生率。

3. 对老年痴呆症的作用　较多脑血管病和老年痴呆症的一个共同的病理特征是血管平滑肌细胞和神经细胞内钙离子浓度过高，致血管收缩、痉挛，神经细胞内能量耗竭、自由基产生增多、细胞膜受损直至细胞死亡。降低或消除胞内钙超负荷是防治这类疾病的主要措施。本品作用于电压依赖性钙通道的二氢吡啶类受体，引起受体构型发生改变，使钙通道稳定在不活动状态，从而阻断钙内流，降低细胞内钙浓度。

【适应证】

治疗缺血性脑血管病伴蛛网膜下腔出血：60mg　q4h用于

出血 96 小时内者并持续使用 21 天。有肝功能损害者减至 30mg
q4h。

【用法及用量】

1. 口服给药

(1) 急性脑血管病恢复期　每次 30～40mg，每日 4 次或每
4 小时 1 次。

(2) 缺血性脑血管病　①片剂：每日 30～120mg，分 3 次服
用，连服 1 个月。②缓释胶囊：每次 60mg，每日 2 次，连用
1 月。

(3) 血管性头痛　①片剂：每次 40mg，每日 3 次，12 周为
一疗程。②缓释胶囊：每次 60mg，每日 2 次，12 周为一疗程。

(4) 蛛网膜下腔出血所致脑血管痉挛　①片剂：每次 40～
60mg，每日 3～4 次，3～4 周为一疗程。如需手术的患者，手术
当日应停药，以后可继续服用。②缓释胶囊：每次 60mg，每日
2 次，3～4 周为一疗程，如需手术的患者，手术当日应停药，以
后可继续服用。

(5) 多型痴呆症　每次 30～60mg，每日 3 次，1 个月为一
疗程。

(6) 缺血性突发性耳聋　①片剂：每日 40～60mg，分 3 次
服用。5 日为一疗程，一般用药 3～4 个疗程。②缓释胶囊：每
次 60mg，每日 1 次，5 日为一疗程，一般用药 3～4 疗程。

(7) 轻中度原发性高血压　开始每次 40mg，每日 3 次，每
日最大剂量为 240mg。

2. 静脉滴注

(1) 蛛网膜下腔出血所致血管痉挛　预防性给药于出血后 4
日内开始，在血管痉挛最大危险期连续给药（持续到出血后10～
14 日）。如已出现缺血后继发神经元损伤，应尽早开始治疗，用
药持续至少 5 日、最长 14 日；如经外科手术去除出血原因后，
应继续静脉输注本品，至少持续至术后第 5 日。此后，建议改为
口服给药 7 日，每 4 小时 1 次，每次 60mg，每日 6 次。静脉具

体给药如下：体重低于 70kg（或血压不稳定）者，开始 2 小时可按 0.5μg/h［约 7.5μg/(kg·h)］给药；如耐受良好，2 小时后剂量可增至 1μg/h［约 15μg/(kg·h)］。体重大于 70kg 者，开始 2 小时宜按 1μg/h 给药；如耐受良好，2 小时后剂量可增至 2μg/h［约 30μg/(kg·h)］。若患者发生不良反应，应减小剂量或停止给药。

（2）急性脑供血不足　静脉滴注 0.5μg/(kg·min)，同时应监测血压，以血压不降或略降为宜。病情稳定后改为口服，每次 30～60mg，每日 3 次。

【不良反应】

疲劳、头痛、低血压、水肿、腹泻、恶心、烧灼感。

【注意事项】

指导患者吞服而不要压碎或咀嚼。告知患者如何监测脉搏和血压。建议每周测量、记录并带到随访医生处。如出现明显疲劳、头痛或手脚水肿，应告知医生。

【禁忌】

心源性休克，肝功能损害，对本品及其成分过敏者。

倍他司汀

【药理作用】

本品为新型组胺类药物，化学结构和药理性质与组胺相类似，是组胺 H_1 受体的弱激动药、H_3 受体的强阻滞药，对 H_2 受体几乎没有作用。本品能选择性作用于 H_1 受体，具有扩张毛细血管、舒张前毛细血管括约肌、增加前毛细血管微循环血流量的作用，也具有降低内耳静脉压、促进内耳淋巴吸收、增加内耳动脉血流量的作用。本品还可通过抑制 H_3 受体，从而抑制组胺释放的负反馈调节。本品在改善微循环的同时，也能增加内耳毛细胞的稳定性，减少前庭神经的传导，增强前庭器官的代偿功能，减轻膜迷路积水，从而消除内耳性眩晕、耳鸣和耳闭感等症状。本品扩张血管作用较组胺弱而持久，扩血管时不增加微血管的通透性，刺激胃酸分泌的作用很小。

本品可口服或静脉给药，而组胺口服无效。临床常用其盐酸盐和甲磺酸盐。

【适应证】

临床用于内耳眩晕症。对脑动脉硬化、慢性缺血性脑血管病及头部外伤或高血压所致直立性眩晕、耳鸣等有效。

【用法及用量】

1. 口服给药　①盐酸倍他司汀片：每次 4～8mg，每日 2～4次，每日最大剂量不超过 48mg。②甲磺酸倍他司汀片：每次6～12mg，每日 3 次，饭后服用，可根据年龄、症状酌情增减剂量。

2. 肌内注射　盐酸倍他司汀注射剂：每次 2～4mg，每日 2 次。

3. 静脉滴注　注射用盐酸倍他司汀：每次 20mg，每日 1 次，先用 5％葡萄糖注射剂或 0.9％氯化钠注射剂 2mL 溶解后，再加入 5％葡萄糖注射剂或 0.9％氯化内注射剂 500mL 中缓慢静脉滴注。

【不良反应】

1. 可有口干、食欲缺乏、恶心、呕吐、胃部不适、心悸等，偶有头晕、头痛、头胀、多汗。

2. 偶见出血性膀胱炎、发热。

3. 偶可出现过敏反应，如皮疹、皮肤瘙痒等。

【禁忌】

对本品过敏者；嗜铬细胞瘤患者。

【注意事项】

服药过程中如出现明显不良反应时，应立即停药。

罂 粟 碱

【药理作用】

本品为阿片中异喹啉类生物碱之一，是一经典的非特异性血管松弛剂。对磷酸二酯酶有强大的抑制作用，使组织内环磷酸腺苷（cAMP）含量增加，导致平滑肌松弛；抑制腺苷的摄取，轻度阻止血管平滑肌细胞膜的 Ca^{2+} 内流。本品对脑血管、冠状血管和外周血管都具有松弛作用，降低血管阻力。口服易吸收，但差异大，生物利用度约 54%。蛋白结合率近 90%。$t_{1/2}$ 为 0.5～2 小时，但有时也长达 24 小时。主要在肝内代谢为 4-羟罂粟碱葡糖醛酸盐。一般以代谢产物形式经肾排泄。可经透析被清除。适用于脑血栓形成、脑栓塞、肺栓塞、肢端动脉痉挛及动脉栓塞性疼痛。

【适应证】

临床用于治疗脑、心及外周血管痉挛所致的缺血，肾、胆或胃肠道等内脏痉挛。

【用法及用量】

1. 口服　常用量，每次 30～60mg，每日 3 次。极量，每次 200mg，每日 600mg。

2. 肌内注射或静脉滴注　每次 30mg，1 日 90～120mg，1 日量不宜超过 300mg。

【不良反应】

1. 用药后出现黄疸，眼及皮肤明显黄染，提示肝功能受损。

2. 过量时有视力模糊、复视、嗜睡和（或）肢体软弱。

【禁忌】

完全性房室传导阻滞时禁用。帕金森病（震颤麻痹）时一般禁用。出现肝功能不全时应停药。

<h3 style="text-align:center">己酮可可碱</h3>

【药理作用】

本品系黄嘌呤类衍生物，为脑循环及末梢血管循环障碍改善药，具有扩张脑血管及外周血管的作用，同时能恢复和增强红细胞的变形能力，增加纤维蛋白溶解酶的活性，降低血液黏滞度，抑制血小板聚集，从而增加动脉和毛细血管血流量，改善脑和四肢的血液循环。此外，本品还能改善缺氧组织的氧化能力，对支气管平滑肌的舒张作用。

【适应证】

适用于周围循环疾病如间歇性跛行、血栓闭塞性脉管炎、皮肤、眼、耳的特异性循环失调，亦用于慢性脑血管病，有称亦具抗心肌缺血作用。

【用法及用量】

1. 口服　每次 200mg，每日 3 次。见效可用 100mg，每日 3 次维持。

2. 静脉滴注　开始 100mg 溶于生理盐水或 5% 葡萄糖液 250~500mL，90~180min 滴注，可逐日增加 50mg，最大剂量为每次 400mg。

【不良反应】

头昏、消化道反应（饭后即服或加用维生素 B_6 可减轻）、面部充血。静脉滴注过快可致头昏、恶心、呕吐和血压下降等。

【禁忌】

急性心肌梗死、严重动脉硬化并有高血压、低血压患者以及孕妇忌用。

莫 西 赛 利

【药理作用】

本品系烷基百里胺衍生物，能选择性地作用于椎动脉、颈内动脉及脑皮质的微小血管，阻滞突触后 α_1 受体，扩张脑血管，增加脑血流量。促进脑组织代谢，特别对脑组织缺血区具有保护作用，其机制与促进脑缺血灶线粒体呼吸功能有关。此外，本品具有抗血栓形成作用，能抑制血小板聚集并生成前列腺素。本品对血压影响很小。

【适应证】

对脑动脉硬化、慢性缺血性脑血管病有效。

【用法及用量】

口服，每次 30mg，每日 3 次。

【不良反应】

少数患者用药后出现血清转氨酶升高，偶见胃部不适、食欲缺乏、恶心、腹痛、便秘或腹泻，另外如头痛、头重、困倦思睡、眩晕、心悸、四肢发麻、皮肤瘙痒及血压下降等也偶可发生。上述不良反应停药后即可自行消失。

【禁忌】

1. 颅内出血、脑血管意外急性期、肝功能异常或有肝炎史者禁用。

2. 妊娠期及哺乳期妇女不宜使用。

3. 低血压、心绞痛及新近发生心肌梗死的患者慎用。

【注意事项】

治疗期间应经常注意谷草转氨酶、谷丙转氨酶的变化。

丁咯地尔

【药理作用】

本品为血管活性药，是 α 受体阻滞药。通过抑制血管 α 受体，松弛血管平滑肌，扩张血管，从而能有效地增加末梢血管和缺氧组织的血流量。还能抑制血小板聚集，降低血液黏度，改善血液流动性，增强红细胞变形能力。

【适应证】

用于治疗因慢性脑血管供血不足引起的眩晕、耳鸣、智力减退、记忆力或注意力减退、定向障碍等；对间歇性跛行、雷诺综合征、血栓闭塞性脉管炎等有效。

【用法及用量】

1. 口服给药 ①片剂、胶囊、口服溶液：每日 450～600mg，分 2～3 次服用。②缓释剂：每日 600mg，每日 1 次。

2. 静脉滴注 每日 1 次，每次 100～200mg。用 5％葡萄糖注射剂或生理盐水 250～500mL 稀释后缓慢脉滴注。使用本品粉针剂时，应先用灭菌注射用水 2mL 完全溶解后，再按上述方法使用。

肝肾功能减退者应适当调整剂量。

【不良反应】

1. 心血管系统可引起低血压伴头晕，罕有心悸、心房颤动、高血压骤变。

2. 中枢神经系统可出现一过性轻微头痛、头晕和昏厥，还可出现眩晕、嗜睡、失眠，大剂量时可出现惊厥。

3. 胃肠道可出现轻度且短暂的胃肠功能紊乱，包括畏食、恶心、呕吐、腹泻和胃部不适（如胃灼热感、胃痛）等。

4. 皮肤可出现轻微且短暂的瘙痒和红斑，还可出现四肢灼热感，还有银屑病的报道。注射部位可出现发热发胀感。

5. 过敏反应有风疹、全身瘙痒、低血压的报道，还可能出现体温升高。

6. 其他还有血清肌酐升高、尿量增加、月经量改变及出血的报道。

【禁忌】

1. 对本品过敏者。

2. 心绞痛及急性心肌梗死。

3. 阵发性心动过速者。

4. 甲亢患者。

5. 产后出血、严重动脉出血、脑出血，近期内大量失血或有其他出血倾向者。

萘 呋 胺

【药理作用】

本品为血管扩张药，其作用如下。

1. 可透过血-脑脊液屏障，直接促进大脑细胞对氧的利用，使三羧酸循环和对葡萄糖的转运加速，有效增强细胞代谢，显著增加缺血细胞的 ATP 浓度，减少乳酸的生成，使缺血状态下的细胞氧化作用恢复到正常水平，保护大脑细胞。并可延缓细胞衰老，恢复神经元功能及改善智力。

2. 可作用于血管平滑肌，具有恢复病理状态下血液供给的作用。因本品不作用于肾上腺受体，故不影响血压和保障人体重要器官的血液供应。

3. 可选择性拮抗位于血管平滑肌细胞上的 5-PNHT 受体，对抗 5-PNHT 及缓激肽等物质的释放，抑制肾上腺素 ADP 及 5-HT 介导的血小板聚集，增强红细胞变形性，降低血液黏滞度，防止血管痉挛，改善微循环，缓解疼痛及减轻炎症等作用。

【适应证】

临床用于治疗脑梗死、脑血管意外后遗症。对椎-基底动脉供血不足引起的眩晕、脑卒中恢复期、间歇性跛行、外周血管痉挛等症有效。对内耳眩晕症及雷诺现象的辅助治疗有效。

【用法及用量】

1. 口服给药　每次 100～200mg，每日 2～3 次。

2. 肌内注射　每日 40～160mg，分 1～2 次注射。

3. 静脉滴注　每次 200mg，加入生理盐水、50％葡萄糖注射剂或右旋糖酐 40 注射剂 250～500mL 中滴注，每日 1～2 次，每日极量为 600mg，10 日为一疗程。

【不良反应】

本品耐受性较好，偶见胃肠不适、恶心、上腹部疼痛、皮疹、肝炎和肝功能衰竭。静脉给药时可能发生心律失常、低血压和惊厥。

【禁忌】

1. 对本品过敏者。

2. 有房室传导阻滞者。

3. 草酸尿或复发性含钙肾结石患者。

氟 桂 利 嗪

【药理作用】

本品为新型选择性钙通道阻滞药，与桂利嗪（脑益嗪）同属二苯烷基氨类化合物。WHO 将其归入第四类钙通道阻滞药，其作用特点如下。

1. 抑制血管收缩　对血管收缩物质引起的持续性血管收缩有持久的抑制作用，对基底动脉和颈内动脉作用更明显，用于缺血性脑血管疾病时，可避免窃血现象。

2. 脑组织缺血缺氧时可致大量钙离子流入细胞内而引起钙超载，从而导致神经元损坏，本品能透过血-脑脊液屏障，减轻脑细胞缺血缺氧性损伤。

3. 保护血管内皮组织　可防止内皮细胞的缺氧性损伤，保护血管内皮细胞的完整性，抑制血管内皮细胞收缩，对内皮细胞的钙超载起到防治作用。

4. 对红细胞的作用　能抑制缺血及酸中毒后红细胞因摄钙增加而产生的锯齿状改变，降低红细胞脆性，增加变形能力，降低血液黏滞度。

5. 前庭抑制作用　可增加耳蜗内辐射小动脉血流量，改善前庭器官微循环，对眼球震颤及眩晕起到抑制作用。

6. 其他作用　本品尚有抗癫痫作用，能抑制组胺引起的血管通透性增加，可防止血管内皮细胞收缩造成的细胞间缝扩大，从而减轻肢端肿胀、过敏性休克及支气管收缩，可抑制血小板释放的前列腺素 F2a、5-羟色胺和血栓素 A2 等钙依赖性物质对血管平滑肌的作用，可明显减轻心肌缺血，对冠状动脉闭塞引起的室性心律失常亦可起到抑制作用。

本品对心脏慢钙通道无阻滞作用，故对心脏收缩和传导无影响。对脑血管的扩张作用较好，而对心肌血管的扩张作用较差，不影响心率及血压。其安全性较桂利嗪高。

【适应证】

临床用于缺血性脑血管疾病，如脑动脉硬化、TIA、脑血栓形成、脑栓塞、脑血管痉挛。对前庭刺激或脑缺血引起的头晕、耳鸣、眩晕、血管性偏头痛、癫痫的辅助治疗有效。

【用法及用量】

1. 口服给药

(1) 脑血管疾病　用于预防偏头痛时，常用剂量为每日 10mg，单次服用；用于治疗偏头痛，每次 10mg，每日 1 次。对于眩晕患者，可以用到较大剂量，每日 20mg，每日 3 次。

(2) 周围血管疾病　用于治疗间歇性跛行或雷诺病时，常用剂量为每日 10mg～20mg，单次服用。

(3) 癫痫　对于难治性癫痫发作频繁的患者，为使血药浓度达到 120ng/mL，维持剂量在上限可达到每日 105mg。

2. 舌下给药

（1）急性荨麻疹　10mg 舌下含化。

（2）偏头痛发作　10mg 舌下含化。

3. 静脉注射　用于偏头痛发作，20mg 缓慢注射，大多数患者用药后 1 小时内疼痛程度至少减轻 50％。

【不良反应】

1. 精神神经系统　嗜睡和疲惫最常见为一过性；长期服用可出现抑郁，以女性患者较常见；可见锥体外系症状，表现为运动迟缓，静坐不能，下颌运动障碍、震颤、强直等，多在用药 3 周后出现，停药后消失，老年人较易发生。少数患者可出现失眠焦虑等。

2. 消化系统　少见口干、恶心、胃部烧灼感、胃痛、便秘，部分患者还可出现体重增加或者伴有一过性食欲增加，可见血清丙氨酸氨基转移酶（ALT）、天门冬氨酸氨基转移酶（AST）、乳酸脱氢酶（LDH）升高。

3. 其他　少数患者可出现皮疹、溢乳、肌肉酸痛等症状，多为短暂性的。

【禁忌】

1. 对氟桂利嗪或桂利嗪过敏者。

2. 有抑郁病史者。

3. 脑梗死及急性期患者。

4. 脑出血性疾病急性期患者。

5. 帕金森病及其他锥体外系疾病患者。

6. 孕妇。

7. 哺乳期妇女。

【注意事项】

1. 服用本品时不得用含酒精的饮料冲服。

2. 本品口服对预防偏头痛有效，静脉用药对治疗急性偏头痛有效。在治疗偏头痛时，本品与环扁桃酯、尼莫地平、美西麦角和普萘洛尔的疗效相似或更有效。

3. 本品对降低急性缺血性脑卒中的发病率或死亡率无效。

4. 与大多数钙通道阻滞药不同，本品尚未被用于高血压的心绞痛的治疗。

桂 利 嗪

【药理作用】

本品为哌嗪类钙通道阻滞药，具有以下作用特点。

1. 促进血流 本品直接作用于血管平滑肌，能扩张脑血管，增加脑血流量（可增加 10%～29%）及氧的供应量；能改善冠状动脉的血液循环，对肢体周围血管亦有扩张作用，并有阻止血管脆化的作用。

2. 拮抗血管收缩物质 本品对组胺、5-羟色胺、肾上腺素、去甲肾上腺素、血管紧张素、多巴胺等血管收缩物质有拮抗作用，可预防这些物质所引起的血管收缩，缓解血管痉挛。

3. 增加细胞内环磷酸腺苷（cAMP）浓度 本品能抑制磷酸二酯酶，阻止 cAMP 分解成无活性的 5′-AMP。

4. 抑制钙离子进入血管平滑肌细胞，缓解血管的异常收缩。

本品静注后可引起血压短暂下降，口服对血压几无影响。解痉作用比罂粟碱强，但弱于氟桂利嗪。

【适应证】

临床用于缺血性脑血管疾病，如脑梗死、脑动脉硬化、TIA、脑血栓形成、脑血管痉挛、脑出血恢复期、脑外伤后遗症。对脑缺血引起的头晕、耳鸣、眩晕、血管性偏头痛有效。文献报道对老年性皮肤瘙痒、慢性荨麻疹、顽固性呃逆有较好疗效。

【用法及用量】

成人常规剂量如下。

1. 口服给药 每次 25～50mg，每日 3 次，餐后服用。

2. 静脉注射 每次 20～40mg，缓慢给药。

【不良反应】

在临床应用过程中，可出现以下不良反应，一般轻而短暂，停药或减量后即可消失。

1. 消化系统　偶见恶心、食欲缺乏、腹泻等。

2. 精神神经系统　偶见头痛、头晕、嗜睡、倦怠等。

3. 过敏反应　偶有皮疹，还可见红斑、轻度水肿等。

4. 其他　静脉注射可使血压短暂下降；个别患者可出现红斑狼疮样综合征。

【禁忌】

1. 对本品过敏者、脑出血急性期禁用。

2. 患有帕金森病等锥体外系疾病、妊娠妇女及驾驶员和机械操作者慎用。

【注意事项】

1. 服药后出现不良反应者应立即减量或停药。

2. 颅内有出血者应在完全止血 10～14 日后方可使用本品。

3. 老年患者每日多次用药时必须密切观察，以免出现药物蓄积，增加不良反应。

尼 麦 角 林

【药理作用】

本品为二氢麦角碱的半合成衍生物，具有较强的 α 受体阻断作用和扩血管作用，可增加脑血流量，加强脑细胞能量的新陈代谢，增加血氧及葡萄糖的利用。促进神经递质多巴胺的转换而增加神经的传导，加强脑部蛋白质的合成，改善脑功能障碍。本品还有抗血小板凝聚的作用。

【适应证】

1. 改善脑动脉硬化及脑卒中后遗症引起的意欲低下和情感障碍（反应迟钝、注意力不集中、已忆力衰退、缺乏意念、忧郁、不安等）。

2. 急性和慢性周围循环障碍（肢体血管闭塞性疾病、雷诺综合征、其他末梢循环不良症状）。也适用于血管性痴呆，尤其在早期治疗时对认知、记忆等有改善，并能减轻疾病严重程度。

【用法及用量】

1. 口服　勿咀嚼。每日 20～60mg，分 2～3 次服用。连续给药足够的时间，至少 6 个月。

2. 肌内注射　每次 2～4mg，每日 1～2 次。

3. 静脉滴注　每次 2～4mg，溶于 0.9％氯化钠或葡萄糖注射剂 100mL 中缓慢滴注，每日 1～2 次。由医生决定是否继续给药。

【不良反应】

未见严重不良反应的报道。可有低血压、头晕、胃痛、潮热、面部潮红、嗜睡、失眠等。尿酸浓度升高，但是这种现象与给药量和给药时间无相关性。

【禁忌】

本品不适用于下述情况：近期心肌梗死、急性出血、严重的心动过缓、直立性调节功能障碍、出血倾向和对尼麦角林过敏者。

【注意事项】

1. 毒性实验未能显示尼麦角林的致畸作用。本品的适应证显示，本品不用于孕妇及哺乳妇女。

2. 根据目前的适应证，本品不用于儿童。

双氢麦角碱

【药理作用】

本品为麦角碱的双氢衍生物甲磺酸盐的混合物，系脑细胞代谢改善剂，有较强的 α 受体阻断作用和其他作用，能改善脑血液循环，扩张周围血管，降低血压，减慢心率，并能促进细胞对葡萄糖的利用，改善神经元功能。

【适应证】

用于脑卒中后遗症、脑震荡后遗症、脑动脉硬化、老年人退化性脑循环障碍、老年性痴呆等。亦用于肢端动脉痉挛、偏头痛。

【用法及用量】

口服：每次 1~2mg，每日 2~3 次。饭前服。3~4 周疗效较显著、3 个月为 1 个疗程。

前 列 地 尔

【药理作用】

本品是以脂微球为药物载体的静脉注射用前列地尔制剂，由于脂微球的包裹，前列地尔不易失活，且具有易于分布到受损血管部位的靶向特性，从而发挥本品扩张血管、抑制血小板聚集的作用。另外，本品还具有稳定肝细胞膜及改善肝功能的作用。

【适应证】

1. 治疗慢性动脉闭塞症（血栓闭塞性脉管炎、闭塞性动脉硬化症等）引起的四肢溃疡及微小血管循环障碍引起的四肢静息痛，改善心脑血管微循环障碍。

2. 脏器移植术后抗栓治疗，用以抑制移植后血管内的血栓形成。

3. 动脉导管依赖性先天性心脏病，用以缓解低氧血症，保持导管血流以等待时机手术治疗。

4. 用于慢性肝炎的辅助治疗。

【用法及用量】

成人每日 1 次，1~2mL（前列地尔 5~10μg）加 10mL 生理盐水（或 5% 的葡萄糖）缓慢滴注，或直接入小壶缓慢静脉滴注。

【不良反应】

1. 休克　偶见休克。要注意观察，发现异常现象时立刻停药，采取适当的措施。

2. 注射部位　有时出现血管痛、血管炎、发红，偶见发硬、瘙痒等。

3. 循环系统　有时出现加重心衰、肺水肿、胸部发紧感、血压下降等症状，一旦出现立即停药。另外偶见脸面潮红、心悸。

4. 消化系统 有时出现腹泻、腹胀、不愉快感，偶见腹痛、食欲缺乏、呕吐、便秘、转氨酶升高等。

5. 精神和神经系统 有时头晕、头痛、发热、疲劳感，偶见发麻。

6. 血液系统 偶见嗜酸粒细胞增多、白细胞减少。

7. 其他 偶见视力下降、口腔肿胀感、脱发、四肢疼痛、水肿、荨麻疹。

【禁忌】

1. 严重心衰（心功能不全）患者禁用。

2. 妊娠或可能妊娠的妇女禁用。

3. 既往对本制剂有过敏史的患者禁用。

阿米三嗪/萝巴新

【药理作用】

本品由两种活性物质组成：萝巴新，一种血管扩张药；阿米三嗪，一种呼吸兴奋药。动物研究显示，萝巴新具有与突触后 α 受体阻滞药作用相关的 α 受体抗肾上腺素活性。动物大脑缺氧时，阿米三嗪升高动脉血氧分压（PaO_2），人类研究显示阿米三嗪能升高动脉血氧分压（PaO_2）；在不改变通气参数的情况下，阿米三嗪能升高动脉血氧饱和度（SaO_2）。

【适应证】

1. 治疗老年人认知和慢性感觉神经损害的有关症状（不包括阿尔茨海默病和其他类型的痴呆）。

2. 血管源性视觉损害和视野障碍的辅助治疗。

3. 血管源性听觉损害、眩晕和（或）耳鸣的辅助治疗。

【用法及用量】

口服：每次 1 片，每日 2 次（分 2 次、定时服用），每天不可以超过 2 片；用半杯水整片吞服且不要嚼碎，如果有 1 次或数次漏服，在下一次服药时，不能服用双倍剂量。

【不良反应】

1. 体重减轻，周围神经病变，恶心、上腹部沉闷或烧灼感、消化不良、排空障碍，失眠、嗜睡、激动、焦虑、头晕、心悸。

2. 由于片剂中含有甘油，可能出现头痛、胃肠不适、腹泻。

3. 由于片剂中含有胭脂红 A（E124），可能出现过敏反应。

【禁忌】

1. 对其中任何一种成分过敏者禁用。

2. 严重肝功能损害者禁用。

长 春 西 丁

【药理作用】

本品为长春胺的衍生物。具有抑制磷酸二酯酶活性及增加血管平滑肌产生磷酸鸟苷的作用，能选择性地增加脑血流，改善脑供氧，促进脑组织摄取葡萄糖，改善脑代谢。

【适应证】

改善脑梗死后遗症、脑出血后遗症、脑动脉硬化症等诱发的各种症状。

【用法及用量】

静脉滴注：开始剂量每天 20mg，以后根据病情可增至每天 30mg。可用本品 20～30mg 加入 500mL 葡萄糖液体内，缓慢滴注。

【不良反应】

1. 过敏症　有时可出现皮疹，偶有荨麻疹、瘙痒等过敏症状，若出现此症状应停药。

2. 精神神经系统　有时头痛、眩晕，偶尔出现困倦感、侧肢麻木感、脱力感加重。

3. 消化系统　有时恶心、呕吐，也偶尔出现食欲缺乏、腹痛、腹泻等症状。

4. 循环器官　有时可出现颜面潮红、头昏等症状。

5. 血液　有时可出现白细胞减少。

6. 肝脏　有时可出现转氨酶升高，偶尔也出现碱性磷酸酶升高等。

7. 肾脏　偶尔可出现血尿素氮升高。

【禁忌】

1. 对本品过敏者禁用。

2. 颅内出血后尚未完全止血者禁用。

3. 严重缺血性心脏病、严重心律失常者禁用。

4. 本品含苯甲醇，禁止用于儿童肌内注射。

5. 孕妇或已有妊娠可能的妇女禁用。

【注意事项】

1. 哺乳期妇女慎用，必须使用时应停止哺乳。

2. 本品不可静脉或肌内推注。

3. 输液中长春西丁含量不得超过 0.06mg/mL，否则有溶血的可能。

4. 本品含山梨醇，糖尿病患者应用时应注意。

地 芬 尼 多

【药理作用】

本品可改善椎-基底动脉供血不足，调节前庭功能，抑制呕吐，改善眼球震颤等。有较弱的抗胆碱作用。

【适应证】

适用于治疗各种原因引起的眩晕症、恶心呕吐、多发性硬化、自主神经功能紊乱、晕车晕船、运动病及外科麻醉手术后的呕吐等。

【用法及用量】

1. 口服　成人每次 25～50mg，每日 3 次。小儿，每次每 1kg 体重 0.9mg，每日 3 次。

2. 肌内注射　每次 10～20mg，眩晕发作剧烈者可每次肌内注射 40mg。

【不良反应】

1. 可见口干、胃部不适、头痛、头晕、耳鸣、视力模糊、皮疹等。

2. 偶见嗜睡、心悸。

【禁忌】

1. 6个月以内婴儿、青光眼患者禁用。

2. 严重肾功能障碍、胃溃疡、心动过缓、孕妇慎用。

第二十八章　用于休克的血管活性药

肾 上 腺 素

【药理作用】

肾上腺素（AD）是肾上腺髓质的主要激素，其生物合成主要是在髓质铬细胞中首先形成去甲肾上腺素，然后进一步经苯乙胺-N-甲基转移酶（PNMT）的作用，使去甲肾上腺素甲基化形成肾上腺素。兼有 α 受体和 β 受体激动作用。α 受体激动引起皮肤、黏膜、内脏血管收缩。β 受体激动引起冠状血管扩张、骨骼肌、心肌兴奋、心率增快、支气管平滑肌、胃肠道平滑肌松弛。对血压的影响与剂量有关，常用剂量使收缩压上升而舒张压不升或略降，大剂量使收缩压、舒张压均升高。

本品直接作用于 α 受体、β 受体，产生强烈快速而短暂的兴奋 α 型和 β 型效应。对心脏 β_1 受体的兴奋可使心肌收缩力增强，心率加快，心肌耗氧量增加。同时作用于骨骼肌 β_2 受体，使血管扩张，降低周围血管阻力而减低舒张压。兴奋 β_2 受体可松弛支气管平滑肌，扩张支气管，解除支气管痉挛。兴奋 α 受体，可使皮肤、黏膜血管及内脏小血管收缩。

【适应证】

临床主要用于心脏骤停、支气管哮喘、过敏性休克，也可治疗荨麻疹、花粉症及鼻黏膜或齿龈出血。

【用法及用量】

常用量为皮下或肌内注射，1 次 0.25～1mg。

1. 心跳骤停　将 0.1% 注射剂 0.25～0.5mL 用注射用生理盐水 10mL 稀释后静注或心室内直接注入，同时配合心脏按压、人工呼吸和纠正酸血症等其他辅助措施。

2. 支气管哮喘　皮下注射 0.25～0.5mg，必要时可反复注射。

3. 过敏性疾患　皮下注射或肌内注射 0.3～0.5mg（0.1%注射剂 0.3～0.5mL）。用于过敏性休克时，还可用本品 0.1～0.5mg 以生理盐水稀释后缓慢静脉推注或取本品 4～8mg 加入 500～1000mL 生理盐水中静脉滴注。

【不良反应】

1. 心悸、头痛、血压升高、震颤、无力、眩晕、呕吐、四肢发凉。

2. 有时可有心律失常，严重者可由于心室颤动而致死。

3. 用药局部可有水肿、充血、炎症。

【禁忌】

凡高血压、心脏病、糖尿病、甲亢、洋地黄中毒、心脏性哮喘、外伤性或出血性休克忌用。

【注意事项】

1. 用量过大或皮下注射时误入血管后，可引起血压突然上升而导致脑出血。

2. 每次局部麻醉使用剂量不可超过 300μg，否则可引起心悸、头痛、血压升高等。

3. 与其他拟交感药有交叉过敏反应。

4. 可透过胎盘。

5. 抗过敏休克时，必须补充血容量。

去甲肾上腺素

【药理作用】

本品为肾上腺素受体激动药。是强烈的 α 受体激动药，同时也激动 β 受体。通过激动 α 受体，可引起血管极度收缩，使血压升高，冠状动脉血流增加；通过激动 β 受体，使心肌收缩加强，心排血量增加。用量按每分钟 0.4μg/kg 时，激动 β 受体为主；用较大剂量时，以激动 α 受体为主。

【适应证】

用于急性心肌梗死、体外循环、嗜铬细胞瘤切除等引起的低血压或椎管内阻滞时低血压及心跳骤停复苏后血压维持。亦可辅助用于血容量不足所致休克或低血压。

【用法及用量】

用于低血压休克时静注每次 0.2mg，按需要每隔 10～15 分钟再给 1 次，极量每日 2.5mg。静脉滴注本品 10mg 加入 5％葡萄糖注射剂或氯化钠注射剂 500mL 中，开始滴速 100～180 滴/分，血压稳定后减至 40～60 滴/分。

【不良反应】

1. 药液外漏可引起局部组织坏死。

2. 本品强烈的血管收缩可以使重要脏器官血流减少，肾血流锐减后尿量减少，组织供血不足导致缺氧和酸中毒。持久或大量使用时，可使回心血流量减少，外周血管阻力升高，心排血量减少，后果严重。

3. 应重视的反应包括静脉输注时沿静脉路径皮肤发白，注射局部皮肤破溃，皮肤发绀、发红，严重眩晕。上述反应虽属少见，但后果严重。

4. 个别患者因过敏而有皮疹、面部水肿。

5. 在缺氧、电解质平衡失调、器质性心脏病患者中过量时，可出现心律失常。血压升高后可出现反射性心率减慢。

6. 以下反应如持续出现应注意：焦虑不安、眩晕、头痛、皮肤苍白、心悸、失眠等。

7. 过量时可出现严重头痛及高血压、心率缓慢、呕吐、抽搐。

【禁忌】

1. 高血压、动脉硬化、无尿患者忌用。

2. 禁止与含卤素的麻醉药和其他儿茶酚胺类药合并使用。可卡因中毒及心动过速患者禁用。

【注意事项】

1. 孕妇、缺氧、糖尿病及血栓形成等慎用。

2. 长时间持续使用本品或其他血管收缩药，重要器官如心、肾等将因毛细血管灌注不良而受不良影响，甚至导致不可逆性休克。

3. 应避光贮存。如注射剂颜色呈棕色或有沉淀，则不宜再用。

4. 不可与碱性药物配伍注射，也不能混入血浆和全血中滴注。用药期间必须监测动脉压、尿量、心电图，必要时测中心静脉压、肺动脉舒张压等。

5. 滴注时严防药液外漏。如果外溢或注射部位皮肤发白，应立即更换注射部位，进行热敷并用普鲁卡因或酚妥拉明做浸润注射。

6. 停药时应逐渐降低滴速。

7. 小儿应选粗大静脉注射并需更换注射部位，在应用中至今未发现特殊问题。

8. 老年人长期或大量使用可使心排血量减低。

9. 持久或大量使用时，可使回心血流量减少，外周血管阻力升高，心排血量减少，后果严重，应即停药。适当补充液体及电解质，血压过高给予 α 受体阻滞药如酚妥拉明 5～10mg 静脉注射。

异丙肾上腺素

【药理作用】

本品为非选择性肾上腺素受体激动药，对 β 受体均有强大的作用，对 α 受体几无作用。

【适应证】

临床适用于感染中毒所致的低心排血量、高外周阻力型休克。也可用于心源性休克及房室传导阻滞等。

【用法及用量】

1. 成人常用量

（1）气雾吸入　以 0.25％气雾剂每次吸入 1～2 揿，每日 2～4 次，喷吸间隔时间不得少于 2 小时。喷吸时应深吸气，喷毕闭口 8 秒钟，而后徐缓地呼气。

（2）舌下含服　每次 10～15mg，每日 3 次。

（3）救治心脏骤停　心腔内注射 0.5～1mg。

（4）三度房室传导阻滞　心率不及每分钟 40 次时，可以本品 0.5～1mg 加在 5％葡萄糖注射剂 200～300mL 内缓慢静脉滴注。

2. 小儿常用量（婴幼儿除外）　①0.25％喷雾吸入；②舌下含服，每次 2.5～10mg，每日 3 次。

3. 极量　舌下给药，每次 20mg，每日 60mg；喷雾吸入，每次 0.4mg，每日 2.4mg。

【不良反应】

1. 常见的不良反应有口咽发干、心悸不安。少见的不良反应有头晕、目眩、面潮红、恶心、心率增速、震颤、多汗、乏力等。有心律失常，心肌损害，心悸，诱发心绞痛，头痛，震颤，头晕，虚脱。个别病例支气管收缩（痉挛）。舌下给药可引起口腔溃疡，牙齿损坏。使用气雾剂过多产生耐受性，使支气管痉挛加重，疗效降低，甚至增加死亡率。

2. 本品用于治疗呼吸系统疾病时，其不良反应有心动过速、心律失常、心悸、潮红及诱发心绞痛。应用本品有需逐渐增加剂量的倾向，从而增加对心脏的毒性作用。本品可致心电图出现心肌梗死波形。如静脉输入本品不小心，可导致心室颤动甚至心肌坏死。

3. 松弛支气管平滑肌使气道阻力减低，但使通气/灌注比例失常并加重低氧血症，患者感到好转而病情在恶化。此外，有时可诱发奇怪的支气管痉挛。

4. 常见有头痛、震颤、忧虑、头晕及虚脱。

5. 舌下含化本品时也可引起周身反应，同时常有口腔溃疡。

【禁忌】

1. 对其他肾上腺素类药物过敏者对本品也有交叉过敏，故禁用。

2. 冠心病、心肌炎及甲亢患者禁用。

去氧肾上腺素

【药理作用】

α受体激动药。

【适应证】

用于治疗休克及麻醉时维持血压。也用于治疗室上性心动过速。

【用法及用量】

1. 血管收缩　局麻药液中每 20mL 可加本品 1mg，达到 1：20000 浓度；蛛网膜下腔阻滞时，每 2～3mL 达到 1：1000 浓度。

2. 升高血压　轻或中度低血压，肌内注射 2～5mg，再次给药间隔不短于 10～15 分钟，静脉注射每次 0.2mg，按需每隔 10～15 分钟给药一次。

3. 阵发性室上性心动过速　初量静脉注射 0.5mg，20～30 秒内注入，以后用量递增，每次加药量不超过 0.1～0.2mg，每次量以 1mg 为限。

4. 严重低血压和休克（包括与药物有关的低血压）　可静脉给药，5％葡萄糖注射剂或 0.9％氯化钠注射剂每 500mL 中加本品 10mg（1：50000 浓度），开始时滴速为每分钟 100～180 滴，血压稳定后递减至每分钟 40～60 滴，必要时浓度可加倍，滴速则根据血压而调节。

5. 为了预防蛛网膜下腔阻滞期间出现低血压，可在阻滞前 3～4 分钟肌内注射本品 2～3mg。

6. 滴眼　用 2％～5％溶液，用于散瞳检查。

【不良反应】

1. 胸部不适或疼痛、眩晕、易激怒、震颤、呼吸困难、虚弱等，一般少见，但持续存在时需注意。

2. 持续头痛以及异常心率缓慢，呕吐，头胀或手足麻刺痛感，提示血压过高而过量应立即重视，调整用药量。反射性心动过缓可用阿托品纠正，其他过量表现可用 α 受体阻滞药如酚妥拉明治疗。

3. 静注给药治疗阵发性心动过速时常出现心率加快或不规则，提示过量。

【禁忌】

高血压、冠状动脉硬化、甲亢、糖尿病、心肌梗死者禁用，近 2 周内用过单胺氧化酶抑制药者禁用。

【注意事项】

1. 出现血压过度上升，反射性心动过缓可用阿托品纠正，其他逾量表现可用 α 受体阻滞药如酚妥拉明治疗。

2. 交叉过敏反应　对其他拟交感胺如苯丙胺、麻黄碱、肾上腺素、异丙肾上腺素、去甲肾上腺素、奥西那林、间羟异丙肾上腺素过敏者，可能对本品也异常敏感。

3. 治疗期间除应经常测量血压外，必须根据不同情况做其他必要的检查和监测。

4. 防止药液漏出血管而出现缺血性坏死。

麻 黄 碱

【药理作用】

从麻黄科草麻黄、中麻黄或木贼麻黄等植物中提出的一种生物碱盐酸盐，亦可人工合成。本品可直接激动肾上腺素受体，也可通过促使肾上腺素能神经末梢释放去甲肾上腺素而间接激动肾上腺素受体，对 α 受体和 β 受体均有激动作用。可舒张支气管并收缩局部血管，其作用时间较长；加强心肌收缩力，增加心排血量，使静脉回心血量充分；有较肾上腺素更强的兴奋中枢神经作用。

【适应证】

1. 用于支气管哮喘、过敏性反应、鼻黏膜肿胀、脊椎麻醉前预防血压下降，也可用于痉挛性咳嗽及扩大瞳孔。

2. 用于蛛网膜下腔麻醉或硬膜外麻醉引起的低血压及慢性低血压。

【用法及用量】

1. 皮下或肌内注射　常用量，每次 15～30mg，每日 3 次；极量，每次 60mg（2 支），每日 150mg。

2. 滴鼻　0.5％或 1％溶液。

3. 滴眼　1％灭菌溶液。

【不良反应】

1. 对前列腺增生症者可引起排尿困难。

2. 大剂量或长期使用可引起精神兴奋、震颤、焦虑、失眠、心痛、心悸、心动过速等。

【禁忌】

1. 甲状腺功能亢进症、高血压、动脉硬化、心绞痛等患者禁用。

2. 本品可分泌入乳汁，哺乳期妇女禁用。

【注意事项】

1. 交叉过敏反应　对其他拟交感胺类药如肾上腺素、异丙肾上腺素等过敏者，对本品也过敏。

2. 如有头痛、焦虑不安、心动过速、眩晕、多汗等症状，应注意停药或调整剂量。

3. 短期内反复用药，作用可逐渐减弱（快速耐受现象），停药数小时后可以恢复。每日用药如不超过 3 次，则耐受现象不明显。

间 羟 胺

【药理作用】

本品为抗休克血管活性药及改善心脑循环药，主要作用于 α 受体，直接兴奋 α 受体，较去甲肾上腺素作用为弱但较持久，对心血管的作用与去甲肾上腺素相似。能收缩血管，持续地升高收缩压和舒张压，也可增强心肌收缩力，正常人心排血量变化不大，但能使休克患者的心排血量增加。对心率的兴奋不很显著，很少引起心律失常，无中枢神经兴奋作用。由于其升压作用可靠，维持时间较长，较少引起心悸或尿量减少等反应。连续给药时，因本品间接在肾上腺素神经囊泡中取代递质，可使递质减少，内在效应减弱，故不能突然停药，以免发生低血压反跳。

【适应证】

1. 防治椎管内阻滞麻醉时发生的急性低血压。

2. 由于出血、药物过敏、手术并发症及脑外伤或脑肿瘤合并休克而发生的低血压本品可用于辅助性对症治疗。

3. 也可用于心源性休克或败血症所致的低血压。

【用法及用量】

1. 成人用量

① 肌内或皮下注射：每次 2～10mg（以间羟胺计），由于最大效应不是立即显现，在重复用药前对初始量效应至少应观察 10 分钟。

② 静脉注射：初量 0.5～5mg，继而静脉滴注，用于重症休克。

③ 静脉滴注：将间羟胺 15～100mg 加入 5% 葡萄糖液或氯化钠注射剂 500mL 中滴注，调节滴速以维持合适的血压。成人极量每次 100mg（每分钟 0.3～0.4mg）。

2. 小儿用量

① 肌内或皮下注射：按 0.1mg/kg，用于严重休克。

② 静脉滴注：0.4mg/kg 或按体表面积 12mg/m^2，用氯化钠注射剂稀释至每 25mL 中含间羟胺 1mg 的溶液，滴速以维持合适的血压水平为度。配制后应于 24 小时内用完，滴注液中不得加入其他难溶于酸性溶液或配伍禁忌的药物。

【不良反应】

1. 对前列腺增生症者可引起排尿困难。

2. 大剂量或长期使用可引起精神兴奋、震颤、焦虑、失眠、心痛、心悸、心动过速等。

【禁忌】

1. 对本品过敏者。

2. 用三氯甲烷、氟烷、环丙烷进行全身麻醉者。

3. 2 周内曾用过单胺氧化酶抑制药者。

【注意事项】

1. 甲状腺功能亢进症、高血压、冠心病、充血性心力衰竭、糖尿病患者和疟疾病史者慎用。

2. 血容量不足者应先纠正后再用本品。

3. 本品有蓄积作用，如用药后血压上升不明显，必须观察 10 分钟以上再决定是否增加剂量，以免贸然增量致使血压上升过高。

4. 给药时应选用较粗大静脉注射，并避免药液外溢。

5. 短期内连续应用，出现快速耐受性，作用会逐渐减弱。

6. 孕妇及哺乳期妇女用药尚不明确。

7. 药物过量、血压过高者可静注酚妥拉明 5～10mg。

甲 氧 明

【药理作用】

本品为人工合成拟肾上腺素，作用与去氧肾上腺素相似，较去氧肾上腺素弱而持久。对心脏及中枢神经系统无明显兴奋作用。主要激动 α 受体，对 β 受体几乎无激动作用，能收缩除冠状血管以外的所有血管而使血压升高。随着血压升高，继而通过颈动脉窦反射性地减慢心率。除此之外，本品尚能延长心肌不应期和减慢房室传导。

【适应证】

常用于外科手术，以维持或恢复动脉压，尤其适用于脊椎麻醉所造成的血压降低。又用于大出血、创伤及外科手术所引起的低血压、心肌梗死所致休克以及室上性心动过速。

【用法及用量】

1. 常用量

① 肌内注射：每次 10～20mg。

② 静脉注射：每次 5～10mg。

③ 静脉滴注：每次 20～60mg，稀释后缓慢滴注，根据病情调整滴速及用量。

2. 对急症病例或收缩压降至 8kPa（60mmHg）甚至更低的病例　缓慢静注 5～10mg，注意每次量不超过 10mg，并严密观察血压变动。静注后继续肌内注射 15mg，以维持较长药效。

3. 对室上性心动过速病例　用 10～20mg 以 5% 葡萄糖液 100mL 稀释，静脉滴注。也可用 10mg 加入 5%～10% 葡萄糖液 20mL 中缓缓静注。注射时应观察心率及血压，当心率突然减慢时应停注。

4. 对处理心肌梗死的休克病例　开始肌内注射 15mg，接着静脉滴注，静脉滴注液为 5%～10% 葡萄糖溶液 500mL 内含本品 60mg，滴速应随血压反应而调整，每分钟不宜超过 20 滴。

【不良反应】

大剂量可引起头痛呕吐和心动过速。偶可引起少尿或无尿。

【禁忌】

1. 甲状腺功能亢进症及严重高血压患者禁用。

2. 2 周内曾用过单胺氧化酶抑制药者忌用。

【注意事项】

孕妇及老年患者慎用。酸中毒或缺氧时本品疗效可能减弱，应先予纠正。

美芬丁胺

【药理作用】

本品为 α、β 受体激动药，但主要作用于心脏 β 受体，增强心肌收缩力，增加心率，并使静脉血管收缩，静脉回流增加，从而增加心排血量，升高血压；对外周血管影响较小，不减少肾、脑、冠脉的血流量；其升压作用较去甲肾上腺素弱而持久，不易引起心律失常、血压突然过高和组织坏死等。

【适应证】

用于心源性休克及严重内科疾病引起的低血压，也可用于麻醉后的低血压和消除鼻黏膜充血等。

【用法及用量】

1. 肌内注射或静注 每次 15～20mg。

2. 静脉滴注 每次 60～100mg。稀释后滴注，根据病情调整用量及滴速。如于 5%～10% 葡萄糖溶液 100mL 加入 15～30mg，视血压变动可酌情增减剂量。开始时一般为每分钟 30～50 滴，待血压稳定后即减为每分钟 16～20 滴。成人常用量椎管麻醉时低血压，静脉注射每次 30～45mg，必要时重复注射每次 30mg；为预防用，肌内注射本品 30～45mg，在麻醉前 10～20 分钟或手术结束时注射。也可将本品加于 5% 葡萄糖注射剂配制为 0.1% 溶液，静脉滴注，速度按反应而定。在产科患者，初剂用 15mg，必要时重复应用。

3. 小儿常用量 单剂按体重 0.4mg/kg 或按体表面积 12mg/m^2 肌内注射或静注，必要时重复。也可将本品加于 5% 葡萄糖注射剂配制为 0.1% 溶液滴注，

4. 口服 每日 2～3 次，每次 12.5～25mL。

5. 滴鼻 用 0.5% 溶液。

【不良反应】

可产生精神兴奋，过量时可抑制心脏，诱发心力衰竭。

【禁忌】

高血压、甲状腺功能亢进症患者及 2 周内用过单胺氧化酶抑制药者禁用。

【注意事项】

1. 重复应用可产生耐受性。

2. 本品不能替代血容量补充，低血压或休克时血容量不足者应予纠正。

3. 失血性休克慎用。

多 巴 胺

【药理作用】

本品化学名称为 4-(2-氨基乙基)-1,2-苯二酚盐酸盐，激动交

感神经系统肾上腺素受体和位于肾、肠系膜、冠状动脉、脑动脉的多巴胺受体其效应为剂量依赖性。对于伴有心肌收缩力减弱、尿量减少而血容量已经足的休克患者尤为适用。

【适应证】

适用于心肌梗死、创伤、内毒素败血症、心脏手术、肾功能衰竭、充血性心力衰竭等引起的休克综合征；补充血容量后休克仍不能纠正者，尤其有少尿及周围血管阻力正常或较低的休克。由于本品可增加心排血量，也用于洋地黄和利尿药无效的心功能不全。

【用法及用量】

闭塞性血管病变患者，静脉滴注开始时按 $1\mu g/(kg \cdot min)$，逐增至 $5\sim10\mu g/(kg \cdot min)$ 直到 $20\mu g/(kg \cdot min)$，以达到最满意效应。

如危重病例，先按 $5\mu g/(kg \cdot min)$ 滴注，然后以 $5\sim10\mu g/(kg \cdot min)$ 递增至 $20\sim50\mu g/(kg \cdot min)$，以达到满意效应。或本品 20mg 加入 5％葡萄糖注射剂 $200\sim300mL$ 中静脉滴注，开始时按 $75\sim100\mu g/min$ 滴入，以后根据血压情况，可加快速度和加大浓度，但最大剂量不超过每分钟 $500\mu g$。

【不良反应】

常见的有胸痛、呼吸困难、心悸、心律失常（尤其用大剂量）、全身软弱无力感；心跳缓慢、头痛、恶心呕吐者少见。长期应用大剂量或小剂量用于外周血管病患者，出现的反应有手足疼痛或手足发凉；外周血管长时期收缩，可能导致局部坏死或坏疽；过量时可出现血压升高，此时应停药，必要时给予 α 受体阻滞药。

【禁忌】

1. 对本品过敏者禁用。

2. 环丙烷麻醉者禁用。

3. 嗜铬细胞瘤患者不宜使用。

4. 快速性心律失常者（如心室颤动）禁用。

【注意事项】

1. 交叉过敏反应：对其他拟交感胺类药高度敏感的患者，可能对本品也异常敏感。

2. 对人体研究尚不充分，动物实验未见有致畸。给妊娠鼠有导致新生仔鼠存活率降低，而且存活者潜在形成白内障的报道。孕妇应用时必须权衡利弊。

阿 托 品

【药理作用】

阿托品是从颠茄和其他茄科植物提取出的一种有毒的白色结晶状生物碱 $C_{17}H_{23}NO_3$，主要用其硫酸盐解除痉挛，减少分泌，缓解疼痛，散大瞳孔，抑制受体节后胆碱能神经支配的平滑肌与腺体活动，并根据本品剂量大小，有刺激或抑制中枢神经系统作用。解毒系在 M 受体部位拮抗胆碱酯酶抑制剂的作用，如增加气管、支气管系黏液腺与唾液腺的分泌，支气管平滑肌挛缩，以及自主神经节受刺激后的亢进。此外，阿托品能兴奋或抑制中枢神经系统，具有一定的剂量依赖性。对心脏、肠和支气管平滑肌作用比其他颠茄生物碱更强而持久。

【适应证】

临床上的用途主要如下。

1. 抢救感染中毒性休克。

2. 治疗锑剂引起的阿-斯综合征。

3. 解救有机磷农药中毒。

4. 缓解内脏绞痛。

5. 用作麻醉前给药。

6. 用于眼科　可使瞳孔放大，调节功能麻痹，用于角膜炎、虹膜睫状体炎。用 1％～3％眼药水滴眼或眼膏涂眼。滴时按住内眦部，以免流入鼻腔而致吸收中毒。

【用法及用量】

1. 口服　成人常用量每次 0.3～0.6mg，每日 3 次。极量每次 1mg，每日 3mg。小儿常用量按体重 0.01mg/kg，每 4～6 小时一次。

2. 皮下、肌内或静脉注射　成人常用量每次 0.3～0.5mg，每日 0.5～3mg。极量每次 2mg。

3. 抗心律失常　成人静脉注射 0.5～1mg，按需可 1～2 小时一次，最大用量为 2mg。小儿按体重静注 0.01～0.03mg/kg。

4. 解毒

① 用于锑剂引起的阿-斯综合征，静脉注射 1～2mg，15～30 分钟后再注射 1mg，如患者无发作，按需每 3～4 小时皮下或肌内注射 1mg。

② 用于有机磷中毒时，肌内注射或静注 1～2mg（严重有机磷中毒时可加大 5～10 倍），每 10～20 分钟重复，直到青紫消失，继续用药至病情稳定，然后用维持量，有时需 2～3 天。

5. 抗休克改善微循环　成人一般按体重 0.02～0.05mg/kg，用 50%葡萄糖注射剂稀释后于 5～10 分钟静注，每 10～20 分钟一次，直到患者四肢温暖、收缩压在 10kPa（75mmHg）以上时，逐渐减量至停药。小儿按体重静注 0.03～0.05mg/kg。

6. 麻醉前用药　成人术前 0.5～1 小时肌内注射 0.5mg。小儿皮下注射用量为：体重 3kg 以下者为 0.1mg，7～9kg 为 0.2mg，12～16kg 为 0.3mg，20～27kg 为 0.4mg，32kg 以上为 0.5mg。

【不良反应】

1. 常见　便秘、出汗减少、口鼻咽喉干燥、视力模糊、皮肤潮红、排尿困难（尤其是老年患者）。

2. 少见　眼压升高、过敏性皮疹或疱疹。

3. 用药过量表现　动作笨拙不稳、神志不清、抽搐、幻觉、谵妄（多见于老年患者）、呼吸短促与困难、言语不清、心跳异常加快、易激动、神经质、坐立不安（多见于儿童）等。

4. 本品可使呼吸速度及深度增加，可能是对支气管扩张后无效腔增大的一种反应。

5. 近来有些报告指出，阿托品可致记忆力功能不全。有报告 57 例股骨颈骨折手术治疗患者，麻醉前给阿托品，术后发生精神错乱。有报告应用含有阿托品的贴敷剂也可引起中枢神经系统反应，如视力紊乱及幻觉。

6. 过敏反应最常见的是接触性皮炎和结膜炎。

7. 滴眼时，有时引起刺激性结膜炎。使用时要压迫泪囊部，尤其是儿童。如经鼻泪管吸收，可产生全身症状。应用阿托品治疗儿童屈光不正时可出现轻度的但惊人的不良反应。

【禁忌】

1. 对其他颠茄生物碱不耐受者，对本品也不耐受。

2. 孕妇静脉注射阿托品可使胎儿心动过速。

3. 本品可分泌入乳汁，并有抑制泌乳作用。

4. 婴幼儿对本品的不良反应极为敏感，特别是痉挛性麻痹与脑损伤的小儿反应更强。环境温度较高时，因闭汗有体温急骤升高的危险，应用时要严密观察。

5. 青光眼及前列腺增生症者禁用。

【注意事项】

1. 阿托品 0.5～1mg 对中枢神经系统有轻度兴奋作用，量大时可导致精神紊乱。极大量对中枢神经系统则由兴奋转入抑制。

2. 静注给药宜缓慢，以小量反复多次给予，虽可提高对一部分不良反应的耐受，但同时疗效也随之降低。

3. 治疗帕金森症时，用量加大或改变治疗方案时应逐步进行，不可突然停药，否则可能出现撤药症状。

4. 应用于幼儿、21-三体综合征患者、脑损害或痉挛状态患者，应按需经常随时调整用量。

5. 老年人容易发生抗 M-胆碱样副作用，如排尿困难、便秘、口干（特别是男性），也易诱发未经诊断的青光眼，一经发现，应即停药。本品对老年人尤易致汗液分泌减少，影响散热，故夏季慎用。

纳 洛 酮

【药理作用】

本品为纯粹的阿片受体阻滞药，本身无内在活性，但能竞争性拮抗各类阿片受体，对 μ 受体有很强的亲和力。纳洛酮起效迅速，拮抗作用强。纳洛酮同时逆转阿片激动药所有作用，包括镇痛。另外其还具有与拮抗阿片受体不相关的回苏作用。可迅速逆转阿片镇痛药引起的呼吸抑制，可引起呼吸高度兴奋，使心血管功能亢进。本品尚有抗休克作用。不产生吗啡样的依赖性、戒断症状和呼吸抑制。

【适应证】

本品是目前临床应用最广的阿片受体阻滞药。主要用于以下几项。

1. 解救麻醉性镇痛药急性中毒　拮抗这类药的呼吸抑制，并使患者苏醒。

2. 拮抗麻醉性镇痛药的残余作用　新生儿受其母体中麻醉性镇痛药影响而致呼吸抑制，可用本品拮抗。

3. 解救急性乙醇中毒　静注纳洛酮 $0.4\sim0.6mg$，可使患者清醒。

4. 对疑为麻醉性镇痛药成瘾者，静注 $0.2\sim0.4mg$ 可激发戒断症状，有诊断价值。

5. 促醒作用　可能通过胆碱能作用而激活生理性觉醒系统使患者清醒，用于全身麻醉催醒及抗休克和某些昏迷患者。

【用法及用量】

常用剂量 $5\mu g/kg$，待 15 分钟后再肌内注射 $10\mu g/kg$。或先给负荷量 $1.5\sim3.5\mu g/kg$，以 $3\mu g/(kg\cdot h)$ 维持。脱瘾治疗时可肌内注射或静注，每次 $0.4\sim0.8mg$。在用美沙酮戒除过程中，可试用小剂量美沙酮（每天 $5\sim10mg$），每半小时给纳洛酮 $1.2mg$，为时数小时（$3\sim6$ 小时），然后换用纳洛酮，每周使用 3 次即可达到戒除目的。含服，每次 $0.4\sim0.8mg$。

【不良反应】

本品不良反应少见，偶可出现嗜睡、恶心、呕吐、心动过速、高血压和烦躁不安。

【禁忌】

1. 对本品过敏者禁用。

2. 对吗啡、海洛因等依赖或正在使用阿片类镇静药者禁用。

3. 成瘾母亲的新生儿禁用。

【注意事项】

1. 应用纳洛酮拮抗大剂量麻醉镇痛药后，由于痛觉恢复，可产生高度兴奋，表现为血压升高、心率增快、心律失常甚至肺水肿和心室颤动。

2. 由于本品作用持续时间短，用药起作用后，一旦其作用消失，可使患者再度陷入昏睡和呼吸抑制。用药需注意维持药效。

3. 心功能不全和高血压患者慎用。

4. 本品属于妊娠危险 C 级的药物，所以孕妇和哺乳期妇女应用本品应慎用。

第二十九章 调血脂和抗动脉粥样硬化药

第一节 HMG-COA 还原酶抑制药

普 伐 他 汀

【药理作用】

本品从真菌制备，在体内竞争性地抑制胆固醇合成过程中的限速酶羟甲戊二酰辅酶 A 还原酶，使胆固醇的合成减少，继而使低密度脂蛋白受体合成增加，从而加强了由受体介导的低密度脂蛋白胆固醇的分解及其从血中清除，本品还抑制极低密度脂蛋白胆固醇的合成从而减少低密度脂蛋白胆固醇的生成．以上主要作用部位在肝脏，结果使血胆固醇和低密度脂蛋白胆固醇水平降低，由此对动脉粥样硬化和冠心病的防治产生作用。本品还轻度降低血三酰甘油，升高血高密度脂蛋白胆固醇水平。

【适应证】

用于治疗高胆固醇血症和混合型高脂血症；冠心病和脑卒中的防治。

【用法及用量】

口服：成人常用量 10～20mg，每日 1 次，临睡前服用。剂量可按需要调整，但最大剂量不超过每日 40mg。

【不良反应】

1. 罕见的反应　肌痛，肌炎，平滑肌溶解。表现为肌肉疼痛，发热，乏力常伴血肌酸磷酸激酶增高。平滑肌溶解可导致肾功能衰竭，本品与免疫抑制药、吉非贝齐、红霉素合用可增加其发生。急性胰腺炎，见于治疗 3 个月内。上述反应出现时应停本品。

2. 少见的反应 阳痿、失眠。

3. 较多见的反应 腹泻、胀气、眩晕、头痛、恶心、皮疹。

【禁忌】

1. 对本品过敏者禁用。

2. 活动性肝病患者禁用。

3. 不明原因的血氨基转移酶持续增高者禁用。

4. 孕妇及哺乳妇女禁用。

【注意事项】

1. 本品可在空腹时或进餐时服用。

2. 在儿童中有限地应用本品虽未见异常，但长期安全性未确立。

3. 有活动性肝病时忌用本品。

4. 应用本品时血氨基转移酶可能增高，有肝病史者用本品治疗期间应定期监测。用本品过程中如有氨基转移酶增高达3倍正常高限或肌酸磷酸激酶显著增高或有肌炎，应停用本品。

5. 对本品有过敏史者忌用本品。对其他 HMG-CoA 还原酶抑制药过敏者慎用本品。

6. 应用本品时如有低血压、严重急性感染、创伤、代谢紊乱等情况，必须注意可能出现的继发于肌溶解后的肾功能衰竭。肾功能减退时本品剂量应减少。

7. 用药期间随访检查血胆固醇、肝功能试验和肌酸磷酸激酶。

8. 在应用本品调血脂治疗时必须同时用饮食治疗。

洛伐他汀

【药理作用】

本品从真菌中制备，在体内竞争性地抑制胆固醇合成过程中的限速酶羟甲戊二酰辅酶 A 还原酶，使胆固醇的合成减少，也使低密度脂蛋白受体合成增加。主要作用部位在肝脏，结果使血胆固醇和低密度脂蛋白胆固醇水平降低，由此对动脉粥样硬化和冠心病的防治产生作用。本品还降低血清三酰甘油水平和增高血高密度脂蛋白水平。

【适应证】

用于治疗高胆固醇血症和混合型高脂血症。

【用法及用量】

口服剂量为 20mg/d，晚餐时顿服。调整剂量需间隔 4 周以上，最大量 80mg/d，每日 1～2 次，早、晚餐服。使用免疫抑制药，最大量为 20mg/d，总胆固醇和 LDL 胆固醇降至 140mg/dL 和 75mg/dL 以下时可减量。

【不良反应】

1. 本品最常见的不良反应为胃肠道不适、腹泻、胀气，其他还有头痛、皮疹、头晕、视觉模糊和味觉障碍。

2. 偶可引起血氨基转移酶可逆性升高，因此需监测肝功能。

3. 少见的不良反应有阳痿、失眠。

4. 罕见的不良反应有肌炎、肌痛、横纹肌溶解，表现为肌肉疼痛、乏力、发热，并伴有血肌酸磷酸激酶升高、肌红蛋白尿等，横纹肌溶解可导致肾功能衰竭，但较罕见。本品与免疫抑制药、叶酸衍生物、烟酸、吉非贝齐、红霉素等合用可增加肌病发生的危险。

5. 有报道发生过肝炎、胰腺炎及过敏反应如血管神经性水肿。

【禁忌】

1. 对洛伐他汀过敏的患者禁用。

2. 有活动性肝病或不明原因血氨基转移酶持续升高的患者禁用。

【注意事项】

1. 用药期间应定期检查血胆固醇和血肌酸磷酸激酶。应用本品时血氨基转移酶可能增高，有肝病史者服用本品还应定期监测肝功能试验。

2. 在本品治疗过程中如发生血氨基转移酶增高达正常高限

的 3 倍，或血肌酸磷酸激酶显著增高或有肌炎、胰腺炎表现时，应停用本品。

3. 应用本品时如有低血压、严重急性感染、创伤、代谢紊乱等情况，必须注意可能出现的继发于肌溶解后的肾功能衰竭。

4. 肾功能不全时，本品剂量应减少。

5. 本品宜与饮食共进，以利吸收。

6. 饮食疗法始终是治疗高血脂的首要方法，加上锻炼和减轻体重等方式，都将优于任何形式的药物治疗。

7. 由于在动物实验中本品可导致胎儿发育不良及在母乳中是否有排泌尚不清楚，故孕妇及乳母不推荐使用。

8. 在儿童中的使用有限，长期安全性未确立。

9. 老年患者需根据肝肾功能调整剂量。

辛 伐 他 汀

【药理作用】

本品为甲基羟戊二酰辅酶 A（HMG-CoA）还原酶抑制药，由曲霉醇解产物合成，抑制内源性胆固醇的合成，为血脂调节药。本品本身无活性，口服吸收后的水解产物在体内竞争性地抑制胆固醇合成过程中的限速酶羟甲戊二酰辅酶 A 还原酶，使胆固醇的合成减少，也使低密度脂蛋白受体合成增加，主要作用部位在肝脏，结果使血胆固醇和低密度脂蛋白胆固醇水平显著降低，中度降低血三酰甘油和增高血高密度脂蛋白水平，由此对动脉粥样硬化和冠心病的防治产生作用。

【适应证】

用于治疗高胆固醇血症和混合型高脂血症；冠心病和脑卒中的防治。

1. **高脂血症**　对于原发性高胆固醇血症、杂合子家族性高胆固醇血症或混合性高胆固醇血症的患者，当饮食控制及其他非药物治疗不理想时，辛伐他汀可用于降低升高的总胆固醇、低密度脂蛋白胆固醇、载脂蛋白 B 和三酰甘油。且辛伐他汀升高高密度脂蛋白胆固醇，从而降低低密度脂蛋白/高密度脂蛋白和总胆固醇/高密度脂蛋白的比率。

对于纯合子家族性高胆固醇血症患者，当饮食控制及非饮食疗法不理想时，辛伐他汀可用于降低升高的总胆固醇、低密度脂蛋白胆固醇和载脂蛋白 B。

2. **冠心病** 对冠心病患者，辛伐他汀用于：减少死亡的危险性；减少冠心病死亡及非致死性心肌梗死的危险性；减少脑卒中和短暂性脑缺血的危险性；减少心肌血管再通手术（冠状动脉旁路移植术及经皮气囊冠状动脉成形术）的危险性；延缓动脉粥样硬化的进展，包括新病灶及全堵塞的发生。

【用法及用量】

1. **高胆固醇血症** 一般始服剂量为每天 10mg，晚间顿服。对于胆固醇水平轻至中度升高的患者，始服剂量为每天 5mg。若需调整剂量则应间隔四周以上，最大剂量为每日 40mg，晚间顿服。当低密度脂蛋白胆固醇水平降至 75mg/dL（1.94mmol/L）或总胆固醇水平降至 140mg/dL（3.6mmol/L）以下时，应减低辛伐他汀的服用剂量。

2. **纯合子家族性高胆固醇血症** 根据对照临床研究结果，对纯合子家族性高胆固醇血症患者，建议辛伐他汀 40mg/d 晚间顿服，或 80mg/d 分早晨 20mg、午间 20mg 和晚间 40mg 三次服用。辛伐他汀应与其他降脂疗法联合应用（如低密度脂蛋白提取法），当无法使用这些方法时，也可单独应用辛伐他汀。

3. **协同治疗** 辛伐他汀单独应用或与胆酸螯合药协同应用时均有效。对于已同时服用免疫抑制药的患者，辛伐他汀的推荐剂量为每天 10mg。

4. **肾功能不全** 由于辛伐他汀由肾脏排泄不明显，故中度肾功能不全患者不必调整剂量；对于严重肾功能不全的患者（肌酐清除率小于 30mL/min），如使用剂量超过每天 10mg 时应慎重考虑，并小心使用。

【不良反应】

1. 本品最常见的不良反应为胃肠道不适，其他还有头痛、皮疹、头晕、视觉模糊和味觉障碍。

2. 偶可引起血氨基转移酶可逆性升高。因此需监测肝功能。

3. 少见的不良反应有阳痿、失眠。

4. 罕见的不良反应有肌炎、肌痛、横纹肌溶解，表现为肌肉疼痛、乏力、发热，并伴有血肌酸磷酸激酶升高、肌红蛋白尿等，横纹肌溶解可导致肾功能衰竭，但较罕见。本品与免疫抑制药、叶酸衍生物、烟酸、吉非贝齐、红霉素等合用可增加肌病发生的危险。

5. 有报道发生过肝炎、胰腺炎及过敏反应如血管神经性水肿。

【禁忌】

1. 对任何成分过敏者禁用。

2. 活动性肝炎或无法解释的持续血清氨基转移酶升高者禁用。

3. 与四氢萘酚类钙通道阻滞药米贝地尔合用禁用。

【注意事项】

1. 在应用本品调血脂治疗时必须同时用饮食治疗。

2. 用本品过程中如有氨基转移酶增高达 3 倍正常高限，或肌酸磷酸激酶显著增高或有肌炎，应停用本品。

3. 本品宜与饮食共进，以利吸收。

4. 中度肾功能不全时本品剂量可不减少，但在严重肾功能不全（肌酐清除率＜30mL/min）应减少剂量，小心使用。

5. 由于在动物实验中本品可导致胎儿发育不良及在母乳中是否有排泌尚不清楚，故在孕妇及乳母不推荐使用。

6. 在儿童中的使用有限，长期安全性未确立。

7. 老年患者需根据肝肾功能调整剂量。

阿托伐他汀

【药理作用】

本品为 HMG-CoA 还原酶选择性抑制药，通过抑制 HMG-

CoA 还原酶和胆固醇在肝脏的生物合成而降低血浆胆固醇和脂蛋白水平，并能通过增加肝细胞表面低密度脂蛋白（LDL）受体数目而增加 LDL 的摄取和分解代谢。本品也能减少 LDL 的生成和其颗粒数。本品还能降低某些纯合子型家族性高胆固醇血症（FH）。

【适应证】

1. 原发性高胆固醇血症和混合性高脂血症，降低升高的TC、LDL-C、ApoB 和 TG 水平。

2. 高胆固醇血症并有动脉粥样硬化危险的患者。

【用法及用量】

口服，每日 1 次，每次 1 片或遵医嘱。

患者在接受阿托伐他汀钙治疗前及治疗过程中都要进行标准低胆固醇饮食。阿托伐他汀钙的推荐起始剂量为 10mg/d，剂量范围 10～60mg/d，应用 2～4 周内应监测血脂水平，剂量根据治疗目标和疗效反应作相应调整。

【不良反应】

本品可被较好地耐受，不良反应多为轻度和一过性，最常见的是便秘、腹胀、消化不良和腹痛。因本品的不良反应而停药者＜2%。其他有 ALT 升高（0.7%），发生在用药 16 周内。

【禁忌】

1. 对本品过敏者禁用。

2. 活动型肝病或不明原因的血清转氨酶持续升高禁用。

3. 孕妇及围生期妇女禁用。

【注意事项】

1. 当患者有广泛的肌痛、肌紧张、肌无力或 CPK 显著升高时，应考虑是否为肌病引起。患者应随时报告不明原因的肌痛、肌紧张或无力，特别是有不适和发热时。当 CPK 水平明显升高、确诊或怀疑为肌病时应停用阿托伐他汀钙治疗。

2. 其他同类药与环孢素、叶酸衍生物、红霉素、尼克酸或吡咯类抗真菌药合用时会增加肌病发生的危险，当医生考虑阿托伐他汀钙与以上这些药合用时应仔细权衡利弊，并严密监护患者出现的肌痛、肌紧张或无力等症状，特别是治疗初期和增加任一药的剂量时，也可采取定期测 CPK，但这并不能保证不发生严重肌病。

3. 对于有急性严重症状提示为肌病者，或有横纹肌炎继发急性肾衰的危险因素（如严重急性感染、大手术、受伤、严重的代谢、内分泌、电解质紊乱以及未控制的癫痫发作）的患者，应停用阿托伐他汀钙。

4. HMG-CoA 还原酶抑制药与那些可能降低内源性固醇类激素水平或活性的药如螺内酯同时应用应谨慎。

氟伐他汀

【药理作用】

本品是一个全合成的降胆固醇药物，为羟甲戊二酰辅酶 A（HMG-CoA）还原酶抑制药，可将 HMG-CoA 转化为 3-甲基-3，5-二羟戊酸。本品的作用部位在肝脏，具有抑制内源性胆固醇的合成，降低肝细胞内胆固醇的含量，刺激低密度脂蛋白（LDL）受体的合成，提高 LDL 微粒的摄取，降低血浆总胆固醇浓度的作用。

【适应证】

饮食治疗未能完全控制的原发性高胆固醇血症和原发性混合型血脂异常。

【用法及用量】

在开始本品治疗前及治疗期间，患者必须坚持低胆固醇饮食。

常规推荐剂量为 20～40mg（1 粒或 2 粒），每日一次，晚餐时或睡前吞服。要根据个体对药物和饮食治疗的反应以及公认的治疗指南来调整剂量。胆固醇极高或对药物反应不佳者，可增加剂量至 40mg（2 粒）每日两次。给药后，4 周内达到最大降LDL 胆固醇作用。长期服用持续有效。

肾功能不全患者的剂量：由于本品几乎完全由肝脏清除，又有不到 6% 的药物进入尿液，因此，对轻至中度肾功能不全的患者不必调整计量。严重肾功能不全的患者不能用本品治疗。

【不良反应】

1. 少见的反应　肌痛，背痛。其他汀类药治疗时出现的肌炎、平滑肌溶解在本品尚未有报道。

2. 较少见的反应　失眠。

3. 较多见的反应　腹泻、胀气、眩晕、头痛、恶心、皮疹。

【禁忌】

1. 已知对氟伐他汀或药物的其他任何成分过敏者禁用。

2. 活动性肝病或持续不能解释的转氨酶升高者禁用。

3. 妊娠和哺乳期妇女以及未采取可靠避孕措施的育龄妇女禁用。

4. 严重肾功能不全（肌酐大于 $260\mu mol/L$，肌酐清除率小于 30mL/min）的患者禁用。

5. 孕妇和哺乳期妇女禁用。

【注意事项】

1. 若 GOT 或 GPT 持续超过正常上限 3 倍者，应中止治疗。

2. 有肝病及过量饮酒史者慎用。对伴有无法解释的弥漫性肌痛、肌肉触痛或肌无力以及肌酸磷酸激酶明显升高（超过正常上限 10 倍）的患者，应考虑肌病的可能性。患者被确诊或怀疑为肌病时，应停止治疗。

3. 严重肾功能不全患者不推荐应用本品。

第二节　胆汁酸螯合剂

考 来 烯 胺

【药理作用】

本品口服时不被消化液破坏，也不被消化道吸收，但可与肠道内的胆汁酸形成络合物，随粪便排出。本品使肠道对胆汁酸的再吸收减少，阻断了胆汁酸的肝肠循环，从而致肝内胆汁酸水平下降，解除了对催化胆固醇转为胆汁酸的限速酶——7α-羟化酶的抑制使其活性增高，加速由胆固醇向胆汁酸的转化过程，使肝内胆固醇水平降低。同时，也造成肠道对胆固醇的吸收障碍。因为肠缺乏吸收胆固醇时，必须有胆汁酸参与。肝内胆固醇减少，促使血浆中低密度脂蛋白（LDL）向肝内转移，使血浆中总胆固醇（TC）和低密度脂蛋白胆固醇（LDL-C）的浓度下降。因此，本品能明显降低血浆中 TC 和 LDL-C 的浓度，并轻度升高血浆中的高密度脂蛋白（HDL）。但是，由于肝脏合成胆固醇的限速酶——羟甲基戊二酰辅酶 A（HMG-CoA）还原酶，因肝内胆固醇减少而活性增加，使肝脏合成胆固醇增多。因此，本类降血脂药与 HMG-CoA 还原酶抑制剂合用，其降脂作用可增强。

【适应证】

用于治疗高胆固醇血症、治疗动脉粥样硬化、原发性胆汁性肝硬化、慢性胆囊炎、胆石症及药物引起的胆汁淤积性黄疸等。

【用法及用量】

1. 成人常规剂量口服给药　Ⅱa 型高脂血症、高胆固醇血症：维持量为每日 2～24g（无水考来烯胺），分 3 次服用。动脉粥样硬化：每次服粉剂 4～5g，每日 3 次。

2. 儿童常规剂量口服给药　用于降血脂，初始剂量为每日 4g（无水考来烯胺），分 2 次服用，维持剂量为每日 2～24g（无水考来烯胺），分 2 次或多次服用。

【不良反应】

恶心、腹胀、便秘、腹泻、食欲减退、胃肠出血、痔疮加重等。大剂量使用可引起脂肪泻、骨质疏松、肌痛等。部分患者出现暂时性血清转氨酶和碱性磷酸酶升高。

【禁忌】

消化性溃疡、胃肠出血、肝功能异常等患者禁用。

【注意事项】

1. 本品味道难闻，可用调剂（如饮料）伴服，并宜于饭前服用。

2. 合并甲状腺功能减退、糖尿病、肾病、血蛋白异常或阻塞性肝病的患者，服用本品同时应对上述疾病进行治疗。

3. 长期服用可使肠内结合胆盐减少，引起脂肪吸收不良，应适当补充维生素 A、维生素 D、维生素 K 等脂溶性维生素及钙盐（以肠道外给药途径为佳），并注意出血倾向。

4. 对用药后出现便秘的患者，特别是合并心脏病者，应考虑常规使用大便软化药。

考 来 替 泊

【药理作用】

为阴离子交换树脂，口服后与肠道胆酸结合，阻碍后者吸收入血，使血中胆酸量减少，结果促使血中胆固醇向胆酸转化，因而降低血胆固醇。

【适应证】

用于治疗高胆固醇血症。

【用法及用量】

1. 治动脉粥样硬化　每日 3 次，每次服粉剂 4～5g。

2. 止痒　开始时每日量 6～10g，维持每日 3g，3 次分服。

【不良反应】

约 2% 的患者产生胃肠道反应。

【注意事项】

1. 本品与考来烯胺一样也是阴离子交换树脂，它的胃肠道作用与考来烯胺相似，如果所用的有效剂量相同，它的不良反应及其相互作用也与考来烯胺相似。

2. 长期服用可使肠内结合胆盐减少，引起脂肪吸收不良，应适当补维生素 A、维生素 D、维生素 K 等脂溶性维生素及钙盐。

3. 本品味道难闻，可用调味剂伴服。

4. 不可加大剂量，以免引起胃肠道不适、腹泻。

第三节　纤维酸类

氯贝丁酯

【药理作用】

本品属氯贝丁酸衍生物类血脂调节药，能有效降低血浆三酰甘油和胆固醇含量（降三酰甘油作用较降胆固醇作用明显），降低极低密度脂蛋白（VLDL）的浓度，从而达到降血脂的目的。其降血脂的作用机制尚未完全明了，可能机制如下。

1. 抑制三酰甘油和胆固醇的合成及肝脏脂蛋白（尤其VLDL）的释放。

2. 增强脂蛋白酯酶的活性，升高高密度脂蛋白（HDL）浓度。

3. 增加固醇类的分泌及经大便排泄，增加循环中三酰甘油或VLDL的清除。

本品亦可降低血浆凝血因子Ⅰ含量和血小板的黏附性，降低血小板对二磷酸腺苷（ADP）和肾上腺素等诱聚剂的敏感性，抑制ADP诱导的血小板聚集，减少血栓形成。此外，本品对病情较轻的中枢性尿崩症患者具有抗利尿作用，每日2g剂量可使尿量减少50%左右。其作用机制可能与神经垂体释放加压素增加有关。但本品抗利尿作用逊于氯磺丙脲，对完全性中枢性尿崩症及肾源性水崩症无效。

【适应证】

1. 用于高脂血症，尤其Ⅱb、Ⅲ、Ⅳ、Ⅴ型高脂血症较有效。

2. 用于动脉粥样硬化及其继发症，如冠状动脉疾病、脑血管病、周围血管病及糖尿病所致动脉病等。

3. 可用于病情较轻的中枢性尿崩症。如单独治疗疗效较差，可与小剂量氯磺丙脲联用。

4. 可单独应用或与抗凝药合用于缺血性心脏病。

【用法及用量】

成人常规剂量口服给药：高脂血症，每次 0.25～0.5g，每日 3～4 次；动脉粥样硬化及其继发症，每次 0.25～0.5g，每日 3 次；中枢性尿崩症，每次 0.75～1g，每日 2 次；缺血性心脏病，0.25～0.5g，每日 3 次。肝、肾功能不全时剂量需减量。

【不良反应】

1. 心血管系统　较少见心律失常，偶见心绞痛；可增加周围血管病（如间歇性跛行）、血栓性静脉炎、肺栓塞、心绞痛和心律失常发生的风险；中枢神经系统少见头痛，但持续存在时必须注意；代谢/内分泌系统可见血浆 B 脂蛋白、LDL 升高；呼吸系统偶见胸痛、气短。

2. 肌肉骨骼系统　可导致肌痛、肌炎、肌病及横纹肌溶解，有时可合并血 CPK 升高；少见流感样综合征（肌痛、乏力、常见于肾病患者，并常伴 CPK 和血氨基转移酶增高），但持续存在时必须注意。

3. 泌尿生殖系统　较少见血尿、尿少与下肢水肿，少见性功能减退，但持续存在时必须注意。

4. 消化系统　常见腹泻与恶心；少见胃痛、呕吐，但持续存在时必须注意；血天门冬氨酸氨基转移酶和丙氨酸氨基转移酶可能升高；可使胆石症、胆囊炎的患病率升高，长期用药可使胆石症患者病情加剧而需手术。

5. 较少见白细胞减少或贫血（表现为发热、寒战、声哑，背痛、排尿困难）。

6. 其他　有增加非心血管原因致死的危险性。

【禁忌】

1. 对本品过敏者禁用。

2. 原发性胆汁性肝硬化或严重肝功能不全者，严重肾功能不全者（服药后可能导致横纹肌溶解和严重高血钾）禁用。

3. 孕妇及哺乳妇女禁用。

【注意事项】

1. 在治疗血脂异常的同时，还需关注和治疗引起血脂异常的各种原发病，如甲状腺功能减退、糖尿病等。某些药物也可能引起血三酰甘油升高，如雌激素、噻嗪类利尿药和 β 受体阻滞药等，停药后则不再需要相应的调脂治疗。

2. 如用药期间出现血淀粉酶、胆固醇、LDL 升高或肝功能异常，必须停药。

3. 由于本品可导致肌痛、肌炎、肌病及横纹肌溶解，有时还合并血 CPK 升高，因此，对具有某些危险因素（如急性严重感染、低血压、大型手术、创伤、严重的代谢或内分泌或电解质失调、癫痫等）可导致继发于横纹肌溶解的肾衰竭，应考虑停药；如血 CPK 显著升高或肌炎诊断成立，则应停药。

非 诺 贝 特

【药理作用】

本品通过抑制腺苷酸环化酶使脂肪细胞内 cAMP 减少，抑制脂肪组织水解，使肝脏极低密度脂蛋白（VLDL）合成及分泌减少。并通过增强低密度脂蛋白（LDL）活性，加速 VLDL 和三酰甘油（TG）的分解，因而可降低血中 VLDL、TG、LDL-C 和胆固醇（TC），并增加 HDL-C 水平。此类药物还可降低机体炎性递质如白介素-6 和凝血因子 I 的作用，可显著降低心血管事件。

【适应证】

治疗高胆固醇血症、高三酰甘油血症及混合型高脂血症，尤其适合于高尿酸血症的患者。

【用法及用量】

口服：200mg，每日 1 次；或 100mg，每日 2～3 次。

【不良反应】

与氯贝丁酯相似，但本品的不良反应较小，少数人有血清转氨酶和尿素氮升高，但停药后可恢复正常。患者发生胆石症的概率低于氯贝丁酯。

【禁忌】

肝肾功能不全，孕妇和哺乳期妇女禁用。

【注意事项】

1. 本品对高三酰甘油血症的治疗效果较佳。

2. 严重混合性高脂血症患者可能需要联合使用他汀类调脂药。

3. 应配合正确的饮食和运动方案，以达到最好的调脂效果。

吉 非 贝 齐

【药理作用】

药理作用同氯贝丁酯和非诺贝特，其降血脂作用较氯贝丁酯强而持久。降极低密度脂蛋白（VLDL）作用强，降低密度脂蛋白（LDL）的作用相对较弱。

【适应证】

治疗高脂血症，尤其是Ⅳ型高脂血症。

【用法及用量】

口服：300～600mg，每日 2 次，饭后服用。血脂正常后可减量维持。

【不良反应】

不良反应与氯贝丁酯相似，但本品的不良反应较小，少数人有血清转氨酶和尿素氮升高，但停药后可恢复正常。患者发生胆石症的概率低于氯贝丁酯。

【禁忌】

肝肾功能不全、孕妇和哺乳期妇女禁用。

【注意事项】

1. 本品对高三酰甘油血症的治疗效果较佳。

2. 严重混合性高脂血症患者可能需要联合使用他汀类调脂药。

3. 应配合正确的饮食和运动方案，以达到最好的调脂效果。

利 贝 特

【药理作用】

其作用与氯贝丁酯相似而更强。由于能促进胆固醇的氧化和胆酸的排泄，故降低胆固醇作用亦较显著。用来治疗高脂血症，对氯贝丁酯无效的Ⅱa型高脂血症仍然有效。

【适应证】

治疗Ⅱ型和Ⅲ型高脂血症。

【用法及用量】

口服：每次 25mg，每日 3 次。

【不良反应】

不良反应与氯贝丁酯相似，但较轻。

【禁忌】

1. 对本品过敏者。

2. 肝功能不全、原发性胆汁性肝硬化或不明原因的肝功能持续异常者。

3. 胆石症及有胆囊疾病史者（本品可增加胆固醇向胆汁的排泌，从而引起胆结石）。

4. 严重肾功能不全者。

5. 孕妇，哺乳妇女。

【注意事项】

1. 本品对高三酰甘油血症的治疗效果较佳。

2. 严重混合性高脂血症患者可能需要联合使用他汀类调脂药。

3. 应配合正确的饮食和运动方案，以达到最好的调脂效果。

苯 扎 贝 特

【药理作用】

本品通过抑制腺苷酸环化酶，使脂肪细胞内 cAMP 减少，抑制脂肪组织水解，使肝脏极低密度脂蛋白（VLDL）合成及分泌减少。并通过增强低密度脂蛋白（LDL）活性，加速 VLDL 和三酰甘油（TG）的分解，因而可降低血中 VLDL、TG、LDL-C 和胆固醇（TC），并增加 HDL-C 水平。此类药物还可降低机体炎性递质如白介素-6 和凝血因子Ⅰ的作用，可显著降低心血管事件。

【适应证】

治疗Ⅱ型、Ⅳ型高脂血症。

【用法及用量】

口服：200mg，每天3次；或400mg，每天3次。

【不良反应】

不良反应与非诺贝特相似，主要有皮肤反应、胃肠道反应以及中枢神经系统症状等，发生率较低。

【禁忌】

肝肾功能不全、孕妇和哺乳期妇女禁用。

【注意事项】

1. 本品对高三酰甘油血症的治疗效果较佳。

2. 严重混合性高脂血症患者可能需要联合使用他汀类调脂药。

3. 应配合正确的饮食和运动方案，以达到最好的调脂效果。

环 丙 贝 特

【药理作用】

本品为降血脂药。降血脂作用较非诺贝特强，使用非诺贝特1/4～1/2剂量可见血胆固醇和三酰甘油下降，使致动脉粥样化的VLDL和LCL下降，此种下降是由于肝内胆固醇生物合成受抑制引起；同时，可使具有保护作用的HDL上升，这两种作用有助于明显改变血胆固醇的分布，大大降低动脉粥样化时过高的(VLDL+LDL)/HDL。

【适应证】

用于治疗成人内源性高胆固醇及高三酰甘油血症。

【用法及用量】

口服：每次100mg，每日1次。

【不良反应】

不良反应少见，一般为头痛、无力、恶心、皮疹等。偶可出现无临床意义的血清转氨酶、肌酸酸盐及乳酸胱氨酸的升高。

【禁忌】

妊娠期及哺乳期妇女、中重度肝肾功能不全者禁用。

【注意事项】

现尚未确定儿童长期服用的安全性和是否对其生长及器官发育有影响，故只用于代谢严重紊乱及对本品疗效明显的儿童患者。

克利贝特

【药理作用】

本品是一种新型的纤维酸类降脂新药，主要药理作用如下。

1. 竞争性地抑制胆固醇合成酶系中限速酶——甲基羟戊二酰辅酶 A 还原酶，使胆固醇合成减少。

2. 增加肝细胞表面低密度脂蛋白受体数目，使肝脏对低密度脂蛋白清除增加。

3. 增加血液中脂蛋白酯酶和卵磷脂-胆固醇酰基转移酶活性，使极低密度脂蛋白和低密度脂蛋白清除增加。

4. 使高密度脂蛋白和载脂蛋白 A1 含量增加，增加胆固醇的转运和清除。

【适应证】

对各种类型的高脂血症均有效，可降低血浆总胆固醇、三酰甘油、低密度脂蛋白、极低密度脂蛋白和载脂蛋白 B 浓度，升高高密度脂蛋白和载脂蛋白 A 浓度，既可作为第一线降脂药物，又可用于其他降脂药物疗效不佳时。疗程越长、原来血脂水平越高者，降脂效果越佳。本品尚可延迟动脉粥样硬化病变的进展，减少冠心病危险因素。

【用法及用量】

口服，每次 200mg，每日 3 次。对血脂轻度上升者，先用作用轻微、副作用小的药物，如无效时再用本品治疗。用药前先查肝功能，以后每 2 周复查 1 次，如发发转氨酶上升，应停药。

【不良反应】

不良反应较少。偶见乏力、头痛、皮疹、出汗、口角炎、恶心、呕吐、腹泻、腹胀、上腹疼痛、食欲缺乏、便秘、血清转氨酶和肌酸磷酸激酶上升，一般不影响继续用药。

【禁忌】

1. 禁用于妊娠、哺乳期妇女。

2. 小儿、肝肾功能障碍者慎用。

【注意事项】

1. 本品使用前必须经检查确诊为高脂血症者方可服用，应预先进行饮食疗法，并充分考虑运动疗法。治疗时定期检查血脂，若服用后无变化者应停药。

2. 用药前先查肝功能，以后每2周复查1次。如发现转氨酶上升，应停药。

3. 与抗凝药并用需慎重给药，仔细观察。

第四节　烟　酸　类

烟　酸

【药理作用】

本品为B族维生素之一，与烟酰胺统称为维生素PP。烟酸在体内转化为烟酰胺，后者是核糖腺嘌呤等组成烟酰胺腺嘌呤二核苷酸（辅酶Ⅰ）和烟酰胺腺嘌呤二核苷酸磷酸（辅酶Ⅱ）的组成部分，参与体内生物氧化过程。烟酸有较强的扩张周围血管作用，用于治疗血管性偏头痛、头痛等。大剂量可降低血清胆固醇及三酰甘油浓度。

【适应证】

用于多型高脂血症（Ⅰ型除外）的辅助治疗，用于防治烟酸缺乏病，作为血管扩张药治疗偏头痛、头痛、脑动脉血栓形成、肺栓塞、内耳眩晕症、冻伤、中心性视网膜脉络膜炎等。

【用法及用量】

1. 口服给药　50～200mg，每日3～4次，饭后服。用于降血脂，每日 3～6g，分 3～4 次于饭后服。

2. 静脉注射或肌内注射　每次 10～50mg，每日 1～3 次。用于脑血管疾病时 50～200mg，加于 5%～10% 葡萄糖液 100～200mL 中静脉滴注，每日一次。

【不良反应】

1. 心血管系统　可见心动过速、心律失常、心悸、直立性低血压等。

2. 中枢神经系统　可引起乏力、头晕、失眠、偏头痛等，偶致晕厥。

3. 代谢/内分泌系统　可引起水肿及低密度脂蛋白、空腹血糖、尿酸升高。大剂量用药可引起高血糖、血尿酸增高。

4. 呼吸系统　可引起气促。

5. 肌肉骨骼系统　可出现肌痛。

6. 肝脏　大剂量时可致肝功能异常。

7. 胃肠道　可见恶心、呕吐、腹痛、腹泻、消化不良、活动性消化性溃疡、黄疸等。

8. 血液　可见血小板计数减少，凝血酶原时间延长。

9. 皮肤　可见皮肤潮红、出汗、瘙痒、斑丘疹、荨麻疹、色素沉着等。大剂量可致皮肤干燥。

10. 眼　可引起眼干、中毒性弱视、囊样斑块水肿等。

11. 过敏反应　静脉注射可引起过敏反应，如皮肤红斑或瘙痒，甚至出现哮喘。

12. 其他　可引起发热、寒战。

【禁忌】

青光眼、严重糖尿病、肝功能损害的患者；对本品过敏者，溃疡病患者禁用。

【注意事项】

1. 儿童用药安全性和有效性尚未建立，2 岁以下小儿胆固醇为正常发育所需，不推荐使用本品降低血脂。

2. 本品缓释片应整片吞服，不能压碎或掰开。不能用同等剂量的速效烟酸制剂替代，否则可能发生严重的不良反应。

3. 本品宜与牛奶或低脂食物服用，以免出现胃肠不适。忌与热饮料、辛辣食品和酒精同时服用。

4. 服用大剂量烟酸时，如起床等直立运动宜缓慢，以防直立性低血压。

5. 用于降血脂时，每日所需剂量较大，不宜坚持治疗，且可引起高血糖、高尿酸等不良反应，使本品降血脂作用受到限制，故被其他降脂药取代。

6. 使用本品单一治疗效果不佳或对本品大剂量耐受性差者，可与 HMG-CoA 还原酶抑制药联合治疗。

7. 服药前 30 分钟给予阿司匹林或其他非甾体抗炎药，可减轻本品扩血管作用所致的不良反应。

8. 一般服本品 2 周后，胃肠道不适可渐适应，逐渐增加用量可减少不良反应。

9. 服药期间如有不适，应及时告知医生。

10. 本品在米糠、麦麸、肉类、奶类及绿色蔬菜中含量丰富，在玉米中以不被吸收方式存在，故在以玉米为主食的地区易发生缺乏，应注意补充。

11. 痛风、高尿酸血症、大量饮酒和有肝病史者、低血压患者慎用。

阿昔莫司

【药理作用】

本品能抑制脂肪组织释放游离脂肪酸，降低极低密度脂蛋白和低密度脂蛋白，促进高密度脂蛋白的增加，具有降低血中三酰甘油和胆固醇，防止动脉粥样硬化作用。

【适应证】

主要用于 Ⅱ、Ⅲ、Ⅳ、Ⅴ 型高脂蛋白血症。

【用法及用量】

1. 常规剂量 口服给药：剂量可根据血浆三酰甘油和胆固醇水平调整，每日总剂量不得超过 1200mg，餐后服用。Ⅳ型高脂血症：每次 250mg，每日 2 次。Ⅱ、Ⅲ、Ⅴ型高脂血症：每次 250mg，每日 3 次。

2. 肾功能不全时剂量 肌酐清除率为 40～80mL/min 时，每次 250mg，每日 1 次；肌酐清除率为 20～40mL/min 时，每次 250mg，隔日 1 次。

【不良反应】

1. 神经系统 少见头痛。

2. 消化系统 可引起恶心、呕吐、胃烧灼感、上腹痛、腹泻、便秘等。

3. 皮肤 服药初期少数患者可有皮肤红斑、瘙痒，继续服药可自行消失。

4. 变态反应 极少数出现过敏反应，如荨麻疹、斑丘疹、唇水肿、哮喘样呼吸困难、低血压等。

【禁忌】

对本品过敏及消化性溃疡患者禁用。

【注意事项】

1. 长期治疗者应定期随访血脂、脂蛋白及肝肾功能。

2. 肾功能不全者，可依据肌酐清除率酌情减少剂量。

3. 与非诺贝特、洛伐他丁等强效降脂药合用以增强疗效，减少剂量，减少不良反应。

4. 可提高降糖药物疗效，两者合用要减少降糖药物用量。

5. 用药期间应配合低脂、低糖、低胆固醇饮食。

6. 为减轻本品所致的胃肠道不良反应，应从小剂量开始逐渐加量。

7. 本品降血脂时对血糖无影响。故适用于有糖尿病的高血脂症患者使用。非胰岛素依赖性糖尿病患者长期使用时应谨慎。

8. 孕妇和授乳妇女慎用，肾功能不全者酌情减量。

第五节　多烯脂肪酸类

亚油酸

【药理作用】

本品为不饱和脂肪酸，有降低血浆中胆固醇的作用，因能与胆固醇结合成酯，而较易转运、代谢和排泄，从而减少血浆胆固醇含量，并能改变体内胆固醇的分布，使其较多的沉积于血管以外，以减少胆固醇在血管壁的沉积。

【适应证】

用于动脉粥样硬化症的预防及治疗。

【用法及用量】

一般推荐为复方亚油酸乙酯胶丸，每次 1～2 丸，每日 3 次。

【不良反应】

主要是胃肠道反应，如恶心、呕吐、腹泻及腹部不适等，且多发生于剂量较大时。

【注意事项】

1. 为防止氧化变质，常加入维生素 E 为抗氧剂。

2. 恶心、呕吐、腹泻等胃肠道反应，继续给药可逐渐消失。

3. 对有出血性疾病者慎用。

第六节　其他调血脂药

普罗布考

【药理作用】

本品主要降低血清胆固醇，对三酰甘油影响较小，此外本品亦降低低密度脂蛋白胆固醇，对高密度脂蛋白胆固醇影响较大。

【适应证】

用于治疗高胆固醇血症。

【用法及用量】

口服：成人每次 0.5g，每日 2 次，于早、晚餐时服。

【不良反应】

1. 消化系统　胃肠道不适，腹泻、胀气、腹痛、恶心和呕吐。

2. 神经系统　头痛、头晕、感觉异常、失眠、耳鸣等。

3. 变态反应　有报道发生血管神经性水肿的过敏反应。

4. 罕见的严重的不良反应　心电图 Q-T 间期延长、室性心动过速、血小板减少等。

【禁忌】

1. 已知对普罗布考过敏者禁用。

2. 有心肌损害或严重心律不齐患者禁用。

3. 无法解释的晕厥或心源性晕厥患者禁用。

4. 心电图 Q-T 间期异常延长患者禁用。

5. 孕妇及哺乳妇女禁用。

【注意事项】

1. 服用本品对诊断有干扰　可使血氨基转移酶、胆红素、肌酸磷酸激酶、尿酸、尿素氮短暂升高。

2. 服用本品期间应定期检查心电图 Q-T 间期。

3. 服用三环类抗抑郁药、Ⅰ类及Ⅲ类抗心律失常药和吩噻嗪类药物的患者服用本品发生心律失常的危险性大。

4. 儿童用药　本品在儿童的安全性未知，故不宜应用。

5. 孕妇及哺乳期妇女用药　本品在妊娠期的安全性未知，是否排泌进入乳汁尚不清楚，故不推荐用于孕妇及哺乳期妇女。

6. 老年患者用药　肾功能减退时本品剂量应减少。本品用于 65 岁以上老年人时，其降胆固醇和低密度脂蛋白胆固醇的效果较年轻患者更为显著。

右甲状腺素钠

【药理作用】

本品为人工合成，通过刺激低密度脂蛋白受体合成，促使血中的胆固醇水平降低；并增加胆固醇在肝中代谢作用，使胆固醇降解而经胆汁排出；也有降低脂蛋白和三酰甘油的作用；对极低密度和高密度脂蛋白影响不明显。

【适应证】

适用于Ⅱ型、Ⅲ型高脂蛋白血症，尤以Ⅱ型者为佳。

【用法及用量】

口服：开始日服 1~2mg，以后每月递增 1~2mg，最大每日 8mg，分次服用。

【不良反应】

出现类甲亢症状，可有神经过敏，失眠，震颤，多汗；长期用可出现心律失常；碘过敏者可出现皮疹和瘙痒。

【禁忌】

孕妇，乳母高血压，肝肾功能低下者慎用。冠心病，心功能不全，心律失常者忌用。由于 DT_4 可以增加血浆中游离的 T_3 含量，对于有心肌梗死、心绞痛病史的患者，应慎用 DT_4，以免出现危险。

泛 硫 乙 胺

【药理作用】

本品有改善脂质代谢，提高脂肪酸 β 氧化过程。抑制脂肪过氧化，阻碍胆固醇在血管壁的沉积，并增加血清中高密度脂蛋白胆固醇含量。还有抑制血小板减少和拟胆碱作用。主要用于降血脂的治疗。

【适应证】

主要用于降血脂的治疗。

【用法及用量】

1. 口服　每次 30~60mg，每日 3 次。

2. 皮下、肌内注射或静注　用于术后肠麻痹，每日 1~2 次，每次 200mg。

【不良反应】

主要是胃肠道反应，如腹泻、腹胀、食欲缺乏等。

硫酸软骨素 A

【药理作用】

本品为一种酸性黏多糖，是生物体内结缔组织中特有的成分之一，可由动物体结缔组织提取。本品具有降脂、抗动脉粥样硬化和抗粥样斑块形成作用。且有抗凝血作用，对心肌细胞有抗炎、修复作用。

【适应证】

用于动脉粥样硬化、冠心病、心绞痛，有一定疗效，但见效较缓慢。在较大剂量下，对供血不足的心电图有明显改善，血脂亦有所降低。

【用法及用量】

1. 口服 每次 600mg，每日 3 次。

2. 肌内注射 每次 40mg，每日 2 次。疗程均为 3 个月。

弹性蛋白酶

【适应证】

临床用于 Ⅱ 型和 Ⅳ 型高血脂血症（尤适用于 Ⅱ 型）、动脉粥样硬化、脂肪肝等的防治。外用可去除烫伤皮肤溃疡的坏死组织、促进肉芽生长、创伤愈合和使瘢痕软化。

【用法及用量】

1. 口服 30～60mg，每日 3 次分服。1 个疗程 2～8 周。

2. 软膏剂 局部外用。

3. 肌内注射 每次 15mg，每日 1 次。

【不良反应】

1. 胃肠道反应 可出现腹胀、食欲减退等。

2. 过敏反应。

3. 肝区疼痛、口干、嘴唇发麻等。

【禁忌】

对本品过敏者禁用。

【注意事项】

本品肠溶衣片应整片吞服，以防药物在胃中被破坏。

右旋糖酐硫酸脂钠

【药理作用】

本品为降血脂及防治动脉粥样硬化的药物，具有降低血中胆固醇、活化组织及血液中脂蛋白酯酶、增强纤维蛋白溶解活性、防止纤维蛋白沉积、改善血管壁通透性等作用。

【适应证】

用于高脂血症（Ⅱa及Ⅱb型）、动脉粥样硬化，对由于各种动脉硬化症引起的头痛、头重、眩晕、耳鸣、肩肌僵硬、气喘、心悸、胸闷、手颤等症状有明显改善。此外亦可用于急慢性肝炎、糖尿病性视网膜症等。

【用法及用量】

口服：每次服150～450mg，每日3次，饭前服。重症患者每日量可增至1350mg，连服4周后停药2周，再按此继续服药。

【禁忌】

有出血倾向者慎用。

第五篇
操作

第三十章 标本采集

第一节 血培养标本采集

一、目的

根据医嘱采集患者血培养标本，进行临床检验，为诊断和治疗提供依据。

二、采血方式

1. "双瓶双侧" 是指从一个部位采血接种一套培养瓶，再从另一部位采血接种另一套培养瓶，通常选上臂静脉。一般用于对怀疑菌血症、真菌血症的成人患者。

2. "双侧双瓶" 是指从一个部位采血接种一个需氧瓶，再从另一部位采血接种另一个厌氧瓶。一般用于婴幼儿患者。

三、采集部位要求

从两侧上肢静脉采血，"双瓶双侧"采血培养。至少做到"双侧双瓶"。必要时从下肢静脉采血做第三套血培养。

四、血液标本在需氧瓶和厌氧瓶中的分配要求

以一个需氧瓶和一个厌氧瓶为一套血培养，作为常规血培养的组合。当采血量不够推荐的采血量时，应首先满足需氧瓶，剩余标本再接种人厌氧瓶。

五、操作标准

（一）操作前准备

1. 评估患者 询问了解患者身体状况，向患者解释，取得

配合。观察患者采血部位有无异常情况。

2. 个人准备　仪表端庄，服装整洁，洗手，戴口罩。

3. 用物准备　无菌手套、止血带、消毒液、棉棒、采血器、培养瓶、培养单。

4. 环境准备　清洁、安静、舒适、无人员走动。

（二）操作步骤

1. 核对医嘱及患者。

2. 安尔碘消毒血培养瓶瓶口 3 遍，待干 60 秒。

3. 抽血部位皮肤消毒，安尔碘消毒 3 遍，待干 60 秒，消毒时从穿刺点向外画圈消毒，至消毒区域直径达 5cm 以上，待挥发干燥后采血。

4. 戴无菌手套，用采血器无菌穿刺成功后，连接血培养瓶，采集后轻轻混匀以防血液凝固。

5. 再次核对患者姓名、床号。

6. 洗手，记录。

六、注意事项

1. 严格无菌操作，避免污染。

2. 不应从留置静脉或动脉导管处取血，因为导管易被固有菌群污染。

3. 采血量及采血间隔，成年患者推荐的采血量为 20～30mL，每套不少于 10mL，每瓶不少于 5mL。婴幼儿患者推荐的采血量应少于患儿总血容量的 1%，每瓶不少于 2mL。两部位采血时间≤5 分钟。

4. 采血时机，在患者发热期间越早越好，最好在抗菌治疗前，以正在发冷发热前半小时为宜或在停用抗生素 24 小时后。

5. 采集后应立即送往实验室，最好在 2 小时内。如果不能及时送检，应置于室温环境。

6. 送检标本应注明来源、检验目的和采样时间，使实验室能正确选用相应的培养基和适宜的培养环境。

第二节 粪便标本采集

一、目的

根据医嘱采集患者粪便培养标本，进行临床检验，为诊断和治疗提供依据。

二、操作标准

（一）操作前准备

（1）评估患者 询问患者身体状况，向患者解释，取得配合。

（2）个人准备 仪表端庄，服装整洁，洗手，戴口罩。

（3）用物准备 培养瓶、培养单、无菌手套。

（4）环境准备 适当遮挡，保护患者隐私。

（二）操作步骤

（1）核对医嘱及患者。

（2）戴手套，取少量大便 3～5g（蚕豆大小）放于培养瓶中，合盖。

（3）再次核对患者。

（4）洗手，记录。

三、注意事项

1. 常规检查选取有黏液、脓血等病变成分的粪便，外观无异常的粪便潜血检测标本需从表面、深处和粪端多处取材。

2. 标本应尽快送检，不能及时送检的标本可室温保存≤2小时，入 4℃冰箱保存，一般可保存 24 小时。

3. 粪便标本应避免混有经血、尿液、消毒剂及污水等各种物质。

4. 送检标本应注明来源、检验目的和采样时间，使实验室能正确选用相应的培养基和适宜的培养环境。

第三节 尿标本采集

一、目的

根据医嘱采集患者尿培养标本，进行临床检验，为诊断和治疗提供依据。

二、操作标准

(一) 操作前准备

(1) 评估患者　询问了解患者身体状况，向患者解释，取得配合。

(2) 个人准备　仪表端庄，服装整洁，洗手，戴口罩。

(3) 用物准备　止血钳一把、安尔碘、棉棒、20mL 空针管一个、培养瓶、培养单、无菌手套一副。

(4) 环境准备　适当遮挡，保护患者隐私。

(二) 操作步骤

(1) 核对医嘱及患者。

(2) 戴手套，用安尔碘消毒尿道口处的导尿管壁（接头上端接近会阴部）2 遍，待干。

(3) 用无菌注射器的细针斜穿管壁抽吸尿液 10mL。做尿培养时应采集尿液 20mL。

(4) 将抽好的尿液导入培养瓶中，盖好盖子。

(5) 再次核对患者。

(6) 洗手，记录。

三、注意事项

(1) 严格无菌操作，避免污染。

(2) 不可从集尿袋下端管口留取标本。

(3) 标本应尽快送检，最好在 2 小时内。如果不能及时送检，放置于冰箱内，但不要超过 24 小时。

（4）送检标本应注明来源、检验目的和采样时间，使实验室能正确选用相应的培养基和适宜的培养环境。

第四节 痰标本采集

一、目的

根据医嘱采集患者痰液标本，进行临床检验，为诊断和治疗提供依据。

二、操作标准

（一）操作前准备

1. 评估患者　询问了解患者身体状况，向患者解释，取得配合，昏迷患者病情平稳。观察患者口腔黏膜有无异常和咽部情况。

2. 个人准备　仪表端庄，服装整洁，洗手，戴口罩。

3. 用物准备　无菌手套、一次性痰培养器。

4. 环境准备　安静、舒适。

（二）操作步骤

1. 核对医嘱及患者。

2. 洗手，戴无菌手套。

3. 助手协助打开痰培养器，若为呼吸机辅助呼吸患者，助手协助摁下纯氧和静音按钮。

4. 痰培养器接负压吸引器。

5. 助手协助固定患者头部，若为气管插管患者，助手协助断开患者气管插管接头处。

6. 吸痰管插入到合适深度后，开放负压吸引痰液。当标本瓶内痰液达到需要量时关闭负压，退出吸痰管，痰培养器加盖。

7. 再次核对患者姓名。

8. 洗手，记录。

三、注意事项

1. 严格无菌操作，避免污染标本，影响检验结果。

2. 在抗生素使用前采集价值高。

3. 痰液标本采集最好在上午进行。

4. 连续采集 3～4 次，采集间隔时间＞24 小时。

5. 不能用无菌水冲洗吸痰管，否则会稀释标本。

6. 退吸痰管时不能开放负压，否则会引起上呼吸道分泌物污染标本。

7. 标本送检不超过 2 小时，不能及时送检者可暂存 4℃冰箱。

8. 痰液标本采集后应评估标本量、颜色、形状，进行痰液涂片，检查确定标本来源，若怀疑细菌感染，应进行革兰染色、细菌培养和药物敏感试验。

9. 送检标本应注明来源、检验目的和采样时间，使实验室能正确选用相应的培养基和适宜的培养环境。

第三十一章　仪器操作

第一节　多功能监护仪使用

一、定义

监护仪指能够对患者生理参数进行实时、连续监测的医用仪器设备。

二、目的

对生命体征不稳定患者进行监护。

三、原理

主机由各种传感器物理模块和计算机系统构成，负责信号检测和处理，包括信号模拟处理、数字处理及信息输出。

四、基本结构

由主机、显示器、各种传感器及连接系统等四部分组成。

五、操作标准

（一）操作前准备

1. 评估患者病情、意识状态及皮肤情况，对清醒患者，告知监护的目的及方法，取得患者合作。

2. 评估监护仪各功能是否良好。

3. 个人准备　仪表端庄，服装整洁，洗手。

4. 用物准备　心电监护仪、电极片 5 个、70％乙醇、纱布、弯盘、笔、记录卡、洗手液。

5. 环境准备　安静、无强光照射、无电磁波干扰。

（二）操作步骤

见表 31-1。

表 31-1　多功能监护仪操作步骤

步骤	要点说明
1. 核对 医嘱及患者	确认患者
2. 接收 按主菜单,接收患者	选择患者类型和有无起搏
3. 脱脂 用 75% 乙醇将贴电极片部位和血氧饱和度指套连接部位脱脂后用纱布擦干	保证电极与皮肤表面接触良好
4. 贴电极贴 将电极片按监护仪标识贴于患者胸部正确位置,扣好患者衣扣,盖好被子	使电极贴与皮肤接触良好,避开伤口,必要时避开除颤部位
5. 捆无创血压袖带 使测压标志压在肱动脉上	位置正确,松紧合适。选合适的袖带
6. 安放血氧饱和度探头	
7. 调报警范围 根据患者实际监测数值调整报警上下限	上下限度合适。小范围设置,不要以正常生理指标作为上下限
8. 再次核对 床号、姓号。告知患者或家属注意事项	
9. 记录 监测数值、时间	注意观察电极片周围皮肤情况
10. 停止 向患者告知,取得合作;关监护仪,取下电极片,观察局部皮肤情况,用干纱布擦净皮肤。协助患者取舒适体位,整理床单位,整理用物	整理导线,避免打结损伤
11. 洗手、记录 停止监护时间	

六、注意事项

1. 各监护线应与患者连接紧密，勿脱落。

2. 安放电极贴前需皮肤脱脂，避免干扰，各电极贴位置安放正确。

3. 无创血压袖带捆绑正确。

4. 有创血压监测时，换能器须与心脏同一水平，肝素液冲洗或采血后应将传感器重新校零。

5. 各参数报警范围调节适当。

七、维护和保养

各监护线用后均应擦拭消毒，仪器定时清洁；各导联线不能打折；无创血压袖带，当没有捆绑患者手臂时，不能启动主机测量血压；发现故障应及时排除或报修。

第二节 输液泵使用

一、定义

输液泵是用于准确控制单位时间内液体输注的量和速度的仪器。

二、目的

准确、匀速、安全地给患者输入药物。

三、基本原理

微型计算机控制步进电机带动偏心凸轮作用于蠕动排，使蠕动排以波动方式连续挤压输液管。

四、基本结构

由微机系统、泵装置、检测装置、报警装置和输入及显示装置组成。

五、操作标准

(一)操作前准备

1. **评估患者** 病情、意识状态、皮肤情况及血管情况,向患者及家属解释输液及药物作用,取得合作,询问大小便。

2. **评估仪器** 性能是否完好,将输液泵妥善固定在输液架上,连接电源,打开开关,处于备用状态。

3. **个人准备** 仪表端庄,服装整洁,洗手,戴口罩。

4. **用物准备** 输液泵、输液器2套、止血带、小枕、弯盘、0.5%聚维酮碘或安尔碘、棉棒、胶布、一次性头皮针、液体和药物、病历、输液卡、洗手液、笔、手表,锐器盒、垃圾桶,必要时备网套、启瓶器。

(二)操作步骤

见表31-2。

表 31-2 输液泵操作步骤

步骤	要点说明
1. 核对	
医嘱及患者	确认患者
2. 排气	
检查输液器、插入液体并排气	使茂菲滴管的1/2~2/3充盈液体,对光检查无气泡,防止气体进入体内
3. 连接设定	
将输液器置于泵的卡式管道内,设定总量、速度	卡道内容道松紧合适
4. 静脉穿刺	
取合适部位,备胶布。铺垫巾,扎止血带,消毒皮肤,再次检查输液管有无气泡。穿刺成功,按启动键盘,固定穿刺处,再次核对	三查七对

续表

步骤	要点说明
5. 观察 取舒适卧位,观察患者病情及有无输液反应,讲解注意事项	
6. 输液结束 按停止键,关输液泵,拔针	输液泵用 75% 乙醇纱布擦拭,放置于清洁干燥处备用
7. 整理用物,洗手,记录	

六、注意事项

1. 特别注意观察穿刺部位有无液体渗漏。

2. 使用一段时间后更换蠕动挤压部位。

七、维护和保养

首次使用前或长时间不使用,当再次使用时,要将泵与交流电源连接,充电至少 12 小时。长期不使用,电池每月至少充放电 1 次。出现故障及时报修。定期清洁擦拭。

贝朗容积输液泵的使用见表 31-3。

表 31-3 贝朗容积输液泵的使用

操作流程	要点说明
1. 准备物品	输液泵、液体
2. 连接输液管路	将输液管排气,关闭"流量夹",备用
3. 安装输液管路	打开输液泵泵门,自上而下安装输液管,关闭泵门,打开流量夹
4. 开机	等待自检完成
5. 确认输液管路	按 YES 键确认
6. 设置输液总量	按 VOL 键输入液总量,按 VOL 键确认

操作流程	要点说明
7. 设置输液速率	在主屏直接输入数值即是速度
8. 开始输液	按 START 键,开始输液(屏幕上出现移动光标,显示泵在运行中)
9. 运行中修改速率	直接于面板上设置新速率,再按 RATE 键,确认新数值,泵按新速率继续运行
10. 快推功能	手动 BOLUS 操作按 BOL 键,屏幕出现另外 BOL 键,同时按下两个 BOL 键
	BOLUS 操作按 BOL 键,直接输入预置 BOLUS 量,按 YES 键确认,快推运行。如需中断 BOLUS,按屏幕上提示的 STOP 键,BOLUS 停止

报警原因及纠正方法见表 31-4。

表 31-4　贝朗容积输液泵报警原因及纠正方法

报警显示	可能原因入处理方法
Pressure alarm(压力报警)	输液管夹闭了吗(打开旋夹)
	输液管有压折吗(使管路通畅)
	患者静脉通路阻塞(恢复静脉通路通畅)
Air alarm(空气报警)	管路系统中有空气(准备输液时将管路中的气泡完全排尽,报警后重新排气)
Preselect volume(未设定预置总量报警)	未设定输液总量(设定输液总量)
Invaid rate(未设定速度报警)	未设定速率(重新设定速率)
KOR end(液体输完前预置报警)	输液瓶已空(更换新的输液瓶)
Recall alarm(暂停结束报警)	暂停结束后报警(调至 Standby 或 Start 开始输液)
Pump door open(泵门打开报警)	泵门打开(关闭泵门)

续表

报警显示	可能原因入处理方法
Battery pre-alarm（蓄电池预报警）	蓄电池电量将耗尽（连接主电源）
Battery alarm（蓄电池报警）	蓄电池没电（连接主电源）

Space 输液泵基本操作见表 31-5。

表 31-5　Space 输液泵基本操作

操作流程	要点说明
1. 准备物品	输液泵、液体
2. 连接输液管路	将输液管排气，关闭"流量夹"，备用
3. 开机	按开机键，开启电源，设备自检
4. 打开泵门	按开门键，按 Yes 键
5. 安装输液管路	从右向左放置输液器，关闭泵门，进入 intra-fix PVC 菜单，按 OK 键，确认管型。
6. 设置预置输液总量	在 VTBI 菜单，设置预置输液量，按 OK 键确认
7. 设置输液速率	进入 Rate 菜单，设置速率，按 OK 键确认
8. 开始输液	按 START 键，开始输液
9. 更改速率	①不停止输液时，按 C 键，按 OK 键，键入新的速率，按 OK 键确认 ②停止输液时，按 Stop 键，按 OK 键，键入新的速率，按 Start 键启动输液
10. 快推功能	①手动快推，按 Bol 键松开，按住 OK 键不放，系统进入快推功能并显示快推剂量，松开 OK 键停止快推 ②自动快推，按 Bol 键按左箭头键进入 Bol-Dose 设置菜单，设置快推剂量，按 Bol 键开始快推，结束后自动切换到原速率工作，如需中途停止快推，按 OK 键直接切换到原始速率
11. 等待模式	按 Stop 键停止输液，按关机键小于 3 秒，切换到 Standby 菜单，按 OK 键确认进入等待模式，再按 OK 键退出等待模式

报警原因及纠正方法见表 31-6。

表 31-6 Space 辅液泵基本操作报警原因及纠正方法

报警显示	可能原因及处理方法
Pressure high alarm（阻塞报警）	输液管夹闭了吗（打开旋夹） 输液管有压折吗（使管路通畅） 患者静脉通路阻塞（恢复静脉通路通畅）
Air bubble alarm（气泡报警）	管路系统中有空气（准备输液时将管路中的气泡完全排尽，报警后重新排气）
Value not accepted（未设定预置总量报警）	未设定输液总量（设定输液总量）
Not rate set（未设定速度报警）	未设定速率（重新设定速率）
Reminder alarm（未接受数值报警）	电源开启，未设置参数或未启动液（设置参数开启输液）
VTBI near end（预设输液量结束报警）	预设输液量接近结束（准备新的液体）
Standby time expired（暂停结束报警）	暂停结束后报警（调至 Standby 或 Start 开始输液）
VTBI infused（预设输液量结束）	预设输液量结束（自动切换到 KVO 功能）
Battery pre-alarm（蓄电池预报警）	蓄电池电量将耗尽（连接主电源）
Battery alarm（蓄电池报警）	蓄电池没电（连接主电源）

第三节 微量泵使用

一、定义

微量泵是一种给药量非常准确、问题很小且给药速度缓慢或长时间流速匀的仪器。

二、目的

非常均匀地给患者输注药物。

三、基本原理

微型计算机控制步进电机带动注射器推杆匀速直线运动，实现匀速推动注射器匀速给药。

四、基本结构

泵、数据显示窗、数据输入键、功能键和注射器安全支架。

五、操作标准

(一) 操作前准备

1. 评估患者　病情、意识状态、皮肤情况及血管情况，向患者及家属解释使用微量泵的目的及药物作用，取得合作。

2. 评估仪器　性能是否完好，将微量泵妥善固定在输液架上，连接电源，打开开关，处于备用状态。

3. 个人准备　仪表端庄，服装整洁，洗手，戴口罩。

4. 用物准备　微量泵、头皮针 2 个、20mL 或 50mL 注射器、砂轮、止血带、小枕、弯盘、0.5% 聚维酮碘或安尔碘、棉棒、胶布、无菌纱布、无菌巾、液体和药物、病历、治疗卡、洗手液、笔、手表、锐器盒饭、垃圾桶。

5. 环境准备　安静、无尘、适合无菌操作。

(二) 操作步骤

见表 31-7。

六、注意事项

1. 更换注射器前一定要排尽空气。

2. 特别注意观察穿刺部位有无液体渗漏。

七、维护和保养

1. 首次使用前或长时间不使用，当再次使用时，要将泵与

表 31-7　微量泵操作步骤

步骤	要点说明
1. 核对	
医嘱及患者	不能只核对一项
2. 抽取药物	
检查药物,将药物抽入注射器内并核对。将注射器放入无菌巾内	在注射器上贴标签(注明床号、姓名、药名、剂量、浓度、用法、加药时间),严格无菌操作
3. 核对患者	
	携用物至床旁,查对床号、姓名,协助取合适体位,备胶布
4. 连接设定	
再次核对药液,连接延长管,排气,安装入泵。打开开关,调好速度	注意防止污染
5. 查对连接	
确定无误后,消毒输液通路的肝素帽,将头皮针插入肝素帽内,用胶布固定,启动泵	患者、药物、泵入速度、三查七对
6. 交代观察	
取舒适卧位,观察反应及泵运行情况,讲解注意事项	协助取舒适卧位,整理床单位
7. 洗手记录	
8. 注射结束	
按停键,关输液泵,拔针	核对患者,向患者告知,取得合作。按下 Stop 键,揭去胶布拔出头皮针,关电源
9. 整理用药	分类整理用物,分离针头放于锐器盒,洗手记录。微量泵用 75%乙醇纱布擦拭,放置于清洁干燥处备用

交流电源连接,充电至少 12 小时。长期不使用,电池每月至少 1 次充放电。出现故障及时报修。定期清洁擦拭。

2. 使用完后将固定栓或推动柄复位。

Perfusor Compact 注射泵见表 31-8。

表 31-8　Perfusor Compact 注射泵

操作流程	要点说明
1. 准备物品	注射泵、抽好液体的注射器
2. 连接注射器管路	将注射器和延长管排气，备用
3. 安装注射器管路	向上推动"推杆锁"，拉出"推杆"，向外拉出"针筒夹"，逆时地转动 90°，安装注射器，固定针栓尾端，使"推杆锁"咔嗒一声复位，之后"针筒夹复位"
4. 开机	自检后自动识别注射器，显示 OPS/-XX，按 F 键确认注射器
5. 静脉穿刺	按 F 键及 8 键(STANDBY 键)，"暂停"设备，进行静脉穿刺。静脉穿刺后，按 F 键结束"暂停"
6. 设置输液速率	在主屏直接输入数值即是速度
7. 开始输液	按 START 键，开始输液(此时泵显示屏上放将有风轮状光标转动，显示泵在运行中)
8. 运行中修改速率	运行中按 C 键，设置新速率，再按 F 键确认新数值，泵按新速率继续运行
9. 快速功能	运行中进行按住 F 键不放，同时持续按住 1 键(BOL 键)，快推运行，松开任何一键，结束快推运行

Space 注射泵见表 31-9。

表 31-9　Space 注射泵

操作流程	要点说明
1. 准备物品	注射泵、抽好液体的注射器
2. 连接注射器管路	将注射器和延长管排气，备用
3. 开机	按开机键，开启电源，设备自检。等待注射器推柄自动释放

续表

操作流程	要点说明
4. 安装注射器管路	拉开注射器针管固定卡并右旋,打开泵门,放置注射器,按 OK 键,确认注射器型号注射器推柄自动前移并扣住注射器针栓
5. 设置预置输液总量	在 VTBI 菜单,设置预置输液量,按 OK 键确认
6. 设置输液速率	进入 Rate 菜单,设置速率,按 OK 键确认
7. 静脉穿刺	
8. 开始输液	按 START 键,开始输液
9. 更改速率	不停止输液:按 C 键,按 OK 键,键入新的速率,按 OK 键确认
	停止输液:按 Stop 键,按 OK 键,键入新的速率,按 Start 键启动输液
10. 快推功能	手动快推:按 Bol 键松开,按住 OK 键不放,系统进入快推功能并显示快推剂量,松开 OK 键停止快推
	自动快推:按 Bol 键盘按左箭头键进入 Bol. Dose 设置菜单,设置快推剂量,按 Bol 键开始快推,结束后自动切换到原速率工作,如需中途停止快推,按 OK 键直接切换到原始速率
11. 等待模式	按 Stop 键停止输液,按关机键小于 3 秒,切换到 Standby 菜单,按 OK 键确认进入等待模式,再按 OK 键退出等待模式
12. 关闭泵	按 Stop 键停止输液,打开注射器固定卡并右旋,等待注射器推柄知道松开并释放,打开泵门取下注射器,关上泵门合上注射器固定卡,按关机键持续 3 秒,关机

第四节 心电图机的使用

一、定义

心电图机是来记录心脏活动时所产生的生理电信号的仪器。

二、目的

将心脏活动时心肌激动产生的生物电信号（心电信号）自动记录下来，为临床诊断和科研提供信息。

三、基本原理

通过电极提取人体生物电信号经过导线传输至心电图主机，经过心电放大电路将心电信号放大后推动记录器工作而描绘出心电图曲线。

四、基本结构

由电极、导线、主机、电源等四部分组成。

五、操作标准

（一）操作前准备

1. 评估患者 病情、意识状态及皮肤情况，对清醒患者，告知目的及方法，取得患者合作。

2. 评估仪器 心电图机各功能是否良好。

3. 个人准备 仪表端庄，服装整洁，洗手。

4. 用物准备 心电图机、导电液、纱布、弯盘、笔、记录卡、洗手液。

5. 环境准备 安静、无强光照射、无电磁波干扰。

（二）操作步骤

见表31-10。

表31-10 心电图机操作步骤

步骤	要点说明
1. 核对 医嘱及患者	确认患者，平卧位
2. 皮肤处理 清洁皮肤，涂导电液	减少干扰，伪差
3. 安放电极 将电极按标识置于患者正确位置，盖好被子	使电极与皮肤接触良好，避开伤口

步骤	要点说明
4. 描记心电图	
(1)打开电源开关	按下抗干扰键
(2)调节描笔位置	确认描笔在记录纸中央附近
(3)按动定标键"1mV"	描笔随着定标键的
(4)按"START"	按动而做相应的摆动,记录纸走动
(5)继续按动定标键	记录纸上可看到定标方波,其振
(6)按动"CHAECK"键	幅应是 10mm
(7)按动"LEAD SELECTOR"键	观察有无伪差
	使之由"TEST"向"Ⅰ"导联、
(8)继续按动"LEAD SELEC-TOR"键	"Ⅱ"导联转换
	重复上述操作,完成全部导联的心电图记录
5. 撤除电极	动作轻柔
6. 关机切断电源、整理仪器	在记录纸上注明日期、时间、姓名、住院号及导联
7. 再次核对 床号姓名,告知患者或家属注意事项	整理患者
8. 洗手、记录	做好清洁工作,并做好仪器使用登记

六、注意事项

1. 根据规定的操作顺序进行操作。

2. 使电极与皮肤密切接触,涂导电膏或生理盐水,避免机电干扰,注意描笔温度。

3. 正确安放常规十二导联心电图电极

(1) 四肢电极　右手红(R),左手黄(L),左脚绿(F),右脚黑(RF 或 N)。

(2) 胸电极

① V_1 导联:红,胸电极安放胸骨右缘第 4 肋间。

② V₂导联：黄，胸电极安放在胸骨左缘第 4 肋间。

③ V₃导联：绿，胸电极安放在 V₂ 与 V₄ 连线的中点。

④ V₄导联：棕，胸电极安放在左锁骨中线与第 5 肋间。

⑤ V₅导联：黑，胸电极安放在左腋前线与 V₄平齐。

⑥ V₆导联：紫，胸电极安放在左腋中线与 V₄平齐。

七、维护和保养

1. 各监护线用后均应擦拭消毒，仪器定时清洁。

2. 发现故障应及时排除或报修。操作时勿将水洒入机内，以免损坏机器。

3. 机内装有电池盒，可定时充电，充电时间不超过 24 小时，以免缩短电池寿命。

4. 机器避免高温暴晒、受潮、尘土或碰撞，盖好防尘罩。

5. 做完心电图后必须洗净电极。

6. 导联电缆的芯线或屏蔽层容易损坏，尤其是靠近两端的插头处，因此切忌用力牵拉或扭转。收藏时应盘成直径较大的圆盘或悬挂放置，避免扭转或锐角折叠。

第五节　电　复　律

一、定义

心脏电复律是用电能来治疗异位性快速性心律失常，使之转为窦性心律的方法，最早用于消除心室颤动，故亦称心脏电除颤。心脏电复律器是用于心脏电复律的装置，目前常用的为直流电心脏电复律器，由电极、除颤、同步触发、心电示波、电源等几部分组成，电功率可达 200～360J。电除颤是心搏骤停抢救中必要的、有效的重要抢救措施。

二、适应证

1. 心室颤动是电复律的绝对指征。

2. 慢性心房颤动（房颤史在1～2年），持续心房扑动。

3. 阵发性室上性心动过速，常规治疗无效而伴有明显血流动力学障碍者，或预激综合征并发室上性心动过速而用药困难者。

三、禁忌证

1. 缓慢性心律失常，包括病态窦房结综合征。

2. 洋地黄过量引起的心律失常（除室颤外）。

3. 伴有高度或完全性传导阻滞的房颤、房扑、房速。

4. 严重的低血钾暂不宜做电复律。

5. 左心房巨大，房颤持续1年以上，长期心室率不快者。

四、操作方法

立即将电极板涂导电糊或垫以生理盐水浸湿的纱布，按照电极板标示分别置于胸骨右缘第2～3肋间和胸前心尖区或左背，选择按非同步放电钮，按充电钮充电到指定功率，明确无人与患者接触，同时按压两个电极板的放电电钮，此时患者身躯和四肢抽动一下，通过心电示波器观察患者的心律是否转为窦性。

1. 非同步电复律　仅用于心室颤动，此时患者神志多已丧失。将电极板涂导电糊或垫以生理盐水充分浸湿的纱布垫分置于胸骨右缘第2～3肋间及心尖区，按充电按钮充电到功率360J左右。将电极板导线接在复律器的输出端，按非同步放电按钮放电，通过心电示波器观察患者的心律是否转为窦性。

2. 同步电复律　用维持量洋地黄类药物的心房颤动患者，应停用洋地黄至少1天。复律前1天应给予奎尼丁（普鲁卡因胺、普萘洛尔或苯妥英钠），每6小时1次，目的是使这些药物在血中达到一定的浓度，转复后能预防心律失常再发和其他心律失常的发生，少数患者用药后心律即可转复。术前复查心电图并利用心电图示波器检测电复律器的同步性。静脉缓慢注射地西泮（安定）0.3～0.5mg/kg或氯胺酮0.5～1mg/kg麻醉，当患者睫毛反射开始消失时,充电到 150~200J(心房扑动者则充到 100J 左右),按同步放电按钮放电。如心电图显示未转复为窦性心律,可增加电功率,再次电复律。

3. 外科开胸手术患者可用体内操作法　电极板用消毒盐水纱布包裹,置于心脏前后,直接向心脏放电,但电功率宜在 60J 以下。

心律转复后,应密切观察患者的呼吸、心律和血压指导苏醒,必要时给氧吸入,以后每 6~8 小时一次口服奎尼丁(普鲁卡因胺、普萘洛尔或苯妥英钠)维持。

五、注意事项

1. 若心电显示为细颤,应坚持心脏按压或用药,先用 1% 肾上腺素 1mL 静脉推注,3~5 分钟后可重复一次,使细颤波转为粗颤波后,方可施行电击除颤。

2. 电击时电极要与皮肤充分接触,以免发生皮肤烧灼。

3. 触电早期(3~10 分钟内)所致的心跳骤停,宜先用利多卡因 100mg。

第六节　　GEMPremier3000 血气分析仪的使用

一、定义

血气分析仪是用于检测血液中的氧气、二氧化碳等气体的含量和血液酸碱度及相关指标的医学设备。

二、目的

检测体内酸碱失衡及血氧、二氧化碳及钾、钠等离子情况。

三、基本原理

血气、电解质、酸碱成分三者相互影响,相互依赖,受电中性原理支配(即细胞外阴阳离子总量必须相等;各种酸碱成分比值必须适当)支配,使机体体液 pH 维持在 7.35~7.45。

四、基本结构

主机由微电脑、显示器、电极、测试包、打印装置组成。

五、操作标准

(一) 操作前准备

1. 评估血样标本是否合格。

2. 评估仪器性能是否完好，机器处于备用状态。

(二) 操作步骤

见表 31-11。

表 31-11 血气分析仪操作步骤

步骤	要点说明
1. 选择血样种类	根据标本情况,按 Arterial 或 Venous 或 Capillary 或 Other
2. 准备进样	等待 2 秒并上下左右旋转血样且弃去第一滴血
3. 进样 将进样针插入注射器至接近底部	避免插入底部阻塞吸样针
4. 吸样 按 OK 启动吸样,听到四次"哔"声,移开标本	避免吸入空气
5. 处理剩余样品 将标本扔进生物废品桶	禁止乱扔样品、避免血液滴出污染机器外壳
6. 输入患者信息	必须输入体温和取血样时患者吸氧浓度
7. 等待自动打印	
8. 检查 有无错误项目及危机值	
9. 登记 将患者床号姓名登记在血气登记本上	方便核对

六、注意事项

1. 样本要合格。

2. 在输入患者信息时输入体温和吸氧浓度。

3. 不能在关机时取出分析包。

4. 出现故障时及时通知工程师，禁止继续使用。

七、维护和保养

1. 专人管理仪器。

2. 使用蘸水的湿布擦拭。

第七节　气压治疗仪的使用

一、定义

运用间歇压力，通过空气波的反复膨胀和收缩作用，改善血液循环，加强肢体氧合度，解决因血液循环障碍所引起疾病的一种治疗方法，又名空气波压力治疗仪。

二、目的

缓解神经肌肉疼痛，防止深静脉血栓形成。

三、适应证与禁忌证

1. 适应证　适用于有上、下肢体水肿；偏瘫、截瘫、瘫痪；糖尿病足、糖尿病末梢神经炎；肢体血液循环差；静脉功能不全；中老年人等。

2. 禁忌证　已经有深静脉血栓形成；可疑肺栓塞；静脉炎；充血性心力衰竭引起的下肢水肿或肺水肿；严重的血管硬化或其他局部缺血性血管病等。套筒接触的局部状况的禁忌（开放性伤口、烧伤、断骨、皮炎、坏疽、皮肤近期移植、静脉结扎手术后不久）。

四、基本原理

利用气压袋对肢体反复压迫和松弛，促进静脉血液和淋巴液回流，能够增加血液循环，恢复肌肉疲劳。

五、基本结构

小腿套筒、脚套筒、主机、管路。

六、操作标准

（一）操作前准备

1. 评估患者　病情、意识状态及皮肤情况，对清醒患者，告知其目的及方法，取得患者合作。

2. 评估仪器　功能是否良好。

3. 个人准备　着装整洁，仪表端庄，洗手，戴口罩。

4. 用物准备　治疗巾若干、气压治疗仪、消毒液、笔、记录本、手套等。

5. 环境准备　安静、无强光照射、无电磁波干扰。

（二）操作步骤

1. 携用物至床旁，遵医嘱核对患者。

2. 帮助患者取合适体位，包裹治疗巾于小腿及足部。

3. 将套筒套于患者小腿及足部。

4. 将仪器挂于床旁，将套筒与管路连接。

5. 插电源，打开开关，仪器进行自检。

6. 监测生命体征。

7. 洗手、记录。

8. 结束治疗　关电源，将套筒与管路断开。将套筒从患者小腿及足部取下。

9. 整理床单元。

10. 洗手记录（特护单）。

一般治疗时间为 30 分钟，小腿退套筒压力 45mmHg

（±10mmHg），脚套筒压力 150mmHg（±10mmHg）。

七、常见报警及处理

见表 31-12。

表 31-12　气压治疗仪报警及处理

故障	处理
泵未打开	检查电源线是否正确连接
	如有需要,更换保险丝
管道故障	检查管道是否连接到系统上
	检查管路有无纠结或弯曲
	重新启动
套筒故障	检查套筒有无任何泄露
	重新启动

八、注意事项

1. 每次治疗前检查患肢皮肤有无出血,若有尚未结痂的溃疡或压疮,应加以隔离保护后再进行治疗。若有出血伤口则应暂缓治疗。

2. 治疗过程中应注意观察患肢的肤色变化情况,并询问患者的感觉（昏迷者监测生命体征）,根据情况及时调整治疗剂量。

3. 对老年人、血管弹性差的患者,压力值应从小开始,逐步增加,直到耐受为止。

4. 患者如果暴露肢体部位,请注意穿一次性棉质隔离衣或护套,防止交叉感染。

5. 提倡初次使用正压顺序疗法的治疗人员应先亲身试用一下仪器,以便为感觉障碍的患者治疗时有常规剂量可依。

6. 治疗过程中多巡视患者,患者如果有麻痹、刺痛的感觉或是腿部受伤,则应移除套筒。

7. 若单肢使用时,可将两个套筒连接到气体管道上,且将不使用的一个放在一边即可。

九、维护保养

1. 清洁 使用中性的清洁剂定期擦拭外部和空气管道组件，消毒液不能直接喷溅到该设备上。

2. 定点放置，放于通风、干燥、避免阳光直射的地方。

3. 定期检查套筒有无漏气，定时请专业人员进行维修和保养。

4. 定期检查管路有无纠结或弯曲。

5. 有详尽工作记录（患者情况、操作时间、操作状况及机器故障情况等）。

第八节 PHILIPS HEARTSTART XL 除颤仪使用

一、目的

用电能来治疗异位性快速性心律失常，使之转复为窦性心律。

二、基本原理

除颤仪在某些严重快速性心律失常时产生通过心脏的高能量电流脉冲使全部（或大部分）心肌细胞在瞬间同时除极，造成心脏电活动暂时停止，然后由最高自律性起搏点重新主导心脏节律。

三、基本结构

除颤器基本结构由除颤充电、除颤放电、控制电路、电源及监视装置等五部分组成。

四、除颤仪能量的选择和安放位置

（一）电除颤时双相波和单相波的能量选择

1. 成人双相波形电击的能量设定相当于 200J，单相波形电击的能量设定相当于 360J。

2. 儿童首剂量 2J/kg，后续电击，能量级别应至少为 4J/kg 并可使用更高能量级别，但不超过 10J/kg 或成人最大剂量。

（二）电极板放置位置

1. 前侧位　一个电极板放置在左侧第 5 肋间与腋中线交界处，另一电极板放置在胸骨右缘第 2 肋间。

2. 前后位　一个电极板放置胸骨右缘第 2 肋间，另一电极板放置在左背肩胛下面。

五、操作标准

（一）操作前准备

1. 评估患者　病情、意识状态、心电图状态及是否有室颤波、皮肤情况。

2. 评估仪器　除颤仪器各功能是否良好。

3. 个人准备　仪表端庄，服装整洁，洗手。

4. 用物准备　除颤仪、导电糊、治疗盘（内有 75％乙醇棉球、镊子）、干纱布、棉签。

5. 报告心律情况"需紧急除颤"。

（二）操作步骤

见表 31-13。

表 31-13　除颤仪操作步骤

步骤	要点说明
1. 核对	
医嘱及患者	确认患者
2. 安置体位	
平卧于硬板床上,充分暴露除颤部位	处于复苏体位
3. 皮肤处理	
清洁皮肤,酒精脱脂擦干	同时去除身上所有金属和其他导电物品
4. 除颤仪准备	
电极板涂抹导电糊,调节参数选择能量开始充电	导电糊涂抹均匀,具体参数根据医嘱调节

续表

步骤	要点说明
5. 电极板安放	
电极板与皮肤紧密安放,压力适当	请他人离开床旁
6. 放电	
按放电按钮电击除颤	须双电极同时放电
7. 除颤结束	
打回监护屏	观察心电示波变化,若不成功再次除颤
8. 整理患者	
擦净皮肤,取舒适卧位	严密监测心率变化
9. 整理用药	
清洁除颤仪电极板	用物整理归位,关闭除颤仪
10. 洗手、记录	

六、注意事项

1. 在准备电击除颤同时,做好心电监护以确诊心律失常类型。

2. 定时检查除颤仪性能,及时充电。

3. 电极板安放位置要准确,并应与患者皮肤密切接触,保证导电良好。

4. 电击时,任何人不得接触患者及病床,以免触电。

5. 对于细颤型室颤者,应先进行心脏按压、氧疗及药物治疗,使之变为粗颤,再进行电击,以提高成功率。

6. 电击部位皮肤可有轻度红斑、疼痛,也可出现肌肉痛,3~5天后可自行缓解。

7. 对于能明确区分 QRS 波和 T 波的室速,应进行同步电复律,无法区分者,采用非同步电除颤。

8. 同步电复律通常遵医嘱选择稍低的起始能量,选择能量前按下"同步"键。

七、维护和保养

1.电极板的清洁与擦拭 每次使用结束后都要对电极板进行清洁与擦拭。常通过以下三步来完成：①检查仪器是否关闭，如未关闭则须关闭；②用湿润的抹布擦净电极板；③干燥后，可靠地置于卡槽中。在对电极板进行清洁与擦拭时，应注意不要损伤电极板。

2.电池的充电与更换 电池需要日常或定期的维护与保养，有助于延长电池的使用寿命。充电时间15小时达到100%，由LED指示。约3小时达到90%，由LED指示。电池容量为可进行100分钟。ECG监护或50次全能量放电，或在起搏时75分钟的ECG监护。

3.仪器工作状态的判断 将仪器与交流电源断开，打开仪器开关，在仪器完成自检后，即可判断仪器的工作状态。

4.电容维护 电路结构包括充电电路、放电电路及其控制电路，在使用频次较低的情况下，电容需要定期维护。

第九节 血糖仪的使用

一、定义

用于监测血糖的仪器叫做血糖仪。

二、目的

准确检测出患者当前的血糖水平。

三、基本原理

血糖测试都是以酶学反应为基础的，主要原理分为电化学和光化学。

四、基本结构

主机（显示屏、开关、测试口、记忆键）、针、测试纸。

五、操作标准

(一) 操作前准备

1. 个人准备　仪表端庄，服装整洁，洗手，戴口罩。

2. 用物准备　治疗盘内放 75% 乙醇、血糖仪、血糖试纸、密码牌、采血笔和（或）采血针、无菌棉签、弯盘、记录本、笔、洗手液、病历（以稳步血糖仪为例）。

3. 评估仪器

(1) 检查试纸条和质控品储存是否恰当。

(2) 检查试纸条的有效期及条码是否符合。

(3) 清洁血糖仪。

(4) 检查质控品有效期。

4. 患者准备　评估患者身体状况及确认患者是否空腹或餐后 2 小时血糖测定的要求。向患者解释末梢血糖监测目的及注意事项，取得配合。评估穿刺部位无皮疹、瘢痕、破溃及硬结。

(二) 操作步骤

见表 31-14。

表 31-14　血糖仪操作步骤

操作步骤	要点说明
1. 核对	
医嘱及患者	确认患者
2. 体位	
舒适体位	患者彻底清洁双手，采血手臂下垂 10～15 分钟，利于采血
3. 开机自检	显示屏依次显示"88.8"、上次血糖值、代码并显示采血标志
4. 核对血糖仪与试纸密码	血糖仪代码必须与试纸密码一致，否则影响结果准确性
5. 选择穿刺部位	
指尖、手臂、耳垂	手指尽量选择环指
6. 备采血针(笔)	检查采血笔功能是否正常

操作步骤	要点说明
7. 再次查对,消毒待干	待乙醇干透以后再取血,以免乙醇混入血液,影响血糖值
8. 采血 棉签按压1分钟	(1)采血针对手指指尖两侧采血 (2)将血滴和试纸黄色反应区的前沿相接触,试纸就会自动吸收血样 (3)屏幕中沙漏标志闪烁,说明试纸中的血样已足够 (4)不要涂血,以免手上的油脂影响测定结果 (5)不要触摸试纸条的测试区和滴血区
9. 血糖仪保持平稳 勿移动倾斜	稳步血糖仪中将血样滴在试纸橘红色的测试区中央,待纸条背面"血量确认圆点"完全变蓝,将试纸重新插入血糖仪,约10秒后显示监测结果
10. 读取血糖值	结果告知,再次核对,向患者交代注意事项。结果如有疑问进行复测或更换血糖仪监测
11. 整理用药	患者舒适卧位,分类处理用物,仪器清洁备用
12. 洗手、记录	记录血糖值,根据结果进行相应处理

六、常见报警及处理

测量范围 1.1～33.3mmol/L。过高时显示屏会显示"Hi"过低时显示屏会显示"Lo"。如果血糖监测结果异常,重新进行检测(更换血糖仪并检查电源是否充足,避开输液侧,血滴是否合适)。血糖仪具有存储功能,便于查询记录。

七、注意事项

1. 必须配合同一品牌的试纸,使用时手不要碰触试纸条的测试区，并注明开瓶日期。不用过期（有效期 3 个月）的试纸条。

2. 将试纸条储存在原装盒内，不能在其他容器中盛放。

3. 试纸要放在干燥、避光的地方密闭保存。

4. 用乙醇消毒，待乙醇干透以后再取血，以免引起误差。

5. 采血量必须足以完全覆盖试纸测试区。

八、贮存、维护和保养规程

1. 血糖仪检测结果与本机构实验室生化方法检测结果的比对与评估，每 6 个月不少于 1 次。

2. 每台血糖仪均应当有质控记录，包括测试日期、时间、仪器的校准、试纸条批号及有效期、仪器编号及质控结果。

3. 每天血糖检测前，都应当在每台仪器上先进行质控品检测。当更换新批号试纸条、血糖仪更换电池或仪器及试纸条可能未处于最佳状态时，应当重新进行追加质控品的检测。

4. 失控分析与处理，如果质控结果超出范围，则不能进行血糖标本测定。应当找出失控原因并及时纠正，重新进行质控测定，直至获得正确结果。

5. 同一医疗单元原则上应当选用同一型号的血糖仪，避免不同血糖仪带来的检测结果偏差。

6. 血糖仪应当配有一次性采血器进行采血，试纸条应当采用机外取血的方式，避免交叉感染。

7. 对测试区的清洁要注意不要使用乙醇等有机溶剂，以免损坏光学部分，可使用棉签或软布蘸清水擦拭，定期对血糖仪进行校准和比对，确保血糖仪准确性。

第一节 氧气疗法

一、定义

氧气疗法简称氧疗是指通过给氧，提高动脉血氧分压（PaO_2）和动脉血氧饱和度（SaO_2），增加动脉血氧含量（CaO_2），纠正各种原因造成的缺氧状态，促进组织新陈代谢，维持机体生命动的一种治疗方法。

二、缺氧的分类和氧疗的适应证

1. 低张性缺氧　主要特点为动脉血氧分压降低，动脉血氧含量减少，组织供养不足。由于吸入氧分压过低，外呼吸功能障碍，静脉血分流入动脉血引起。常见于高山病、慢性阻塞性肺疾病、先天性心脏病等。

2. 血液性缺氧　由于血红蛋白数量减少或性质改变，造成血氧含量降低或血红蛋白结合的氧不易释放所致。常见于贫血、一氧化碳中毒、高铁血红蛋白血症等。

3. 循环型缺氧　由于组织血流量减少使组织供氧量减少所致。其原因为全身性循环性缺氧和局部性循环性缺氧。常见于休克、心力衰竭、大动脉栓塞等。

4. 组织性缺氧　由于组织细胞利用氧异常所致。其原因为组织中毒、细胞损伤、呼吸酶合成障碍。常见于氰化物中毒、大量放射线照射等。

三、缺氧或低氧血症的程度判断

1. 临床上缺氧与低氧血症并不是完全等同的定义，患者可能有缺氧但不一定有低氧血症。当血红蛋白正常时，可根据 PaO_2 和 SaO_2 来判断缺氧的程度，将缺氧分为轻、中、重三度。

（1）轻度缺氧　可无发绀。$PaO_2 > 6.67kPa$（$50mmHg$），$SaO_2 > 80\%$，无发绀，一般不需要氧疗。如有呼吸困难，可给予低流量低浓度（氧流量 $1\sim2L/min$）氧气。

（2）中度缺氧　PaO_2 $4\sim6.67kPa$（$30\sim50mmHg$），SaO_2 $60\%\sim80\%$，有发绀、呼吸困难，需氧疗。

（3）重度缺氧　$PaO_2 < 4kPa$（$30mmHg$），$SaO_2 < 60\%$，显著发绀、呼吸极度困难、出现三凹征，是氧疗的绝对适应证。

2. 临床上习惯用 PaO_2 和 SaO_2 来判断缺氧的程度，但并不能准确反映组织缺氧情况，混合静脉血氧分压（PvO_2）和外周血乳酸盐浓度可评估组织缺氧。PvO_2 正常值为 $37\sim42mmHg$。$PvO_2 < 20mmHg$ 出现细胞功能障碍，低于 $12mmHg$ 的患者数分钟内死亡。正常人血乳酸含量为 $0.6\sim1.8mmol/L$，如持续在 $5mmol/L$ 以上，即可作为组织缺氧的指标。

四、氧疗的禁忌证

无特殊禁忌证。百草枯中毒及使用博来霉素者应慎用，因前者使用高浓度氧会增加其毒性作用，后者可加重其肺炎样症状及肺纤维化。

五、缺氧对机体的影响

正常健康人的 PaO_2 高于 $90mmHg$，60 岁的老年人不低于 $80mmHg$。当 $PaO_2 < 60mmHg$ 时即诊断为呼吸衰竭。$PaO_2 < 50mmHg$ 时可出现发绀。$PaO_2 < 40mmHg$ 时，即相当于混合静脉血氧分压，氧向组织的弥散发生困难。$PaO_2 < 30mmHg$ 时，则导致细胞膜、线粒体和溶酶体受损，心、脑、肾等重要脏器细胞内的正常氧化代谢就发生严重障碍。若不立即纠正，必将导致

器官组织细胞严重损害，甚至危及生命。

六、氧疗的种类

1. 控制性氧疗　指吸入氧浓度控制在 24%～35%，故称低浓度氧疗，适用于缺氧伴二氧化碳潴留的呼吸衰竭患者。其原理如下，此类患者由于其呼吸中枢对血中二氧化碳浓度变化的敏感性降低，其呼吸主要靠低氧血症对外周化学感受器反射性的兴奋呼吸中枢增加通气。当吸氧使血氧分压增加而对化学感受器的兴奋作用减弱时，患者的自主呼吸将受到抑制，使肺泡通气量降低，导致二氧化碳潴留。

2. 非控制性氧疗　对给氧的浓度无严格的限制，主要根据病情来调节，适用于缺氧而不伴有二氧化碳潴留的患者，如心功能不全、休克、贫血等患者，是临床上常用的给氧方法。一般吸入氧浓度在 35%～60%，又称中浓度氧疗。

3. 高浓度氧疗　指吸入氧浓度＞60%的氧疗。适用于弥散障碍、严重 V/Q 比例失调、右向左分流、急性呼吸心跳骤停、一氧化碳中毒等所致的严重缺氧但不伴有二氧化碳潴留患者。对于限制性通气障碍患者，如重症肌无力、大量胸腔积液等，也可吸入高浓度氧来解除严重低氧血症以改善缺氧。此类患者可短时间吸入高浓度氧，以便使 PaO_2 和 SaO_2 分别提升至 60mmHg 和 90%，避免组织细胞发生不可逆的改变。病情稳定后，应将吸入氧浓度降至 40%以下，以防止氧中毒。

4. 高压氧疗法。

5. 长期家庭氧疗。

6. 体外膜肺氧合。

七、氧疗的方法

一般将给氧方法分为有创伤性和无创伤性两大类。

（一）无创给氧方法

见表 32-1。

表 32-1 无创给氧的方法

方法	原理	优点	缺点
鼻导管或鼻塞给氧	氧气通过鼻塞或鼻导管，经由上呼吸道直接进入肺内，可用公式计算：$FiO_2(\%)=21+4\times$氧流量(L/min)，常用氧流量为 $2\sim3L/min$	简单、经济、安全，多数患者易于接受	FiO_2 不恒定，易于堵塞。局部刺激作用，使鼻黏膜干燥、痰液黏稠。氧流量大于 $7L/min$ 时，患者多不能耐受
简单面罩	简单给氧面罩盖在口鼻之上，一侧注入氧气，呼气则从面罩的两侧逸出，面罩的容量宜小，以减少重复呼吸气量。FiO_2 取决于氧流量和患者的通气量，常用氧流量为 $5L/min$，超过 $8L/min$ 时，因储备腔未变，FiO_2 增力口很少	适用于严重缺氧而无二氧化碳潴留的患者，能提供较好的湿化	影响患者进食和咳嗽，面罩易移位和脱落，呼出气体易积聚在面罩内被重复吸入，导致二氧化碳蓄积
附贮袋的面罩	在简单面罩的基础上装一个贮气袋，用时将面罩系紧，保持贮气袋内有适当的氧。在呼气或呼吸间歇期间，氧气进入贮气袋，当吸气时主要由贮气袋供氧	与简单面罩相比，其优点是用较低浓度的氧为患者提供较高的 FiO_2	
文丘里面罩	面罩是根据 Venturi 原理制成，即氧气通过狭窄的孔道进入面罩时，在喷射气流的周围产生负压，携带一定量的空气从面罩侧面开口处或喷射器开口处进入，是一种能控制氧浓度的面罩	无重复呼吸，耗氧量小，不需要湿化。吸入氧浓度恒定，不受患者张口呼吸的影响	Venturi 面罩虽也可以提供 40% 以上的吸入氧浓度，但不如低 FiO_2 时准确

（二）有创给氧方法——经气管给氧

见表 32-2。

表 32-2　经气管插管给氧

方法	适应证	优点	缺点
经气管插管或气管切开给氧	主要适用于肺部感染严重、呼吸道分泌物多或黏稠不易排出的患者；也可用于昏迷或意识障碍不能主动排痰的患者	氧疗效果好，有利于呼吸道分泌物的排除，保持呼吸道通畅	对患者损伤大，给患者带来痛苦
呼吸机给氧	适用于需要机械通气装置的缺氧患者	高档呼吸机均设有空氧混合器，提供准确、稳定、温度及湿度合适的氧，任何通气模式均可供氧。最大限度提高 FiO_2，纠正多种类型的缺氧	少数患者出现人-机对抗

八、氧疗的不良反应

1. **二氧化碳潴留**　COPD 合并呼吸衰竭的患者，由于长期 $PaCO_2$ 升高，呼吸中枢对二氧化碳刺激的敏感性降低。呼吸主要靠低氧血症对颈动脉窦和主动脉体的化学感受器的刺激作用，高浓度氧的吸入，使 PaO_2 升高，失去对外周化学感受器的刺激作用，患者呼吸受到抑制，进一步加重二氧化碳潴留。对这类患者应严格低流量持续长期给氧。

2. **吸收性肺不张**　正常人呼吸空气时，肺内含有大量不被血液吸收的氮气，肺泡内的氧被吸收后留下氮气以维持肺泡不致萎陷。当吸入高浓度的氧后，肺泡内的氮气被氧稀释，肺泡内氧分压升高。当呼吸道不完全阻塞时，在吸入较高浓度氧后，局部肺泡内的氧被吸收后，易出现肺泡萎陷发生肺不张。预防措施主要包括：FiO_2尽量小于 60%；应用机械通气可适当加用 PEEP；鼓励患者排痰，保持呼吸道通畅。

3. 氧中毒

（1）氧中毒是氧疗最主要的不良反应，是指在常压下较长时间吸入高浓度氧（>60%）或在高压下（>1 个大气压）呼吸 100%氧所引起的一系列中毒反应的总称。这些中毒反应随着 FiO_2升高和持续时间的延长而增加。

（2）氧中毒的临床表现 肺部出现急性气管、支气管炎、急性肺损伤乃至 ARDS，表现为胸痛、咳嗽、极度呼吸困难，即使浓度吸氧也不能缓解，并伴有发绀、面色潮红、PaO_2下降等症状；中枢神经系统主要表现为口唇、肌肉抽搐、惊厥、癫痫样发作、出汗等；眼部晶状体纤维增生（仅见于新生儿）。

九、氧疗的撤离

1. 氧疗的目的在于提高 PaO_2，纠正低氧血症，保证组织细胞得到适度的氧供，以维持和恢复其功能。从氧解离曲线上可知，一般只要 PaO_2 达到并稳定在 60mmHg，SaO_2 就能达到 90%以上而满足机体的生理需要，因此呼吸空气时，PaO_2 > 60mmHg 即可停止吸氧。

2. 适应证

① 神志清楚，病情稳定，精神状态良好。

② 发绀消失。

③ 血气分析结果满意，PaO_2 > 60mmHg，$PaCO_2$ < 50mmHg，并保持稳定。

④ 呼吸平稳，无呼吸困难症状。

⑤ 心率较前减慢，循环稳定。

⑥ 慢性疾病急性加重期基本控制，转为临床缓解期。

十、氧疗的监护技术

1. 控制氧浓度和流量 根据实际情况选择合适的给氧装置，

正确操作，保证给氧浓度正确。其中保持气道通畅是氧疗的关键。还应根据病情调整氧流量或浓度，不能随意更改，并在氧疗过程中严密监测，防止意外误调。

2. 防止并发症　严密观察患者面部皮肤和鼻黏膜情况，防止面部压伤和鼻黏膜出血等。观察患者有无氧疗并发症。面罩吸氧患者应保持呼吸通畅，防止窒息。

3. 健康指导　氧疗场所禁止明火、吸烟等，保证用氧安全。告知患者合理用氧的重要性，指导患者正确处理面罩吸氧与进食之间的矛盾，可采取交替进行或进食时以经鼻吸氧代替。

第二节　气道湿化

一、气道湿化的重要性

1. 气道湿化不足

① 气道纤毛和黏液腺破坏。

② 假复层柱状上皮和立方上皮的破坏和扁平化。

③ 基膜破坏。

④ 气管、支气管黏膜细胞膜和细胞质变性。

⑤ 细胞脱落、黏膜溃疡、气道损伤后反应性充血。

⑥ 最终会导致黏膜纤毛清除功能受损，小气道塌陷，肺不张，损伤的程度与无湿化气体通气时间成正比。

2. 过度湿化　湿化器温度过高可引起气道黏膜温度过高或烧伤，导致肺水肿和气道狭窄。

二、理想的湿化器应当具有以下特点

1. 吸入气管的气体温度为 $32\sim36℃$，含水量 $33\sim43g/m^3$（$43g/m^3$ 即 $37℃$时相对湿度为 100%）。

2. 在较大范围的气体流量内，气体的湿度和温度不受影响，特别是高流量气体通气时。

3. 容易使用和保养。

4.多种成分混合的气体都可以湿化。

5.自主呼吸和控制通气都可以使用。

6.具有自身安全机制和报警装置,防止温度过高、过度脱水和触电。

7.本身的阻力、顺应性和无效腔不会对自主呼吸造成负面影响。

8.吸入的气体能保持无菌。

三、湿化液的选择

1.半张盐水 250mL+氨溴索,无抗生素 为减少患者的耐药情况,用半张盐水湿化使之接近生理盐水,对气道无刺激作用,特别是气道高反应状态。而生理盐水浓缩后形成高渗状态,引起支气管肺水肿,不利于气体交换。

2.半张盐水+氨溴索+利多卡因 主要适用于支气管哮喘和 COPD 的气道高反应状态,应用利多卡因局部麻醉作用,达到松弛血管、支气管平滑肌,从而改善痉挛状态。

3.气管内有鲜血者可用 1% 肾上腺素湿化达到止血的目的。

4.1.25% SB(蒸馏水+5% SB 50mL) 确定患者确实是霉菌感染(有细菌培养为证)应用碱性湿化。

四、气道湿化标准

1.湿化的前提 保证充足的液体入量。液体入量随病情不同而不同,机械通气时,液体入量保持 2500~3000mL。

2.痰液黏稠度的判断及处理

① Ⅰ度(稀痰):如米汤/泡沫样,吸痰后玻璃接头上无痰液附着。提示感染轻,如痰液量过多,需减少滴入量或湿化。

② Ⅱ(中度):较Ⅰ度黏稠,吸痰后玻璃接头上有少许痰液附着,易冲洗干净。提示感染重,如白色黏稠加强湿化。

③ Ⅲ(重度):外观明显黏稠,带黄色,吸痰后玻璃接头内滞留大量黏痰,不易冲洗干净。提示感染严重,加强抗感染。极

黏稠痰液，提示气道过干或肌体脱水加强湿化或补充水分。

3. 湿化方法

（1）电热恒温湿化器　电热恒温湿化器可以加温湿化吸入管道的气体，预防气道水分丢失过多所至的分泌物黏稠和排出障碍。

（2）气道内间断推注法　临床常用注射器取湿化液 3～5mL，取下针头后将湿化液直接滴入人工气道，常在吸痰前推注。

（3）气道内持续滴注法　传统持续法是以输液管持续滴注，目前临床应用微量注射泵或输液泵持续注入较多见，因为二者具有定时定量持续湿化的作用，成本低、操作简单，能有效防止痰痂的形成。

（4）雾化吸入　通过文丘里效应将药物水溶液雾化送入气道后在局部发挥药物作用。

（5）人工鼻　人工鼻又称温-湿交换过滤器，是利用人体呼出气体的温度与水分来加温湿化吸入的气体，同时对细菌有一定的过滤作用。

第三节　呼吸机雾化吸入使用

一、定义

应用呼吸机使经雾化装置的液体变成微小的雾粒或雾滴悬浮吸入气道中，使气湿化和药物吸入呼吸道达到治疗的目的。

二、目的

1. 治疗呼吸道感染，消除炎症和水肿。

2. 解痉。

3. 稀释痰液，帮助祛痰。

三、基本原理

雾化吸入疗法是利用射流原理，将水滴撞出为微小雾滴悬浮于气体中，形成气雾剂输入呼吸道内。气雾作用主要取决于气体的流速和雾化颗粒大小。

四、适应证

1. 气管内插管或气管切开术后，通过雾化吸入以湿化气道，加入适当抗菌药物预防或控制肺部感染。

2. 上呼吸道急慢性炎症，如咽喉炎、气管炎。

3. 肺气肿、肺心病合并感染、痰液黏稠、排痰困难或有支气管痉挛呼吸困难者。

4. 支气管哮喘急性发作者。

5. 支气管及肺部化脓性感染，如支气管扩张症、感染、肺脓肿等痰液黏稠、不易咳出者。

五、操作标准

(一) 操作前准备

1. 评估 患者神志、生命体征，呼吸机模式及参数，听诊双肺呼吸音。

2. 环境准备 整洁、安静、舒适。

3. 操作者准备 仪表端庄，着装整齐，洗手，戴口罩。

4. 用物准备 呼吸机雾化吸入装置1套（雾化药液罐、管道）、注射器、治疗巾或患者毛巾、听诊器、可控式吸痰管、洗手液、护理记录单、笔、按医嘱准备药液。

5. 患者准备 向清醒患者解释目的、注意事项，以取得配合。

(二) 操作步骤

见表 32-3。

表 32-3 呼吸机雾化吸入操作步骤

步骤	要点说明
1. 检查 雾化吸入装置，遵医嘱将药液稀释，注入雾化器的药杯内	使用前检查雾化吸入器连接是否完好，有无漏气，呼吸机雾化功能是否良好

步骤	要点说明
2. 核对 携用物至患者床旁,核对医嘱及患者	确认患者
3. 连接 一端连接呼吸机雾化口,一端连接呼吸机管路 Y 型口	避免雾化罐倾斜、倒转,防止药液漏出
4. 调节呼吸机 在【配置】菜单中(2/4)调节 FLOW MONTORING 为 OFF,撤除流量传感器	FLOW MONITORING 为(流量监测),注意保护
5. 开始雾化 按【雾化键】开始,呼吸机面板上雾化灯亮	雾化时间为 20 分钟上,观察患者生命体征变化及雾化效果
6. 结束雾化 按静音键撤除雾化罐	呼吸机面板雾化灯灭
7. 调呼吸机 在【配置】菜单中(2/4)调节 FLOW MONTORING 为 ON,安装流量传感器	打开流量监测,屏幕显示流量传感器标定通过
8. 翻身拍背 用大小鱼际由下向上,由外向内拍	叩背时严格掌握操作手法,使痰液有效排出
9. 吸痰 经人工气道、口鼻腔将呼吸道的分泌物吸出,以保持呼吸道通畅	吸痰前在呼吸机面板按吸痰键,吸纯氧 3 分钟,吸痰过程中掌握无菌、无创、快速、有效原则
10. 肺部听诊 肺部情况有明显改善,痰鸣音减少	观察患者呼吸机参数及血氧饱和度变化确认患者
11. 整理床单位整理用物	帮患者取舒适体位
12. 记录 洗手,记录	记录患者生命体征情况、痰液性质及量

六、注意事项

1. 所需雾化罐须与呼吸管道相配套。

2. 雾化装置须接在患者吸气端。

3. 注意保护流量传感器（价格昂贵、内置导丝极易断）。

4. 一次雾化呼吸机大约为 20 分钟，若药液仍有剩余，可再一次按【雾化键】开始。

5. 雾化过程中观察有无气雾及呼吸机有无工作。

七、其他呼吸机与 SAVINA 比较

1. EVITA 2 在【标定预设置】中【流量】调节 FLOW 为 OFF。

2. EVITA 4 在【报警限值】中【监测】调节 FLOW 为 OFF。

3. 西门子与 PB840 无雾化功能，必须接氧驱雾化。